李建生　龙旭阳◎主编

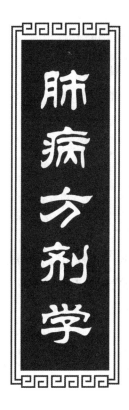

肺病方剂学

中国中医药出版社
·北 京·

图书在版编目（CIP）数据

肺病方剂学 / 李建生，龙旭阳主编 . —北京：中国中医药出版社，2020.11（2021.3重印）

ISBN 978-7-5132-6141-8

Ⅰ.①肺…　Ⅱ.①李…②龙…　Ⅲ.①肺病（中医）–验方–汇编　Ⅳ.①R289.5

中国版本图书馆 CIP 数据核字 (2020) 第 175745 号

中国中医药出版社出版

北京经济技术开发区科创十三街 31 号院二区 8 号楼

邮政编码　100176

传真　010-64405721

河北省武强县画业有限责任公司印刷

各地新华书店经销

开本 787×1092　1/16　印张 20.5　字数 441 千字

2020 年 11 月第 1 版　2021 年 3 月第 2 次印刷

书号　ISBN 978-7-5132-6141-8

定价　95.00 元

网址　www.cptcm.com

社 长 热 线　010-64405720

购 书 热 线　010-89535836

维 权 打 假　010-64405753

微信服务号　zgzyycbs

微商城网址　https：//kdt.im/LldUGr

官 方 微 博　http：//e.weibo.com/cptcm

天猫旗舰店网址　https：//zgzyycbs.tmall.com

如有印装质量问题请与本社出版部联系（010-64405510）

内容提要

本书搜集整理了243本著作中肺病常用方剂342首，设正方147首、附方195首。结合原著记载与现代临床运用，确定方剂的功用，描述主治病证，分析病因病机，阐述配伍原理，总结配伍特点。

本书分为总论、各论。总论中，简介肺的生理功能、病因病机、常见证候、治法等，为更好地理解各论中肺病方剂奠定理论基础。各论中，依据以法统方的原则，围绕肺病常见病证，按治法（功用）将方剂分为宣肺解表剂、清肺解毒剂、祛痰饮剂、理肺气剂、理肺血剂、补肺剂、补肺健脾剂、补益肺肾剂、清肺平肝剂、敛肺止咳剂、清利咽喉剂、通利鼻窍剂。各论共12章，每章方剂首冠概述，简述本章方剂的概念、适应证及分类、注意事项。章下每一节，冠以简单概述，包括证名、常见症状、常用药物及（或）配伍和代表方剂。每首正方列出方名、方源、组成、用法、功用、主治、方解、配伍特点、附方、文献摘要（功用主治、方论选录）、医案、医话。每种药物的炮制、用量照录原著，并在每味药物后括弧内写出现代运用参考剂量。方剂组成中的中药名称与原著保持一致，方解及鉴别项中的中药名称按临床常用名称规范表述。方剂的用法照录原著，并在括弧内写出现代用法。文献摘要包括两部分内容：一是功用主治，照录原著，如原著没有确切表达的则阙如；二是方论选录，精选方论2~5则，如未查到方论则阙如。医案，优选2~5则，如未查阅到则阙如。医话，优选2~5则，如未查阅到则阙如。

本书供中医学、中西医结合领域从事肺系疾病医疗、教学和科研工作者使用，是肺系疾病方向的高年级本科生和研究生学习的主要参考书。

序

道之肇端，萌始为一。一而可十，十之可百，所谓分化幽远。殊径探途，阡陌同进，或显交叉之灵光。道无终极，分久必合，或彰融合之新说。呜呼！环之无端，此之谓也。观今大医之旅，多元并举，方能觅微索隐；交互渗透，乃求取长补短；立论新学，或谓与时俱进。

岐黄之道，源远流长。融会多元，贯通古今。春秋战国，诸子蜂起，百家争鸣，理论渊薮借此孕育。秦汉三国，四部经典，开宗明义，理论体系栋梁雏形。晋唐之时，学科分化，术有专长，临床门类欣欣向荣。宋至金元，流派突兀，学说独树，鸣放纷繁，鼎立共存。明清以降，群雄争艳，汇通浸润，融合之作悄然缀列。时至今日，学科垒域，顺逆昌亡，诚乃大医之学分化交融之辕辙。

吾尝言："医之成，悟也；方之精，变也。"然囿于今世所循之规矩，尚难权度大医之方圆。此非以武火所能顿彰之学，乃当以文火方可渐悟之术。方之于法，若合一契，玄幽之机乃加减之变。妙乎神哉！君臣有序，遵力大为君之旨；佐使参用，显补偏就弊之长；和合为度，昭遣药配伍之念；据证取舍，通悟成精变之机。循规之为承传，奏功方谓中的。故予力倡："方无至方，方以效论。"

《黄帝内经》云："肺者，相傅之官，治节出焉。"亦云："肺者，脏之盖也。"肺主一身之气，却为娇脏，畏寒畏热。故治节失调，百病由生，宣降失常，变化多端。遣药组方，谨而又慎，方适肺性，乃五脏尤为娇弱者也。令下工束手受败，奈何无策。咄嗟呜呼！当此学术分合融交之时，后生企踵翘首顾望，俯身倾耳切盼，众里寻他，千呼万唤，焉有世之才俊不疾书奋笔独示肺病方剂专学之理哉！

九州之豫，今谓河南。医圣故里，人杰地灵。建生吾弟，乃河南当今医界翘楚，斩获奖誉之名，秉炳等身之文，灼见肺证之学，业内首肯。故预"君子"之列，缀"公卿"之位，令愚兄仰视叹服。为悟大医之道，与家弟屡屡晤言一室，感其言和色夷；每每幸睹佳作，折其辞甚畅达。快哉！实乃吾辈之楷模，学者之先生。

李建生先生寄新作《肺病方剂学》于余，嘱余作文以为序，实乃过蒙拔擢。愚兄至微至陋，岂敢盘桓，手不释卷，不舍昼夜。字节句隙，浸灌先生潜心肺病方剂数稔援疑质理之高论，可谓业精识广，学验俱丰。是书融会今昔而不失本体，博采时学而立足大医，诚乃学科交融之典章，堪称探析方剂之于肺病之范本。

欣悉先生《肺病方剂学》付梓在即，爰抒管窥，略言所感。

时农历戊戌孟冬

李冀 漫笔于哈尔滨，黑龙江中医药大学

　　开展学科内涵与外延的研究是学科建设的重要内容，对确定学科建设目标及发展起着重要作用。随着学科内涵不断丰富与外延不断扩展，中医各学科呈现出分支学科彼此相互渗透、融合发展的趋势。中医肺病学是根据中医理论，运用中医思维及治疗手段，研究肺系疾病防治等内容的一门临床学科，包括肺系疾病的概念、病因病机、诊断、治法、方药、预防、康复、新药研发等方面内容。中医肺病学为中医学的三级学科，是中医内科学的重要组成部分。学科外延必然辐射相关学科，如中医基础理论、中医诊断学、中医临床基础、中医医史文献、方剂学、中药学、中西医结合临床等。方剂上承理法，下接药物，与病证对应，不仅是理法方药的关键环节，而且集中体现了中医辨证论治的丰富内涵。方剂学是研究治法与方剂配伍规律及其临床运用的一门学科，是中医学的基础学科之一。随着学科的发展，方剂学分支出理论方剂学、实验方剂学、临床方剂学等学科，辐射中医、中药、中西医结合等学科。肺病方剂学是方剂学与中医肺病学的交叉融合学科，是构建与完善中医肺病学系统理论的基石之一，也是临床方剂学的重要组成部分，对于丰富完善中医学理论、指导肺病临床实践具有重要意义。

　　我们通过系统查阅了汉代至今2000余种中医文献，编纂出版了《中医肺病方剂辞典》，载有肺病方剂8000余首。在此基础上，我们又参考了243部医籍，并结合现代临床应用，遴选出342首常用肺病方剂，开展了《肺病方剂学》的编撰工作。《肺病方剂学》是中医肺病学系列著作之一，分为总论、各论。总论简要阐述了肺的生理功能、病因病机、常见证候、常用治法及方剂的配伍规律等。各论分为十二章，在方剂学基本理论指导下，依据以法统方的原则，按照肺病常用治法（功用），围绕临床常见的肺病，描述了相关方剂的功效、主治病证，阐述了各方剂的证治机理与配伍原理，并选辑了具有代表性的医案医话。本书中大部分方剂首次应用现代中医术语论述证治机理和配伍原理，具有原创性、系统性、实用性。《肺病方剂学》的出版，是中医肺病学与方剂学交叉、融合成功的标志，完善了中医肺病学的理论体系，丰富了方剂学内涵、拓展了其外延。

　　本书供中医学、中西医结合领域从事肺系疾病（呼吸病）医疗、教学和科研者使用，为肺系疾病（呼吸病）方向的高年级本科生和研究生学习的重要书目。

承蒙中华中医药学会方剂学分会主任委员、黑龙江中医药大学副校长李冀教授为本书作序，中国中医药出版社华中健主任为本书的出版付出了辛勤的劳动，特此致谢。在本书的编写中，我们参阅了大量文献，对相关文献的作者及其出版单位表示深深的谢意。

由于水平有限，本书难免出现错误或遗漏，不能完全满足读者的需要，敬请读者在使用过程中为我们提出宝贵的意见和建议，希冀再版提高。

国家中医药管理局中医肺病学重点学科

慢性阻塞性肺疾病国家中医临床研究基地

呼吸疾病诊疗与新药研发河南省协同创新中心

李建生　2020年5月于郑州

目录

总论

各论

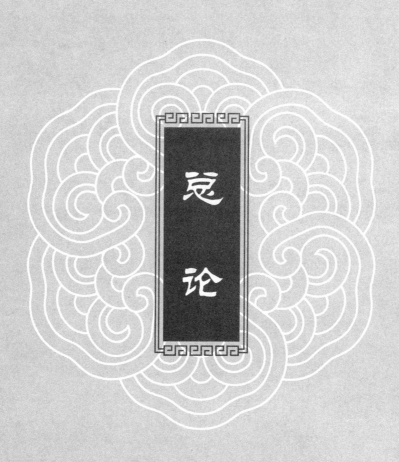

总论

第一章　肺的功能及特性

肺在五行属金，在五脏阴阳属性中为阳中之阴脏。在五脏六腑中，位居最高，为五脏之长。主气司呼吸，助心行血，主行水而通调水道。肺与四时之秋气相应。与大肠、皮、毛、鼻构成肺系统。

第一节　肺的生理功能

一、肺主气

肺主气是肺主呼吸之气和肺主一身之气的总称。"肺藏魄，属金，总摄一身之气。"（《周氏医学丛书·脏腑标本药式》）人身之气均为肺所主，所以说"诸气者，皆属于肺"（《素问·五脏生成》），"肺主一身之气"（《医门法律·明胸中大气之法》）。肺主气，包括主呼吸之气和主一身之气两个方面，其中，肺主呼吸之气是肺主气的基本前提，肺主呼吸之气功能正常，才能主一身之气。

1.肺主呼吸之气

肺主呼吸之气又称肺司呼吸。呼出体内浊气，吸入自然之清气，机体同外界环境进行气体交换的过程称为呼吸。人体主呼吸功能的器官就是肺。肺主呼吸之气是指肺通过呼吸运动，吸入自然界的清气，呼出体内的浊气，实现体内外气体交换的功能。"肺……一呼一吸，与天气相通。"（《医原》）肺为呼吸器官，具有呼吸功能。"天气至清，全凭呼吸为吐纳，其呼吸之枢则以肺为主。"（《三三医书》）人通过呼吸，将自然之清气吸入胸中，与脾运化的水谷之精气相结合，生成宗气。宗气，即分布一身上下、供养五脏六腑的精微物质，至心为心气，至脾为脾气，至肝为肝气，至肾为肾气，在经脉之中为营气，在经脉之外为卫气。宗气随所至而易名，然皆以肺为诸气之源，以呼吸之气与水谷精气结合而成者为本，故《素问·六节藏象论》云："肺者，气之本。"

肺为体内外气体交换的场所。肺吸入自然界的清气，呼出体内的浊气，实现了体内外气体的交换。通过不断地呼浊吸清，吐故纳新，促进气的生成。随着肺气升降出入，人之一身也产生气的升降出入，从而保证了人体气化活动的正常运行。而且，人体内血液的运行、津液的输布和排泄，均有赖于呼吸运动的均匀调和，才能维持其正常的生理状态。可见，肺主呼吸之气的功能保证了人体新陈代谢的正常进行。所以说："肺叶白莹，谓之华盖，以覆诸脏。虚如蜂窠，下无透窍，吸之则满，呼之则虚，一呼一吸，消息自然。司清浊之运化，为人身之橐籥。"（《医宗必读·改正内景脏腑图》）

总之，"肺为呼吸器官，一吸氧气纳入，一呼碳气吐出，肺予以换气转血，实司人身重要功能"（《中国医药汇海·论肺之功用》）。中医学认为，呼吸运动不仅靠肺来完成，五脏六腑皆参与其中，尤其是肾的协作。肺为气之主，肾为气之根，肺主呼，肾主纳，一呼一纳，一出一入，才能完成呼吸运动。肺司呼吸的功能正常，则气道通畅，呼吸调匀。若病邪犯肺，影响其呼吸功能，则会出现咳嗽、喘促、呼吸不利等症状。

2.肺主一身之气

肺主一身之气是指肺有主持、调节全身各脏腑之气的作用，即肺通过呼吸运动参与气的生成，调节气机。"人身之气，禀命于肺，肺气清肃则周身之气莫不服从而顺行。"（《医门法律·肺痈肺痿门》）肺主一身之气的生理功能具体体现在两个方面。

（1）气的生成方面：肺参与一身之气的生成，特别是宗气的生成。人体通过呼吸运动，把自然界的清气吸入肺，又通过胃肠的消化吸收，把饮食物变成水谷精气，由脾气升清，上输于肺。自然之清气和水谷精气在肺内结合，积聚于胸中的上气海（上气海指膻中，位于胸中两乳之间，为宗气会聚发源之处），便称为宗气。宗气上出喉咙，以促进肺的呼吸运动；贯通心脉，以行血气而布散全身，温养各脏腑组织和维持其正常功能活动。肺在生命活动中占有重要地位，故有主一身之气的作用。可见，肺呼吸功能健全与否，不仅影响宗气的生成，而且也影响全身之气的生成。

宗气的生成亦离不开肾之元气的参与。宗气又称"大气"，乃与下焦元气比较而言。元气虽为人身之根，然其势小，必待其上行胸中，与后天之气相接，得水谷之精气及自然之清气充养，才能壮大，而后才能充养全身。《医学衷中参西录》指出："愚尝思之，人未生时，皆由脐呼吸，其胸中原无大气，亦无需乎大气。迫胎元日盛，脐下元气渐充，遂息息上达胸中而为大气。"由此可知，宗气的生成亦离不开元气的参与，实际上是元气、水谷之精气、自然之清气三者结合而成，而肺是撮合此三气令其抟聚者。故有人说肺主一身之气，其一身之气，应指"真气"。

（2）对全身气机的调节方面：所谓气机，泛指气的运动，升降出入为其基本形式。肺的呼吸运动，是气的升降出入运动的具体体现。肺有节律地一呼一吸，对全身之气的升降出入起着重要的调节作用。故曰："肺为四脏之上盖，通行诸脏之精气，气则为阳，流行脏腑，宣发腠理，而气者皆肺之所主。"（《太平圣惠方·卷第六》）"肺为相傅之官，治节出焉，统辖之气，无经不达，无脏不转，是乃肺之充，而肺乃气之主也。"（《辨证奇闻·痹证门》）

肺的呼吸运动能影响经脉中气运行的速度，如《灵枢·五十营》指出："故人一呼，脉再动，气行三寸；一吸，脉亦再动，气行三寸。呼吸定息，气行六寸。"肺的功能活动还能决定气运行的逆顺。肺气宣发，则气向外、向上鼓舞；肺气肃降，则气向内、向下收敛。当人呼气时，周身之气趋向外散；吸气时，周身之气趋向内收。《医门法律·肺痈肺痿门》记载："人身之气，禀命于肺，肺气清肃，则周身之气莫不服从而顺行。"临床上肺气失于宣降时，往往出现面目浮肿，这是肺失宣降而肺气上壅，津液不得宣肃所致。

肺朝百脉的生理作用为助心行血。肺主气，心主血，全身的血和脉均统属于心。心脏的搏动，是血液运行的基本动力。血的运行，又依赖于气的推动，随着气的升降而运行到全身。肺主一身之气，贯通百脉，调节全身的气机，故能协助心脏主持血液循环。所以，血液的运行，亦有赖于肺气的敷布和调节。"人之一身，皆气血之所循行，气非血不和，血非气不运。"（《医学真传·气血》）肺助心行血的作用，说明了肺与心在生理病理上反映了气和血的密切关系。若肺气虚衰，不能助心行血，就会影响心主血脉的生理功能，而出现血行障碍，如胸闷心悸、唇舌青紫等症状。

综上所述，肺之所以能主一身之气，是因先后天之气皆聚于肺，肾中元气上达于肺，水谷精气上归于肺，自然之清气吸入于肺，三者相合，乃生成宗气，成为一身之气的源头。故肺主一身之气的功能正常，则各脏腑之气旺盛。反之，肺主一身之气的功能失常，则会影响宗气的生成和全身气机的升降出入，表现为少气不足以息、声低气怯、肢倦乏力等气虚之候。

（3）肺主一身之气与肺主呼吸之气的关系：肺主一身之气和呼吸之气，实际上都隶属于肺的呼吸功能。肺的呼吸调匀是气的生成和气机调畅的根本条件。如果肺的呼吸功能失常，势必影响宗气的生成和气的运动，那么肺主一身之气和呼吸之气的作用也就减弱了，甚则肺丧失了呼吸功能，清气不能入，浊气不能出，新陈代谢停止，人的生命活动也就终结了。所以说，肺主一身之气的作用，主要取决于肺的呼吸功能。但是，气的不足和升降出入运动异常，以及血液运行和津液的输布排泄异常，亦可影响肺的呼吸运动，从而出现呼吸异常。

二、肺主行水

肺主行水，是指肺的宣发和肃降对体内水液输布、运行和排泄的疏通和调节作用。由于肺为华盖，其位最高，参与调节体内水液代谢，所以"肺为水之上源，肺气行则水行"（《血证论·肿胀》）。

人体内的水液代谢，是由肺、脾、肾，以及小肠、大肠、膀胱等脏腑共同完成的。水液的运行需要气的推动，而气推动水液运行，取决于气机是否调畅。水液在被人体利用和代谢的整个过程中，逐步发生"气化"。由于肺为气之本，是肺提供了推动水液运行的动力——气；肺又主宣发肃降，对气及水液的运行方向发挥其特有的引导作用；肺对水液运行过程中的气化也有重要影响。归纳言之，肺气提供了水液运行的动力，引导了水液运行的方向，影响着水液的气化过程。

肺主行水的生理功能，是通过肺气的宣发和肃降来实现的。肺气宣发，一是使水液迅速向上、向外输布，布散全身，外达皮毛，"若雾露之溉"，以充养、润泽、护卫各个组织器官；二是使经肺代谢后的水液，即被身体利用后的废水和剩余水分，通过呼吸、皮肤汗孔蒸发而排出体外。肺气肃降，使体内代谢后的水液不断地下行到肾，经肾和膀胱的气化作用，生成尿液而排出体外，保持小便的通利。这就是肺在调节水液代谢中的作用，也就是肺通调水道的生理功能。正如《素问·经脉别论》所说："饮入于胃，游溢精气，上输于脾，脾气散精，上归于肺，通调水道，下输膀胱，水精四布，五经并行。"如果肺气宣降失常，失去行水的职能，水道不调，则会出现水液输布和排泄障碍，如痰饮、水肿等。

三、肺朝百脉

肺朝百脉，是指全身的血液都通过经脉而会聚于肺，通过肺的呼吸，进行体内外清浊之气的交换，然后将富含清气的血液输送至全身的作用，即肺协助心脏推动血液在脉管内运行的作用。全身的血液，都要通过经脉而流经于肺，通过肺的呼吸进行气体交换，然后再输布全身。"食气入胃，浊气归心，淫精于脉，脉气流经，经气归于肺，肺朝百脉，输精于皮毛。"（《素问·经脉别论》）

肺朝百脉的生理作用为助心行血。肺主气，心主血，全身的血和脉均统属于心。心脏的搏动，是血液运行的基本动力。血的运行，又依赖于气的推动，随着气的升降而运行到全身。肺主一身之气，贯通百脉，调节全身的气机，故能协助心脏主持血液循行。所以，血液的运行，亦有赖于肺气的输布和调节。"人之一身，皆气血之所循行，气非血不和，血非气不运。"（《医学真传·气血》）肺助心行血的作用，说明了肺与心在生理病理上反映了气和血的密切关系。若肺气虚衰，不能助心行血，就会影响心主血脉的生理功能，而出现血行障碍，如胸闷心悸、唇舌青紫等症状。

四、肺主治节

治节，即治理调节。肺主治节是指肺辅助心脏治理调节全身气、血、津液及脏腑生理功能的作用。心为君主之官，为五脏六腑之大主。肺为相傅之官而主治节。"肺与心皆居膈上，位高近君，犹之宰辅。"心为君主，肺为辅相。人体各脏腑组织之所以按照一定的规律活动，有赖于肺协助心来治理和调节，故曰"肺主气，气调则营卫脏腑无所不治"（《类经·藏象类》），因此称肺为"相傅之官"。肺的治节作用，主要体现在四个方面。

1.**肺主呼吸**

肺的呼吸运动是有节律地一呼一吸，呼浊吸清，对保证呼吸的调匀有着极为重要的作用。

2.**调节气机**

肺主气，调节气的升降出入运动，使全身的气机调畅，正所谓"肺主气，气调则营卫脏腑无所不治"（《类经·藏象类》）。

3.**助心行血**

肺朝百脉，助心行血，辅助心脏推动和调节全身血液的运行。"诸气者皆属于肺"，气行则血亦行。

4.**宣发肃降**

肺通过宣发和肃降，治理和调节津液的输布、运行和排泄。因此，肺主治节，实际上是对肺主要生理功能的高度概括。

五、肺主宣发肃降

宣谓宣发，宣通和发散之意。《医学实在易》说："气通于肺脏，凡脏腑经络之气，皆肺气之所宣。"肃谓肃降，清肃下降之意。肺禀清虚之体，性主于降，以清肃下降为顺。肺宜清而宣降，其体清虚，其用宣降。宣发与肃降为肺气机升降出入运动的具体表现形式。肺位居上，既宣且降又以下降为主，方为其常。肺气必须在清虚宣降的情况下才能保持其主气、司呼吸、助心行血、通调水道等正常的生理功能。

1.肺主宣发

肺主宣发是指肺气向上升宣和向外布散的功能，其气机运动形式为升与出。其生理作用主要体现在三个方面。

（1）吸清呼浊：肺通过本身的气化作用，经肺的呼吸，吸入自然界的清气，呼出体内的浊气，司体内清浊的运化，排出痰浊，以保持呼吸道的清洁，有利于肺之呼吸。故曰："肺者生气之原……吸之则满，呼之则虚……司清浊之运化。"（《医宗必读·改正内景脏腑图》）

（2）输布津液精微：肺将脾所转输的津液和水谷精微布散到全身，外达于皮毛，以温润、濡养五脏六腑、四肢百骸、肌腠皮毛。

（3）宣发卫气：肺借宣发卫气来调节腠理之开阖，并将代谢后的津液化为汗液，由汗孔排出体外。因此，若肺气失于宣散，则会出现呼吸不利、胸闷、咳嗽，以及鼻塞、喷嚏和无汗等症状。

2.肺主肃降

肺主肃降是指肺气清肃、下降的功能，其气机运动形式为降与入。其生理作用主要体现在四个方面。

（1）吸入清气：肺通过呼吸运动吸入自然界的清气。肺之宣发以呼出体内浊气，肺之肃降以吸入自然界的清气，以完成吸清呼浊、吐故纳新的作用。

（2）输布津液精微：肺将吸入的清气和由脾转输于肺的津液和水谷精微向下布散于全身，以供脏腑组织生理功能之需要。

（3）通调水道：肺为水之上源，肺气肃降则能通调水道，使水液代谢产物下输膀胱。

（4）清肃洁净：肺的形质是"虚如蜂窠"，清轻肃净而不容异物。肺气肃降，则能肃清肺和呼吸道内的异物，以保持呼吸道的洁净。因此，肺气失于肃降，则会出现呼吸短促、喘促、咳痰等肺气上逆之候。

肺气的宣发和肃降，是相反相成的矛盾运动。二者在生理情况下，相互依存和相互制约；在病理情况下，则又常常相互影响。所以，没有正常的宣发，就不能有很好的肃降；没有正常的肃降，也会影响正常的宣发。只有宣发和肃降正常，气才能出能入，气道畅通，呼吸调匀，保持人体内外气体之交换，才能使各个脏腑组织得到气、血、津液的营养灌溉，又免除水湿痰浊停留之患，才能使肺气不致耗散太过，从而始终保持清肃的正常状态。如果两者的功能失去协调，就会发生肺气失宣或肺失肃降的病变。前者以咳嗽为其特征，后者以喘促气逆为其特征。

第二节　肺的生理特性

一、肺为华盖

盖，即伞。华盖，原指古代帝王的车盖。肺为华盖是指肺在体腔中位居最高，具有保护诸脏、抵御外邪的作用。肺位于胸腔，居五脏的最高位置，有覆盖诸脏的作用，肺又主一身之表，为脏腑之外卫，故称肺为华盖。肺为华盖，说明肺位高居，犹如伞盖保护位居其下的脏腑。所谓"肺居五脏最高之部位，因其高，故曰盖。因其主气，为一身之纲领。恰如花开向荣，色泽流霞，轻清之体，华然光采，故曰华盖"（吴克潜《大众医药：卫生门》）。肺为华盖是对肺在五脏中位居最高和保护脏腑、抵御外邪、统领一身之气作用的高度概括。

肺通过气管、喉、鼻直接与外界相通。因此，肺的生理功能最易受外界环境的影响。如自然界风、寒、暑、湿、燥、火"六淫"之邪侵袭人体，尤其是风寒邪气，多首先入肺而导致肺卫失宣、肺窍不利等病变，由于肺与皮毛相合，所以病变初期多见发热恶寒、咳嗽、鼻塞等肺卫功能失调之候。

二、肺为娇脏

肺为娇脏是指肺脏清虚娇嫩而易受邪侵的特性。娇是娇嫩之意。肺为清虚之体，且居高位，为诸脏之华盖，百脉之所朝，外合皮毛，开窍于鼻，与天气直接相通：六淫外邪侵犯人体，不论是从口鼻而入，还是侵犯皮毛，皆易于犯肺而致病。他脏之寒热病变，亦常波及于肺，又因肺叶娇嫩，不耐寒热，易受邪侵，所以无论外感还是内伤或是他脏病变，多易侵袭或累及肺而为病，发生咳嗽、气喘、咯血、失音、肺痨、肺痿等病证，故称肺为"娇脏"。

1.不耐寒热

此处寒热，既指天时气候之寒热，又指体内阴阳之寒热。正常的寒热变化，肺尚能耐受，但稍有过度则肺即表现出难以耐受的反应。如寒太过，则肺卫不宣，腠理闭塞而无汗，肺气壅阻则喘咳；热太过，则肺叶被灼，清肃不行，肺气不宁，则气逆作咳，甚则肺络伤损而咯血。又肺通天气，故天气有寒暖变化，或遇冰室火宅，寒热之气经呼吸而入肺，肺即为之所伤。

2.易为邪伤

肺不耐寒热，又最怕燥邪。因肺性喜润恶燥，故燥邪袭肺，易伤肺津，肺阴耗伤，宣降失职，干咳作矣。除寒热燥邪之外，其他诸邪亦易伤肺。如风邪侵入先伤肺，疫气毒雾吸入于肺，粉尘异物亦易伤肺。这些情形不只因肺体柔嫩、脆弱所致，还与肺的特殊解剖位置及生理功能密切相关。因肺为华盖，覆盖脏腑，保护其他脏腑，故邪气来袭，肺首当其冲。肺司呼吸，直通天气，邪气入肺，可无阻碍。六淫之邪从表入者，也先传之于肺，因在五脏中唯肺能主表。"其性恶寒、恶热、恶燥、恶湿，最畏火、风。邪著则失其清肃之令，遂痹塞不通爽矣。"（《临证指南医案·卷四》）"肺为娇脏，所主皮毛，最易受邪"（《不居集》），"肺气一伤，百病蜂起，风则喘，寒则嗽，湿则痰，火则咳，以清虚之府，纤芥不容，难护易伤故也"（《理虚元鉴》）。

三、肺气与秋气相应

肺为清虚之体，性喜清润，与秋季气候清肃、空气明润相通应，故肺气在秋季最旺盛，秋季也多见肺的病变。肺气旺于秋，肺与秋季、西方、燥、金、白色、辛味等有内在的联系。如秋金之时，燥气当令，此时燥邪极易侵犯人体而耗伤肺之阴津，出现干咳、皮肤和口鼻干燥等症状；又如风寒束表，侵袭肺卫，出现恶寒发热、头项强痛、脉浮等外感表证时，用麻黄、桂枝等辛散解表之药，使肌表之邪从汗而解。

第三节　肺与形窍志液的关系

一、肺在体合皮，其华在毛

皮毛包括皮肤、汗腺、毫毛等组织，是一身之表。它们依赖于卫气和津液的温养和润泽，具有防御外邪、调节津液代谢、调节体温和辅助呼吸的作用。肺与皮毛相合，是指肺与皮毛相互为用的关系。

1.肺对皮毛的作用

肺对皮毛的作用有两个方面：一是肺气宣发，宣散卫气于皮毛，发挥卫气的温分肉、充皮肤、肥腠理、司开阖及防御外邪侵袭的作用。二是肺气宣发，输精于皮毛，即将津液和部分水谷之精向上、向外布散于全身皮毛肌腠以滋养之，使之红润光泽。故《素问·五脏生成》说："肺之合皮也，其荣毛也。"若肺精亏，肺气虚，既可致卫表不固而见自汗或易感冒，又可因皮毛失濡而见枯槁不泽。而外邪侵袭皮毛，腠理闭塞，卫气郁滞的同时也常常影响肺，导致肺气不宣。

2.皮毛对肺的作用

皮毛对肺的作用有两个方面：一是皮毛能宣散肺气，以调节呼吸。《内经》把汗孔称作"玄府"，又叫"气门"，是说汗孔不仅是排泄汗液之门户，而且也是随着肺的宣发和肃降进行体内外气体交换的部位。汗孔通过散气和闭气以调节体温，配合肺的呼吸运动。二是皮毛受邪，可内合于肺。若肺卫气虚，肌表不固，则常自汗出而呼吸微弱；如寒邪客表卫气被郁遏，毛窍闭塞，可见恶寒发热、头身疼痛、无汗、脉紧而气喘等症，则表明病邪已伤及肺脏，影响了肺的呼吸功能。故治疗外感表证时，解表与宣肺常同时并用。

二、肺开窍于鼻

鼻又名明堂，为肺之窍，是呼吸清浊之气出入的门户。鼻与嗅觉有关，也是外邪入侵之门户。

1.鼻是气体出入的门户

呼吸系统是由鼻、喉、气管及肺等器官共同组成的。其中，鼻、喉、气管及其分支构成气体出入于肺的通道，称为呼吸道。"口鼻者，气之门户也。"（《灵枢·口问》）鼻为呼吸道的起始部，下连于喉，通过气管而直贯于肺，助肺而行呼吸，是气体出入之门户。故曰："肺之呼吸全赖鼻孔，鼻之两孔为气出入之门，呼出浊气，吸入清气也。"（《医易一理》）

2.鼻主司嗅觉

鼻子辨别气味谓之嗅。鼻为司臭之窍。鼻窍通利，则能知香臭。因肺气通于鼻，故鼻之嗅觉灵敏与否，与肺气通利与否有关。所以，肺的病变，可见鼻塞、鼻扇、流涕等症状。

3.鼻协助发音

喉上通于鼻，司气息出入而行呼吸，为肺之系。鼻具有行呼吸和发声音的功能。鼻与喉相通，同属肺系，故鼻有助喉以发声音的作用。

4.鼻是外邪入侵之门户

鼻与自然界直接相通，为外邪侵袭机体之门户。孔窍为外邪侵入人体的重要途径。鼻为肺窍，故鼻为外邪犯肺之门户。"温邪感触，气从口鼻直走膜原中道……至于春温夏热，鼻受气则肺受病。"（《眉寿堂方案选存·卷上》）"温邪上受，首先犯肺"（《外感温热篇》），"温邪中自口鼻，始而入肺"（《临证指南医案·卷五》），故临床上可把鼻的异常表现作为推断肺脏病变的依据之一。

三、肺在志为悲

关于肺之志，《内经》中有二说：一为肺之志为悲；一为肺之志为忧。《素问·阴阳应象大论》记载，"在脏为肺……在志为忧"，但在论及五志相胜时指出"悲胜怒"。《素问·宣明五气》曰："精气……并于肺则悲。"悲和忧的情志变化，虽略有不同，但其对人体生理活动的影响大致相同，因而忧和悲同属肺志，二者均属于非良性刺激的情绪反应，它们对于人体的主要影响是损伤肺中精气和影响肺的宣降运动，以致气行不利，进而导致肺气耗伤，如《素问·举痛论》曰："悲则气消……悲则心系急，肺布叶举，而上焦不通，营卫不散，热气在中，故气消矣。"《灵枢·本神》记载："愁忧者，气闭塞而不行。"如悲伤过度，可出现呼吸气短等肺气不足的现象。反之，在肺虚或肺的宣降运动失调时，机体对外来的非良性刺激的耐受性下降，易产生悲忧的情绪变化。

四、肺在液为涕

涕即鼻涕，为鼻黏膜的分泌液，有润泽鼻窍的作用。鼻涕由肺精所化，由肺气的宣发作用布散于鼻窍，故《素问·宣明五气》说："五脏化液……肺为涕。"肺精、肺气的作用是否正常，亦能从涕的变化中得以反映。如肺精、肺气充足，则鼻涕润泽鼻窍而不外流；寒邪袭肺，肺气失宣，肺之精津被寒邪所凝而不化，则鼻流清涕；肺热壅盛，则可见喘咳上气、流涕黄浊；燥邪犯肺，则又可见鼻干无涕而痛。

第二章　肺病的病因病机

中医学认为，人体在生理状态下，各脏腑、器官之间及其与外界环境之间既对立又统一，维持着相对的动态平衡，当这种平衡被某种原因破坏又不能自行调节得以恢复时，人体就会发生疾病。这些破坏人体相对平衡状态而致发病的原因，就是病因。肺病的病因主要有六淫侵袭、七情内伤、饮食不节、劳逸所伤、久病亏虚、禀赋不足、痰饮瘀血、疠气瘵虫等因素。

病机，即疾病发生、发展与变化的机制。疾病能否发生及发生后的转归，与机体正气的盛衰和病邪的强弱密切相关。病邪作用于人体，正邪交争，如正不胜邪，则阴阳失衡、气血逆乱、脏腑功能失调，从而产生全身或局部多种多样的病理变化。临床疾病种类繁多，症状错综复杂，把握住这些病因病机，辨证求因，审因论治，才能做到"治病求本"。

第一节　病　因

一、六淫所伤

六淫，是风、寒、暑、湿、燥、火六种外感病邪的统称。在正常情况下，风、寒、暑、湿、燥、火称为"六气"，是自然界六种不同气候的正常变化。健康的人体对这些自然的变化有适应能力，所以六气不会致病。当气候变化异常，非其时而有其气，或六气太过与不及，加之人体抵抗力低下，不能适应外界气候的变化时，六气就成为伤害人体的"六淫"。

六淫致病特点有五。一是外感性：六淫由外而来，发病多侵犯肌表、皮毛，或自口鼻而入，或二者同时受邪，即所谓"外感六淫"，如《素问·咳论》说："皮毛者，肺之合也。皮毛先受邪气，邪气以从其合也。"二是季节性：六淫致病，多与季节气候有关，发生时令性常见病、多发病，如春季多风病、夏季多暑病、长夏多湿病、秋季多燥病、冬季多寒病等；有四季发病的规律，即各个季节中的"主气"。三是地域性：六淫致病与生活、工作的区域环境密切相关，如西北多燥病、东北多寒病、江南多湿热为病、久居潮湿环境多湿病、长期高温环境作业多燥热或火邪为病等。四是兼邪性：六淫致病，既可单独袭人，又可两种以上同时侵犯人体发病，如风寒、寒湿、风寒湿等。五是转化性：六淫致病，不仅能相互影响，而且其病证可在一定条件下相互转化，如寒邪入里，日久可化热等。

肺为娇脏，不耐寒热，最怕燥邪，易为邪侵。六淫邪气是肺系疾病最常见的病因，外邪侵袭，或从口鼻而入，或从皮毛而受，肺卫受邪，肺气壅遏不宣，清肃之令失常，肺气出入升降失调，引起肺系疾患。

风邪伤肺，《内经》认为风为"百病之长"，风邪为外感病邪的先导，所以风邪常夹寒邪、湿邪、燥邪、火邪、温邪、热邪等而犯肺，但由于四时气候变化的不同，人体所感受的致病邪气亦有区别，临床多出现风寒、风热和燥热等不同咳嗽。

寒邪伤肺，多为寒邪侵犯肌表，也常见寒饮入胃犯肺，如《素问·咳论》说："其寒饮食入胃，从肺脉上至于肺则肺寒。肺寒则外内合邪，因而客之，则为肺咳。"明确指出形寒饮冷而伤肺，为肺病主因之一。

暑邪伤肺，季节明显，独见夏令，如《素问·气交变大论》所说："岁火太过，炎暑流行，肺金受邪，民病疟，少气咳喘"。此"少气"乃暑邪升散耗气所致。暑性炎热，又常夹湿邪，呈暑湿伤肺。

湿邪犯肺，凡气候湿冷，或冒雨涉水，久卧湿地，水湿之邪亦可湿聚为痰，痰湿交织，阻滞于肺脏和气道而致病。如《素问·阴阳应象大论》所说："秋伤于湿，冬生咳嗽。"

燥邪伤肺，燥性干涩，易伤津液，最易伤肺。因肺为娇脏，喜润恶燥。肺开窍于鼻，外合皮毛，燥邪无论是从口鼻抑或从皮毛侵入人体，皆可犯肺而劫伤肺津发病。《素问·至真要大论》曰："阳明司天，燥淫所胜……病……咳。"

火、热、温邪皆可犯肺。温邪犯肺，诚为吴鞠通在《温病条辨》中记载："凡温病者，始于上焦，在手太阴""温邪上受，首先犯肺，逆传心包"，指出温热阳邪，从口鼻吸入、自上而下的发病特点。火热阳邪，易侵阳位，肺位最高，阳位也。所以，火热阳邪最易犯肺致病。

二、七情内伤

七情，即喜、怒、忧、思、悲、恐、惊七种情志变化，是人们对客观事物的不同反应。正常情况下，七情不会致人于病，只有强烈地或长期持久地情志刺激，超过了人的正常生理适应范围，或五脏精气不足，调控功能失常，对过度情志刺激，不能及时消除或排解，此时的情志变化就变成了病因，可导致疾病的发生。由于七情属于情志致病因素，又是直接影响内脏，使脏腑气机逆乱、气血失调，故称为"七情内伤"。情志致病是中医病因特点之一。《内经》中就记载着大量七情与人体阴阳气血脏腑的生理联系与病理影响，认为情志活动是以五脏精气为物质基础，脏腑气血的变化会影情志的变化。反之，情志的变化也对脏腑气血有不同程度的影响，如《素问·阴阳应象大论》认为"肝在志为怒"，"怒伤肝"；"心在志为喜"，"喜伤心"；"脾在志为思"，"思伤脾"；"肺在志为悲"，"悲伤肺'；"肾在志为恐"，"恐伤肾"等。

肺在志为忧，忧、悲同属肺志。忧是愁苦忧虑，悲是悲哀的情绪表现。悲、忧是人体接受外界某些不良刺激而发生的不愉快的情绪反应。悲多自外来，可由引起伤心哀痛的事物刺激而引起；忧多自内发，是对某种不良刺激因素先有所了解，因而表现忧心忡忡。一般来说，二者虽略有不同，但对人体生理活动的影响大体相同，故悲和忧同属肺志。悲、忧动于心而应于肺。《素问·举痛论》记载："悲则气消"，即悲忧过度可致肺气抑郁、意志消沉、肺气耗伤。此外，神气不足，也可以致悲。《素问·调经论》曰："神有余则笑不休，神不足则悲。"故肺和心是产生悲、忧情志的生理和病理基础。喜、怒、忧、思、悲、恐、惊七情内伤，可导致五脏气机逆乱，直接或间接影响肺气之宣发和肃降，使气不布津，聚而为痰。

三、饮食不节

饮食不节，是指饮食失宜、饥饱失常、饮食不洁或饮食偏嗜等。首先，贪凉饮冷，最易伤肺。《素问·咳论》说："其寒饮食入胃，从肺脉上至于肺则肺寒。"明确指出形寒饮冷而为肺伤咳嗽。其次，饮食不洁，饮食不节，易伤脾胃，使脾胃受损，失于健运，一方面，脾气虚弱，不能资生肺气而致肺气虚，出现咳喘、短气、咳逆上气；另一方面，脾失健运而痰浊内生，上干于肺，壅阻肺系，肺失宣降，而致咳喘等证。再次，嗜烟过酒，易助生湿热，酿生痰浊，阻于肺脏，易发肺病。最后，食鱼虾、螃蟹、毛笋、蘑菇等发物，可诱发鼻衄、咳喘等症；服食酸咸太过，可致哮证。如何梦瑶说："哮者……得之食味酸咸太过，渗透气管，痰入结聚，一遇风寒，气郁痰壅即发。"

四、劳逸所伤

劳逸所伤，包括过度劳累与过度安逸两个方面。劳逸适度，有益健康。过度劳逸就成了致病因素之一。劳力过度（形劳），"劳则气耗"（《素问·举痛论》），可致肺虚气弱；房劳过度则耗伤肾精，精气内夺，肾不纳气则肺气虚喘；肺肾阴虚，肺阴亏耗，虚火干肺，劫津为痰，而名肺痨；劳神过度，心脾两伤，肺失所养亦致肺虚。

五、禀赋不足

先天禀赋，是指子代出生以前在母体内所禀受的一切，包括父母生殖之精的质量、父母血缘关系所赋予的遗传性、父母生育的年龄，以及在母体内孕育过程中，母亲是否注意养胎。先天禀赋是体质形成的基础，决定了人体体质的强弱。体质因素又决定着个体对某些病邪的易感性。如瘦人或阴虚之体，易罹患肺痨、咳嗽诸病；过敏体质是形成鼻衄（过敏性鼻炎）、哮病、喘病的重要病因。临床上我们非常重视哮喘患者的体质特征，一般哮喘患者以虚寒体质、痰湿体质和瘀郁体质多见。实践证明，下决心选择有效的体质调治方法，过敏性体质是可以改变的。哮喘病的根治从改善体质入手是有希望的。

六、年老体虚

人到中年，脏腑功能低下，正气虚损，以肾为主，亦可责脾。肾水不资肺金，脾土不生肺金，皆致肺弱致病，或见肺胀，或虚喘作矣。

七、痰饮、瘀血

痰饮、瘀血皆为病理的致病产物，二者又是肺脏病最为常见的病因。痰饮为水液阻滞所化，其黏稠者为痰，清稀者为饮。"脾为生痰之源，肺为贮痰之器"，痰饮形成，上阻于肺，肺失宣肃，可见胸闷气喘、咳嗽、咯痰等。饮邪停于胸胁，可发"支饮、悬饮"（《金匮要略·痰饮咳嗽病脉证并治》）。瘀血为血行停滞所致，瘀血阻于肺络，可影响肺的呼吸功能，导致胸闷、咳喘等症。"久病入络"，慢性肺系疾病均有不同程度的瘀血现象。

八、疠气瘵虫

瘵虫又称痨虫，相当于现代医学所说的结核杆菌，具有传染性，极易侵袭肺脏，损伤肺阴，阴虚肺燥灼津为痰，且病情缠绵难愈；疠气毒邪，传染性强，多自口鼻而入，侵犯肺脏，病势较重，病情险恶，如导致重症急性呼吸综合征（SARS）发病的病毒即为疠气。

九、其他病因

环境污染是导致肺病的重要原因之一，吸入毒气、粉尘或烟雾过多，可直接损伤肺系。如长期吸入大量的含有游离二氧化硅的粉尘，并沉积于肺部可致矽肺；长期吸入石棉粉尘可致石棉肺。

第二节　病　机

肺病的病机是指肺脏系统阴阳气血失调的病变机制。肺的病变有虚实之分，虚则多为气虚和阴津不足，实则多由风寒、燥热、痰湿犯肺所致。

一、肺的基本病理变化

（一）肺失宣肃

肺的宣发和肃降，是肺气升降出入运动的两个方面，二者虽有区别，又相互影响，有宣有肃方能使肺的生理功能正常。肺气宣发和肃降失常，多由外邪袭表所犯，或因痰浊内阻肺络，或因肝升太过，气火上逆犯肺等所致，也可由于肺气不足，或肺阴亏虚等因素而成。

1.肺气不宣

肺气不宣是指肺气宣发功能失调的病理变化。肺气不宣会导致下列病理变化。

（1）呼吸不畅：肺之宣发正常则呼吸调匀，肺气失宣，气机不利，呼吸不畅，则会出现鼻塞、咳嗽等。

（2）卫气壅滞：肺合皮毛，肺主气，宣发卫气于皮毛。肺失宣发，卫气壅滞，毛窍闭塞而见恶寒、发热、无汗等。

（3）肺气不宣与肺气不利：肺气不宣与肺气不利大致相同，但通常肺气不宣多对外感病证而言，肺气不利多对内伤杂病而言。

2.肺失清肃

肺失清肃是指肺气清肃下降功能失调的病理变化。肺气失于清肃下降的功能，使肺气下降和清洁呼吸道的功能减退，临床上表现为胸闷、气促、咳嗽、痰多等。咳嗽日久，肺气损伤，肃降失常，可进一步导致肺气上逆。肺气上逆是肺气清肃失司，气机上逆的病理变化。肺气上逆与肺失清肃相同，但咳嗽气逆较肺失清肃为甚。

肺气失宣或肺失清肃，均可导致肺气上逆而气喘，通调水道功能失职，而出现尿少、水肿等症。其进一步发展，亦均能耗伤肺气和肺阴，导致肺气虚损或肺阴不足。

（二）肺气虚

肺气虚，又称肺气不足，是指肺气虚弱而致呼吸功能减退，卫外失司的病理变化。肺气虚的病机特点为肺气不足，卫表不固，其病变性质为虚。多因肺失宣肃，日久不复，或因久病气虚，或劳伤过度，耗损肺气所致。肺气不足除气虚的一般改变外主要还有以下病理变化。

1.呼吸功能减退

肺气虚则体内外气体交换出入不足，会出现咳嗽、气短、声低息微，甚则喘促、呼吸困难等症。

2.水液停聚

肺主行水，为水之上源。肺气虚不能通调水道，影响水液的输布代谢而咳痰清稀，甚则聚痰成饮，甚至出现水肿。

3.卫阳虚弱

肺气虚损，卫气不足，卫外功能低下，腠理不固，而致表虚自汗、畏寒等。

（三）肺阳虚

肺阳虚，又称肺气虚寒，是指阳气亏虚，肺失温煦，虚寒内生而致宣肃功能减退的病理变化。肺阳虚的病机特点为肺失温煦，宣肃失司，其病变性质为虚为寒。

肺阳虚多由内伤久咳、久哮，肺气耗损所致。肺气虚寒，气不布津，水饮不化，主要有以下病理变化。

1.肺气虚寒

卫阳不足，易致阳虚外感，而现恶寒、身痛、无汗、四肢不温、声低气怯等症。

2.肺气虚寒

水津不布，聚而为饮为水，而现咳痰稀薄，状若白沫，甚则浮肿。所谓："肺痿，吐涎沫而不咳者，其人不渴，必遗尿，小便数……此为肺中冷。"（《金匮要略·肺痿肺痈咳嗽上气病脉证治》）"肺劳风虚冷，痰澼水气，昼夜不得卧，头不得近枕，上气，胸满、喘息气绝。"（《备急千金要方·肺脏脉论》）

3.肺气虚寒

肺通调水道之功失司而现肢体浮肿，小便不利等。

肺阳虚多由肺气虚发展而来，两者均有肺气虚之病理变化，但肺阳虚尚有阴寒内生之形寒肢冷，咳吐涎沫等阳虚之状。肺气虚，其病轻浅，虚而无寒；肺阳虚，其病深重，虚而且寒。

（四）肺阴虚

肺阴虚，又称肺阴不足，是指阴液亏虚，虚热内生，而致肺失清润，宣肃失职的病理变化。肺阴虚的病机特点为阴津不足，宣肃失职，其病变性质为虚为热。

肺阴虚多因久病亏耗，劳伤过度所致，多见于久病体弱者。其主要病理变化有以下几种。

1.久病不愈，正气不足，卫表不固，易感外邪，而致阴虚外感，内有阴虚，外有表邪。

2.阴虚火旺，灼伤肺络，而致咳吐或痰中带血，潮热颧红等。

3.子盗母气，累及脾胃，脾胃纳运失职，化源不足，而致纳呆、便溏。

4.肺阴亏损：肺阴亏损是指肺的阴津亏损和阴虚火旺的病理变化。多由于燥热之邪灼肺，或痰火内郁伤肺，或五志过极化火灼肺，以及久咳耗伤肺阴所致。阴津亏损，肺燥失润，气机升降失司，或阴虚而内热自生，虚火灼伤肺络而出血，可出现一系列干燥失润及虚热见症，如干咳无痰或痰少而黏、气短、潮热盗汗、颧红升火、五心烦热，甚则痰中带血等。肺脏阴虚津亏，久延不复，常损及于肾，而致肾阴虚。

肺是气机升降出入的门户，为气之主，司呼吸，参与调节水液代谢。天气通于肺，肺与外界息息相通，极易感受外邪而发病。一般说来，肺的病理变化有邪实和正虚之分，其邪实者，或为热壅，或为痰阻，或为水积，或为血瘀；其正虚者，或为气虚，或为阴虚，或为气阴两虚。肺之虚证多由实证转变而来，亦有虚实错杂之候。

二、肺病与其他脏腑的关系

（一）肺与脾

肺为主气之主，脾为生气之源；肺主通调水道，脾主运化水湿。肺气不足，脾气虚弱，子母相及，终致肺脾两虚。肺脾两虚又称肺脾气虚，亦称脾肺气虚，是指肺气亏虚，脾气亦衰，肺失宣降，脾不健运的病理变化。肺脾两虚的病机特点：肺失宣降，脾失健运。其病变性质为寒、虚实夹杂。肺与脾的病理关系主要表现在气和水液代谢功能异常两方面。

1.生气不足

脾气虚弱，运化失常，水谷精微不得入肺以益气，导致肺气虚弱，出现食少、便溏、腹胀、少气懒言、咳喘痰多，甚则浮肿等脾虚肺弱（土不生金）之候；反之，久病咳喘，肺失宣降，影响及脾，脾因之而不能输布水谷精微，中焦失养，则肺气亦虚，而现咳喘痰多、体倦消瘦、纳呆腹胀等肺虚脾弱之候。所以，一般情况下，肺气久虚常用补脾的方法，使脾气健运，肺气便随之逐渐恢复，故有"扶脾即所以保肺"之说。

2.水津不化

脾失健运，水不化津，湿浊内生，聚为痰饮，贮存于肺，使肺失宣降，而出现咳嗽、喘息、痰鸣等症。水液代谢，其标在肺，其本在脾。痰之动主于脾，痰之成贮于肺，故治应健脾燥湿，肃肺化痰。反之，肺气虚弱，失于宣降，不能通调水道以行水，导致水液代谢不利，水湿停聚，中阳受困，而出现水肿、倦怠、腹胀、便溏等症。

（二）肺与肝

肺主气，其性肃降；肝主疏泄，其性升发。因此，肺肝两脏关系到人体气机升降运动。其病理影响主要表现在气机升降失常和气血运行不畅两方面。

1.气机升降失常

肺与肝的气机失调，主要表现为肝火犯肺和肺燥伤肝两个方面。其一，肝火犯肺是肝火炽盛，上逆犯肺，肺失肃降的病理变化。肝火犯肺的病机特点为木火刑金，肺失清肃，其病变性质为热、为实。肝火犯肺多因肝郁化火，逆乘于肺，灼津为痰，金不制木，肺失清肃所致，以咳嗽或咳血、胸胁灼痛，并伴见实火内炽之象为其临床特征。其二，肺燥伤肝（金亢制木）是肺肃太过，肝气受制的病理变化。肺肃太过的病机特点为金旺乘木，清肃失司，其病变性质为热、为燥，以燥咳与胁痛并见为其主要临床表现。肺燥伤肝一般不以独立证候出现，多见于燥热伤肺之中，佐金平木法即为此而设。

2.气血运行不畅

人身气机调畅，则气血运行无阻，若肝肺气机升降的功能失调，导致气机阻滞，从而引起气滞血瘀的病理现象。

（三）肺与肾

肺为气之主，肾为气之根；肺为水之上源，肾为主水之脏；肺属金，肾属水，金水相生。故肺肾在病理上的关系主要表现在呼吸异常、水液代谢失调及阴液亏损三个方面。

1.呼吸异常

肾的精气不足，摄纳无权，气浮于上，或肺气虚损，久病伤及肾气，导致肾气虚衰，气失摄纳，呼吸之气不能归根，均可出现咳嗽喘促，呼多吸少，动则尤甚，腰酸膝软或汗出肢冷等肾不纳气之候。肺主呼气，肾主纳气，呼气太多，则呼为之长；纳气不足，则吸为之短，呼吸不调，则喘促自作。

2.水液代谢失调

肺失宣肃，通调水道失职，必累及于肾，而肾不主水，水邪泛滥，又可影响于肺，肺肾相互影响，导致水液代谢失调，发为水肿。如水邪袭表犯肺，肺气不得宣降，不能通调水道，下输膀胱，以致风遏水阻，风水相搏，流溢于肌肤，形成风水。风水为感受风邪而见全身浮肿的病证，而现发热恶寒、小便不利而浮肿等。风水不愈，亦可由肺及肾，继则出现水肿蔓延全身、腰痛、小便不利等症状。若肾阳虚衰，气化失司，关门不利，则可导致水湿停聚，则水泛为肿，甚则水寒射肺，使肺失宣降之性，不能行水，不仅水肿加剧，而且还表现出气短咳嗽、喘不得卧等水寒射肺之象。水寒射肺是肾阳亏虚，气化无力，水液泛滥，上逆犯肺，肺失宣降的病理变化。

3.阴液亏损

肺肾阴液，金水相生，肺阴受伤，久必下汲肾阴，导致肾阴亏损。反之，肾阴亏虚，阴虚火旺，上灼肺阴，使肺失清润。两者相互影响，最终形成肺肾阴虚。肺肾阴虚是肺肾阴液亏虚，虚热内扰，甚则阴虚火旺，肺络灼伤，清肃失司的病理变化。肺肾阴虚的病机特点为虚热内扰，清肃失司，其病变性质为虚为热，常出现干咳、音哑、潮热盗汗、两颧发赤、腰膝酸软、男子遗精、女子经闭等肺肾阴虚火旺之症。在治疗上，不论是由肺及肾，还是由肾及肺，都需要肺肾同治，称为金水相生法，有金能生水、水能润金之妙。

（四）肺与大肠

肺与大肠相表里。肺与大肠在病理上的相互影响，表现为肺失宣降和大肠传导功能失调。

1.肺失清肃，传导受阻

肺热壅盛，灼伤津液，腑气不通而大便秘结，称为实热便秘。肺气虚弱，肃降无权，大肠传导无力，而大便艰涩，名为气虚便秘。若肺失肃降，津液不能下达，肠道失润，传导不利而大便不通，又为津枯便秘。在治疗上可辅以宣肺、补肺、润肺之品，常有助于便秘的解除。

2.传导失常，肺失宣降

大肠传导功能失常可导致肺气失于宣降。如大肠实热，腑气壅滞不通，会导致肺失宣肃，出现胸闷、咳喘、呼吸不利等。在治疗上，只要通其腑气，使大便通畅，则不治肺而喘自平。

第三章　肺病的证候

肺的病变主要反映在肺系，体现在呼吸功能失调、宣降功能失常、通调水道及输布津液失职、卫外机能不固等方面。临床以咳嗽、气喘、咯痰、胸痛、咽喉痒痛、声音变异、鼻塞流涕或水肿等为肺病的常见症，其中以咳喘更为多见。肺病的证候有虚、实两类。虚证多因久病咳喘，或他脏病变累及于肺，导致肺气虚和肺阴虚。实证多因风、寒、燥、热等外邪侵袭和痰饮停聚于肺而成，而有风寒犯肺、风热犯肺、燥邪犯肺、肺热炽盛、痰热壅肺、寒痰阻肺、饮停胸胁、风水相搏等证。由于五脏相关，肺病传变至其他脏腑，他脏之病，也会影响到肺，最终都会导致肺与他脏的兼病证候，如心肺气虚、肺脾气虚、肺肾气虚、肺肾阴虚、肝火犯肺等证。

一、肺气虚证

肺气虚证指由于肺的功能减弱，其主气、卫外功能下降出现的肺气虚弱，呼吸无力，以咳嗽无力、气短而喘、自汗等为主要表现的虚弱证候。

【临床表现】咳嗽无力，气短而喘，动则尤甚，咯痰清稀，声低懒言，或有自汗、畏风，易于感冒，神疲体倦，面色淡白，舌淡苔白，脉弱。

【证候分析】本证多因久病咳喘，耗伤肺气；或因脾虚失运，生化不足，肺失充养所致。由于肺气亏虚，呼吸功能减弱，宣降无权，气逆于上，加之宗气生成不足，所以咳嗽无力，气短而喘；动则耗气，肺气更虚，则咳喘加重；肺气虚，宗气衰少，发声无力，则声低懒言。肺虚，津液不得布散，聚而为痰，故吐痰清稀。肺气亏虚，不能宣发卫气于肤表，腠理失密，卫表不固，故见自汗、畏风，且易受外邪侵袭而反复感冒。面色淡白，神疲体倦，舌淡苔白，脉弱，均为气虚不能推动气血、机能衰减之象。本证多有久病咳喘、体弱等病史，以咳嗽无力、气短而喘、自汗与气虚症状共见为辨证的主要审证要点。

二、肺阴虚证

肺阴虚证指肺阴亏虚，失于清肃，虚热内扰，以干咳少痰、潮热、盗汗等为主要表现的虚热证候。又名肺虚热证。

【临床表现】干咳无痰，或痰少而黏、不易咯出，或痰中带血，声音嘶哑，口燥咽干，形体消瘦，五心烦热，潮热盗汗，两颧潮红，舌红少苔乏津，脉细数。

【证候分析】本证多因燥热伤肺，或痨虫蚀肺，或汗出伤津，或素嗜烟酒、辛辣燥热之品，或久病咳喘，老年体弱，渐致肺阴亏虚而成。肺阴不足，失于滋润，肺中乏津，或虚火灼肺，以致肺热叶焦，失于清肃，气逆于上，故干咳无痰，或痰少而黏、难以咯出；甚则虚火灼伤肺络，络伤血溢，则痰中带血。肺阴不足，咽喉失润，且为虚火所蒸，以致声音嘶哑。阴虚阳无所制，虚热内炽，故见午后潮热，五心烦热；热扰营阴则盗汗；虚火上炎，故两颧发红；阴液不足，失于滋养，则口燥咽干、形体消瘦；舌红少苔乏津、脉细数为阴虚内热之象。本证以干咳、痰少难咯、潮热、盗汗等为辨证的主要审证要点。若潮热盗汗等虚热内扰之症不明显，则可称阴虚肺燥证。

三、风寒犯肺证

风寒犯肺证指风寒侵袭，肺卫失宣，以咳嗽、咯稀白痰、恶风寒等为主要表现的证候。

【临床表现】咳嗽，咯少量稀白痰，气喘，微有恶寒发热，鼻塞，流清涕，喉痒，或见身痛无汗，舌苔薄白，脉浮紧。

【证候分析】本证多因风寒外邪，侵袭肺卫，致使肺卫失宣而成。肺司呼吸，外合皮毛，风寒外感，最易袭表犯肺，肺气被束，失于宣降而上逆，则为咳嗽、气喘；肺津不布，聚成痰饮，随肺气逆于上，故咯痰色白质稀；鼻为肺窍，肺气失宣，鼻咽不利，则鼻塞、流清涕、喉痒。风寒袭表，卫阳被遏，不能温煦肌表，故见微恶风寒；卫阳抗邪，阳气浮郁在表，故见发热；风寒犯表，凝滞经络，经气不利，故头身疼痛；寒性收引，腠理闭塞，故见无汗；舌苔薄白，脉浮紧，为感受风寒之征。本证多有外感风寒病史，以咳嗽、咯稀白痰与风寒表证共见为辨证的主要审证要点。本证以咳嗽及咯稀白痰为主，表证证候较轻；风寒束表证则以表证证候为主，咳嗽较轻，不咯痰。

四、风热犯肺证

风热犯肺证指风热侵袭，肺卫失宣，以咳嗽、发热恶风等为主要表现的证候。本证在三焦辨证中属上焦病证，在卫气营血辨证中属卫分证。

【临床表现】咳嗽，痰少而黄，气喘，鼻塞，流浊涕，咽喉肿痛，发热，微恶风寒，口微渴，舌尖红，苔薄黄，脉浮数。

【证候分析】本证多因风热外邪，侵袭肺卫，致使肺卫失宣而成。风热袭肺，肺失清肃，肺气上逆，故咳嗽；风热熏蒸，津气敷布失常，故咯少量黄痰；肺气失宣，鼻窍不利，津液为热邪所灼，故鼻塞流浊涕；风热上扰，咽喉不利，故咽喉肿痛。风热袭表，卫气抗邪，阳气浮郁于表，故有发热；卫气被遏，肌表失于温煦，故微恶风寒；热伤津液，则口微渴；舌尖红，苔薄黄，脉浮数，为风热袭表犯肺之征。本证多有感受风热的病史，以咳嗽、痰少色黄与风热表证共见为辨证的主要审证要点。

风热犯肺证与风寒犯肺证均属外感新病，均有咳嗽及表证症状，但前者为发热重恶寒轻，痰少色黄，流浊涕，舌苔薄黄，脉浮数；后者为恶寒重发热轻，痰白清稀，流清涕，舌苔薄白，脉浮紧。

五、燥邪犯肺证

燥邪犯肺证指外感燥邪，肺失宣降，以干咳痰少、鼻咽口舌干燥等为主要表现的证候。

简称肺燥证。燥邪有偏寒、偏热的不同，故而有温燥袭肺证和凉燥袭肺证之分。

【临床表现】干咳无痰，或痰少而黏、不易咯出，甚则胸痛，痰中带血，或见鼻衄，口、唇、鼻、咽、皮肤干燥，尿少，大便干结，舌苔薄而干燥少津。或微有发热恶风寒，无汗或少汗，脉浮数或浮紧。

【证候分析】本证多因时处秋令，或干燥少雨之地，感受燥邪，耗伤肺津，肺卫失和，或因风温之邪化燥伤津及肺所致。燥邪犯肺，肺津耗损，肺失滋润，清肃失职，故干咳无痰，或痰少而黏、难以咯出，咳甚损伤血络，而见胸痛、咯血、鼻衄。燥邪伤津，清窍、皮肤失于滋润，则为口、唇、鼻、咽、皮肤干燥，苔薄而干燥少津；肠道失润，则大便干燥；津伤液亏，则小便短少。燥袭卫表，卫气失和，故微有发热恶风寒。

夏末秋初，燥与热合，多为温燥，腠理开泄，则见出汗，脉浮数。秋末冬初，若燥与寒合，多见凉燥，寒主收引，腠理闭塞，故表现为无汗，脉浮紧。本证与气候干燥有关，以干咳痰少、鼻咽口舌干燥等为辨证的主要审证要点。

燥邪犯肺证与肺阴虚证均有干咳、痰少难咯的表现，但前者属外感新病，常兼有表证，干燥症状突出，虚热之象不明显；后者属内伤久病，无表证，虚热内扰的症状明显。

六、肺热炽盛证

肺热炽盛证指火热炽盛，壅积于肺，肺失清肃，以咳喘气粗、鼻翼扇动等为主要表现的实热证候，简称肺热证或肺火证。本证在卫气营血辨证中属气分证，在三焦辨证中属上焦病证。

【临床表现】发热，口渴，咳嗽，气粗而喘，甚则鼻翼扇动、鼻息灼热，胸痛，或有咽喉红肿疼痛，小便短黄，大便秘结，舌红苔黄，脉洪数。

【证候分析】本证多因风热之邪入里，或风寒之邪入里化热，蕴结于肺，或内生伏火郁热，充斥于肺所致。肺热炽盛，肺失清肃，气逆于上，故见咳嗽、气喘，甚则鼻翼扇动、气粗息灼；邪气郁于胸中，阻碍气机，则胸痛；肺热上熏于咽喉，气血壅滞，故咽喉红肿疼痛。里热炽盛，蒸腾内外，则发热较甚；热盛伤津，则口渴欲饮，大便秘结，小便短黄；舌红苔黄，脉洪数，为邪热内盛之征。本证以新病势急，咳喘气粗、鼻翼扇动与火热症状共见为辨证的主要审证要点。

七、痰热壅肺证

痰热壅肺证指痰热交结，壅滞于肺，肺失清肃，以发热、咳喘、痰多黄稠等为主要表现的证候。

【临床表现】咳嗽，咯痰黄稠而量多，胸闷，气喘息粗，甚则鼻翼扇动，喉中痰鸣，或咳吐脓血腥臭痰，胸痛，发热口渴，烦躁不安，小便短黄，大便秘结，舌红苔黄腻，脉滑数。

【证候分析】本证多因邪热犯肺，肺热炽盛，灼伤肺津，炼液成痰；或宿痰内盛，郁而化热，痰热互结，壅阻于肺所致。痰壅热蒸，肺失清肃，气逆上冲，故咳嗽气喘，气粗息涌，甚则鼻翼扇动；痰热互结，随肺气上逆，故咯痰黄稠而量多，或喉中痰鸣；若痰热阻滞肺络，气滞血壅，肉腐血败，则见咳吐脓血腥臭痰；痰热内盛，壅塞肺气，则胸闷胸痛。里热炽盛，蒸达于外，故见发热；热扰心神，则烦躁不安；热灼津伤，则口渴，小便黄赤，大便秘结；舌红苔黄腻，脉滑数，为典型的痰热内盛之征。本证以发热、咳喘、痰多黄稠等为辨证的主要审证要点。痰热壅肺证与肺热炽盛证的鉴别，前者为痰热俱盛，咯多量黄稠痰；后者为但热无（或少）痰。

八、寒痰阻肺证

寒痰阻肺证指寒饮或痰浊停聚于肺，肺失宣降，以咳喘、痰白量多易咯等为主要表现的证候。又名寒饮停肺证、痰浊阻肺证。

【临床表现】咳嗽，痰多、色白、质稠或清稀、易咯，胸闷，气喘，或喉间有哮鸣声，恶寒，肢冷，舌质淡，苔白腻或白滑，脉弦或滑。

【证候分析】本证多因素有痰疾，罹感寒邪，内客于肺；或因外感寒湿，侵袭于肺，转化为痰；或因脾阳不足，寒从内生，聚湿成痰，上干于肺所致。痰浊或寒痰阻肺，肺失宣降，肺气上逆，则咳嗽，呼吸喘促，咯痰色白而黏稠、量多易咯；寒饮停肺，肺气上逆，则痰色白而清稀、量多易咯；痰气搏结，上涌气道，故喉中痰鸣，时发喘哮；痰浊或寒饮凝闭于肺，肺气不利，故胸部满闷。寒性凝滞，阳气被郁而不能外达，形体四肢失于温煦，故恶寒、肢冷。舌淡，苔白腻或白滑，脉弦或滑，为寒饮痰浊内停之象。本证以咳喘，痰白量多易咯等为辨证的主要审证要点。痰稀者为寒饮停肺证，痰稠者为寒痰阻肺证。

九、饮停胸胁证

饮停胸胁证指水饮停于胸胁，阻碍气机，以胸廓饱满、胸胁胀闷或痛等为主要表现的证候。

【临床表现】胸廓饱满，胸胁部胀闷或痛，咳嗽，气喘，呼吸、咳嗽或身体转侧时牵引胁痛，或有头目晕眩，舌苔白滑，脉沉弦。

【证候分析】本证多因中阳素虚，气不化水，水停为饮；或因外邪侵袭，肺失通调，水液运行输布障碍，停聚为饮，流注胸胁而成。饮停胸胁，气机受阻，升降失司，络脉不利，故胸胁饱胀疼痛，气短息促；水饮停于胸腔，上迫于肺，肺失宣降，胸胁气机不利，故咳嗽、呼吸及身体转侧时牵引作痛。饮邪遏阻，清阳不升，故头目晕眩；水饮内停，故可见脉沉弦，苔白滑。本证以胸廓饱满、胸胁胀闷或痛等为辨证的主要审证要点。

十、风水相搏证

风水相搏证指风邪外袭，肺卫失宣，不能通调水道，水湿泛溢肌肤，以突起头面浮肿及卫表症状为主要表现的证候。

【临床表现】眼睑头面先肿，继而遍及全身，上半身肿甚，来势迅速，皮肤薄而发亮，小便短少，或见恶寒重发热轻，无汗，舌苔薄白，脉浮紧。或见发热重恶寒轻，咽喉肿痛，舌苔薄黄，脉浮数。

【证候分析】本证多由风邪外感，肺卫受病，宣降失常，通调失职，风遏水阻，风水相搏，泛溢肌肤而成。风为阳邪，上先受之，肺居上焦，为水之上源，风邪犯肺，宣发肃降失职，不能通调水道，风水相搏，水气泛溢，故水肿起于眼睑头面，上半身水肿较重。由于是外邪新感，所以发病较快，水肿迅速，皮肤发亮；上源不通，水液不能下输膀胱，则见小便短少。若伴见恶寒重，发热轻，无汗，苔薄白，脉浮紧等症，为风水偏寒；若伴见发热重，恶寒轻，咽喉肿痛，舌红，脉浮数等症，为风水偏热。本证以突起头面浮肿与卫表症状共见为辨证的主要审证要点。

十一、心肺气虚证

心肺气虚证指心肺两脏气虚，以咳喘、心悸、胸闷等为主要表现的虚弱证候。

【临床表现】胸闷，咳嗽，气短而喘，心悸，动则尤甚，吐痰清稀，神疲乏力，声低懒言，自汗，面色淡白，舌淡苔白，或唇舌淡紫，脉弱或结或代。

【证候分析】本证多因久病咳喘，耗伤肺气，累及于心；或因老年体虚，劳倦太过等，使心肺之气虚损所致。心气虚弱，鼓动无力，则见心悸怔忡；肺气虚弱，呼吸功能减弱，失于宣降，则为咳嗽，气短而喘；宗气亏虚，气滞胸中，则胸闷；肺气虚卫外不固，则自汗；动则耗气，加重气虚程度，故活动后诸症加剧；肺气虚，不能输布津液，水液停聚为痰，则痰液清稀；气虚脏腑机能活动减弱，则见头晕、神疲、声低懒言、面色淡白；舌淡、脉弱或结或代，为心肺气虚之征。本证以咳喘、心悸、胸闷与气虚症状共见为辨证的主要审证要点。

十二、脾肺气虚证

脾肺气虚证指脾肺两脏气虚，脾失健运，肺失宣降，以咳嗽、气喘、咯痰、食少、腹胀、便溏等为主要表现的虚弱证候。

【临床表现】食欲不振，食少，腹胀，便溏，久咳不止，气短而喘，咯痰清稀，面部虚浮，下肢微肿，声低懒言，神疲乏力，面白无华，舌淡，苔白滑，脉弱。

【证候分析】本证多因久病咳喘，耗伤肺气，子病及母，影响脾气；或饮食不节，脾胃受损，土不生金，累及肺所致。久病咳喘，肺气虚损，呼吸功能减弱，宣降失职，气逆于上，则咳嗽不已，气短而喘；肺气虚，不能输布水津，聚湿生痰，故咯痰清稀；脾气虚，运化失职，则食欲不振而食少、腹胀、便溏；脾虚不能运化水液，水气泛溢肌肤，则面部虚浮，下肢微肿；气虚全身脏腑功能活动减退，故少气懒言，神疲乏力；气虚运血无力，面部失养，则面白无华；舌淡、苔白滑、脉弱，为气虚之征。本证以咳嗽、气喘、咯痰、食少、腹胀、便溏与气虚症状共见为辨证的主要审证要点。

十三、肺肾气虚证

肺肾气虚证指肺肾气虚，摄纳无权，以久病咳喘、呼多吸少、动则尤甚等为主要表现的虚弱证候。又名肾不纳气证。

【临床表现】咳嗽无力，呼多吸少，气短而喘，动则尤甚，吐痰清稀，声低，乏力，自汗，耳鸣，腰膝酸软，或尿随咳出，舌淡紫，脉弱。

【证候分析】本证多因久病咳喘，耗伤肺气，病久及肾；或劳伤太过，先天不足，老年体弱，肾气亏虚，纳气无权所致。肺为气之主，肾为气之根，肺司呼吸，肾主纳气。肺气虚，呼吸功能减弱，则咳嗽无力，气短而喘，吐痰清稀；宗气不足，卫表不固，则语声低怯，自汗，乏力；肾气虚，不主摄纳，气不归元，则呼多吸少；耳窍失充，则耳鸣；腰膝失养，则腰膝酸软；肾气不固，可见尿随咳出；动则耗气，肺肾更虚，故喘息加剧；舌淡，脉弱，为气虚之征。本证以久病咳喘、呼多吸少、动则尤甚与气虚症状共见为辨证的主要审证要点。

心肺气虚、脾肺气虚、肺肾气虚三证，均有肺气虚，呼吸功能减退，而见咳喘无力、气短、咯痰清稀等症。心肺气虚证则兼有心悸怔忡、胸闷等心气不足的证候；脾肺气虚证则兼有食少、腹胀、便溏等脾失健运的证候；肺肾气虚证则兼有呼多吸少、腰酸耳鸣、尿随咳出等肾失摄纳的证候。

十四、肺肾阴虚证

肺肾阴虚证指肺肾阴液亏虚，虚热内扰，以干咳、少痰、腰酸、遗精等为主要表现的虚热证候。

【临床表现】咳嗽痰少，或痰中带血，或声音嘶哑，腰膝酸软，形体消瘦，口燥咽干，骨蒸潮热，盗汗，颧红，男子遗精，女子经少，舌红，少苔，脉细数。

【证候分析】本证多因燥热、痨虫耗伤肺阴；或久病咳喘，损伤肺阴，病久及肾；或房劳太过，肾阴耗伤，不能上润，由肾及肺所致。肺肾两脏，阴液互滋，"金水相生"。肺阴亏损，失于滋养，虚火扰动，肺失清肃，则咳嗽痰少；损伤血络，则痰中带血；虚火熏灼，咽喉失滋，则声音嘶哑；肾阴不足，腰膝失于滋养，则腰膝酸软；阴虚火旺，扰动精室，精关不固，则为遗精；阴精不足，精不化血，冲任空虚，则月经量少；虚火亢盛，迫血妄行，则女子崩漏；肺肾阴亏，失于滋养，虚热内生，则口燥咽干，形体消瘦，骨蒸潮热，盗汗颧红；舌红少苔，脉细数，为阴虚内热之象。本证以干咳、少痰、腰酸、遗精等与虚热症状共见为辨证的主要审证要点。

十五、肝火犯肺证

肝火犯肺证指肝火炽盛，上逆犯肺，肺失肃降，以胸胁灼痛、急躁、咳嗽痰黄或咳血等为主要表现的实热证候。

【**临床表现**】胸胁灼痛，急躁易怒，头胀头晕，面红目赤，口苦口干，咳嗽阵作，痰黄稠黏，甚则咳血，舌红，苔薄黄，脉弦数。

【**证候分析**】本证多因郁怒伤肝，气郁化火，或邪热内蕴，肝火炽盛，上逆犯肺；或邪热蕴肺，咳甚牵引胸胁，影响肝气升发，郁而化火犯肺所致。肝属木，主升发；肺属金，主肃降。肝肺二脏，升降相因，则气机条畅。肝火炽盛，上逆犯肺，木火刑金，肺失清肃，肺气上逆，则咳嗽阵作；火热灼津，炼液成痰，则痰黄稠黏；火灼肺络，迫血妄行，则为咳血；肝火内郁，经气不畅，则胸胁灼痛，急躁易怒；肝火上扰，气血上逆，则头晕头胀，面红目赤；热蒸胆气上逆，则口苦；口干，舌红，苔薄黄，脉弦数，为肝经实火内炽之征。本证以胸胁灼痛、急躁、咳嗽痰黄或咳血等与实热症状共见为辨证的主要审证要点。

第四章 肺病的治法

治法具有多层次性，不同之处主要在于治疗大法和具体治法。治疗大法是针对某一类具有共同病机的病证采取的治法，如"八法"；具体治法是针对某一特定病机的病证所采取的治法。治疗大法具有概括性指导意义；具体治法根据细化的病机病证可以进一步细化分类，具体治法越细化，针对性就越精准，临床可操作性越强。肺病的治法，除"八法"外，可分为基本治法与常用治法。

第一节 八 法

清代医家程钟龄从高层次治疗大法的角度，根据历代医家对治法的归类总结出"八法"，他在《医学心悟·医门八法》中说："论病之源，以内伤、外感四字括之。论病之情，则以寒、热、虚、实、表、里、阴、阳八字统之。而论治病之方，则又以汗、和、下、消、吐、清、温、补八法尽之。"现将常用的八法内容，简要介绍如下。

一、汗法

汗法是通过开泄腠理、调畅营卫、宣发肺气等作用，使在表的外感六淫之邪随汗而解的一类治法。汗法通过出汗，使腠理开、营卫和、肺气畅、血脉通，从而能祛邪外出，正气调和。所以，汗法除了主要治疗外感六淫之邪所致的表证外，凡是腠理闭塞、营卫郁滞的寒热无汗，或腠理疏松，虽有汗但寒热不解的病证，皆可用汗法治疗。例如，麻疹初起，疹点隐而不透；水肿，腰以上肿甚；疮疡初起而有恶寒发热；疟疾、痢疾而有寒热表证等均可应用汗法治疗。然而，由于病情有寒热，邪气有兼夹，体质有强弱，故汗法又有辛温、辛凉的区别，以及汗法与补法、下法、消法等其他治疗方法的结合运用。汗法在肺病的治疗中主要用于风寒、风热、风燥侵袭肺卫的病证。

二、吐法

吐法是通过涌吐的方法，使停留在咽喉、胸膈、胃脘的痰涎、宿食或毒物从口中吐出的一类治法。适用于中风痰壅，宿食壅阻胃脘，毒物尚在胃中；痰涎壅盛之癫狂、喉痹，以及干霍乱吐泻不得等，属于病位居上、病势急暴、内蓄实邪、体质壮实之证。因吐法易伤胃气，故体虚气弱、妇人新产、孕妇等均应慎用。吐法可用于治疗痰涎壅盛于肺，病势在上，可因势利导。

三、下法

下法是通过泻下、荡涤、攻逐等作用，使停留于胃肠的宿食、燥屎、冷积、瘀血、结痰、停水等从下窍而出，以祛邪除病的一类治法。凡邪在肠胃而致大便不通、燥屎内结，或热结旁流，以及停痰留饮、瘀血积水等形症俱实之证，均可使用。由于病情有寒热，正气有虚实，病邪有兼夹，所以下法又有寒下、温下、润下、逐水、攻补兼施之别，并与其他治法结合运用。下法可用泻肺逐饮，通腑降肺，用于治疗水饮壅盛、腑气不通所导致的肺气不降。

四、和法

和法是通过和解或调和的方法，使半表半里之邪，或脏腑、阴阳、表里失和之证得以解除的一类治法。《伤寒明理论》说："伤寒邪在表者，必渍形以为汗；邪在里者，必荡涤以为利；其于不内不外，半表半里，既非发汗之所宜，又非吐下之所对，是当和解则可矣。"所以和解是专治邪在半表半里的一种方法。至于调和之法，戴天章在《广温疫论》说："寒热并用之谓和，补泻合剂之谓和，表里双解之谓和，平其亢厉之谓和。"可见，和法是一种既能祛除病邪，又能调整脏腑功能的治法，无明显寒热补泻之偏，性质平和，全面兼顾，适用于邪犯少阳、肝脾不和、肠寒胃热、气血营卫失和等证。和法的应用范围较广，分类也多，其中主要有和解少阳、透达膜原、调和肝脾、疏肝和胃、分消上下、调和肠胃等。外感邪气侵袭肺卫，在疾病传变过程中出现少阳证，可采用和解少阳治法。

五、温法

温法是通过温里祛寒的作用，治疗里寒证的一类治法。里寒证的形成，有外感内伤的不同，或由寒邪直中于里，或因失治误治而损伤人体阳气，或因素体阳气虚弱，以致寒从中生。同时，里寒证又有部位浅深、程度轻重的差别，故温法又有温中祛寒、回阳救逆和温经散寒的区别。由于里寒证形成和发展过程中，往往阳虚与寒邪并存，所以温法又常与补法配合运用。对于肺气虚寒、寒痰寒饮留肺可用温法。

六、清法

清法是通过清热、泻火、解毒、凉血等作用，以清除里热之邪的一类治法。适用于里热证、火证、热毒证及虚热证等里热病证。由于里热证有热在气分、营分、血分、热壅成毒及热在某一脏腑之分，因而在清法之中，又有清气分热、清营凉血、清热解毒、清脏腑热等不同。热证最易伤阴，大热又易耗气，所以清热剂中常配伍生津、益气之品。若温病后期，热灼阴伤，或久病阴虚而热伏于里，又当清法与滋阴并用，更不可纯用苦寒直折之法，热必不除。清法可用于治疗肺热壅盛、痰热蕴肺、温燥伤肺等证。

七、消法

消法是通过消食导滞、行气活血、化痰利水、驱虫等方法，使气、血、痰、食、水、虫等渐积形成的有形之邪渐消缓散的一类治法。适用于饮食停滞、气滞血瘀、癥瘕积聚、水湿内停、痰饮不化、疳积虫积及疮疡痈肿等病证。消法与下法虽同是治疗内蓄有形实邪的方法，但在适应病证上有所不同。下法所治病证，大抵病势急迫，形症俱实，邪在肠胃，必须速除，而且是可以从下窍而出者。消法所治，主要是病在脏腑、经络、肌肉之间，邪坚病固而来势较缓，属渐积形成，且多虚实夹杂，尤其是气血积聚而成癥瘕痞块、痰核瘰疬等，不可能迅即消除，必须渐消缓散。消法也常与补法、下法、温法、清法等其他治法配合运用，但仍然是以消为主要目的。消法用于肺气郁滞、肺血瘀阻、痰浊阻肺等证的治疗。

八、补法

补法是通过补益人体气血阴阳，主治各种虚弱证候的一类治法。补法的目的，在于通过药物的补益，使人体气血阴阳虚弱或脏腑之间的失调状态得到纠正，复归于平衡。此外，在正虚不能祛邪外出时，也可以补法扶助正气，并配合其他治法，达到助正祛邪的目的。虽然补法有时可收到间接祛邪的效果，但一般是在无外邪时使用，以避免"闭门留寇"之弊。补法的具体内容甚多，既有补益气、血、阴、阳的不同，又有分补五脏之侧重，但较常用的治法分类仍以补气、补血、补阴、补阳为主。在这些治法中，已包括了分补五脏之法。补法可用于肺气虚、肺阴虚、心肺气虚、肺脾气虚、肺肾阴虚等证的治疗。

上述八种治法，适用于表里、寒热、虚实等不同的证候。对于多数疾病而言，病情往往是复杂的，不是单一治法能够满足治疗需要的，常需数种治法配合运用，才能治无遗邪，照顾全面，所以虽为八法，配合运用之后则变化多端。正如程钟龄《医学心悟》中说："一法之中，八法备焉，八法之中，百法备焉。"因此，临证处方，必须针对具体病证，灵活运用八法，使之切合病情，方能收到满意的疗效。

第二节　常用治法

肺脏的病变都是内外因素引起肺的宣降失调，气液盈虚失度所致。其治法应根据肺脏功能盛衰和气液虚滞状态决定补泻原则。虚证宜补益肺气或滋阴养液，补其不足；实证宜宣降肺气，流通津液，疏调壅滞；虚实互见则补泻并行。肺病的治法以调理津气，恢复宣降为宗旨。具体言之，遂有宣肺、降肺、清肺、泻肺、润肺、补肺、温肺、养肺、敛肺、通腑、化痰、止血等治法，既可以单独使用，也可相互结合使用，衍生出肺病的各种治法。

一、宣肺

所谓宣肺主要是指恢复肺的宣发功能。通过宣肺，使肺气宣畅，卫气到达肌表则能抗邪外出；宣肺可以散水消肿；宣肺可使气机畅达，从而起到止咳平喘的治疗效果。肺主宣发，外合皮毛。肺的宣发作用能使卫气津液敷布于肌表乃至全身，从而使之能够抗御外邪，启闭汗孔，调节体温，润泽皮毛。若是外邪束表，每致肺气失宣，卫气敷布不及，不足以抗邪外达则恶寒发热、头身疼痛；肺气郁滞而易咳逆；津液布散失调又常产生水肿、咳痰等。治当宣通肺气，常用麻黄、生姜、桔梗、前胡、苏叶、薄荷、牛蒡子诸药组方。由于肺气不宣与各种表证往往同时并存，因而治疗亦是宣肺与解表同施并举，如宣肺散寒、宣肺清热、宣肺润燥、宣肺扶正。若风寒束表、肺气不宣者，每用麻黄汤发汗解表、宣肺平喘，或用荆防败毒散解表宣肺、疏风祛湿；若风热犯肺、肺卫失宣者，则用桑菊饮、银翘散疏散风热、宣肺止咳；风客玄府，肺气不宣，风行皮里，传为浮肿，是谓风水，其属风热为患，予越婢加术汤，方中重用麻黄、生姜宣肺散水，石膏清热，白术利水，甘草、大枣和中，只待宣发正常，津液得以布散，水肿诸症自可渐除。若系风寒所致，则宜去石膏加苏叶、荆芥、防风等辛温发散之品。若风燥伤肺，肺失清肃润降，则宜用桑杏汤、清燥救肺汤、杏苏散轻宣凉燥或温燥。

二、降肺

降肺，是通过肃降肺气，治疗肺气上逆病证、恢复肺的肃降功能的治法。肺主肃降，若是肺失清肃，气不得降，必然产生咳喘、胸闷等肺气上逆之候，治宜肃降肺气，止咳平喘，临证每用苏子、杏仁、厚朴、半夏、紫菀、款冬花、旋覆花、莱菔子诸药组方。苏子降气汤、定喘汤、三子养亲汤及仲景之射干麻黄汤、桂枝加厚朴杏子汤等，均系降肺之常用方。肺为清虚之体，常因痰饮内阻、邪热壅肺而致肺气上逆，所以临床常与化痰、泄热相结合，如化痰降逆、清肺平喘等。应当指出，宣发与肃降是肺脏生理功能相辅相成的两个方面。宣发失常，气机不畅，每致肺气不降；肺失清肃（如慢性咳喘），又常引起宣发异常（卫气不能布达肌表而易感冒）。故临证运用宣肺法时，常加杏仁、半夏等味以降肺气；使用降肺方时，亦常增麻黄、生姜等药助肺宣发，如苏子降气汤中加生姜、前胡，定喘汤中用麻黄即属此列。临证恢复肺的宣降功能，常用麻黄配杏仁、桔梗配杏仁、桔梗配枳壳、苏叶配杏仁、桑叶配杏仁、桔梗配前胡等宣降相因之法。

三、清肺

清肺即清泻肺热治疗肺热证的治法，是根据"热者寒之"，针对邪热壅肺、肺失和降之证而设。邪热壅盛，阻滞于肺，必见发热汗出、咳嗽气喘、痰黄黏稠、胸闷胸痛、舌红苔黄、脉象洪数等症。治当清肺泻热，祛邪外达，常以黄芩、山栀子、生石膏、蒲公英、金银花、连翘、鱼腥草、穿心莲、野菊花、紫花地丁等组方。代表方如麻杏石甘汤、清气化痰汤、清金化痰汤等。若是热毒炽盛，损伤肺络，痰热内蕴，蓄为痈脓而成肺痈，则伴咳吐脓血，其味腥臭难闻。此时须用千金苇茎汤加金银花、连翘、蒲公英、鱼腥草、瓜蒌皮等清热解毒，化瘀排脓，此亦属于清肺之法。

四、泻肺

泻肺是峻泻肺内伏热痰浊之法，乃根据"实者泻之"，针对痰热浊唾内伏于肺而又不易清涤之证而设。常用桑白皮、葶苈子、皂荚、甘遂、大戟、芫花等组方。临证时，凡肺中伏热，经久不愈，证见咳嗽痰黄、皮肤蒸热、发热常在日晡加重、舌红苔黄者，宜以泻白散加味泻肺除热，平喘止咳；痰浊壅盛，阻滞肺系，气道不畅而胸闷咳喘、痰稠难出、呼吸急促，甚或一身面目浮肿者，仅以化痰降逆之剂尚嫌药力不足，唯用葶苈大枣泻肺汤峻泻痰浊，方与病机合拍；饮停胸胁谓之悬饮，宜用十枣汤泻肺逐饮；痰浊胶固，实难咳出，若痰壅气闭而危及生命之时，治当泻肺涤痰除垢，《金匮要略》皂荚丸速速与之。泻肺之法多适用于邪盛而正不衰之实证。

五、润肺

润肺是清润肺燥之法，乃根据"燥者润之"，针对外燥犯肺而设。燥邪系秋季之主气，每从口鼻而入，最易伤及肺系，而见口鼻干燥、干咳少痰、声音嘶哑、皮肤干燥等候。治宜清燥润肺止咳，当以甘寒濡润之品，如沙参、麦冬、梨皮、甜杏仁、浙贝母、天花粉、知母等。一般来说，初秋多为温燥，宜用桑杏汤加减，外以清宣燥邪，内以凉润肺金；深秋多为凉燥，则用杏苏散化裁，功可清宣凉燥，止咳润肺又兼化痰。若系温燥伤肺，气津俱伤而无表证者，临证又多用清燥救肺汤加减以治之。

六、补肺

补肺是补益肺气治疗肺气虚弱证的治法，是根据"虚则补之"，针对肺气虚弱证而设。每以神疲少气、面色无华、咳则尤甚为主候，治当补肺益气，常用黄芪、党参、太子参、白术、茯苓、炙甘草等药组方，代表方如黄芪四君子汤、补肺汤。临证时应根据病因病机灵活选方。如脾虚土不生金，痰湿停滞，宜用六君子汤"培土生金"；肺虚宗气生成不足，无以"下贯心脉以行气血"，易使心血瘀阻，治宜益气活血，可用桃红八珍汤加减；肺气虚弱，卫外功能减弱而易感冒、自汗，则须用玉屏风散益气固表等，皆视病情而定。

七、温肺

温肺是温补肺阳之法，是针对肺中之阳不足、寒饮停滞于内而设者。前人虽少有肺阳虚之说，然临床确实有之。该证的形成，多因肺气虚久累及肺阳，或因肾阳亏乏无以温肺，或因肺阳本虚，外寒引动内饮而触发并加重，或因反复感寒而使肺阳渐伤。其见证总以痰涎清稀量多或白如泡沫、畏寒肢冷、咳喘无力，甚或虚浮、易致感冒、脉沉为主候。治当温补肺阳，散寒化饮，药用干姜、细辛、桂枝、白芥子、肉桂、制附子片、巴戟天（后三味乃通过补肾阳以温肺）。由于肺阳虚每因多种因素所致，故临证很少单独运用温肺一法，大都配合化痰平喘、补肺益气、疏散外寒、温肾纳气诸法治之，常用苓甘五味加姜辛半夏杏仁汤、甘草干姜汤、肾气丸、小青龙汤、黄芪四君子汤加干姜、细辛等方。

这里还须明确，所谓肺气虚常反映出较单纯之功能衰退征象，故当用党参、黄芪等补益肺气；而肺阳虚则必见一派虚冷征象，则宜用干姜、细辛等温阳散寒。然肺阳虚的形成多因气虚日久发展而来，其关系犹如脾阳虚多因脾气虚发展而来、肾阳虚多由肾气虚发展而来一样。因而温肺阳时，每加益肺气药。

八、养肺

养肺是滋阴养肺之法，乃针对肺阴不足而设。肺为娇脏，不耐寒热，寒则肺阳易伤，热则阴津易灼。阴虚必使火旺，使得阴津再伤。干咳少痰、形瘦气弱、口干咽燥、甚或午后潮热、五心烦热、盗汗颧赤、舌红少津是其常见证候。常用沙参、麦冬、百合、百部、玉竹、生地黄、山药、鳖甲、知母、地骨皮等药滋养肺阴，又清虚热。临证选方，滋阴养肺为主宜用沙参麦冬汤加味；滋阴降火为主多用百合固金汤化裁；肺肾阴虚常用麦味地黄汤加减；肺胃阴虚则宜麦门冬汤加减以治之。

润肺与养肺两法，虽都选用甘寒濡润之品，然前者主治外燥为患，并多与轻宣之药同用，以祛邪为主；后者则主治肺阴不足，常与降火之药并施，以扶正为主。因病因病机不同，故治法有别。

九、敛肺

敛肺是收敛肺气的治法，乃根据"散者收之"，针对久病虚喘、肺气欲散之证而设。咳嗽既久，正气大伤，肺气耗散不收，每见咳喘、气促、倦怠、汗多、畏寒，或口干面赤、脉弱，如此肺气大伤，耗散不收之时，须急收敛肺气，常用五味子、黄芪、人参、诃子、罂粟壳、白果仁、乌梅等药。临证多以生脉散为主方，再视病情随证增减药物。又如肺气虚、肺阳虚、肾不纳气等证，常常兼有肺气耗散之候，此时若无明显痰湿之象，可用补肺汤、苓甘五味姜辛汤、七味都气丸诸方。方中均用五味子，以收敛耗散之气。补肺与敛肺，前法适用于一般之肺气虚者，后者则用于肺气大伤欲散之时。

十、通腑

通腑是通过通导积滞以达到治疗肺脏疾患的方法。因肺与大肠互为表里，功能联系十分密切。肺气肃降，津液下行有助于大肠传导糟粕；大肠传导下行亦有利于肺气清肃下降。如果邪热壅遏于肺，津液因之被灼，无以下濡大肠，使传导失职，腑气不通；或是实热燥屎内结大肠，上干于肺，影响肺气肃降而产生咳逆气促等症。若实热燥屎不去，则咳喘诸症难以消除，故当视病情选用大、小承气汤荡涤热结，导滞通腑，肺之肃降功能方可恢复，若能兼清肺热则收效更好。另外，久病虚喘，阴盛阳衰，亦易致阴寒与糟粕凝结大肠，此时则须以温通寒积之法，常用《金匮要略》大黄附子汤加味。一旦腑气得通，咳喘必见好转，尔后再以扶正固本或降气化痰法治之。

十一、化痰

化痰是去除痰饮、治疗痰饮停聚于肺的治法。无论外感六淫，还是其他因素，均可导致肺之宣降功能失调，肺不布散津液，津液停为痰湿，痰湿又作为继发性的致病因素而使病情加重，使得咳喘痰涩等症经久不愈。化痰的药物很多，由于形成痰湿阻肺的原因较为复杂，因而运用化痰法时，必须针对病机，密切配合其他之法，方能奏效。如属寒痰，常选半夏、莱菔子、白芥子、紫菀、款冬花等药，方如苏子降气汤、三子养亲汤、苓甘五味姜辛汤；热痰则选瓜蒌、贝母、海蛤粉、桑白皮等味，方如清金化痰汤、小陷胸汤、定喘汤。其他如燥湿化痰之二陈汤，健脾化痰之六君子汤，润燥化痰之贝母瓜蒌散，解表化痰之止嗽散等，皆系常用之方。若痰湿一去，则宣降正常，咳嗽气喘等症随之消除，因而凡系化痰之药，均具有止咳平喘的功效。

十二、止血

止血是制止肺络溢血的治法。咳血的成因甚为复杂，临证必须审因论治，倘若一见血出，便用止血之剂，则易产生"止血留瘀"之弊，甚至加重出血。例如，属阴虚火旺、灼伤肺络而咳血鲜红者，宜用百合固金汤加炒山栀子、白及、地榆等滋阴降火以止血；肝郁化火，木火刑金，或见痰中带血，或咳吐大量鲜红纯血，常用泻白散合黛蛤散加黄芩、山栀子、龙胆草清肝泻火，凉血止血；痰热壅肺，热伤肺络，每见痰中带血如铁锈色样，则用麻杏石甘汤加鱼腥草、黄芩、蒲公英、紫花地丁等清热化痰以止血；大量咳血不止，当急治其标，可用十灰散先止血，一旦病情缓解，再议治本之法；大量咳血，阴不敛阳，当益气回阳救逆，用独参汤或参附汤。

此外，止咳平喘亦应属治肺大法之列，而此法实际上已分述于各法之中，故不赘述。

综上所述，中医治肺有法可效，有方可循，凡肺之所生病者，皆可依法治之，随法选方用药。然疾病的发生发展往往是极其复杂的病理过程，单纯运用某一治法，常常不易达到预期效果，因而临证多是两法或数法联合运用，如此方能治病中的，事半功倍。

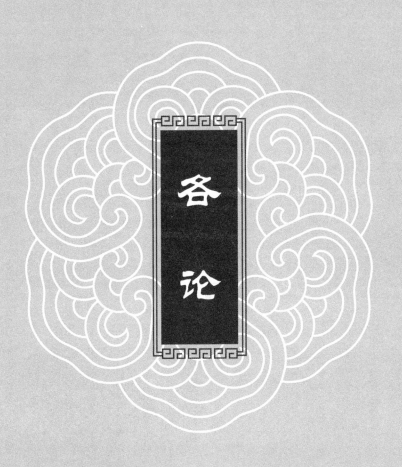

各论

第五章　宣肺解表剂

凡以宣降肺气与解表药为主组成，具有宣降肺气、解表散邪等作用，用以治疗外邪侵袭、肺失宣降病证的方剂，统称宣肺解表剂。本类方剂是根据《素问·阴阳应象大论》"其在皮者，汗而发之""因其轻而扬之"的理论立法，属于"八法"中的"汗法"。

宣肺解表剂是为六淫外邪侵袭，肺失宣降，卫表不和的证候而设。六淫邪气有风、寒、暑、湿、燥、火的不同，侵袭人体有兼夹，人体正气有强弱之别，其证有风寒袭肺、风热犯肺、外寒里热、风燥犯肺、暑湿蕴肺和兼夹正气虚弱的不同，故本类方剂分为宣肺散寒剂、散寒清热剂、宣肺清热剂、宣燥润肺剂、解暑化湿剂与宣肺扶正剂六类。

应用本类方剂注意以下事项。

1. 宣肺解表剂多用辛散轻扬之品组方，故不宜久煎，以免药性耗散，作用减弱。

2. 在服法上宜温服，服后避风寒，或增衣被，或辅之以粥，以助汗出。取汗程度以周身持续微汗为佳。若汗出不彻则病邪不解，汗出太过则耗气伤津。汗出病瘥，即当停服，不必尽剂。

3. 禁食生冷、油腻之品，以免影响药物的吸收和药效的发挥。

4. 若表邪未尽、肺失宣降，而又见里证者，一般应先解表，后治里；表里并重者，则当表里双解。若外邪已经入里，则不宜使用。

第一节　宣肺散寒剂

宣肺散寒剂，适用于风寒袭肺证。症见咳喘或咳痰色白，恶寒发热，头身疼痛，无汗或有汗，鼻塞流涕，苔薄白，脉浮紧或脉浮缓等。常以散寒解表药及宣降肺气药，如麻黄、苏叶、桂枝、羌活、防风、杏仁、桔梗等为主组成方剂。代表方如麻黄汤、华盖散、止嗽散等。

麻黄汤《伤寒论》

【组成】麻黄（去节）三两（9g）　桂枝（去皮）二两（6g）　杏仁（去皮尖）七十个（6g）　甘草（炙）一两（3g）

【用法】上四味，以水九升，先煮麻黄，减二升，去上沫，内诸药，煮取二升半，去滓，温服八合。覆取微似汗，不须啜粥，余如桂枝法将息。（现代用法：水煎服，温覆取微汗）

【功用】发汗解表，宣肺平喘。

【**主治**】外感风寒表实证。恶寒发热，头身疼痛，无汗而喘，舌苔薄白，脉浮紧。

【**方解**】本方证为外感风寒，肺气失宣所致。风寒之邪外袭肌表，使卫阳被遏，腠理闭塞，营阴郁滞，经脉不通，故见恶寒、发热、无汗、头身痛；肺主气属卫，外合皮毛，寒邪外束于表，影响肺气的宣肃下行，则上逆为喘；舌苔薄白，脉浮紧皆是风寒袭表的反映。治当发汗解表，宣肺平喘。

方中麻黄苦辛性温，归肺与膀胱经，善开腠发汗，祛在表之风寒；宣肺平喘，开闭郁之肺气，故本方用以为君药。由于本方证属卫郁营滞，单用麻黄发汗，只能解卫气之闭郁，所以又用透营达卫的桂枝为臣药，解肌发表，温通经脉，既助麻黄解表，使发汗之力倍增；又畅行营阴，使疼痛之症得解。二药相须为用，是辛温发汗的常用组合。杏仁降利肺气，与麻黄相伍，一宣一降，以恢复肺气之宣降，加强宣肺平喘之功，是为宣降肺气的常用组合，为佐药。炙甘草既能调和麻黄、杏仁之宣降，又能缓和麻黄、桂枝相合之峻烈，使汗出不致过猛而耗伤正气，是使药而兼佐药之用。四药配伍，表寒得散，营卫得通，肺气得宣，则诸症可愈。

【**配伍特点**】一为麻黄、桂枝相须，发卫气之闭以开腠理，透营分之郁以畅营阴，则发汗解表之功益彰；二为麻黄、杏仁相使，宣降相因，则宣肺平喘之效甚著。

【**附方**】

1.加味二陈汤（《罗氏会约医镜》）

陈皮（去白）一钱（3g）　　半夏一钱半（4.5g）　　茯苓二钱（6g）　　甘草一钱（3g）桔梗　枳壳各一钱半（各4.5g）　　麻黄（去节）八分（2.4g）　　杏仁（去皮尖）二十粒　桂枝一钱（3g）

用法：水煎，加生姜汁合服。

主治：肺感风寒，痰稠喘急，脉浮紧者。

2.加味麻黄汤（《类证治裁》）

麻黄（9g）　　桂枝（6g）　　杏仁（9g）　　甘草（3g）　　半夏（9g）　　橘红（9g）苏叶（6g）　　生姜（9g）　　大枣（6g）（原书无分量）

主治：伤寒嗽，恶寒无汗，脉紧。

3.加减桂枝汤（《症因脉治》）

桂枝（9g）　　麻黄（9g）　　杏仁（9g）　　半夏（9g）　　生姜（9g）　　甘草（3g）（原书无分量）

主治：外感风寒痰壅，身热神昏，声如鼾睡，喘急不宁，语言不便，脉浮紧。

三方都可用于治疗外感咳嗽，加味二陈汤用二陈汤和麻黄汤为主加减变化而来，侧重于治疗外寒内有痰盛之证；加味麻黄汤以麻黄汤加减二陈汤为主，主治证中侧重外寒，内部痰湿不盛；加减桂枝汤治疗外寒重同时有内有痰壅之证，且有喘急不宁、神昏症状出现，有痰扰心神之证。

【文献摘要】

1. 功用主治

太阳病，头痛发热，身疼腰痛，骨节疼痛，恶风无汗而喘者，麻黄汤主之。(《伤寒论·辨太阳病脉证并治》)

太阳病，脉浮紧，无汗，发热，身疼痛，八九日不解，表证仍在，此当发其汗……麻黄汤主之。(《伤寒论·辨太阳病脉证并治》)

伤寒脉浮紧，不发汗，因致衄者，麻黄汤主之。(《伤寒论·辨太阳病脉证并治》)

2. 方论选录

此为开表逐邪发汗之峻剂也。古人用药用法象之义。麻黄中空外直，宛如毛窍骨节，故能去骨节之风寒，从毛窍而出，为卫分发散风寒之品。桂枝之条纵横，宛如经脉系络，能入心化液，通经络而出汗，为营分散解风寒之品。杏仁为心果，温能助心散寒，苦能清肺下气，为上焦逐邪定喘之品。甘草甘平，外拒风寒，内和气血，为中宫安内攘外之品。此汤入胃行气于玄府，输精于皮毛，斯毛脉合精而溱溱汗出，在表之邪，其尽去而不留，痛止喘平，寒热顿解，不烦啜粥而藉汗于谷也。(《伤寒来苏集》)

《本草》有曰：轻可去实，即麻黄、葛根之属是也。实为寒邪在表，皮腠坚实，荣卫胜，津液内固之表实，非腹满便难之内实也。《圣济经》曰：汗不出而腠密，邪气胜而中蕴，轻剂所以扬之，即麻黄葛根之轻剂耳。麻黄味甘苦，用以为君者，以麻黄为轻剂而专主发散，是以为君也。桂枝为臣者，以风邪在表又缓，而肤理疏者，则必以桂枝所能独散，必专麻黄以发汗，是当麻黄为主，故麻黄为君，而桂枝所以为臣也。《内经》曰：寒淫地内，治以甘热，佐以辛苦者，《内经》曰：肝苦急，急食甘以缓之。肝者荣之主也，伤寒荣胜卫固，血脉不利，是专味甘之物以缓之，故以甘草、杏仁为之佐使。且桂枝汤主中风，风则伤卫，风邪并于卫，则卫实而荣弱。促景所谓汗出恶风者，此为荣弱卫强者是矣。故桂枝汤佐以芍药，用和荣也。麻黄汤主伤寒，寒则伤荣，寒邪并于荣，则荣实而卫虚，《内经》所谓气之所并为血虚，血之所并为气虚者是矣。故麻黄佐以杏仁用利气也。若是之论，实处之方之妙理，制剂之渊微，该通君子，熟明察之，乃见功焉。(《伤寒明理论》)

太阳伤寒，关痛发热，身疼腰痛，骨节不利，恶寒无汗而喘，脉来尺寸俱紧者，麻黄汤主之。足太阳经，起目内眦，循头背腰，故所过疼痛不利；寒邪外束，人身之阳不得宣越，故令发热；寒邪在表，不复任寒，故令恶寒；寒主闭藏，故令无汗；人身之阳，既不得宣越于外，则必壅塞于内，故令作喘；寒气刚劲，故令脉紧。麻黄之形，中空而虚，麻黄之味，辛温而薄；空则能通腠理，辛则能散寒邪，故为为君。佐以桂枝，取其解肌；佐以杏仁，取其利气；入甘草者，亦辛甘发散之谓。抑②太阳无汗麻黄之用固矣，若不斟酌人品之虚实，时令之寒暄，则又有汗多亡阳之戒。汗多者宜扑粉，亡阳者宜附子汤。(《医方考》)

麻黄汤，破营方也。试观立方大义，麻黄轻清入肺，杏仁重浊入心，仲景治太阳初病，必从心营肺卫之意也。分言其功能，麻黄开窍发汗，桂枝和阳解肌，杏仁下气定喘，甘草安内攘外，四者各擅其长，有非诸药之所能及。兼论其相制七法，桂枝外监麻黄之发表，不使其大汗亡阳；甘草内守麻黄之出汗，不使其劫阴脱营。去姜、枣者，姜性上升，又恐碍麻黄发表；枣味缓中，又恐阻杏仁下气。辗转四顾，无非欲其神速，一剂奏绩。若喜功屡用，必不戢而召亡阳祸矣，故服已又叮咛不须啜粥，亦恐有留恋麻黄之性也。(《绛雪园古方选注》)

麻黄发汗，力甚猛烈，先煮之去其浮沫，因其沫中含有发表之猛力，去之所以缓麻黄发表之性也。麻黄不但善于发汗，且善利小便，外感之在太阳者，间有由经入腑而留连不去者，以麻黄发其汗，则外感之在经者可解；以麻黄利其小便，则外感之由经入腑者，亦可分消也。且麻黄又兼入手太阴，能泻肺定喘，俾外感之由皮毛窜入肺者，亦清肃无遗。是以发太阳之汗者不但麻黄，而仲景定此方时独取麻黄也。桂枝味辛性温，亦具有发表之力，而其所发表者，唯在肌肉之间，故善托肌肉中之寒外出，且《神农本草经》谓其主上气咳逆吐吸，是桂枝不但能佐麻黄发表，兼能佐麻黄入肺定喘也。杏仁味苦性温，《神农本草经》亦谓其主咳逆上气，是亦能佐麻黄定喘可知，而其苦降之性又善通小便，能佐麻黄以除太阳病之留连于腑者，故又加之以为佐使也。至于甘草之甘缓，能缓麻黄发汗之猛烈，兼能解杏仁之小毒，即以填补出汗后之汗腺空虚也。药止四味，面面俱到，且又互相协助，此诚非圣手莫办也。(《医学衷中参西录》)

【医案】

1.陶尚文治一人，伤寒四五日，吐血不止，医以犀角地黄汤等治而反剧。陶切其脉浮而紧，若不汗出，邪何由解，遂用麻黄汤，一服汗出而愈。(戴佛严.古方医案选编.成都：成都中医学院，1979.)

按语：伤寒四五日，虽有吐血不止，但脉浮而紧，当仍为太阳表证而非里热，其吐血为太阳伤寒失表，因寒邪外闭，阳气内郁而致。因此前医用寒凉抑遏无效。应以辛温发散之品祛风寒，解阳郁，故用麻黄汤发表散邪，邪去则正安，故一剂汗出而愈。

2.庞某，男，30岁。主诉：劳动后脱衣受凉，头痛恶寒，发热无汗，咳吐痰沫。诊查：苔微白腻，脉息浮弦。辨证、治法：病属太阳伤寒，治宜麻黄汤加味。处方：净麻黄9g，桂枝6g，苦杏仁9g，炙甘草3g，独活6g，紫苏5g，紫菀9g，葱头3个。一剂汗出而愈。(董建华.中国现代名中医医案精华.北京：北京出版社，1990.)

按语：本案为典型的外感风寒表实证，宜发汗解表，宣肺止咳，故以麻黄汤加味。

3.余友沈镜芙之房客某君，十二月起，即患伤寒。因贫无力延医，延至一月之久。沈先生伤其遇，乃代延余义务诊治。察其脉浮紧，头痛，恶寒，发热不甚，据云初得病时即如是。因予："麻黄6g，桂枝6g，杏仁9g，甘草3g。又因其病久胃气弱也，嘱自加生姜3片，红枣2枚，急煎热服，盖被而卧。果一刻后，其疾若失。"(曹颖甫.经方实验录.上海：上海科学技术出版社，1979.)

按语：本案患病虽然已有一月之久，但证见恶寒重，发热轻，头痛，脉浮紧，说明表证仍在，尚未传变，故仍以麻黄汤发汗解表。

4.王某，男，42岁。患者于昨夜发热，体温38.9℃，今晨来诊仍发热，头痛，颈项强直，肢体酸楚而痛，流清涕，心烦欲呕，食减而不渴，脉浮紧，舌苔薄白……麻黄汤加味主之。麻黄6g，桂枝10g，杏仁10g，法半夏6g，防风6g，甘草6g，生姜3片，嘱温服而卧，取汗自愈。殊料病者家属畏忌麻黄一药之温，恐燥热伤津，自行将药中麻黄减除，服一碗，未得汗，见其躁烦，热势反增，体温升至39.7℃，继服第二碗，则头痛如裂，身痛如被杖，恶寒较昨日更甚，疑为药不对症，急视之，脉来浮紧急促，苔白腻，呼痛呻吟，虽言失治，幸喜表寒证型未变，仍用原方，服药两次后，温覆而卧，少顷汗出热退，表邪解，脉静身凉而愈。（吴佩衡.现代名中医类案选.北京：人民卫生出版社，1983.）

按语：本案以风寒束表为主，兼有胃失和降，治当发汗解表，和胃降逆，故用麻黄汤加防风解表散寒，辅以法半夏、生姜降逆和胃。临证时只要辨证准确，用量得当，则不必多虑药物之峻烈。若医者患者畏麻、桂之辛温，当用不用，轻者无效，延误治疗，重则生变证。

5.陈某，年六旬，小贸营生，日在风霜雨雪中行走，冬月感寒……患者蒙头而卧，自云头痛甚不能转侧，足筋抽痛，不能履地，稍移动，则痛欲死，发热无汗，脉紧有力，乃太阳伤寒证也。即以麻黄汤取汗，果微汗出而头足痛减，稍能进粥食。以其元气素亏，继进桂枝新加汤四剂，痛减，食更增，调理月余，始能外贸。（湖南省中医药研究所.湖南中医医案选辑.长沙：湖南人民出版社，1960.）

按语：本案从职业、时令、脉证观察，纯属太阳伤寒，故用麻黄汤。但考虑其年六旬，元气素亏，故服药后只取微汗解病，如大汗恐有亡阳之变，至善后用桂枝新加汤，是解表兼顾正气之法。

【医话】

1.冬令伤寒证

冬令伤寒，发热无汗。重衾叠被，仍觉恶寒。头痛肢疼，背腰尤甚。以麻黄汤加羌、芷与服，再剂不效。询知煎法不善，几误病机，仍以原方如法与之，一剂而汗出即解。友人邓汉城君，住北京西路宏文书店之楼上。于1940年冬月中旬，重感寒邪。初时恶寒发热即重，当延附近之中医，治之无效，改延余诊。余察其恶寒高热，虽重衾叠被，而犹啬啬不已。头痛项强，腰脊酸痛，四肢骨节亦然。扪之则皮肤干热无汗，切之则脉浮而紧。此冬月之正伤寒也，当处以麻黄汤加味方。所以内加羌、芷二味者，以其体肥多湿也。意其必可以一汗而解。讵一剂不效，次日复诊，再荆亦不效。余觉药颇对证，然何以不效，世果有剪草席而冒为麻黄者乎？因令转延他医。邓因喉间微有疼痛，改延喉科朱子云诊之，服药依然无效。翌日午后，请杨星候君，复延余诊。察其病状如前，恶寒等表证仍在。因细询前日两次煎药之情况。讵其夫人龚志芳女士。嗫嚅欲言而又止。余告以但说无妨，可设法补救也。龚因详告余曰："第一日之方，系未遵先生之嘱，由药店代客煎药者，觉其药淡而不浓。次日因两孩吵闹，患者怕烦，我携孩外出，令娘姨朱妈煎药。不料朱妈又去洗衣，将药汤烧干，再急加水重煎。而又加得太多，故头煎服下一碗，还余下半碗之多。后再加入二煎服之，始终无汗，故不敢令汉城知。"今始密告我也。余闻之大笑，知其煎服未能如法之由。乃令速配原方，由余指导煎药。先将药置罐中，水泡半小时后（仍须多泡些时，因余不能久留也），即将炉火改小，慢火煎熬，渐至煎沸。约又二十分钟，药汤已浓。其色深黄而带棕色，余曰可矣。乃离火置地上，约两分钟，沥清乘热与服。余即辞去。服药不半小时，果周身觉热，而汗渐外出，终之淋漓不已。又半小时后，汗虽渐少，而约持续二小时之久，其汗乃止。一身寒热尽退。六小时后，再服二煎。又得微汗片时，病即霍然。后又服调理之剂两帖，恢复健康矣。

麻黄汤加羌活白芷方：生麻黄三钱，川桂枝三钱，杏仁泥四钱，炙甘草二钱，川羌活二钱五分，香白芷三钱，生姜三片。（《余无言医案及医话》）

2.曹颖甫麻黄汤证思考

曹颖甫为近代经方大师，其门人所辑的《经方实验录》是其医案编，是知名经方医案著作。其书第九案，麻黄汤证其三（曹颖甫师讲授，姜佐景笔记）记述如下：若华之母，于六月二十三日亲至小西门外观看房屋，追回家，已入暮，急欲睡，遂盖被卧，恶寒甚，覆以温衾，亦不能温，口角生疮，而目红，又似热证，腹中和，脉息浮紧有力，天时炎暑，温覆已久，汗仍不出，身仍无热。处方：麻黄二钱，桂枝二钱，杏仁三钱，甘草一钱。服后，温覆一时，不动声色。再做一剂，麻桂均改为三钱，仍不效。更予一剂，如是续作续投，计天明至中午，连进四剂，了无影响。计无所出，乃请章次公来商，曰：当予麻桂各五钱，甘杏如前。服后，果不满半小时，热作汗大出，臭气及于房外，二房东来视，掩鼻而立。人立房外内望，见病者被上腾出热气。口干渴，脉洪大，而烦躁。于是太阳病罢，随转属阳明，乃以调胃承气汤下之。嗣后病证反复，调理月余方愈。周身皮肉多做紫黑色，历久乃退。

此案发生于天时炎暑之际，重用麻黄汤辛温解表方汗出表解，同时治疗迁延月余方愈，是外感表证之重证，读之佩服其辨证胆大心细。后反复学及《温病条辨》后，再读此案，越发有所体悟。中医学有风、寒、暑、湿、燥、火外感六淫学说，至于感受的是何种邪气，则是由感受后人体的证候表现而推断出来的。若是外感后，发热恶寒而脉浮紧的为伤寒，可推论出感受的是风寒邪气；若发热重、恶寒轻、口微渴、舌边尖红、脉浮数，则是温病，可推论感受的是风热邪气。仲景以六经赅百病，《伤寒论》六经的太阳病为表实热证，阳明病为里实热证。《黄帝内经》所谓体若燔炭汗出而散，指的就是太阳病的麻黄汤证一类，高热恶寒的表实热证用服辛温发汗解表之剂如麻黄汤等，可达到汗出表邪解而病愈。阳明病的里实热证，则需清解里热之法。

总之，该案不是单纯的麻黄汤证，故用麻黄汤后虽然表邪解，但里热加重，从而传变为阳明病的调胃承气汤证。不若以辛凉解表的大青龙汤治疗，解表而不助里热，清里热而不碍表。[马家驹，谷晓红.从曹颖甫一则麻黄汤医案看辛凉解表法.山东中医杂志，2013，32（12）.]

八味香苏散 《杨氏家藏方》

【组成】紫苏叶　　半夏曲　　紫菀　　五味子　　陈橘皮（去白）　　甘草（炙）各半

两（各15g）　　杏仁（汤浸，去皮尖，麸炒）二两（60g）　　桑白皮一两半（45g）

【用法】上咬咀。每服四钱，水一盏，加生姜三片，同煎至七分，去滓，食后、临卧热服。

【功用】理气解表，燥湿化痰。

【主治】外感风寒，内有气滞证。症见肺感风寒，咳嗽不已，痰涎喘满，语声不利，面目浮肿，肺气不顺。

【方解】本方证为风寒外束，内有气郁，肺气宣降失常，脾气不运，肝气失疏，气碍其津，津气交阻，成为外感风寒，内有气滞之证，出现咳嗽不已，痰涎喘满，语声不利，面目浮肿等症。

本方中苏叶辛温，归肺、脾二经，"芳香气烈，外开皮毛，泄肺气而通腠理；上则通鼻塞，清头目，为风寒外感灵药，中则开胸膈，醒脾胃，宣化痰饮，解郁结而利气滞"。本方用之既能散风寒，又能理气宽中，一药而兼两用，为君药。方中半夏辛温燥湿化痰、降逆和胃，陈皮辛苦温燥、理气行滞，两者合用燥湿化痰理气，有二陈之意，为臣药。以紫菀润肺止咳，杏仁肃肺止咳，桑白皮泻肺止咳，五味子敛肺止咳，共同起到止咳之功，共为佐药。炙甘草调和诸药，为使药。诸药合用，共奏理气解表、燥湿化痰止咳之功。

【配伍特点】解表药和理气药同用，燥湿与止咳药共施，药兼顾肺脾两脏。

【附方】

柴陈煎《医级宝鉴》

柴胡（9g）　　苏叶（6g）　　细辛（3g）　　广皮（4.5g）　　半夏（6g）　　茯苓（6g）甘草（3g）　　杏仁（9g）　　白芥子（6g）（原书无分量）

功用：解表发汗，化痰止咳。主治：外感风寒，咳嗽发热，多痰痞满。

八味香苏散与柴陈煎均为宣肺化痰之剂，两方均有苏叶、半夏、茯苓、陈皮、甘草、杏仁等宣肺理气，燥湿化痰之药，同治外感风寒，兼有痰湿气滞之证。但八味香苏散配伍紫菀、桑白皮、五味子，兼有泻肺利水，肃肺平喘之效，主治咳嗽不已，痰涎喘满，面目浮肿者；柴陈煎配伍柴胡、细辛、白芥子，兼有疏风清热，理气化痰之效，主治咳嗽发热，多痰痞满者。

【文献摘要】

功用主治：治肺感伤寒，咳嗽不已，语声不利，面目浮肿，肺气不顺。（《杨氏家藏方》）

华盖散《博济方》

【组成】紫苏子（炒）　　麻黄（去根节）　　杏仁（去皮尖）　　陈皮（去白）　　桑白皮　　赤茯苓（去皮）各一两（各6g）　　甘草（炙）半两（3g）

【用法】上为末。每服二钱，水一盏，煎至六分，食后温服。

【功用】宣肺解表，祛痰止咳。

【**主治**】素体痰多，肺感风寒证。咳嗽上气，呀呷有声，吐痰色白，胸膈痞满，鼻塞声重，恶寒发热，苔白润，脉浮紧。

【**方解**】素有痰湿，复感风寒，风寒袭肺，痰湿壅肺，以致肺失宣降，气机不畅，痰阻气道，与气相搏，故见咳嗽上气，呀呷有声，吐痰色白；痰阻气滞，故胸膈痞满；肺开窍于鼻而鼻属肺系，肺气失宣，肺系不利，故见鼻塞声重。恶寒发热，脉浮紧，为风寒袭表之征；苔白润为痰湿之象。综上表明，本方病机为风寒袭肺，痰壅气逆。寒侵痰壅而肺失宣降，法当宣肺降逆，解表祛痰。

方中麻黄为"肺经本药"，"盖哮喘为顽痰闭塞，非麻黄不足以开其窍"，本方用之解表散寒，宣肺平喘，为君药。苏子"主降，味辛气香，主散。降而且散，故专利郁痰。咳逆则气升，喘急则肺胀，以此下气定喘"；杏仁"辛苦甘温，入肺而疏肺降气，解邪化痰，为咳逆胸满之专药"，二药降利肺气，祛痰止咳，为臣药。君臣相配，一以宣肺为主，一以降肺为主，合用则宣降相因，意在恢复肺脏的宣发肃降功能。陈皮辛苦而温，燥湿化痰，理气行滞，其调理气机之功，既可治疗气滞之胸膈痞满，亦有助于消除痰湿之患，即"气顺则痰消"之义。桑白皮味甘性寒，取其泻肺利水平喘之功，一则加强君臣药物宣降肺气，止咳平喘之力。茯苓健脾渗湿，杜绝生痰之源。三药不专治痰，确有使湿去痰消之功，共为佐药。炙甘草调和于宣降寒温之间，为使药。诸药配伍，共成解表宣肺、祛痰止咳之功。

【**配伍特点**】解表药与祛痰药并用，除风寒痰湿之致病原因；宣肺药与降气药同施，复肺的宣发肃降功能。

【**附方**】

华盖汤《诊方辑要》

蜜炙麻黄一钱五分（4.5g）　云苓三钱（9g）　炙桑白皮五钱（15g）　光杏仁三钱（9g）　制半夏三钱（9g）　炙白苏子三钱（9g）　清炙草一钱（3g）　广橘红一钱（3g）　款冬花一钱五分（4.5g）

功用：宣肺化痰，止咳平喘。

主治：痰饮哮喘。

华盖散与华盖汤都以麻黄汤为基础加减而成，均有宣肺散寒，祛痰止咳之功。但华盖散配伍苏子、陈皮、桑白皮、赤茯苓，重在降气祛痰，主治素体痰多，肺感风寒之证，症见咳嗽上气，吐痰色白，苔白润，脉浮紧者；华盖汤配伍制半夏、款冬花、云苓，重在止咳平喘，主治痰饮哮喘之证。

【**文献摘要**】

1.**功用主治**

肺感寒气，有痰咳嗽，久疗不瘥。（《博济方》）

肺感寒邪，咳嗽上气，胸膈烦满，项背拘急，声重鼻塞，头昏目眩，痰气不利，呀呷有声。（《太平惠民和剂局方》）

2.**方论选录**

风寒伤肺，遏热于经，失其分布之常，故呼吸不利，喘促不止焉。麻黄开发肺气以散风寒，杏仁疏降肺气以散痰逆，苏子散痰解郁，桑白皮清肺肃金，橘红利气除痰，茯苓渗湿清肺，甘草缓中气以和胃，姜枣益心脾以散寒也。使风邪外解，则遏热顿化，而肺络清和，奚有呼吸不利，喘促不止之患哉？此发散之剂，为邪遏喘促之专方。(《医略六书》)

麻黄为肺家专药，佐以紫苏子则表散风寒而兼泻肺顺气。杏仁、橘皮化痰润肺，桑白皮清肺，赤茯苓利水，甘草和中。其因感风寒而致哮喘者，自可气平痰降矣。(《医方概要》)

【医案】

刘某，男，55岁，干部，1989年2月4日初诊，咳喘反复发作8年，近三天因天气骤冷感寒而加重，体温37.6℃，症见咳嗽、咳痰黏稠，色黄量多，喉中痰鸣，气喘不得平卧，面色晦暗，唇色青紫，舌苔薄黄微腻，脉浮滑数。双肺听诊可闻及哮鸣音及散在湿性啰音。实验室检查：白细胞12.3×10^9/L，中性粒细胞比率0.78。X线片检查：两肺纹理增粗，紊乱呈网状。西医诊断：慢性支气管炎合并感染。中医诊断：哮证。证属外感风寒、闭肺、痰热内盛。治宜宣肺解表，清热化痰，止咳定喘。方用加味华盖散：生麻黄10g，杏仁10g，桑白皮20g，苏子10g，陈皮10g，金银花20g，连翘20g，僵蚕10g，茯苓30g，甘草8g。

7剂后咳喘等症基本消失，但仍时有胸闷气短，吐痰黏稠，再服7剂诸症消失，为巩固疗效，原方减少麻黄、金银花、连翘用量，加补骨脂15g、生黄芪30g、山药20g等益气补肾之品，连服十四剂，并嘱其平时注意保暖避风寒，加强身体锻炼，两年内复查数次，未见复发。

按语：慢性支气管炎在病机上，如李用粹在《证治汇补》中所言："内有壅塞之气，外有非时之感、膈有胶固之痰"，三者合而阻塞肺气，使清肃之肺不得宣降，轻则咳嗽、咳痰，重则发生哮喘，久则由肺波及脾肾，发生肺气肿、肺源性心脏病，进而危及患者生命。

加味华盖散临床主要用于痰热壅肺，复感风寒或风热之邪，引发咳嗽、痰多或哮喘，多年反复发作，久而不愈的慢性支气管炎患者。华盖散原方治疗"外感风寒，肺气失宣，痰阻气滞，以致咳嗽上气，痰吐不利，呀呷有声音"，方中用麻黄宣肺解表；杏仁、苏子降气化痰、止咳定喘；桑白皮泻肺清热；陈皮理气化痰；茯苓利湿健脾；炙甘草益气扶正，调和诸药。据临床所见，慢性支气管炎在急性发作时多合并感染而现肺热痰阻诸证，故于方中加金银花、连翘、僵蚕以清热化痰，则效果更为理想。此外，增强患者的体质，减少感冒发生，是预防本病发作的重要环节。[张连合，加味华盖散治疗慢性支气管炎200例的临床观察.北京中医，1997（5）：28-29.]

三拗汤《太平惠民和剂局方》

【组成】 甘草（不炙）　　麻黄（不去根节）　　杏仁（不去皮尖）各等分（各6g）

【用法】 上为粗散。每服五钱，水一盏半，姜五片，同煎至一盏，去滓，通口服。以衣被盖覆睡，取微汗为度。

【功用】发汗解表，止咳平喘。

【主治】外感风寒，肺气不宣证。鼻塞声重，语音不出，或伤风受寒，头痛目眩，四肢拘急，咳嗽痰多，胸闷气短，无汗，口不渴，苔白，脉浮。

【方解】本方主治为外感风寒所致肺气不宣，鼻塞声重，咳嗽痰多，胸满气短，痰稠喘急等症。方中麻黄辛温，辛则入肺，温则散寒，质地体轻中空，质轻上浮，发散风寒，宣肺平喘；杏仁苦温，专入肺经，助麻黄温散肺寒，下气定喘；甘草合麻黄，辛甘发散而解表，合杏仁，止嗽化痰而利肺。共用有发散风寒，止嗽平喘的作用。本方用麻黄发汗散寒，宣肺平喘，其不去根节，为发中有收，使不过于汗；用杏仁宣降肺气，止咳化痰，以不去皮尖，为散中有涩，使不过于宣；甘草不炙，乃取其清热解毒，协同麻黄、杏仁利气祛痰。三药相配，共奏疏风宣肺，止咳平喘之功。

【配伍特点】麻杏配伍，一宣一降，复肺宣降之能，起止咳平喘之功。

【附方】

1.新加三拗汤《重订通俗伤寒论》

带节麻黄六分（1.8g）　　荆芥穗二钱（6g）　　苦桔梗一钱（3g）　　金橘饼一枚　　苦杏仁一钱半（4.5g）　　苏薄荷一钱（3g）　　生甘草五分（1.5g）　　大蜜枣一枚

功用：宣上发汗。

主治：风伤肺、寒伤太阳，头痛恶寒，无汗而喘，咳嗽白痰。

2.五拗汤《仁斋直指方论》

麻黄（不去节）　　杏仁（不去皮）　　甘草（生用）　　荆芥穗　　桔梗各等分（各9g）

用法：上㕮咀。姜三片同煎，温服。咽痛甚者，煎热后，加朴硝少许。

功用：宣肺发表，止咳化痰。

主治：风寒咳嗽，肺气喘急。外感风湿或形寒饮冷，痰多咳逆连声。

新加三拗汤与五拗汤均为三拗汤加减变化而来，主要治疗外感风寒咳嗽。新加三拗汤加入荆芥、薄荷、桔梗、金橘饼，主要用于治疗外感风寒且化痰之功增强，适合外寒内有痰之咳嗽；五拗汤在三拗汤基础上加入荆芥、桔梗，侧重于治疗外寒功能增强，但化痰之功较逊。

【文献摘要】

1.功用主治

感冒风邪，鼻塞声重，语音不出；或伤风伤冷，头痛目眩，四肢拘倦，咳嗽多痰，胸满气短。（《太平惠民和剂局方》）

2.方论选录

麻黄留节，发中有收；杏仁留尖，取其发，连皮取其涩；甘草生用，补中有发也。（《医方集解》）

麻黄辛温，辛则入肺，温则散寒，质地体轻中空，轻轻上浮，发散风寒，宣肺平喘；杏仁苦温，专入肺经，助麻黄温散肺寒，下气定喘；甘草合麻黄，辛甘发散而解表，合杏

仁，止嗽化痰而利肺。合有发散风寒，止嗽平喘的作用。(《中医内科临床治疗学》)

【医案】

1.任某，女，40岁，体温38℃，头身疼痛，鼻塞声重，流清涕，喉痒，咽部微充血，咳嗽，吐白色泡沫痰，纳差神疲，经服四环素等未效。诊得脉浮，苔薄白。辨证属外感风寒，肺气不宣，治以三拗汤加味：麻黄6g、杏仁10g、桔梗6g、蝉衣6g、陈皮10g、甘草3g，煎服。嘱其服药后覆被而卧，进热粥，一服得微汗，热退，形寒解，头身疼痛减半，咳痰稀少。守方再剂，后痊愈。(《四川中医》，1983，(4)：49.)

按语：本案咳嗽证属风寒束表所致，故用三拗汤宣肺解表止咳为基本方，因"风胜则痒"，则加蝉衣祛风止痒，病证吐白色泡沫痰，另加桔梗、陈皮起到祛痰之功。

按语：本案初以治疗咳喘痰多常用方二陈汤加味治疗不效，后凭脉辨证为新寒外束，旧痰内搏，外寒引动内痰，故先治新病为主，一剂而愈。

2.秦商张玉环感寒咳嗽，变成哮喘，口张不闭，语言不续，呀呷有声，外闻邻里，投以二陈枳、桔，毫不见减，延予救之。诊六脉，右手寸关俱见浮紧，重取带滑，断为新寒外束，旧痰内搏，闭结清道，鼓动肺金。当以三拗汤宣发外邪，涌吐痰涎为要。一剂而汗出津津，一日夜约吐痰斗许，哮喘遂平。(《旧德堂医案》)

3.梁某，女，48岁。2006年2月22日就诊。初诊主诉：咳嗽胸闷气喘1个月余，加重4天。1个月前受凉后出现咳嗽胸闷气喘，经输液治疗(药物不详)减轻。4日前受凉"感冒"后加重。现症见咳嗽、气喘，胸闷，心悸，吐少量白痰，咽干痒，昼轻夜重；恶寒，发热不明显，平时体质较差，易感冒；小便频数，大便可。诊断为咳嗽、喘症。属风邪袭肺。患者素有哮喘，肺气虚弱，内有伏痰，风邪外袭，内外合邪，肺失肃降。治法：疏风宣肺，清热平喘。方拟三拗汤加味。处方：炙麻黄6g，杏仁10g，黄芩10g，僵蚕10g，蝉蜕6g，炒紫苏子6g，干地龙10g，瓜蒌皮10g，女贞子15g，墨旱莲30g，川续断10g，生甘草6g。十剂，水煎服，每日一剂。(张磊，张磊临证心得集.北京：人民军医出版社，2008，92-93.)

按语：本案属外寒入肺致咳嗽，喘证出现，虽是"感冒"，但是恶寒、发热不明显，故治外寒犯肺咳喘用三拗汤为基础方，又加清热化痰之品，共奏疏风宣肺，清热平喘之功。

4.吴某，年十五。咳嗽音嗄，自春徂秋，迄未能愈。咳而无痰，饮食能进，不热不渴，脉如平人。与三拗汤加干姜、五味子、半夏。服三剂后，咳减声音如常。每次麻黄只用三分，至第四剂则减至二分。后以六君子汤调补三日而瘳。(《丛桂草堂医案》)

按语：本案咳嗽音哑，一般治疗以清热滋阴为主。本案咳而无痰，饮食能进，不热不渴，脉如平人，辨证上似无热证。从用药来看属内有寒饮，外寒犯肺。经治后又以六君子汤调补，说明患者应素有脾虚有痰，后又感外寒所致。

止嗽散《医学心悟》

【组成】桔梗(炒)　　荆芥　　紫菀(蒸)　　百部(蒸)　　白前(蒸)各二斤(各

12g）　　甘草（炒）十二两（4g）　　陈皮（水洗，去白）一斤（6g）

【用法】上为末。每服三钱，食后、临卧时开水调下；初感风寒，生姜汤调下（现代用法：水煎服。）

【功用】止咳化痰，疏表宣肺。

【主治】外感咳嗽。症见咳而咽痒，咯痰不爽，或微有恶风发热，舌苔薄白，脉浮缓。原书主治诸般咳嗽。

【方解】本方所治之证多见于外感咳嗽，经服解表宣肺药后而咳仍不止者。风邪犯肺，肺失宣肃，虽经发散，其邪未尽，则仍咽痒咳嗽，此时外邪十去八九，则微恶风发热。治当宣肺止咳为主，辅以疏风解表之法。

方中桔梗苦辛微温，能宣通肺气，泻火散寒，治痰壅喘促，鼻塞咽痛。荆芥辛苦而温，芳香而散，散风湿，清头目，利咽喉，善治伤风、头痛、咳嗽。紫菀辛温润肺，苦温下气，补虚调中，消痰止渴，治寒热结气，咳逆上气。百部甘苦微温，能润肺，治肺热咳呛。白前辛甘微寒，长于下痰止嗽，治肺气盛实之咳嗽。陈皮调中快膈，导滞消痰。甘草炒用气温，补三焦元气而散表寒。诸药合用温而不燥、润而不腻、散寒不助热、解表不伤正。

【配伍特点】温润和平，不寒不热，表里同治。

【附方】

荆防汤（《古今医彻》）

防风　　荆芥　　前胡　　桔梗　　广皮　　枳壳 各一钱（各3g）　　甘草三分（1g）

用法：加生姜一片，水煎服。

功用：祛风解表，理气止痛。

主治：伤风咳嗽。外感风寒，齿痛寒热。

止嗽散与荆防汤均为治疗外感风邪咳嗽证的常用方。止嗽散配伍紫菀、白前、百部、桔梗等疏风宣肺等药物，重在宣肺润肺，止咳化痰，而解表散邪之力偏弱，适用于风邪将尽，咳仍不止，症见咳而咽痒，咯痰不爽者；荆防汤配伍防风、荆芥、陈皮、桔梗、前胡等药物，重在祛风解表，理气化痰，解表散寒之力较强，适用于伤风咳嗽初感，表证突出，症见外感风寒，齿痛寒热者。

【文献摘要】

1. 功用主治

治诸般咳嗽。（《医学心悟》）

2. 方论选录

肺体属金，畏火者也，遇热则咳，用紫菀、百部以清热；金性刚燥，恶冷者也，遇寒则咳，用白前、陈皮以治寒；且肺为娇脏，外主皮毛，最易受邪，不行表散，则邪气流连而不解，故用荆芥以散表；肺有二窍，一在鼻，一在喉，鼻窍贵开而不贵闭，喉窍贵闭不贵开，今鼻窍不通，则喉窍启而为咳，故用桔梗以开鼻窍。此方温润和平，不寒不热，肺气安宁。（《血证论》）

予制此药普送，只前七味，服者多效。或问：药极轻微，而取效甚广，何也？予曰：药不贵险峻，唯期中病而已，此方系予苦心揣摩而得也。盖肺体属金，畏火者也，过热则咳。金性刚燥，恶冷者也，过寒亦咳。且肺为娇脏，攻击之剂既不任受，而外主皮毛，最易受邪，不行表散则邪气留连而不解。经曰：微寒微咳，寒之感也，若小寇然，启门逐之即去矣。医者不审，妄用清凉酸涩之剂，未免闭门留寇，寇欲出而无门，必至穿逾而走，则咳而见红。肺有二窍，一在鼻，一在喉，鼻窍贵开而不闭，喉窍宜闭而不开。今鼻窍不通，则喉窍将启能无虑乎？本方温润和平，不寒不热，既无攻击过当之虞，大有启门驱贼之势。是以客邪易散，肺气安宁。宜其投之有效欤？（《医学心悟》）

外感风寒束表，皮毛郁闭，肺气不得宣达，逆而不降，故咳嗽吐痰。治当疏散解表宣肺，理气化痰止咳为法。荆芥味辛性温，专走肌表，善解风寒；白前、百部、紫菀，皆入肺经，为止嗽专药；陈皮、桔梗，理肺气，化痰浊；炙甘草补中土，调和诸药。共成疏风解表宣肺，理气化痰止嗽之剂。（《汤头歌诀新义》）

【医案】

1. 衙前施，风邪未清，左脉浮滑。咳逆，舌薄白，头痛较甚。宜止嗽、化痰、疏风。百部八分，紫菀钱半，马兜铃一钱，冬桑叶三钱，生甘草七分，白前钱半，橘红一钱，光杏仁三钱，桔梗钱半，荆芥钱半，川贝钱半，枇杷叶三片（引，去毛）。四帖。（《中国医学大成·邵兰荪医案》）

按语：本案以风邪未清可识曾以他法治疗，现只留风邪于内，出现咳逆等症。故用以治疗表证风邪不尽的止嗽散加味治疗。

2. 陈某，女，29岁，长沙市人，门诊病例。初诊：诉受凉后咳嗽10日不愈，咳嗽明显，有痰，量不多，色白质稠，伴见咽痒、咽中红，舌淡，苔薄黄白，脉滑。辨证：风寒袭肺，肺失宣肃。治法：解表宣肺，化痰止咳。主方：贝夏止嗽散加减。川贝母15g，法半夏10g，杏仁10g，桔梗10g，白前10g，炙紫菀10g，荆芥10g，陈皮10g，百部10g，矮地茶10g，薄荷10g，甘草6g。七剂，水煎服。二诊：诉元月份服药后上症已经痊愈。近期因受凉后又发咳嗽，症状同前相似，咳嗽，咽痒，咽红，舌淡红舌苔薄黄，脉滑。症状同前，故仍用原方。川贝母15g，法半夏10g，杏仁10g，桔梗10g，甘草6g，白前10g，炙紫菀10g，荆芥10g，陈皮10g，百部10g，矮地茶10g，薄荷10g。十剂，水煎服。服完遂愈。

按语：咳嗽受凉后加重，明显起于外感。咳嗽的发生，总由肺气失宣所致，治疗当以宣肺为主。止嗽散是程钟龄所创经验方，对于外感后的各种咳嗽都有效。程氏说："本方温润和平，不寒不热，既无攻击过当之虞，大有启门驱贼之势。是以客邪易散，肺气安宁。宜其投之有效欤？"此方有解表邪、宣肺气、治咳嗽、化痰涎之效。增贝母、法半夏、矮地茶加强化痰之功，加薄荷清风热。一散外邪以治本，一化痰止咳以治标，标本同治之法也。（《熊继柏医案精华》）

3. 李某，女，47岁，长沙市某小学教师。门诊病例。初诊：4日前感冒，自服感冒药，寒热退，而喉痒，咳嗽渐甚，夜卧难安，且咯黄黏痰，口干口苦，舌苔黄腻，脉浮数。辨证：风热犯肺。治法：疏风清热，宣肺止咳。主方：桑贝止嗽散。桑白皮15g，川贝母10g，炙紫菀10g，百部10g，白前10g，桔梗10g，陈皮10g，荆芥10g，甘草6g，杏仁10g，薄荷10g，矮地茶10g，法半夏10g。7剂，水煎服。二诊：药后咳减，痰清，前方继进五剂而愈。

按语：《医约·咳嗽》云"咳嗽无论内外寒热，凡形气病气俱实者，宜散宜清，宜降痰，宜顺气"。本例为风热犯肺，肺失清肃。以桑贝止嗽散，疏风清热，宣肺止咳，故取效甚快。（《熊继柏医案精华》）

4.文某，女，40岁，株洲县人。门诊病例。初诊：咽痒，咳嗽，反复发作半年余，平素恶风寒，受凉则咳嗽加重，痰多，舌淡，苔薄白，脉细滑。辨证：寒饮蕴肺。治法：疏风宣肺，散寒止咳。主方：贝夏止嗽散加味。川贝母10g，法半夏10g，杏仁10g，桔梗10g，炙紫菀10g，百部10g，白前10g，荆芥10g，陈皮10g，甘草6g，薄荷10g，生姜3片。十剂，水煎服。二诊：服药后咳嗽明显减轻，但口中痰多，舌淡，苔薄白，脉细滑。在贝夏止嗽散的基础上加茯苓化痰饮。川贝母10g，法半夏10g，杏仁10g，桔梗10g，炙紫菀10g，百部10g，白前10g，荆芥10g，陈皮10g，甘草6g，茯苓20g，生姜3片。十五剂，水煎服。三诊：咳嗽明显缓解，遇风冷时仍间而咳嗽，舌淡，苔薄白，脉细滑。续用上方，加重茯苓剂量至30g，十五剂，水煎服。以巩固疗效。

按语：咳嗽乃肺失宣肃所致，贝夏止嗽散有宣肺气、化痰涎、止咳嗽之效。本案患者平素恶风寒，咳嗽病久，受凉则咳嗽，且痰涎较多，辨证属寒饮停肺，宣降失和。熊师指出，此症若重，则用重剂小青龙汤；若症较轻，则用轻剂，上方可矣。（《熊继柏医案精华》）

第二节　散寒清热剂

散寒清热剂，适用于表邪未解，里热已成之证。症见咳而上气，胸满烦躁，咽喉不利，脉浮大等。常以散寒解表药及清热药，如麻黄、石膏等药为主组成方剂。代表方如厚朴麻黄汤、越婢加半夏汤等。

厚朴麻黄汤 《金匮要略》

【组成】厚朴五两（15g）　麻黄四两（12g）　石膏如鸡子大（30g）　杏仁半升（9g）　半夏半升（12g）　干姜二两（6g）　细辛二两（3g）　小麦一升（30g）　五味子半升（6g）

【用法】原方用法上九味，以水一斗二升，先煮小麦熟，去滓。内诸药，煮取三升，温服一升，日三服。现代用法：上药，以水3碗，先煮麻黄，去沫，纳诸药煎取大半碗，温服，早晚各一次。（现代用法：水煎服）

【功用】宣肺降逆，化饮平喘。

【主治】外寒里饮，饮郁化热证。证见咳嗽喘逆，胸满烦躁，咽喉不利，痰声辘辘，苔白滑或黄滑，脉浮。

【方解】本方证为外有风寒表邪，内有水饮，饮郁化热所致。素有寒饮，感受风寒，风寒引动水饮，水饮射肺，肺气不降，故见咳嗽喘逆，咽喉不利，痰声辘辘。饮郁化热则胸满烦躁。舌苔白滑或黄滑，脉浮为水饮内停或郁而化热之象。故治宜宣肺降逆，化饮止咳。

方中麻黄苦辛性温，善于散外寒、祛表邪，宣肺平喘，与杏仁、厚朴降气平喘同用，一宣一降，恢复肺职，为君药；而内有水饮，故用干姜、细辛、五味子温肺化饮，收敛肺气，解散水饮，开阖肺气；半夏降逆化饮，可使肺气肃降，水饮不致上逆，共为臣药；石膏，一是清已化之饮热，二是可助肺气下降，三是以防辛温燥烈之品伤及肺阴为佐药。妙用小麦先煮，补养肺气，固其正气也，为佐药。共成宣肺降逆，化饮平喘之方。

【配伍特点】表里俱治，寒热同用，宣降相因，外寒解，内饮除，肺气利，咳喘平。

【文献摘要】

1.功用主治

咳而脉浮者，厚朴麻黄汤主之。《金匮要略》

2.方论选录

"咳而脉浮者，厚朴麻黄汤主之；咳而脉沉者，泽漆汤主之。"此不详见证，而但以脉之浮沉为辨而异其治。按，厚朴麻黄汤与小青龙加石膏汤大同，则散邪蠲饮之力居多。而厚朴辛温，亦能助表，小麦甘平，则同五味子敛安正气者也。泽漆汤以泽漆为主，而以白前、黄芩、半夏佐之，则下趋之力较猛，虽生姜、桂枝之辛，亦只为下气降逆之用而已，不能发表也。仲景之意，盖以咳皆肺邪，而脉浮者气多居表，故驱之使从外出为易；脉沉者气多居里，故驱之使从下出为易，亦因势利导之法也。(《金匮要略心典》)

若咳而其脉亦浮，则外邪居多，全以外散为主，用法即于小青龙汤中去桂枝、芍药、甘草，加厚朴、石膏、小麦，仍从肺病起见。以故桂枝之热，芍药之收，甘草之缓，概示不用，而加厚朴以下气，石膏以清热，小麦引入胃中，助其升发之气，一举而表解脉和，于以置力于本病，然后破竹之势可成耳。一经裁酌，直若使小青龙载肺病腾空而去。(《医门法律》)

此以脉之浮沉而分肺之营卫受病也。咳而脉浮，风邪在卫，即肺胀之类，其病尚浅，当使邪从表出。故以厚朴、杏仁下泄胸中气实，麻黄开腠驱邪、石膏以清风化之热，细辛、半夏、干姜兼驱客寒而涤痰饮，五味子收肺之热，小麦以调脾胃也。(《沈注金匮要略》)

厚朴麻黄汤，大、小青龙之变方也。咳而上气作声，脉浮者，是属外邪鼓动下焦之水气上逆，与桂枝、芍药、甘草和营卫无涉。故加厚朴以降胃气上逆，小麦以降心气来乘，麻黄、杏仁、石膏仍从肺经泄热存阴，细辛、半夏深入阴分，祛散水寒，干姜、五味子摄太阳而监制其逆，一举而泄热下气，散邪固本之功皆备，则肺经清肃之令自行，何患咳逆上气作声有不宁谧者耶？(《古方选注》)

【医案】

1.朱某，病患咳嗽，恶寒头疼，胸满气急，口燥烦渴、尿短色黄，脉浮而小弱。以

《金匮》厚朴麻黄汤服药三剂，喘满得平，外邪解，烦渴止。再二剂，诸恙如失。（《治验回忆录》）

按语：本方证外有风寒，内有气滞痰饮，用厚朴麻黄汤正合病机，故而五剂而愈。

2.霍某，男，9岁。患儿自三岁起即患哮吼喘咳，六年来发病频繁。尤其每至冬季必大发作，几不间断。病发时张口抬肩，痰鸣如拽锯，不能仰卧，大汗淋漓，面唇暗紫，饮食俱废，痛苦莫名。每月因急性发作而进医院抢救二至三次，缓解时犹喘促气堵，喉中痰鸣如笛，呼吸困难，胸腹翕张，气短声微，稍动则胸闷憋气、汗出涔涔。平素易患感冒，常发寒热，以致形瘦体弱，影响发育，常因病辍学。诊查：脉细、舌暗，苔薄白。辨证：证属痰浊壅阻，肺失肃降。治法：治以降肺化痰、止逆平喘，以苏子降气汤合厚朴麻黄汤化裁。处方：苏子叶9g，杏仁9g，半夏9g，茯苓6g，麻黄6g，甘草6g，葶苈24g，沙参15g，前胡9g，橘红9g，厚朴9g。服上方药三十余剂，至春节期间，虽值隆冬，哮喘亦明显减轻，能在室内活动，不似以前痛苦。服药至六十余剂，证情基本控制，若不做剧烈运动，几如常人。至服药九十剂时，竟能一气登上3楼，除稍感心慌心跳快外，余无不适，并已上学复课。

按语：哮喘一证，医家大都视为顽疾，临证颇感棘手。本例患儿3岁即病，持续6年之久，加之小儿属稚阴稚阳之体，故选方用药犹难入手。案中所选苏子降气汤，诚为化痰止逆良方，而厚朴麻黄汤，黄竹斋谓其"治表邪不除，而水寒射肺，乃表里寒水两解之剂也。《素问·咳论》云：'此皆聚于胃，关于肺'，盖土能治水，地道壅塞则水不行，故君厚朴以疏敦阜之土，俾脾气健运，而水自下泄。"二方合用，取效甚著。其中，厚朴于哮喘确为要药。黄氏所论可谓真知灼见。所以去姜、辛、桂、味、石膏等寒热敛散之品，是纠其偏颇之弊；加葶苈、沙参之清润，正合肺脏清宣柔润之性。综观本案，用药意在轻巧灵动，不使寒、热、燥、腻太过，既考虑小儿稚体，又顾及肺之娇脏。故服药九十余剂，哮喘之证稳步好转，沉疴之疾完全控制，能使人不感欣慰乎！（《中国现代名中医医案精华三·刘志明医案》）

3.邓某，女，48岁，已婚。因浮肿气短半年，1周来加重而入院。于5个月前感冒后，开始咳嗽气短，下肢逐渐浮肿，心下痞满，咳吐白痰，尿少，既往有八年慢性咳嗽史。脉弦细数，苔白唇色紫。西医诊断：慢性肺心病。辨证：心肾阳虚，水饮内停，痰湿阻遏，肺气壅塞。治法：清宣肺金，降气化痰，温阳利湿之法。方药：越婢合真武汤加减，生石膏12g，麻黄3g，甘草9g，云苓12g，白术9g，杭芍9g，附子6g，生姜9g，大枣（擘）5枚，车前子15g，白茅根30g，杏仁9g。上药服3剂后，尿量增加，每日达1500~1900mL，下肢浮肿明显减退。服五剂后，浮肿不显，肝大回缩，咳嗽减轻，于上方加入厚朴6g，陈皮6g，气喘亦减，仅有胸闷，故上方去白茅根、车前子、厚朴，加苏子9g，再进五剂后，症状减轻，仍咳嗽未愈，乃肺气不宣所致，故改投宽胸理气清肺之法，方用厚朴麻黄汤加减，方药如下：厚朴6g，麻黄3g，半夏9g，杏仁9g，甘草9g，沙参18g，小麦30g，茯苓9g，细辛3g，五味子6g，生姜4.5g。服上方后症状已大减……病情稳定。（《现代名中医类

案选·赵锡武医疗经验》）

　　按语：本案为素有咳喘之人，外感后出现咳嗽气短，下肢浮肿，证属心肾阳虚，用温阳利水、理肺清热之品，症已消大部，仅留咳嗽未愈，改用厚朴麻黄汤加减，宽胸理气清肺而愈。

越婢加半夏汤《金匮要略》

　　【组成】麻黄六两（18g）　　石膏半斤（24g）　　生姜三两（9g）　　大枣十五枚（5枚）甘草二两（6g）　　半夏半升（12g）

　　【用法】上以水六升，先煮麻黄，去上沫，纳诸药，煮取三升，分温三服。（现代用法：水煎服）

　　【功用】宣肺清热，降逆平喘。

　　【主治】饮热内蕴，复感风邪之肺胀。症见胸部膨满，咳而上气，喘促胸闷，目如脱状，或四肢浮肿，颜面浮肿，或恶风、发热，舌苔滑或黄滑，脉浮大。

　　【方解】本方所治之肺胀，系饮热内蕴，复感风邪所致。饮留于内，上逆迫肺，肺气不降，则咳而上气，喘促胸闷；饮溢头面四肢，则四肢浮肿，颜面浮肿。饮郁化热，热蒸气壅，加之风邪外束，肺气不宣，肺气壅遏，则胸部膨满，目如脱状。正如尤怡所说："目如脱状者，目睛胀突，如欲脱落之状，壅气使然也。"舌苔黄滑，脉浮大为饮热内蕴，复感风邪之象。治当宣肺清热，降逆平喘。

　　方中麻黄一则宣肺平喘，二则发散风邪，且能使腠理开泄，水饮得散，以石膏清泄郁热，又能防止麻黄助热，二药共为君药。臣以半夏降逆散结，燥化痰湿，生姜之辛散，外配麻黄发越水气，内助半夏降逆化饮；大枣补脾制水，为佐药，与生姜合用，调和营卫；使以甘草调和诸药，且缓麻黄之散，石膏之寒，使祛邪而不伤正。诸药合用，使水饮得散，外邪得解，饮热得清，肺复宣降，诸证自除。

　　【配伍特点】内外同治，宣清共施。

　　【文献摘要】

　　1.功用主治

　　咳而上气，此为肺胀，其人喘，目如脱状，脉浮大者，越婢加半夏汤主之。（《金匮要略·肺痿肺痈咳嗽上气病脉证治》）

　　2.方论选录

　　"咳而上气，此为肺胀，其人喘，目如脱状，脉浮大者，越婢加半夏汤主之。"外邪内饮，填塞肺中，为胀，为喘，为咳而上气，越婢汤散邪之力多，而蠲饮之力少，故以半夏辅其未逮。不用小青龙者，以脉浮且大，病属阳热，故利辛寒，不利辛热也。目如脱状者，目睛胀突，如欲脱落之状，壅气使然也。（《金匮要略心典》）

　　本方所治之肺胀，系饮热内蕴，复感风邪所致。风邪外束，肺气不宣，饮热内蕴，肺失通调，故上气喘咳，身形如肿，其目如脱。治当宣肺平喘，清热化痰。方中麻黄宣肺平喘，发散风邪；臣以石膏清泄内热；佐以半夏降逆散结，燥化痰湿；更以生姜之辛散，外配麻黄发越水气，内助半夏降逆化饮；大枣补脾制水，与生姜合用，调和营卫；使以甘草调和诸药，且缓麻黄之散，石膏之寒，使攻邪而不伤正。(《金匮要略方义》)

【医案】

金某，女，1岁，1964年1月29日初诊。体格检查：扁桃腺红肿，两肺布满水泡音。胸片检查：两肺纹理粗重模糊，并有小型斑点状浸润性阴影，尤以内中带为著，两肺下部有轻度肺气肿，心膈无异常。实验室检查：白细胞计数11.3×10^9/L，中性粒细胞比率79%，淋巴细胞比率20%，嗜酸性粒细胞比率1%。诊断：支气管肺炎。患儿发热四日，已服过中西药未效，高热达39.6℃，咳喘气促，腹满膈扇，喉间痰声辘辘，鼻翼扇动，面青唇淡，头汗出，时有烦躁，不欲食奶，大便稀溏，小便黄，脉沉紧，指纹不显，舌质淡苔白，由风寒犯肺，肺气郁闭。治宜辛开，主以越婢加半夏汤加味。处方：麻黄八分，甘草五分，生石膏三钱，法半夏二钱，前胡一钱，炒苏子一钱，生姜三大片，大枣二枚。1月30日二诊：服药后，微汗出，热降，烦喘膈扇俱减，大便呈泡沫样，小便微黄，脉浮数，舌淡苔黄腻。肺闭已开，表邪解散，但痰湿尚阻，以理肺化痰为治。处方：连皮茯苓一钱，法半夏一钱，橘红一钱，甘草五分，杏仁一钱，炒苏子一钱，前胡一钱，桑白皮一钱五分，炒莱菔子一钱，竹茹一钱，生姜三片。1月31日三诊：体温正常，精神转佳，呼吸微促，喉间尚有少许痰声，大小便同前，食纳尚差，以调和肺胃温化痰湿，前方加厚朴八分，麦芽一钱。2月1日四诊：唯喉间略有痰声外，余症悉平，继续调和肺胃，兼清伏火。处方：法半夏一钱，茯苓一钱，陈皮五分，神曲八分，炒枳壳五钱，焦山楂一钱，麦芽二钱，炒莱菔子一钱，杏仁一钱，黄连一分，炒苏子八分，生姜二片。此方服后，一切恢复正常。

按语：本例西医诊断为支气管肺炎。中医诊断为风寒犯肺，肺气郁闭。其症高烧而喘，烦躁而满，面青，脉沉紧，故宗仲景越婢加半夏汤再加前胡、苏子。取麻黄、前胡散表邪，石膏清内热，法半夏、苏子降气化痰，生姜、大枣调和营卫，甘草调和诸药。服后寒开热透，诸症减其大半，继以利湿化痰、调和肺胃而平。临床重在辨证审因，不得一见肺炎高烧，不加区别，即用苦寒药物，冰伏其邪，贻误病机。(《蒲辅周医案》)

第三节　宣肺清热剂

宣肺清热剂，适用于外感风热袭肺证。症见咳嗽，发热，微恶风寒，头痛，咽痛，口渴，舌尖红，苔薄黄，脉浮数等。常以辛凉解表药及清肺止咳药，如薄荷、连翘、桑叶、菊花等药为主组成方剂。代表方如桑菊饮、银翘散等。

桑菊饮《温病条辨》

【组成】杏仁二钱(6g)　　连翘一钱五分(5g)　　薄荷八分(2.5g)　　桑叶二钱五分(7.5g)　　菊花一钱(3g)　　苦桔梗二钱(6g)　　甘草(生)八分(2.5g)　　苇根二钱(6g)

【用法】上用水二杯，煮取一杯。一日二服。（现代用法：水煎服）

【功用】疏风清热，宣肺止咳。

【主治】风热犯肺证。症见但咳，身不甚热，口微渴，舌尖红，脉浮数。

【方解】本方证为温热病邪或风热邪气从口鼻而入，邪犯肺络，肺失清肃，故以咳嗽为主症；受邪轻浅，可见身不甚热，口渴亦微。治当疏风清热，宣肺止咳。方中桑叶甘苦性凉，疏散上焦风热，且善走肺络，能清宣肺热而止咳嗽；菊花辛甘性寒，疏散风热，清利头目而肃肺，二药轻清灵动，直走上焦，协同为用，以疏散肺中风热见长，共为君药。薄荷辛凉，疏散风热，以助君药解表之力；杏仁苦降，肃降肺气；桔梗辛散，开宣肺气，与杏仁相合，一宣一降，以复肺脏宣降而能止咳，是宣降肺气的常用组合，三者共为臣药。连翘透邪解毒，芦根清热生津，为佐药。甘草调和诸药为使。诸药相伍，使上焦风热得以疏散，肺气得以宣降，则表证解、咳嗽止。

【配伍特点】一以轻清宣散之品，疏散风热以清头目；一以苦辛宣降之品，理气肃肺以止咳嗽。

【附方】

1.薄杏汤（《镐京直指医方》）

薄荷一钱五分（4.5g）　　荆芥二钱（6g）　　广郁金二钱（6g）　　杏仁三钱（9g）　　防风一钱五分（4.5g）　　桔梗一钱（3g）　　前胡一钱五分（4.5g）　　象贝二钱（6g）　　桑叶二钱（6g）　　炒竹茹三钱（9g）

功用：疏风清热，宣肺止咳。

主治：风热咳嗽，鼻塞声重，发热头痛，脉来浮数。

2.干清散（《大生要旨》）

荆芥穗（6g）　　薄荷叶（6g）　　黄芩（酒炒）（9g）　　黑山栀（6g）　　桔梗（6g）　甘草（3g）（原书无分量）

用法：上为极细末，重罗再筛。每服每岁一钱，滚汤调下。

功用：疏散风热，清热解表。

主治：小儿感冒风邪，发热咳嗽，鼻塞流涕。

薄杏汤和干清散两方均可治疗风热外感，薄杏汤多用杏仁、前胡、象贝、竹茹化痰止咳之品，侧重风热所致咳嗽；干清散则多用黄芩、栀子侧重清泄内热，多用于外感且有内热之证。

【文献摘要】

1.功用主治

但咳，身不甚热，微渴者，辛凉轻剂桑菊饮主之。（《温病条辨》）

感燥而咳者，桑菊饮主之。（《温病条辨》）

2.方论选录

此辛甘化风，辛凉微苦之方也。盖肺为清虚之脏，微苦则降，辛凉则平，立此方所以避辛温也。今世金用杏苏散通治四时咳嗽，不知杏苏散辛温，只宜风寒，不宜风温，且有不分表里之弊。此方独取桑叶、菊花者：桑得箕星之精，箕好风，风气通于肝，故桑叶善平肝风；春乃肝令而主风，木旺金衰之候，故抑其有余，桑叶芳香有细毛，横纹最多，故亦走肺络而宣肺气。菊花晚成，芳香味甘，能补金水二脏，故用之以补其不足。风温咳嗽，虽系小病，常见误用辛温重剂，销烁肺液，致久嗽成劳者，不一而足。圣人不忽于细，必谨于微，医者于此等处，尤当加意也。（《温病条辨》）

二三日不解，气粗似喘，燥在气分者，加石膏、知母；舌绛暮热，甚燥，邪出入营，加元参二钱，犀角一钱；在血分者，去薄荷、苇根，加麦冬、细生地黄、玉竹、牡丹皮各二钱，肺热甚加黄芩；渴者加天花粉。（《温病条辨》）

此方比银翘散更轻。桑叶、菊花泄风宣肺热，杏仁泄肺降气，连翘清热润燥，薄荷泄风利肺，甘草、桔梗解毒利咽喉，能开肺泄肺，芦根清肺胃之热，合辛凉清解之法，以泄化上焦肺谓之风温。（《医方概要》）

桑菊饮亦辛凉解表之通用方也。虽较银翘散之力轻微，然有桑叶、菊花之微辛轻散，又益以薄荷之辛以透上解表，凉以宽畅胸膈；得连翘以清心，桔梗、杏仁以宣肺，苇茎、甘草并成其清热宣透、畅行肺气之功能。则凡病之属于风温、风热，症之见有身微热、咳嗽、汗不畅、口微渴者，投之亦有宣肺清热、凉膈透表之功。不过不能冀其如时雨之降，得大汗而解也。此可与银翘散斟酌用之。（《中国医药汇海·方剂部》）

【医案】

1.乙酉五月二十四日，刘某，十七岁。三月间春温呛咳见血，现在六脉弦细，五更丑寅卯时单声咳嗽甚，谓之木扣金鸣，风本生于木也。议辛甘化风，甘凉柔木。苦桔梗（三钱），连翘（三钱），金银花（二钱），甘草（二钱），薄荷（一钱），鲜芦根（三钱），桑叶（三钱），麦冬（三钱），细生地黄（三钱），茶菊花（三钱），天冬（一钱）。二十八日复诊：咳嗽减，食加，脉犹洪数，左大于右。效不更方，再服四五帖。六月初二三诊：木扣金鸣，与柔肝清肺已效，左脉洪数已减。于前方去气分辛药，加甘润。

按语：呛咳见血，五更咳甚，脉弦细，是肝经风热，木火刑金，兼肝阴不足之证，故以桑菊饮疏散风热，清肝宁肺，加生地黄、麦冬、天冬以滋阴柔肝。药证合拍，故能投剂辄效。（《吴鞠通医案》）

2.某男，74岁，1960年3月28日初诊。昨晚发热，体温37.9℃，小便黄，脉浮数，舌赤无苔。属风热感冒，治宜辛凉。处方：桑叶二钱，菊花二钱，牛蒡子二钱，连翘二钱，桔梗一钱半，芦根五钱，僵蚕二钱，竹叶二钱，生甘草一钱，香豆豉三钱，薄荷（后下）八分，葱白（后下）三寸。水煎2次，共取200mL，早晚2次分服，连服两剂。3月30日复诊：服药后热退，体温36.4℃，咳嗽减轻，但痰黏滞不利。舌正无苔，脉缓和。感冒基本已愈，治宜调和肺胃，兼化痰湿，用蒌贝二陈汤加减。（《蒲辅周医疗经验》）

按语：本案症状属典型风热外感，故用桑菊饮药证相符，两剂而愈。

3.某女，8个月，1961年4月10日会诊。腺病毒肺炎，高热7日，现体温39.8℃，咳喘，周身发有皮疹，惊惕，口腔溃烂，唇干裂，腹胀满，大便稀、日行五次，脉浮有力，舌红少津无苔。属风热闭肺，治宜宣肺祛风，辛凉透表法。处方：桑叶一钱，菊花一钱，杏仁一钱，薄荷（后下）七分，桔梗七分，芦根三钱，甘草八分，连翘一钱，僵蚕一钱半，蝉衣（全）七个，葛根一钱，黄芩七分，葱白（后下）二寸。水煎2次，共取120mL，分多次温服。4月11日复诊：热势稍减，体温39℃，舌红苔微黄少津，面红，腹微满，四肢不凉，余同前。原方去葛根，加淡豆豉三钱，再服一剂。4月12日三诊：身热已退，咳嗽痰减，皮疹渐退，思睡，不爱睁眼，大便稀好转，次数亦减少，腹已不胀满。脉浮数，舌红苔薄白，舌唇仍溃烂。原方去葱、豉，加炙枇杷叶一钱，前胡七分，煎服法同前，连服两剂而渐愈。

按语：肺为娇脏，清虚而处高位，选方多宜清轻，不宜重浊，这就是"治上焦如羽，非轻不举"的道理。案2属风热感冒，因证偏卫表，故用桑菊饮合葱豉汤辛凉透表，宣肺化痰，二剂而感冒基本已愈。案3虽已高热7天，但脉浮，是风热闭肺之征，治当辛凉透表，宣肺祛风，兼以清热，用桑菊饮加僵蚕、蝉衣、葛根、黄芩，药后热势减轻，仍以原方加减，病瘥。（《蒲辅周医疗经验》）

银翘散《温病条辨》

【组成】连翘一两（30g）　　金银花一两（30g）　　苦桔梗六钱（18g）　　薄荷六钱（18g）　　竹叶四钱（12g）　　生甘草五钱（15g）　　芥穗四钱（12g）　　淡豆豉五钱（15g）　　牛蒡子六钱（18g）

【用法】上杵为散。每服六钱（18g），鲜苇根汤煎，香气大出，即取服，勿过煎。肺药取轻清，过煎则味厚入中焦矣。病重者，约二时一服，日三服，夜一服；轻者，三时一服，日二服，夜一服；病不解者，作再服。（现代用法：作汤剂，水煎服，用量按原方比例酌减）

【功用】辛凉透表，清热解毒。

【主治】温病初起之邪犯肺卫证。症见发热，微恶风寒，无汗或有汗不畅，头痛口渴，咳嗽咽痛，舌尖红，苔薄白或薄黄，脉浮数。

【方解】本方原为温病初起而设。风热或温热邪气侵袭肺卫，邪在卫分，卫气被郁，开阖失司，故发热、微恶风寒、无汗或有汗不畅；肺位最高而开窍于鼻，邪自口鼻而入，上犯于肺，肺气失宣，则见咳嗽；风热搏结气血，蕴结成毒，热毒侵袭肺系门户，则见咽喉红肿疼痛；温邪伤津，故口渴；舌尖红，苔薄白或微黄，脉浮数均为温病初起之佐证。治宜辛凉透表，清热解毒。

方中金银花、连翘气味芳香，既能疏散风热，解散在表之风热或温热邪气，又能清热解毒，截断病势，防止温热邪气进一步内传，还可辟秽化浊，在透散卫分表邪的同时，兼顾了温热病邪易蕴结成毒及多夹秽浊之气的特点，故重用为君药。薄荷、牛蒡子辛凉，疏散风热，清利头目，且可解毒利咽；荆芥穗、淡豆豉辛而微温，解表散邪，此二者虽属辛温，但辛而不烈，温而不燥，配入辛凉解表方中，增强辛散透表之力，是为去性取用之法，以上四药俱为臣药。芦根、竹叶清热生津；桔梗开宣肺气而止咳利咽，同为佐药。甘草既可调和药性，护胃安中，又合桔梗利咽止咳，是属佐使之用。本方所用药物均系清轻之品，加之用法强调"香气大出，即取服，勿过煎"，体现了吴氏"治上焦如羽，非轻莫举"的用药原则。

【配伍特点】一是辛凉之中配伍少量辛温之品，既有利于透邪，又不悖辛凉之旨。二是疏散风邪与清热解毒相配，具有外散风热、内清热毒之功，构成疏清兼顾，以疏为主之剂。

【文献摘要】

1.功用主治

太阴风温、温热、温疫、冬温，初起恶风寒者，桂枝汤主之。但热不恶寒而渴者，辛凉平剂银翘散主之。(《温病条辨》)

2.方论选录

按温病忌汗，汗之不惟不解，反生他患。盖病在手经，徒伤足太阳无益；病自口鼻吸受而生，徒发其表，亦无益也。且汗为心液，心阳受伤，必有神明内乱，谵语癫狂，内闭外脱之变。再，误汗，虽曰伤阳，汗乃五液之一，未始不伤阴也。《伤寒论》曰："尺脉微者为里虚，禁汗"，其义可见。其曰伤阳者，特举其伤之重者而言之耳。温病最善伤阴，用药又复伤阴，岂非为贼立帜乎？此古来用伤寒法治温病之大错也。……本方谨遵《内经》"风淫于内，治以辛凉，佐以苦甘；热淫于内，治以咸寒，佐以甘苦"之训；又宗喻嘉言芳香逐秽之说，用东垣清心凉膈散，辛凉苦甘。病初起，且去入里之黄芩，勿犯中焦；加金银花辛凉，芥穗芳香，散热解毒；牛蒡子辛平润肺，解热散结，除风利咽，皆手太阴药也。合而论之，经谓：冬不藏精，春必病温；又谓：藏于精者，春不病温；又谓：病温，虚甚死。可见病温者，精气先虚。此方之妙，预护其虚，纯然清肃上焦，不犯中下，无开门揖盗之弊，有轻以去实之能，用之得法，自然奏效。(《温病条辨》)

治风温、温热，一切四时温邪，病从外来，初起身热而渴，不恶寒，邪全在表者。此方吴氏《温病条辨》中之首方，所治之温病，与温疫之瘟不同，而又与伏邪之温病有别。此但言四时之温邪，病于表而客于肺者，故以辛凉之剂较解上焦。金银花、连翘、薄荷、荆芥皆辛凉之品，轻扬解散，清利上焦者也。豆豉宣胸化腐，牛蒡利膈清咽，竹叶、芦根清肺胃之热而下达，桔梗、甘草解胸膈之结而上行。此淮阴吴氏特开客气温邪之一端，实前人所未发耳。(《成方便读》)

治温邪初起，以牛蒡宣利肺气而滑利窍；豆豉发越少阴陈伏之邪，为君。以金银花、连翘甘凉轻清，宣泄上焦心肺之邪为臣。荆芥散血中之风；薄荷辛凉，宣肺胃之热而泄风；竹味清心肺；甘草、桔梗解毒开肺，载诸药上浮；芦根清胃热，合辛凉轻剂而治肺胃上焦风温，但热无寒。咳嗽不爽，加杏仁、象贝；口燥，加天花粉；热重加山栀、黄芩；脉洪口渴，石膏亦可加。吴氏以银翘散为主，治津气内虚之人。(《医方概要》)

银翘散为近世治温热病辛凉解表之通方。方中有薄荷、牛蒡、竹叶、豆豉之辛凉宣散，又君以金银花、连翘之清解心热，俾心热清则肺得清肃，而又金风送爽，飒飒生凉，肺气

宣散，皮毛之壅热自开矣。况有桔梗、芦根以直接宣清肺热，更何患口渴之不清，身热之不解耶？（《中国医药汇海》）

　　一般用银翘散，多把金银花、连翘写在前面。我认为在温病上采用银翘散，当然可将金银花、连翘领先，但金银花、连翘是否是君药，值得考虑。如果金银花、连翘是君，那么臣药又是什么呢？我的意见，银翘散的主病是风温，风温是一个外感病，外邪初期都应解表，所以银翘散的根据是"风淫于内，治以辛凉，佐以苦甘"，称为辛凉解表法。这样，它的组成就应该以豆豉、荆芥、薄荷的疏风解表为君；因系温邪，用金银花、连翘、竹叶为臣；又因邪在于肺，再用牛蒡、桔梗开宣上焦；最后加生甘草清热解毒，以鲜芦根清热止渴煎汤。处方时依次排列，似乎比较惬当。既然以解表为主，为什么用清药作为方名？这是为纠正当时用辛温发汗法治疗温病的错误，不等于风温病只要清热不要解表。（《谦斋医学讲稿》）

　　【医案】

　　赵某，二十六岁，乙酉年四月初四日，六脉浮弦而数，弦则为风，浮为在表，数则为热，症见喉痛。卯酉终气，本有温病之明文。虽头痛身痛恶寒甚，不得误用辛温，宜辛凉芳香清上。盖上焦主表，表即上焦也。桔梗（五钱），豆豉（三钱），金银花（三钱），人中黄（二钱），牛蒡子（四钱），连翘（三钱），荆芥穗（五钱），郁金（二钱），芦根（五钱），薄荷（五钱）。煮三饭碗，先服一碗，即饮百沸汤一碗，覆被令微汗佳。得汗后，第二三碗不必饮汤。服一帖而表解，又服一帖而身热尽退。初六日，身热虽退，喉痛未止，与代赈普济散。日三四服，三日后痊愈。（《吴鞠通医案》）

　　按语：病有头痛，身痛，发热，脉浮弦而数，虽恶寒甚也不得用辛温之法，宜辛凉解表。用银翘散去竹叶，因其咽痛甚，加人中黄、郁金清热解毒、凉血消肿，妙哉！"先服一碗，即饮百沸汤一碗，覆被令微汗佳"，不惟辛温发汗，辛凉亦需发汗，方使在表之温热邪气得解。汗出热退之后用代赈普济散（注：代赈普济散，吴鞠通方，由普济消毒饮变化而来，治大头瘟、喉痹）清热解毒、宣肺利咽，散结消肿而咽痛愈。

第四节　宣燥润肺剂

　　宣燥润肺剂，适用于外感燥邪证。凉燥犯肺，症见恶寒头痛，咳嗽鼻塞，咽干口燥等证；温燥伤肺，常见身热头痛，干咳少痰，或气逆喘急，心烦口渴等证，常以轻宣润燥药如杏仁、苏叶、桑叶、沙参、麦冬等药为主组成方剂。代表方如桑杏汤、杏苏散、清燥救肺汤等。

桑杏汤《温病条辨》

　　【组成】桑叶一钱（3g）　　杏仁一钱五分（4.5g）　　沙参二钱（6g）　　象贝一钱（3g）　　香豉一钱（3g）　　栀皮一钱（3g）　　梨皮一钱（3g）

【用法】上以水二杯，煮取一杯，顿服之。重者再作服。（现代用法：水煎服）

【功用】清宣温燥，润肺止咳。

【主治】外感温燥证。身热不甚，口渴，咽干鼻燥，干咳无痰或痰少而黏，舌红，苔薄白而干，脉浮数而右脉大者。

【方解】本方证系温燥外袭，肺津受灼之轻证。因秋感温燥之气，伤于肺卫，其病轻浅，故身热不甚；燥气伤肺，耗津灼液，肺失清肃，故口渴、咽干鼻燥、干咳无痰，或痰少而黏。本方证虽似于风热表证，但因温燥为患，肺津已伤，治当外以清宣燥热，内以润肺止咳。

方中桑叶清宣燥热，透邪外出；杏仁宣利肺气，润燥止咳，共为君药。豆豉辛凉透散，助桑叶轻宣透热；贝母清化热痰，助杏仁止咳化痰；沙参养阴生津，润肺止咳，共为臣药。栀子皮质轻而入上焦，清泄肺热；梨皮清热润燥，止咳化痰，均为佐药。本方乃辛凉甘润之法，轻宣凉润之方，使燥热除而肺津复，则诸症自愈。

【配伍特点】辛凉甘润，透散温燥而不伤津，凉润肺金而不滋腻。

【文献摘要】

1.功用主治

秋感燥气，右脉数大，伤手太阴气分者，桑杏汤主之。（《温病条辨》）

2.方论选录

此因燥邪伤上，肺之津液素亏，故见右脉数大之象，而辛苦温散之法，似又不可用矣。止宜轻扬解外，凉润清金耳。桑乃箕星之精，箕好风，故善搜风，其叶轻扬，其纹象络，其味辛苦而平，故能轻解上焦脉络之邪。杏仁苦辛温润，外解风寒，内降肺气。但微寒骤束，胸中必为不舒，或痰或滞，壅于上焦，久而化热，故以香豉散肌表之客邪，宣胸中之陈腐。象贝化痰，栀皮清热，沙参、梨皮养阴降火，两者兼之，使邪去而津液不伤，乃为合法耳。（《成方便读》）

秋感燥气，右脉数大，伤手太阴气分者，桑杏汤主之。前人有云：六气之中，惟燥不为病，似不尽然。盖以《内经》少秋感于燥一条，故有此议耳。如阳明司天之年，岂无燥金之病乎？大抵春秋二令，气候较夏冬之偏寒偏热为平和，其由于冬夏之伏气为病者多，其由于本气自病者少，其由于伏气而病者重，本气自病者轻耳。其由于本气自病之燥证，初起必在肺卫，故以桑杏汤清气分之燥也。（《温病条辨》）

【医案】

1.某男，30岁。仲秋始发热，微有恶寒，10余日热甚不退，继而咳嗽少痰，胸胁牵痛，口渴唇燥，纳谷不佳，脉细微。温燥之邪，侵袭肺胃，肺主一身之气，胃为十二经之长，肺受邪则气机壅塞，清肃之令不行，胃病则输纳无权，通降之职失司，生化之源受损，故咳牵引胸胁痛，纳谷欠佳，口渴，热不退，兼述起病未得汗，恐系一因邪郁气闭，一因阴液被耗，汗源不足。拟滋阴液以助汗源，即经旨所谓"燥者濡之"之意，辅以清热化痰，要在祛邪养正，防暴安良也。桑叶25g，杏仁15g，淡豆豉15g，大贝15g，天花粉35g，瓜蒌仁25g，连翘25g，前胡15g，荷叶15g，郁金15g，枇杷叶20g，芦根50g，金银花150g（后入）。2剂，水煎600mL，每日4次，日夜服。二诊：虽进清热生津、宣肺化痰之剂，胸痛、肌热略减，余症尚存。脉见细数，为温燥之邪耗伤阴液，致使阴愈伤痰愈稠，必滋燥以清热，清火以化痰，仍按原法去解毒之品，加入清燥之药，俾清燥救阴，以观变化。桑叶15g，杏仁15g，大贝15g，淡豆豉15g，天花粉15g，菊花15g，薄荷15g，竹茹15g，芦根25g，知母15g，麦冬15g，枇杷叶15g。2剂。三诊：诸症渐减，有微汗出，唯咳痰稠黏，神疲肢倦，食欲不振，口干唇燥，溲浊便少，脉弦滑略数。连服清解化燥之剂，微微汗出使津液复，邪有出处之机。恐余热复燃，仍拟清余热化痰。桑叶15g，大贝15g，杏仁15g，天花粉30g，知母15g，通草15g，枇杷叶15g，焦三仙15g，陈皮15g，白蔻7.5g，甘草15g。连服5剂后痊愈。（《老中医医案选·胡青山医案》）

按语：本案温燥，虽病已10余日，但邪在手太阴肺，故一诊、二诊及三诊均用桑杏汤加减治疗，终收全功。

2.某男，45岁，京剧演员。声哑已7个月，咽干，咳呛痰黏，大便偏干，脉细数，舌质偏红，舌苔薄白。咽壁黏膜干燥，有少量淋巴滤泡，声带轻肿。属肺燥津伤。用桑杏汤加减：桑叶、山栀、豆豉、梨皮、沙参各9g，贝母6g，杏仁12g，甘草4.5g，桔梗、凤凰衣、玉蝴蝶各3g。35剂发声好转，四十五剂痊愈。

按语：失声，咎在肺燥津枯，金失濡润，故亦用桑杏汤加减，加桔梗、凤凰衣、木蝴蝶之属，所以宣肺开声也。[《浙江中医杂志》，1983（12）：539.]

3.盛陵徐闺女，秋燥发热，脉浮数，咳嗽气急，舌微黄，渴不多饮，症非轻貌，宜防昏变，候正。薄荷钱半，桑叶三钱，光杏仁三钱，象贝三钱，连翘三钱，蝉衣钱半，广橘红一钱，淡豆豉三钱，天花粉三钱，前胡钱半，淡竹叶三钱，引活水芦根一两。二帖。（《邵兰荪医案》）

按语：本案秋燥发热，症非轻貌，但辨证准确，用桑杏汤加生津之品，二帖而愈。

杏苏散《温病条辨》

【组成】苏叶（9g）　半夏（9g）　茯苓（9g）　前胡（9g）　苦桔梗（6g）　枳壳（6g）　甘草（3g）　生姜（3片）　大枣（去核）（3枚）　橘皮（6g）　杏仁（9g）

【用法】水煎温服。（现代用法：水煎服）

【功用】轻宣凉燥，理肺化痰。

【主治】外感凉燥证。恶寒无汗，头微痛，咳嗽痰稀，鼻塞咽干，苔白脉弦。原方主治燥伤本脏，头微痛，恶寒，咳嗽稀痰，鼻塞嗌塞，脉弦无汗。

【方解】本方证为凉燥外袭，肺失宣降，痰湿内阻所致。凉燥伤及皮毛，故恶寒无汗、头微痛。所谓头微痛者，不似伤寒之痛甚也。凉燥伤肺，肺失宣降，津液不布，聚而为痰，则咳嗽痰稀；凉燥束肺，肺系不利而致鼻塞咽干；苔白脉弦为凉燥兼痰湿佐证。遵《素问·至真要大论》"燥淫于内，治以苦温，佐以甘辛"之旨，治当轻宣凉燥为主，辅以理肺化痰。

方中苏叶辛温不燥,发表散邪,宣发肺气,使凉燥之邪从外而散;杏仁苦温而润,降利肺气,润燥止咳,两者共为君药。前胡疏风散邪,降气化痰,既协苏叶轻宣达表,又助杏仁降气化痰;桔梗、枳壳一升一降,助杏仁、苏叶理肺化痰,共为臣药。半夏、橘皮燥湿化痰,理气行滞;茯苓渗湿健脾以杜生痰之源;生姜、大枣调和营卫以利解表,滋脾行津以润干燥,是为佐药。甘草调和诸药,合桔梗宣肺利咽,功兼佐使。

【配伍特点】苦辛微温,肺脾同治,重在治肺轻宣。

【文献摘要】

1.功用主治

燥伤本脏,头微痛,恶寒,咳嗽稀痰,鼻塞,嗌塞,脉弦,无汗,杏苏散主之。(《温病条辨》)

2.方论选录

燥伤本脏,头微痛,恶寒,咳嗽痰稀,鼻塞,嗌塞,脉弦,无汗,杏苏散主之。本脏者,肺胃也。经有嗌塞而咳之明文,故上焦之病自此始。燥伤皮毛,故头微痛恶寒也。微痛者,不似伤寒之痛甚也。阳明之脉,上行头角,故头亦痛也。咳嗽稀痰者,肺恶寒,古人谓燥为小寒也。肺为燥气所搏,不能通调水道,故寒饮停而咳也。鼻塞者,鼻为肺窍;嗌塞者,嗌为肺系也。脉弦者,寒兼饮也。无汗者,凉搏皮毛也。按杏苏散,减小青龙汤一等……若伤燥凉之咳,治以苦温,佐以甘辛,正为合拍。若受重寒夹饮之咳,则有青龙;若伤春风,与燥已化火无痰之证,则仍从桑菊饮、桑杏汤例。……此苦温甘辛法也。外感燥凉,故以苏叶、前胡辛温之轻者达表;无汗脉紧,故加羌活辛温之重者,微发其汗;甘草、桔梗从上开,枳壳、杏仁、前胡、茯苓从下降,则嗌塞鼻塞宣通而咳可止。橘皮、半夏、茯苓逐饮而补肺胃之阳,以白芷易原方之白术者,白术中焦脾药也,白芷肺胃本经之药也,且能温肌肉而达皮毛。生姜、大枣为调和营卫之用。若表凉退而里邪未除,咳不止者,则去走表之苏叶,加降里之苏梗。泄泻腹满,金气太实之里证也,故去黄芩之苦寒,加白术、厚朴之苦辛温也。(《温病条辨》)

治秋分以后,小雪以前,秋燥寒微之气,外束皮毛,肺金受病,头微痛,恶寒,咳嗽痰稀,鼻塞嗌塞,脉象微弦等证。夫燥淫所胜,平以苦温,即可见金燥之治法。《经》又云:阳明之胜,清发于中,大凉肃杀,华英改容。当此之时,人身为骤凉所束,肺气不舒,则周身气机为之不利,故见以上等证。方中用杏仁、前胡,苦以入肺,外则达皮毛而解散,内可降金令以下行;苏叶辛苦芳香,内能快膈,外可疏肌。凡邪束于表,肺气不降,则内之津液蕴聚为痰,故以二陈化之。枳壳、桔梗升降上下之气;姜枣协和营卫,生津液,达腠理,且寓攘外安内之功,为治金燥微邪之一则耳。(《成方便读》)

汗后咳不止,去苏叶、羌活,加苏梗,论中未言其理。盖汗后咳不止,则非表邪之咳。又前此无汗,脉紧,寒束肌表,初服苏叶、羌活,尚不致遽伤其液而为干咳。则此处之咳,必属气逆,故加苏梗,然予谓不若加苏子。(《增补温病条辨》)

杏苏散是治疗凉燥咳嗽的主要方剂。一般认为，杏苏散的功效是轻宣凉燥、宣肺化痰。其实辛温通阳、津行燥止才是杏苏散组方的深刻内涵。《神农本草经》开宗明义："凡欲治病，先察其源，先候病机。"华岫云在《临证指南医案》中也指出："立法之所在，即理之所在，不遵其法，则治不循理矣。"进入秋季特别是深秋以后，"阳杀阴藏"，阴阳之气逐渐闭藏，天气渐渐转凉。对人体而言，阳气渐于收敛，其推动、温煦等作用不断减退，不能推动津液等液态物质的运行，津液就不能正常地输布到全身各处，因而出现"干"的症状。因此，笔者认为，杏苏散证的病因病机是，虽然机体受秋燥气候的影响，津液受到部分损伤，但更主要的是因为阳气不能温煦、推动津液正常输布，因凉而干。在治疗上，若单纯应用滋润之品，乃为治其标而非治其本。此时的治疗，应当以辛温之剂，辛合肺性，温可抵凉，辅助阳气恢复其推动、温煦作用，使津液的输布渐趋正常，则燥证自可缓解。《素问·至真要大论》就指出"燥淫于内，治以苦温，佐以甘辛，以苦下之"，"燥淫所胜，平以苦湿，佐以酸辛，以苦下之"。吴鞠通在《温病条辨·上焦篇·补秋燥胜气论》第二条云："若伤燥凉之咳，治以苦温，佐以甘辛，正为合拍。"在杏苏散方论中更明确指出："此苦温甘辛法也……橘、半、茯苓……补肺胃之阳。"为何要言燥凉而不是凉燥？就是强调燥邪致病在杏苏散证中的主导地位，并非如有人所言之"与外感风寒无异"。为何言"正为合拍"？就是人与自然界相应，天气变凉，机体的阳气渐于敛藏，需要借助辛温之剂恢复阳气的功能，助阳推动津液等液态物质的运行。为何云"橘、半、茯苓……补肺胃之阳"？就是方中借橘皮、半夏、茯苓之温性，帮助肺、脾（胃）恢复散津、布津的功能，使水道通调，水湿运化正常，津液的运行、输布得以流畅，非一般意义上的二陈汤祛肺经之痰。至于以桔梗、枳壳之升降调节，恢复肺的功能，但就本方而言，不为解决主要矛盾的方法。同时，燥邪经口鼻而伤肺，出现肺气宣肃失常的病理变化，《素问·六元正纪大论》载"金郁泄之"。辛味药具有发散的作用，"辛先入肺"，应用辛味药亦可使郁于肺系的邪气得以宣散。因此，对于杏苏散应用辛温之品为主，不仅可使津液得以正常输布，而且可使邪气得以发散，则凉燥自除。[朱虹，王灿晖.杏苏散组方意义探讨.安徽中医学院学报，2005（2）：3-5.]

　　【医案】

　　某男，53岁，工人。1960年10月19日因发冷发热两周入院。两周来每天午后畏寒发热，翌晨稍退，次日复作，伴有头痛，咳嗽胸闷，痰多黏稠。曾在厂保健站服西药，效果不明显。既往有慢性支气管炎史，受凉后即咳嗽吐痰。入院检查：体温38.6℃，心率84次/分，两肺底部呼吸音粗糙，胸透两侧肺纹理增深。诊断为慢性支气管炎继发感染。初诊（1960年10月20日）：秋凉之邪外束，夹痰湿互阻肺胃之间，寒热如疟，已逾两候，未得畅汗，咳呛咯痰甚多。脉弦且数。拟宣畅气机而化痰湿。带叶苏梗一钱五分，柴胡、前胡各一钱五分，姜半夏三钱，陈广皮一钱五分，淡黄芩一钱五分，云茯苓四钱，大川芎一钱五分，生姜（切片）一钱五分，杏仁泥四钱。两剂。二诊（10月22日）：秋邪夹痰湿壅结肺胃，未能透达，每日午后寒热交作，此卫气并交，病在太、少之间。苔白腻、根较厚，脉来濡数。今拟柴桂各半汤出入。川桂枝七分，柴胡、前胡各一钱五分，炒赤芍、炒白芍各二钱，仙半夏二钱，淡黄芩二钱，蔓荆子三钱，光杏仁四钱，大川芎一钱五分，云茯苓四钱，象贝粉（包煎）一钱五分。两剂。三诊（10月24日）：形寒身热已解，头痛咳嗽未除。再拟原方续进。原方两剂。四诊（10月26日）：形寒身热、头脑胀痛之象均已消失。唯咳嗽仍作，入夜较剧。舌苔黄腻，脉来濡滑。外感之邪虽解，内壅之痰未除。今拟顺气化痰法。苏子梗各二钱，仙半夏三钱，陈广皮一钱五分，云茯苓四钱，光杏仁四钱（研），清炙草一钱。三剂（带回）。

按语：本案慢性支气管炎继发感染，属凉燥外束，痰湿内停，故初诊即用杏苏散加减，其中加柴胡可增解表之力，加黄芩乃因脉弦而数，有化热之象。二、三诊时邪由卫分渐入气分，病在太阳与少阳之间，故投柴桂各半汤出入。四诊则外邪已解，所以用苏子梗、杏仁合二陈汤，以除痰湿而顺气肃肺止咳，仍属杏苏散之加减。（《内科临证录》）

清燥救肺汤《医门法律》

【组成】桑叶（去枝梗）三钱（9g）　石膏（煅）二钱五分（7.5g）　甘草一钱（3g）人参七分（2g）　胡麻仁（炒、研）一钱（3g）　真阿胶八分（2.5g）　麦冬（去心）一钱二分（3.5g）　杏仁（泡，去皮尖，炒黄）七分（2g）　枇杷叶（刷去毛，蜜涂，炙黄）一片（3g）

【用法】水一碗，煎六分，频频二三次，滚热服。（现代用法：水煎，频频热服）

【功用】清燥润肺，养阴益气。

【主治】温燥伤肺，气阴两伤证。身热头痛，干咳无痰，气逆而喘，咽喉干燥，鼻燥，心烦口渴，胸满胁痛，舌干少苔，脉虚大而数。

【方解】本方所治之证为温燥伤肺之重证。秋令气候干燥，燥热伤肺，故头痛身热；肺为热灼，气阴两伤，失其清肃润降之常，故干咳无痰、气逆而喘、口渴鼻燥；肺气不降，故胸膈满闷，甚则胁痛。舌干少苔，脉虚大而数均为温燥伤肺佐证。治当清宣润肺与养阴益气兼顾，忌用辛香、苦寒之品，以免更加伤阴耗气。

方中重用桑叶质轻性寒，轻宣肺燥，透邪外出，为君药。温燥犯肺，温者属热宜清，燥胜则干宜润，故臣以石膏辛甘而寒，清泄肺热；麦冬甘寒，养阴润肺。石膏虽沉寒，但用量轻于桑叶，则不碍君药之轻宣；麦冬虽滋润，但用量不及桑叶之半，自不妨君药之外散。君臣相伍，宣中有清，清中有润，是为清宣润肺的常用组合。人参益气生津，合甘草以培土生金；胡麻仁、阿胶助麦冬养阴润肺，肺得滋润，则治节有权；杏仁、枇杷叶苦降肺气，以上均为佐药。甘草兼能调和诸药，是为使药。

【配伍特点】宣清合法，宣中有降，清中有润，气阴双补。

【附方】

清燥救肺汤（《症因脉治》）

桑叶（9g）　石膏（7.5g）　甘草（3g）　人参（2g）　桑白皮（6g）　阿胶

（2.5g）　　麦冬（3.5g）　　杏仁（2g）　　枇杷叶（3g）　　知母（6g）　　地骨皮（6g）（原方无分量）

功用：轻宣达表，清肺润燥。

主治：燥热喘逆。

两方均为治疗温燥伤肺证的常用方，都有桑叶、杏仁、石膏、阿胶、枇杷叶、麦冬等清肺润燥之效，但前者配伍人参、胡麻仁益气养阴之力更强，主治温燥伤肺重证，症见干咳无痰，气逆而喘，舌干少苔，脉虚大而数，偏于气阴两虚者；后者配伍知母、地骨皮清热退蒸之力更优，主治燥热喘逆证，偏于阴虚火旺者。

【文献摘要】

1. 功用主治

治诸气膹郁，诸痿喘呕。（《医门法律》）

2. 方论选录

诸气膹郁之属于肺者，属于肺之燥也，而古今治气郁之方，用辛香行气，绝无一方治肺之燥者。诸痿喘呕之属于上者，亦属于肺之燥也。而古今治法，以痿呕属阳明，以喘属肺，是则呕与痿属之中下，而惟喘属之上矣。所以千百方中，亦无一方及于肺之燥也。即喘之属于肺者，非表即下，非行气即泻气，间有一二用润剂者，又不得其肯綮。总之《内经》六气，脱误秋伤于燥一气，指长夏之湿，为秋之燥，后人不敢更端其说，置此一气于不理，即或明知理燥，而用药夹杂，如弋获飞虫，茫无定法示人也。今拟此方，命名清燥救肺汤，大约以胃气为主，胃土为肺金之母也。其天冬虽能保肺，然味苦而气滞，恐反伤胃阻痰，故不用也。其知母能滋肾水，清肺金，亦以苦而不用。至如苦寒降火，正治之药，尤在所忌。盖肺金自至于燥，所存阴气，不过一线耳。倘更以苦寒下其气，伤其胃，其人尚有生理乎？诚仿此增损以救肺燥变生诸证，如沃焦救焚，不厌其频，庶克有济耳。（《医门法律》）

古方用香燥之品以治气郁，不获奏效者，以火就燥也。惟缪仲淳知之，故用甘凉滋润之品以清金保肺立法。喻氏宗其旨，集诸润剂而制清燥救肺汤，用意深，取药当，无遗蕴矣。石膏、麦冬禀西方之色，多液而甘寒，培肺金主气之源而气不可郁。土为金母，子病则母虚，用甘草调补中宫生气之源，而金有所恃。金燥则水无以食气而相生，母令子虚矣，取阿胶、胡麻黑色通肾者，滋其阴以上通生水之源，而金始不孤。西方虚，则东方实矣，木实金平之，二叶秉东方之色，入通于肝，枇杷叶外应毫毛，固肝家之肺药，而经霜之桑叶，非肺家之肝药乎？损其肺者益其气，人参之甘以补气。气有余便是火，故佐杏仁之苦以降气，气降火亦降，而治节有权，气行则不郁，诸痿喘呕自除矣。要知诸气膹郁，则肺气必大虚，若泥于肺热伤肺之说而不用人参，必郁不开而火愈炽，皮聚毛落，喘而不休，此名之救肺，凉而能补之谓也。若谓实火可泻，而久服芩、连，反从火化，亡可立待耳。愚所以服膺此方而深赞之。（《古今名医方论》）

王子接："燥曰清者，伤于天之燥气，当清以化之，非比内伤血燥，宜于润也。肺曰救者，燥从金化，最易自戕肺气，《经》言秋伤于燥，上逆而咳，发为痿厥，肺为娇脏，不容缓图，故曰救。石膏之辛，麦门之甘，杏仁之苦，肃清肺经之气；人参、甘草生津补土，培肺之母气；桑叶入肺走肾，枇杷叶入肝走肺，清西方之燥，泻东方之实；阿胶、胡麻色黑入肾，壮生水之源，虽亢火害金，水得承而制之，则肺之清气肃而治节行，尚何有喘呕痿厥之患哉？若夫《经》言燥病治以苦温，佐以酸辛者，此言初伤于燥，肺金之下，未有火气乘胜者。嘉言喻子论燥极而立斯方，可谓补轩岐之不及。"（《绛雪园古方选注》）

喻氏治诸气膹郁，诸痿喘呕之属于肺燥者。夫燥之一证，有金燥，有火燥，前已论之详矣。此方为喻氏独创，另具卓识，发为议论，后人亦无从置辩。虽其主治固无金燥、火燥之分，而细阅其方，仍从火燥一段起见。此必六淫火邪外伤于肺，而肺之津液素亏，为火刑逼，是以见诸气膹郁、诸痿喘呕之象。然外来之火，非徒用清降可愈。《经》有"火郁发之"之说，故以桑叶之轻宣肌表者，以解外来之邪，且此物得金气而柔润不凋，取之为君。石膏甘寒色白，直清肺部之火，禀西方清肃之气，以治其主病。肺与大肠为表里，火逼津枯，肺燥则大肠亦燥，故以杏仁、麻仁降肺而润肠。阿胶、麦冬以保肺之津液，人参、甘草以补肺之母气，枇杷叶苦平降气，除热消痰，使金令得以下行，则膹郁喘呕之证，皆可瘥矣。（《成方便读》）

《经》云损其肺者益其气，肺主诸气故也。然火与元气不两立，故用人参、甘草甘温而补气，气壮火自消，是用少火生气之法也。若夫火燥膹郁于肺，非佐甘寒多液之品，不足以滋肺燥，而肺气反为壮火所食，益助其燥矣。故佐以石膏、麦冬、桑叶、阿胶、胡麻仁辈，使清肃令行，而壮火亦从气化也。《经》曰：肺苦气上逆，急食苦以降之，故又佐以杏仁、枇杷叶之苦以降气。气降火亦降，而治节有权，气行则不郁，诸痿喘呕自除矣。（《医宗金鉴》）

查此方辛凉甘润，清轻而不重浊，柔润而不滋腻，以疗无形无质燥邪之伤肺，实为合拍。夫肺为清金，今感受外来燥邪，不清而燥，两燥相搏，内外合邪，所存生气几何？辛烈既张其邪焰，苦寒又戕其生机，惟滋甘凉润沃，庶足以泽枯涸而救焦樊。喻氏补秋燥一条，以辨证《素问》之脱简遗佚。其言明漪清彻，实乃野岸渔火，暗室一灯。此方在清热剂中，别具一义，另是一格。（《历代名医良方注释》）

【医案】

1.某男，25岁。患支气管扩张症已数载，经常咯血，近因情绪激动引动宿疾。咯血频作，昼夜数十口，干咳无痰，自觉胸中有热气上冲咽喉，冲则咳甚血出，口渴咽干，胸胁作痛，脉细弦，舌光红无苔。肝火犯肺，肺燥津涸，热迫络裂。治拟清燥救肺，佐以平肝。处方：桑白皮9g，甜杏仁12g，生石膏（先煎）15g，麦冬9g，珠儿参12g，火麻仁12g，焦山栀4.5g，白蒺藜9g，枇杷叶9g，清炙草3g，蛤粉炒阿胶珠（烊化分两次冲）9g。服上方两剂，咯血已止，干咳亦减。续服两剂，咯血、胸中热气上冲悉除。再予滋阴润肺之品，以善其后。

按语：本例患者久病咯血，肺阴本虚，复因情绪激动，肝火犯肺，益耗肺津，加重与促进了燥化。用清燥救肺汤加减，既可清其燥火，亦可滋润益肺，清金平木。药证相合，故能投剂辄效。又，原报道者在另几则清燥救肺汤的验案中，均以桑白皮代桑叶，抑或系报道者的独到经验焉？[《中医杂志》，1985（10）：49.]

2.许某之子，风温半月不解，就余诊治。头重欲垂，鼻干渴甚，目赤耳聋，呼吸不靖，咳带红丝。余即以清燥救肺汤加丝瓜络，荸荠汁顿冲，两剂大效。次减石膏、阿胶，加扁豆衣，去荸荠汁，渐次而安。喻氏清燥救肺汤：霜桑叶、杏仁、大麦冬、石膏、阿胶、南沙参、小胡麻、甘草、枇杷叶。

按语：风温系感受风温病邪所致，发病以冬春居多。初起病在肺卫，"或恶风，或不恶风，必身热咳嗽烦渴……"（陈平伯《外感温病篇》）。治宜辛凉透表，但临床又当根据具体病情和不同的病程阶段予以变通施治。患者鼻干、渴甚、咳带红丝，呼吸不靖，属肺胃阴伤，其中又以肺燥阴伤为主要矛盾。清燥救肺原为秋燥而设，余氏借用于风温，期与病符。是故为医者不必为病名及其治法所惑。前贤所谓"有是症，用是方"是符合辨证法的。（《现代名中医类案选·余奉仙医方经验汇编》）

3.杨某年近三旬。素有吐血病，遇劳则发，今年五月，因劳役愤怒，血症又作，吐血成碗，发热咳嗽。延医服药，始尚小效，继则大吐不止，服药不效，其戚王姓延予治，问其情形，每日上午四句钟时，即大吐血，咳嗽有痰，心烦口渴，欲饮冷水，自觉胸博烧热，心胸间喜以冷水浸手巾覆之，知饥能食，舌苔薄腻微黄，两手脉数不大，形容消瘦，予谓此暑热伏于肺胃。热迫血而妄行，欲止其血，当先降其热，热降则血安于其位，不治而自止矣，以玉女煎合清燥救肺汤为剂，生石膏四钱、桑叶一钱、干地黄四钱、阿胶三钱、贝母、麦冬、沙参各二钱、杏仁一钱、枇杷叶一片。服后觉凉爽异常，腹中雷鸣，心内空虚，身热亦稍平，上午四时未吐，至午后始吐，咳嗽痰多，仍以原方加竹叶三钱，瓜蒌根二钱。枣仁、柏子仁各四钱，接服两剂，血几全止矣。唯精神疲惫，时出冷汗，脉息大无力，舌上无苔。乃热退而元气虚也，况吐血多日，亡血已多，安有不虚之理。易方用生脉散加熟地黄、枸杞、枣仁、阿胶，接服两剂。汗渐少，能进粥两大碗，惟咳嗽痰中带血，嗽甚则或吐一二口，但迥非从前之汹涌耳，乃以百合固金汤合千金苇茎汤。出入调治，数日后能起床行走，饮食亦大进矣，遂以饮食滋补，兼服琼玉膏而瘥。（《得心集医案》）

按语：本案治肺胃热胜所致吐血，咳血证，治胃热用玉女煎为基础，治肺热则选用了治疗肺燥伤阴的清燥救肺汤来治疗，此用法说明清燥救肺汤除治肺燥之症也可做清肺热之方。

第五节　解暑化湿剂

解暑化湿剂，适用于夏月感受暑湿之证。症见身热烦渴，胸脘痞闷，呕恶泄泻，小便不利，苔白腻等。常以解暑药及化湿药如滑石、杏仁、薏苡仁、茯苓、厚朴等为主组成方剂。代表方如参贝润肺汤、杏仁汤、杏仁薏苡汤等。

参贝润肺汤 《暑病证治要略》

【组成】北沙参三钱（10g）　川贝半钱（5g）　知母二钱（6）　天花粉一钱（3g）薏苡仁三钱（10g）　六一散二钱（6g）　竹茹一钱（3g）　玄参三钱（10）　黄芩一钱（3g）　枇杷叶五片（6g）

【用法】水煎服。

【功用】祛暑化湿，止咳化痰。

【主治】暑伤上焦肺气分证。面垢胸闷，咳嗽黄痰，喘急，心烦口渴，身微热，舌白燥腻，脉滑濡数。

【方解】本方证为暑伤上焦肺络所致。暑邪伤于肺络，肺失宣降，故咳嗽黄痰、喘急；暑为阳邪，暑气通于心，故伤于暑者，多见身热、心烦；暑热伤津，则见口渴；舌白燥腻，脉滑濡数皆是暑伤上焦肺络的反映。治当祛暑化湿，止咳化痰。

方中北沙参甘苦性微寒，归肺与胃经，能补肺阴，兼能清肺热，故本方用以为君药。川贝清热化痰，润肺止咳；竹茹清热化痰；枇杷叶清降肺气止咳，共为臣药。知母清热泻火，生津润燥；天花粉清热泻火，生津止渴；薏苡仁渗湿健脾；滑石清暑利湿；玄参清热泻火，滋阴润燥；黄芩清肺热，共为佐药。诸药合用，共奏祛暑化湿、止咳化痰之功。

【配伍特点】甘淡渗利合法，清利并举，肃肺止咳。

【文献摘要】

功用主治：暑伤上焦肺气分。面垢胸闷，咳嗽黄痰，喘急，心烦口渴，身微热，舌白燥腻，脉滑濡数。（《暑病证治要略》）

杏仁汤 《温病条辨》

【组成】杏仁三钱（10g）　黄芩一钱五分（5g）　连翘一钱五分（5g）　滑石三钱（10g）　桑叶一钱五分（5g）　茯苓三钱（10g）　白蔻皮八分（3g）　梨皮二钱（6g）

【用法】水三杯，煮取二杯，日再服。（现代用法：水煎服）

【功用】祛暑清热，化湿止咳。

【主治】肺疟。咳嗽，口干口渴，口中黏腻，苔白或厚，脉滑数。

【方解】本方证为伏暑内停，湿热内蕴，伤及肺脏所致。伏暑伤肺，肺失宣降，则见咳嗽；暑热伤津，则见口干口渴；暑热夹湿，则见口中黏腻，苔白或厚为暑湿内蕴之征。治当祛暑清热，化湿止咳。

方中杏仁宣利上焦肺气，气行则湿化；白蔻皮芳香化湿，行气宽中，畅中焦之脾气；茯苓利水渗湿健脾，使湿热从下焦而去，三药合用，三焦分消，共为君药。黄芩清肺热，连翘清热解毒，共为臣药。桑叶清肺润燥；滑石清热利湿；梨皮清热润燥，止咳化痰，均为佐药。综观全方，体现了宣上、畅中、渗下，三焦分消的配伍特点，气畅湿行，暑解热清，止咳化痰，诸症自除。

【配伍特点】宣上、畅中、渗下，三焦分消；凉润肺金，止咳化痰。

【文献摘要】

1.功用主治

舌白渴饮，咳嗽频仍，寒从背起，伏暑所致，名曰肺疟，杏仁汤主之。（《温病条辨》）

2.方论选录

此为伏暑留于肺络而发也，故以一派轻宣肺气，清肃上焦之品，治之自愈。白蔻宣肺滞，杏仁降肺气，使肺金复其清肃之令；桑叶轻扬入络，散之于外；黄芩苦寒清金，降之于里；连翘散上焦之血凝气聚，梨皮利肺部之热蕴邪留，滑石、茯苓皆入肺引邪下导耳。（《温病条辨》）

肺疟，疟之至浅者。肺疟虽云易解，稍缓则深，最忌用治疟印板俗例之小柴胡汤。盖肺去少阳半表半里之界尚远，不得引邪深入也，故以杏仁汤轻宣肺气，无使邪聚则愈。（《成方便读》）

【医案】

罗某，女，38岁，1974年5月24日初诊。患者有尿路感染病史，每逢劳累或食辛辣之物过多而发。近又尿频、尿急、尿痛，尿时灼热，并伴先寒后热，汗出热退，腰痛等症，体温高达41℃。家属甚为惊慌，曾在某附院注射庆大霉素并内服抗生素等治疗，体温不见下降，尿路刺激症状亦未明显缓解，住院治疗又苦于无床位，乃商治于余。余细询其症，尚有咳嗽喉干欲饮，切其脉弦数两寸浮，遂投杏仁汤。原方加柴胡、左秦艽各10g，一剂寒热顿挫，两剂寒热消失，尿频尿急等症明显缓解。后去柴胡、秦艽，连服十余剂，诸症全消，化验正常而停药。[伍炳彩.杏仁汤临床运用举隅.江西中医药，1987（6）：26.]

按语：本案患者先求治西医，效不佳转而欲住院治疗，苦于无床位，乃求治于中医，准确辨证，未用利尿清热之品，而热退症解，体现了中医下病治上之理。

杏仁薏苡汤《温病条辨》

【组成】杏仁三钱（10g） 薏苡仁三钱（10g） 桂枝五分（1.5g） 生姜七分（2g） 厚朴一钱（3g） 半夏一钱五分（5g） 防己一钱五分（5g） 白蒺藜二钱（6g）

【用法】水五杯，煮三杯，滓再煮一杯，分温三服。（现代用法：水煎服）

【功用】化湿行气，祛风散寒。

【主治】风暑寒湿，肺失宣降证。咳嗽、头胀、不饥、肢体若废，舌白脉濡。

【方解】本方证为风暑寒湿，杂感混淆，伤及肺脏所致。肺失宣降，则见咳嗽；湿邪蕴于脾胃，运化失司，气机不畅，则见不饥；湿邪阻头部经络，经气不畅则头胀；风暑寒湿客于肢体关节，气血运行不畅，故见肢体若废；苔白、脉濡是湿邪内蕴的反映。治当祛风散寒除湿，兼以行气。

方中杏仁宣利上焦肺气，气行则湿化；薏苡仁利水渗湿健脾，使湿热从下焦而去，共为君药。厚朴行气化湿；半夏燥湿化痰，共为臣药。防己祛风行水；白蒺藜祛风散邪；桂枝温通经络，生姜温散水湿，二药共同解表散寒，四药共为佐药。诸药合用，共奏化湿行气，祛风散寒之功。

【配伍特点】宣上渗下，辛温行散。

【文献摘要】

功用主治：风暑寒湿，杂感混淆，气不主宣，咳嗽头胀，不饥舌白，肢体若废，杏仁薏苡汤主之。（《温病条辨》）

【医案】

张某，女，47岁。1988年1月12日诊。病者右肩和肩胛疼痛连及肘尖，上举更甚，历时半载有余，经中西药物、针灸、按摩等法施治罔效。现手不能持物，夜间痛甚。体格检查：肩关节按无痛点，活动受限、举抬痛甚，饥不欲食，口中不渴，大小便正常，舌质较红，苔白厚腻，脉濡而数。辨证为杂气感伤，关节不利。治法：宣气通痹，活络止痛。处方：薏苡仁、鲜桑枝各30g，桂枝5g，厚朴、海桐皮、川芎、羌活、杏仁、姜黄、半夏各10g，白蒺藜20g，木防己15g。煎服三剂后，手肘疼痛消失，手可举至肩平。仍以原方加减，服药方十五剂后，抬举过头亦无痛感。半年后携媳前来治病，问其原病，从未再犯。[梁惠光.杏仁薏苡汤证治举隅.四川中医，1991（6）：30-31.]

按语：本案右肩及肩胛疼痛，看似针灸、按摩治疗更为恰当，但治疗后无效，现据症用法辨为杂气感伤，留于关节，用宣气通痹，活络止痛，除留滞关节风湿，综合调理，诸症皆消。

第六节 宣肺扶正剂

宣肺扶正剂，适用于肺气不宣而兼正气虚弱之证。症见恶寒发热，头痛，咳嗽，倦怠乏力，苔白脉弱等。常以宣肺药及补益药如苏叶、柴胡、桔梗、人参、葳蕤等为主组成方剂。代表方如参苏饮、加减葳蕤汤等。

参苏饮《三因极一病证方论》

【组成】人参　紫苏叶　干葛（洗）　半夏（汤洗七次，姜汁制炒）　前胡（去苗）　茯苓（去皮）各三分（各6g）　枳壳（去瓤，麸炒）　桔梗（去芦）　木香　陈皮（去白）　甘草（炙）各半两（各4g）

【用法】上㕮咀。每服四钱（12g），水一盏半，姜七片，枣一个，煎六分，去滓，微热服。不拘时候。（现代用法：加生姜7片，大枣1枚，水煎温服）

【功用】益气解表，理气化痰。

【主治】气虚外感风寒，内有痰湿证。恶寒发热，无汗，头痛，鼻塞，咳嗽痰白，胸脘满闷，倦怠乏力，气短懒言，苔白脉弱。

【方解】本方证由素体脾肺气虚，内有痰湿，复感风寒而致。风寒束表，肺卫郁闭，故见恶寒发热、无汗头痛、鼻塞；痰湿壅肺，阻滞气机，故见咳嗽痰白、胸脘满闷；表证本当脉浮，今脉反弱，而且兼见气短懒言、倦怠乏力，乃是气虚之征。所以治当益气解表，理气化痰。

方中苏叶辛温，归肺脾经，功擅发散表邪，又能宣肺止咳，行气宽中，以为君药。臣以葛根解肌发汗，人参益气健脾，葛根、苏叶与人参相伍，则发散而不伤正，扶正而不留邪。半夏、前胡、桔梗止咳化痰，宣降肺气；木香、枳壳、陈皮行气宽胸祛痰；茯苓健脾渗湿以助消痰，化痰与理气兼顾，恢复气机升降，有助于表邪之宣散、肺气之开阖，七药共为佐药。甘草补气安中，调和诸药，以为佐使。煎服时，少加生姜、大枣，既可助苏叶、葛根以解表，又可合人参、茯苓、甘草而益脾。诸药配伍，共奏益气解表、理气化痰之功。

【配伍特点】一为散补并行，散邪不伤正，扶正不留邪；二是升降气机，使气行痰消，津行气畅。

【附方】

1.败毒散（《太平惠民和剂局方》）

柴胡（去苗，洗） 川芎 枳壳（去瓤，麸炒） 羌活（去苗） 独活（去苗） 茯苓（去皮） 桔梗 人参（去芦） 甘草各三十两（各900g）

用法：上为粗末。每服二钱，水一盏，加生姜、薄荷各少许，同煎七分，去滓，不拘时服，寒多则热服。

功用：散寒去湿，益气解表。

主治：气虚，外感风寒湿表证。憎寒壮热，头项强痛，肢体酸痛，无汗，鼻塞声重，咳嗽有痰，胸膈痞满，舌淡苔白，脉浮而按之无力。原著主治："伤寒时气，头痛项强，壮热恶寒，身体烦疼，及寒壅咳嗽，鼻塞声重；风痰头痛，呕哕寒热。"

2.荆防败毒散（《摄生众妙方》）

羌活 柴胡 前胡 独活 枳壳 茯苓 荆芥 防风 桔梗 川芎各一钱五分（各4.5g） 甘草五分（1.5g）

用法：用水一盅半，煎至八分，温服。

功用：发汗解表，消疮止痛。

主治：疮肿初起。红肿疼痛，恶寒发热，无汗不渴，舌苔薄白，脉浮数。原著主治："疮肿初起。"

败毒散主治气虚外感风寒湿邪，侧重解表扶正以利于邪从汗解，既有祛邪之品，又有扶正之功，可用于表寒里虚证；荆防败毒散则主要用于治疗外寒导致内热不能外透之疮肿初起，用荆芥、防风加重透发之功，使汗解热透，侧重于实证。

【文献摘要】

1.功用主治

痰饮停积胸中，中脘闭，呕吐痰涎，眩晕，嘈烦，怔悸，哕逆；及痰气中入，停留关

节,手足弹曳,口眼㖞斜,半身不遂,食已即呕,头疼发热,状如伤寒。(《三因极一病证方论》)

治感冒发热头疼,或因痰饮凝结,兼以为热……中脘痞满,呕逆恶心,开胃进食,无以逾此。(《太平惠民和剂局方》)

2.方论选录

此手、足太阴药也。风寒宜解表,故用紫苏、葛根、前胡;劳伤宜补中,故用人参、茯苓、甘草。橘皮、半夏除痰止呕,枳壳、桔梗利膈宽肠,木香行气破滞。使内外俱和,则邪散矣。(《医方集解·表里之剂》)

叶仲坚曰,此咳嗽声重,痰涎稠黏,涕唾交流,五液无主,寒湿稽留于胸胁,中气不固可知矣。故以人参为君;然非风寒之外邪来侮,则寒热不发,而痰涎不遽生,故辅以紫苏、干葛;凡正气虚者,邪气必盛,故胸膈满闷,辅以陈皮、枳壳,少佐木香以降之;痰涎壅盛于心,非辛燥不除,故用茯苓、半夏,少佐桔梗以开之;病高者宜下,故不取柴胡之升,而任前胡之降;解表者,必调和营卫,欲清内者,必顾及中宫,此生姜、大枣、甘草之所必须也。名之曰饮,见少与缓服之义。(《古今名医方论》)

此方有风药解表,气药和中。外感风寒,内积痰饮,皆可用也。合四物名茯苓补心汤,尤能治虚热,及吐衄便血,乃虚实表里兼治之剂,然不可过。刘宗厚曰:此出少阳柴胡例药,治感冒异气,挟痰饮之病。本方云:前胡、葛根,自能解肌;枳壳、橘红辈,自能宽中快膈。毋以性凉为疑,愚观药性非凉,亦是辛平之剂。去人参加川芎,前胡易柴胡,姜枣煎,名芎苏饮(《澹寮》),治伤风寒,外有发热头痛恶寒,内有咳嗽吐痰气涌,此因肺有实热,且表邪甚重,故去人参而加川芎,以除头痛;以柴胡易前胡者,取其升散,不取其清降也。(《成方切用》)

咳谓无痰而有声,嗽是有痰而有声,虽分六腑五脏之殊,而其要皆主于肺,盖肺为清虚之府。一物不容,毫毛必咳,又肺为娇脏。畏热畏寒,火刑金故嗽,水冷金寒亦嗽,故咳嗽者,必责之肺。而治之之法,不在于肺,而在于脾;不专在脾,而反归重于肾。盖脾者,肺之母;肾者,肺之子。故虚则补其母,虚则补其子也。如外感风寒而咳嗽者,今人率以麻黄、枳壳、紫苏之类,发散表邪。谓从表而入者,自表而出。如果系形气病气俱实者,一汗而愈;若形气病气稍虚者,宜以补脾为主,而佐以解表之药,何以故?盖肺主皮毛,唯其虚也,故腠理不密,风邪易以入之。若肺不虚,邪何从而入耶?古人所以制参苏饮中必有参,桂枝汤中有芍药、甘草,解表中兼实脾也。脾实则肺金有养,皮毛有卫,已入之邪易以出。后来之邪,无自而入矣。若专以解表,则肺气益虚,腠理益疏,外邪乘间而来者,何时而已耶?须以人参、黄芪、甘草以补脾,兼桂枝以驱邪。此予谓不治肺而治脾,虚则补其母之义也。(《医贯》)

【医案】

1.相国戴莲士。发热,头痛,干呕,烦躁。众皆以冬月伤寒,当用麻黄汤发汗。余曰:脉浮大而滑,此外感风邪,内停痰饮,且脉浮而不紧,邪尚轻浅,非伤寒邪甚而深也,宜进参苏饮去枣,加杏仁、葱白;以解表和中,则邪散而痰消矣。次日客邪悉退,脉静身凉,

惟心部虚涩，乃思虑劳心故，虚烦不寐，易服归脾汤。数帖而愈。(《临证医案笔记》)

按语：此案据脉而判非麻黄汤证，用参苏饮次日即效，数帖而愈，说明了中药用药辨脉的重要性。

2.又治一老人。饥寒作劳，患头疼恶寒发热，骨节疼，无汗，妄语时作时止。自服参苏饮取汗，汗大出而热不退。至第四日，诊其脉洪数而左甚。朱曰："此内伤证因饥而胃虚，加以作劳，阳明虽受寒气，不可攻击。当大补其虚，俟胃气充实，必自汗而解。"遂以参、归、术、陈皮、甘草，加附子二片。一昼夜尽五帖。至三日，口稍干，言有次序，诸证虽解。(《古今医案》)

按语：此案属参苏饮过用所致变证医案，说明此方虽有补益之功，也要遵循表证微汗的道理，防止过汗伤正。

加减葳蕤汤《重订通俗伤寒论》

【组成】生葳蕤二钱至三钱(9g)　　生葱白二枚至三枚(6g)　　桔梗一钱至钱半(4.5g)　　东白薇五分至一钱(3g)　　淡豆豉三钱至四钱(12g)　　苏薄荷一钱至钱半(4.5g)　　炙草五分(1.5g)　　红枣二枚

【用法】水煎，分温再服。

【功用】滋阴解表。

【主治】素体阴虚，外感风热证。头痛身热，微恶风寒，无汗或有汗不多，咳嗽，心烦，口渴咽干，舌红，脉数。

【方解】本方主治阴虚之人而外感风热者。外感风热之邪，故见头痛身热、微恶风寒、无汗或有汗不畅、咳嗽、口渴等症；阴虚之人，感受外邪，易于化热，咽干、心烦、舌赤、脉数，乃阴虚内热之症。治当解表，滋阴，清热。

方中葳蕤(即玉竹)味甘性寒，润肺养胃、清热生津，滋而不腻，对阴虚而有表热证者颇宜；薄荷辛凉，疏散风热、清利咽喉，两药共为君药。葱白、淡豆豉解表散邪，助薄荷祛除表邪，以为臣药。白薇味苦性寒，善于清热而不伤阴，于阴虚有热者甚宜；桔梗宣肺止咳；大枣养血益阴，均为佐药。甘草调和药性为使。诸药配伍，汗不伤阴，滋不碍邪，为滋阴解表之良方。

【配伍特点】汗不伤阴，滋不碍邪。

【附方】

和解四物汤(《鲁府禁方》)

当归(酒洗)　　川芎　　赤芍　　生地黄各八分(2.4g)　　藁本　　羌活　　前胡　　防风　　白芷各一钱(3g)　　甘草三分(1g)

用法：上锉。加生姜三片，葱二根水煎，热服。

功用：滋阴解表，清热止咳。

主治：体虚感冒，发热，头痛，四肢倦怠，舌淡。原著主治："伤风感冒，四肢倦怠，头目昏痛，身热。"

　　加减葳蕤汤与和解四物汤均为治疗阴虚外感证的常用方。但前者配伍葳蕤、葱白、桔梗、白薇、豆豉，滋阴润肺，解表退热之力更强，适用于阴虚之人感受风热之证；后者以四物汤为基础化裁，配伍藁本、羌活、前胡、防风、白芷，活血养血，疏风止咳之力更优，适用于阴虚之人感受风湿之证。

【文献摘要】

1.功用主治

阴虚之体，感冒风温，及冬温咳嗽，咽干痰结者。(《重订通俗伤寒论》)

2.方论选录

方以生玉竹滋阴润燥为君，臣以葱白、豆豉、薄荷、桔梗疏风散热，佐以白薇苦咸降泄，使以甘草、红枣甘润增液，以助玉竹之滋阴润燥，为阴虚之体感冒风温，以及冬温咳嗽，咽干、痰结之良剂。(《重订通俗伤寒论》)

本方是俞根初氏根据《千金》葳蕤汤加减而制订的一张"滋阴发汗"的经验效方，对于阴虚体质，阴液亏乏，伏热内遏，风寒外束的"阴虚感冒"，最是对症良药。方中葳蕤（即玉竹），质润柔滑，功能养阴生津，为补虚清热之品；葱白、豆豉、桔梗、薄荷，功能开发肌腠，宣散外邪。同时佐用白薇清泄伏热，甘草、大枣甘润，增强玉竹养阴之力。这样便面面俱到，达到所谓"养阴而不留邪，发汗并不伤阴"了。(《汤头歌诀详解》)

本法适用于阴虚外感。这是人体元阴亏耗，又感受风热邪气而引发的一类疾病。其特征是在风热表证的基础上兼有阴虚症状，常见的临床表现有头痛身热，微恶风寒，无汗或有汗不多，干咳无痰或痰中有血丝，痰少而黏、不易咯出，口渴咽干，心烦不寐，舌红少津，脉数而细等。对待阴虚外感，如果单纯使用辛凉发汗的方法，那就会因为阴液外出为汗而导致阴虚症状加重，所以需要在补养阴液的基础上再进行发汗，这样才能避免因为发汗而导致阴液的损伤。"加减葳蕤汤"就是根据滋阴发汗的思路而制订的，其组成是生葳蕤（生玉竹）、葱白、淡豆豉、桔梗、薄荷、白薇、炙甘草、大枣。方中生玉竹滋补人体亏损的阴液，又不滋腻，为君药；葱白、豆豉、桔梗、薄荷、白薇疏散风热，去除肌表邪气，解除汗孔的闭塞，恢复汗液的正常排泄，为臣药；甘草、大枣调和诸药，且可以资助玉竹的滋养阴液作用，共为佐使药。整个方剂既能补充人体亏损的阴液，又能发散外来的风热邪气，同时避免了发汗药对人体阴液的损伤，所以清朝名医何秀山称本方为"阴虚感冒风温及冬温咳嗽、咽干痰结之良剂"，这就是阴虚外感的发汗法。(《走进中医》)

辨治外感证亦须注意患者的素体状况，此例患者素体阴伤，津液早亏，再感温邪，虽身热不重而阴必更伤，故舌干瘦鲜红，脉弦细小数，细主脏阴之亏，数乃郁热之象，故用滋阴生津，清宣郁热方法，仿加减葳蕤汤治之而愈。然但取加减葳蕤汤养阴之意，不用葱白发表之药，加入养阴轻宣之品，药合病机，乃能取效如此。(《赵绍琴临证验案精选》)

头痛身热与伤寒同，而其人身重，默默但欲眠，鼻息鼾，语言难出，四肢不收者，风温也，不可发汗，加减葳蕤汤主之。(《医学心悟》)

本方为治阴虚之体，复感外邪之主方。阴虚之体，汗源不充，故用甘平之葳蕤滋阴生津，以充汗源为主；葱白、豆豉疏散风热以解表邪为辅。阴虚感受外邪，易于热化，故用白薇、薄荷以助葱、豉而退虚热为兼制。炙甘草、大枣辅葳蕤益气和营，以扶正却邪；桔梗宣通肺气，共为引和药。(《中医方剂学》)

【医案】

李某，男，35岁，1998年10月28日就诊。主诉发热7日，体温持续在37.5~39.7℃。曾口服康必得、感冒清热冲剂、阿莫西林等药，并静点青霉素、头孢噻肟钠，均不效，刻下体温38.3℃。症见：发热无汗，微恶风寒，头身疼痛，口干，舌红少苔，脉浮细数。给予加减葳蕤汤，另加太子参、葛根、生石膏、知母、防风，以增强养阴益气，解表退热之效。患者仅服半剂，即有周身汗出，体温降至37.2℃。一剂后，热退身凉，体温正常。服至三剂。体质恢复如常。［郝艳新，王海彤.加减葳蕤汤临床应用举隅.北京中医药大学学报，2007，23（4）：74.］

按语：症见发热恶寒，微恶风寒，头身疼痛，状如风热，口干，舌红少苔，脉浮细数，乃阴虚外感风热。合用加减葳蕤汤，另增强益气养阴解表之品，三剂而愈。

第六章　清肺解毒剂

凡以清热解毒与止咳平喘药为主组成，具有清泄肺热、止咳平喘等作用，用以治疗热毒壅肺、肺失宣降病证的方剂，统称清肺解毒剂。本类方剂是根据《素问·至真要大论》"热者寒之""温者清之""治热以寒"的理论立法，属于"八法"中的"清法"。

清肺解毒剂是为邪热犯肺，肺失宣降的证候而设。邪热犯肺，治当清泄肺热；热蕴成毒，治当清热解毒；热毒灼伤血络，肉败血腐，而成肺痈，治当消痈排脓，故本类方剂分为清热解毒剂、清泄肺热剂、消痈排脓剂三类。

应用本类方剂应注意以下事项。

1.苦寒之品易伤脾胃阳气，故中病即止，不可久服。

2.在服法上，热证用寒药，宜热服。

3.本类方剂一般在表证已解，里热正盛，或里热虽盛而尚未内结成实的情况下使用。如表证未解，当先解表；里热成实，则宜攻下；表证未解而里热正盛，宜表里双解。

第一节　清热解毒剂

清热解毒剂，适用于热毒壅肺证。症见咳喘、痰稠、口干渴、心烦、大便干硬、舌红苔黄、脉数等。常以清热解毒药、止咳平喘药及滋养阴液药，如黄芩、连翘、山栀、杏仁、桔梗、麦冬、玄参等为主组成方剂。代表方如黄芩泻肺汤、清金散、犀角丸等。

黄芩泻肺汤《张氏医通》

【组成】黄芩（酒炒）（9g）　　大黄（3g）　　连翘（6g）　　山栀（熬黑）（6g）　　杏仁（去皮尖）（6g）　　枳壳（6g）　　桔梗（6g）　　薄荷（6g）　　生甘草（3g）（原书无分量）

【用法】水煎温服。

【功用】清泄肺热，平喘通便。

【主治】肺热壅盛，里实便秘证。咳嗽，气促，口干渴欲饮冷水，大便干硬，舌红，苔黄，脉数。

【方解】本方所治乃肺热壅盛，里实便秘所致。邪热犯肺，肺失宣降，肺气上逆，故见咳嗽、气促；热毒炽盛，津液被灼，故见口干渴欲饮冷水；肺与大肠相表里，肺热壅盛，大肠失其濡润，故见大便干硬；舌红，苔黄，脉数皆是邪热伤肺的反映。治当清泄肺热，平喘通便。

方中黄芩味苦性寒，归肺、胆、脾、大肠与小肠经，善清热解毒，清泄壅盛之肺热，故本方用以为君药，由于热毒炽盛，单用黄芩清泄肺热恐力所不逮，所以又用连翘、山栀等清热解毒之品，使清泄肺热之力倍增，使咳嗽、气促、口干渴欲饮冷水之症得解。大黄清肠中燥热，苦寒泻下，与枳实相配使大便通畅而邪热亦可从下而出，共为臣药。邪热壅肺，肺失宣降，故用杏仁降利肺气，桔梗开宣肺气，一降一宣，以恢复肺气之宣发肃降，加强止咳平喘之功，薄荷辛凉疏散，使热邪从表而发，三者共为佐药。生甘草既能调和诸药，又可补益脾气，使清热之力虽强而不伤正，是使药兼佐药之用。

【配伍特点】一为黄芩、大黄、连翘、山栀相须，清泄肺热之力倍增；二为杏仁、桔梗相使，宣降相因，止咳平喘之效甚著。

【附方】

栀连清肺饮（《症因脉治》）

山栀（9g）　　川连（3g）　　桔梗（6g）　　甘草（6g）　　杏仁（6g）　　天花粉（6g）黄芩（3g）　　薄荷（3g）（原书无分量）

用法：水煎服。

功用：清肺止咳。

主治：热邪犯肺，肺气上逆证。咳嗽，面红，口干渴，脉洪而数。原著主治："伤热咳嗽，面赤潮热，右脉洪数。"

黄芩泻肺汤与栀连清肺饮均为治疗肺热咳嗽证的常用方，两方均有杏仁、黄芩、栀子、桔梗、薄荷等清肺化痰，宣肺利膈之药。黄芩泻肺汤配伍大黄、枳壳、连翘，长于清肠通便，主治肺热壅盛，里实便秘，症见咳嗽、气促，大便干硬，舌红苔黄，脉数者；栀连清肺饮配伍黄连、天花粉，清肺止渴之力更强，主治热邪犯肺，肺气上逆，症见面红，口干渴，脉洪数者。

【文献摘要】

1.功用主治

肺热喘嗽，里实便秘。（《张氏医通》）

喘胀便秘者。（《张氏医通》）

2.方论选录

黄芩泻肺汤，治肺热喘嗽，里实便秘。黄芩（酒炒）、大黄、连翘、山栀（熬黑）、杏仁（去皮尖）、枳壳、桔梗、薄荷、生甘草。水煎温服。（《张氏医通》）

麻色鲜红，内多有热，鲜红者必光活而有艳色是也。若是粒头离肉，皮肤活润，症还轻平。倘粒头低塌不高者，其症多重，急宜清肺泻火。如黄芩、知母、麦冬、天花粉、牛蒡子、石膏清金之药，黄连、栀仁、连翘、元参、大青、黄柏泻火之品，在所必用。以黄芩泻肺汤去桔梗、大黄、甘草。（《麻科活人全书》）

此下皆毒在肺证也。咳嗽，痘疹常证也，有寒有热，有虚有实，不可执泥一定之法。如自初出咳嗽到今未愈者，此肺中余邪未尽也，宜甘桔汤合泻白散加牛蒡子、马兜铃主之。如咳而热，大便难、小便赤者，此热毒也，宜黄芩泻肺汤主之；大便润者，人参白虎汤合

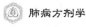

甘桔汤主之。如咳而大便溏，小便清，无大热渴者，此虚也，宜人参清膈散主之。如咳而血出者，甘桔汤加牛蒡子、软石膏、茅根汁主之。如向不咳，今始咳者，此风寒外感也，麻黄汤主之。《古今图书集成医部全录》)

清金散《医宗金鉴》

【组成】生栀子（9g）　黄芩（9g）　枇杷叶（蜜炙）（6g）　生地黄（6g）　天花粉（6g）　连翘（去心）（3g）　麦冬（去心）（6g）　薄荷（6g）　元参（6g）　生甘草（3g）　桔梗（6g）（原书无分量）

【用法】引用灯心，水煎服。（现代用法：水煎服）

【功用】清金化毒，养阴生津。

【主治】热毒壅肺，肺热津伤证。咳嗽，少痰，气促，鼻塞，鼻痒，鼻中溃烂，毛发枯萎无泽，苔黄焦黑，脉洪大或滑数。

【方解】本方所治乃热毒壅肺，肺热津伤之证。毒热之邪侵犯肺脏，肺失宣降，肺气上逆，故见咳嗽、气促。肺开窍于鼻，毒热壅盛于肺，故见鼻塞、鼻痒、鼻中溃烂。热盛于内，津液被灼，故见少痰、毛发枯萎无泽。苔黄焦黑、脉洪大或滑数皆是热毒壅肺，肺热津伤的反映。治当清金化毒，养阴生津。

方中栀子味苦性寒，归肺、心、肝、胃、三焦经，善泻火除烦，凉血解毒，清泄肺中热毒；黄芩味苦性寒，归肺、胆、脾、大肠与小肠经，善清热解毒，清泄壅盛之肺热，故本方以二者为君药，使鼻塞、鼻痒、鼻中溃烂之症得解。由于本方所治乃热毒壅肺，肺热津伤之证，所以又用养阴生津之生地黄、天花粉、麦冬、元参为臣，一方面使得清热力度虽大而不伤阴，另一方面可濡润机体，使毛发恢复光泽。枇杷叶清肺止咳，桔梗宣利肺气，一降一宣，以恢复肺气之宣发肃降，加强止咳平喘之功；连翘清热解毒，以助栀子、黄芩之力，薄荷辛凉疏散，使热邪从表而发，四者共为佐药。生甘草既能调和诸药，又可补益脾气，使清热之力虽强而不伤正，是使药兼佐药之用。

【配伍特点】枇杷叶、桔梗相须，一降一宣，以恢复肺气之宣发肃降，加强止咳平喘之功。

【文献摘要】

功用主治：鼻疳。疳热攻肺，鼻塞赤痒痛，浸淫溃烂，下连唇际成疮，咳嗽气促，毛发焦枯，热盛者。（《医宗金鉴》）

【医案】

万密斋治程氏子，未一岁，多笑，知其心火有余，令以川连、山栀、辰砂为丸，服之。三日后，笑渐少，随染痘，发热，忽作喘，喉中涎响，有声，此肺热症。幸不肩息作冷，乃作清金散汤，一服而减半，再剂而喘定。如不知则殆矣。（《续名医类案》）

按语：本案中痘疮、发热、气喘为典型的热毒壅肺证，宜清金化毒，养阴生津，故予以清金散。

犀角丸《太平圣惠方》

【组成】犀角屑一两（30g） 川升麻三分（1g） 黄连（去须）三分（1g） 赤茯苓三分（1g） 栀子仁半分（1.5g） 木通（锉）一两（30g） 子芩三分（1g） 玄参三分（1g） 天冬（去心，焙）三分（1g）

【用法】上为末，炼蜜为丸，如梧桐子大，每服二十丸，食后及夜临卧时煎淡竹叶汤送下。（现代用法：以上药物研成细粉，炼蜜为丸）

【功用】清泄肺热，凉血生津。

【主治】热邪犯肺，血热津伤证。皮肤生疮，头面部结核，咳嗽，痰黄，气喘，心烦，口干，舌红绛，苔黄燥，脉数。

【方解】本方所治乃热邪犯肺，血热津伤之证。热毒壅聚，阻滞气机运行而致气滞血瘀，故见皮肤生疮、头面部结核之症；邪热犯肺，肺失宣降，肺气上逆，可见咳嗽、痰黄、气喘之症；热郁胸膈，故见心烦、口干之症；舌红绛、苔黄燥、脉数皆是血中有热、肺中郁热的反映。治当清泄肺热，凉血生津。

方中犀角屑味苦性寒，归心、肝二经，善清热解毒，清泄肺中热邪；凉血定惊，平血中热毒，则皮肤生疮、头面部结核之症得解，故本方用以为君药，现多用水牛角代替犀角。黄连、栀子、黄芩为臣，清解肺中之热，故咳嗽、痰黄、气喘、心烦诸症可解。木通、赤茯苓泻热行水，一方面恢复津液的输布，一方面使邪出有路；升麻佐助犀角屑清热凉血之功；玄参、天冬养阴生津，则口干之症得解，五药共为佐药。

【配伍特点】清血分热之犀角、升麻与养阴之玄参、天冬相配，使热退而不伤津。

【附方】

1.**犀角甘桔汤**（《杏苑生春》）

犀角一钱（3g） 甘草一钱（3g） 连翘一钱（3g） 黄芩一钱（3g） 桔梗一钱五分（4.5g） 贝母一钱五分（4.5g）

用法：上㕮咀。水煎熟，食后热服。

功用：清泄肺热。

主治：热郁发疹，热邪犯肺证。发疹，咳嗽，黄痰，咽喉疼痛，声音嘶哑。原著主治："疹子发后，咳嗽，喉疼声哑者。"

2.**犀角解毒化痰清火丸**（《疡医大全》）

生犀角一两（30g） 紫草一两（30g） 连翘心一两（30g） 天花粉一两（30g） 牡丹皮一两（30g） 薄荷一两（30g） 甘草梢一两（30g） 川贝母（去心）一两（30g） 黄连三钱（9g） 牛蒡子三钱（9g） 生地黄二两（60g） 当归尾八钱（24g） 赤芍六钱（18g）

用法：上为末，炼蜜为丸，如弹子大。每服1丸，竹叶汤送下。

功用：清肺凉血。

主治：热郁发疹，胸膈结热证。发疹，咳嗽，气喘，唇红，面红，心烦，鼻衄。原著主治："痧麻证咳嗽气喘，唇红结热在内，烦躁不安，或口鼻出血者。"

犀角甘桔汤与犀角解毒化痰清火丸皆可清热凉血，但犀角甘桔汤重在清泄肺热，主治以肺系症状为主，如咳嗽、黄痰、咽喉疼痛、声音嘶哑等；犀角解毒化痰清火丸重在凉血，主治以血热炽盛、热迫血行的症状为主，如唇红、面红、心烦、鼻衄等。

【文献摘要】

功用主治：肺脏风毒，皮肤遍生疮疱，头颔生结核。(《太平圣惠方》)

第二节　清泄肺热剂

清泄肺热剂，适用于邪热壅肺证。症见身热不解，气喘咳嗽，咳逆气急，甚则鼻扇，口渴，或皮肤蒸热，舌红苔薄黄，脉数。常以清热泻火药及清肺化痰药，如石膏、杏仁、瓜蒌、桔梗等为主组成方剂。代表方如麻黄杏仁石膏甘草汤、宣白承气汤、消金降火汤、泻白散、杏仁紫菀丸等。

麻黄杏仁石膏甘草汤《伤寒论》

【组成】 麻黄(去节)四两(12g)　　杏仁(去皮尖)五十个(5g)　　甘草(炙)二两(6g)　　石膏(碎，绵裹)半斤(24g)

【用法】 上以水七升煮麻黄，减二升，去上沫，纳诸药，煮取二升，去滓，温服一升。(现代用法：水煎服)

【功用】 辛凉宣泄，清肺平喘。

【主治】 邪热壅肺证。身热不解，咳逆气急，甚则鼻扇，口渴，有汗或无汗，舌苔薄白或黄，脉浮而数。

【方解】 本方证是由表邪入里化热，壅遏于肺，肺失宣降所致。风寒之邪郁而化热入里，或风热袭表，表邪不解而入里，热邪充斥内外，身热不解、汗出、口渴；热邪壅肺，肺失宣降，则咳逆气喘，甚则鼻扇；若表邪未尽，或肺气闭郁，则毛窍闭塞而无汗；苔薄白，脉浮数，亦是表证未尽，邪热壅肺之象。治当清热宣肺，止咳平喘。

方中麻黄辛温，宣肺平喘，解表散邪。石膏辛寒，清泄肺胃之热以生津。二药相伍，一以宣肺为主，一以清肺为主，合而用之，既宣散肺中风热，又清宣肺中郁热，共为君药。石膏倍于麻黄，相制为用，使全方偏于辛凉。麻黄得石膏，宣肺平喘而不助热；石膏得麻黄，清解肺热而不凉遏。杏仁降肺气以平喘咳，与麻黄伍用则宣降相因，与石膏配用则清肃协同，是为臣药。炙甘草既能益气和中，又防石膏寒凉伤中，更能调和于寒温宣降之间，为佐使药。本方为治疗表邪未解，邪热壅肺之喘咳的基础方。

【配伍特点】 辛温与寒凉并用，宣肺而不助热，清肺而不凉遏。

【文献摘要】

1.功用主治

发汗后，不可更行桂枝汤；汗出而喘，无大热者，可与麻黄杏仁石膏甘草汤。(《伤

寒论》）

下后，不可更行桂枝汤；若汗出而喘，无大热者，可与麻黄杏子石膏甘草汤。（《伤寒论》）

2. 方论选录

石膏为清火之重剂，青龙白虎皆赖以建功，然用之不当，适足以招祸。故青龙以无汗烦躁，得姜桂以宣卫外之阳也；白虎以有汗烦渴，须粳米以存胃中津液也。此但热无寒，故不用姜桂，喘不在胃而在肺，故不须粳米。其意重在存阴，不必虑其亡阳也，故于麻黄汤去桂枝之监制，取麻黄之专开，杏仁之降，甘草之和，倍石膏之大寒，除内外之实热，斯溱溱汗出而内外之烦热与喘悉除矣。（《医宗金鉴》）

《伤寒论》曰："太阳病，发热而渴，不恶寒者，为温病。若发汗已，身灼热者，名曰风温。风温为病，脉阴阳俱浮，自汗出，身重，多眠睡，鼻息必鼾，语言难出。"此仲景论温病之提纲也。乃提纲详矣，而后未明言治温病之方。及反复详细观之，乃知《伤寒论》中，原有治温病方，且亦明言治温病方，特涉猎观之不知耳。六十一节云："发汗后，不可更行桂枝汤。汗出而喘，无大热者，可与麻黄杏仁甘草石膏汤主之。"夫此证既汗后不解，必是用辛热之药，发不恶寒证之汗，即温病提纲中，所谓若发汗已也（提纲中所谓若发汗，是用辛热之药强发温病之汗）。其汗出而喘，无大热者，即温病提纲中，所谓若发汗已，身灼热及后所谓自汗出、多眠睡、鼻息必鼾也。睡而息鼾，醒则喘矣。此证既用辛热之药，误发于前，仲景恐医者见其自汗，再误认为桂枝汤证，故特戒之曰：不可更行桂枝汤，而宜治以麻杏甘石汤。此节与温病提纲遥遥相应，合读之则了如指掌。然麻杏甘石汤，诚为治温病初得之的方矣。而愚于发表药中不用麻黄，而用薄荷、蝉蜕者，曾于葛根黄芩黄连汤解后详论之，兹不再赘。（《医学衷中参西录》）

仲景每于汗下后表不解者，用桂枝更汗而不用麻黄。此则内外皆热而不恶寒，必其用麻黄汤后寒解而热反甚，与"发汗，解，半日许复烦，下后而微喘者"不同。发汗而不得汗，或下之而仍不汗喘不止，其阳气重也。若与桂枝加厚朴杏仁汤，下咽即毙矣。故于麻黄汤去桂枝之辛热，加石膏之甘寒，佐麻黄而发汗，助杏仁以定喘，一加一减，温解之方。转为凉散之剂矣。未及论症，便言不可更行桂枝汤。见得汗下后表未解者，更行桂枝汤，是治风寒之常法。（《伤寒来苏集·伤寒论注》）

喘家作桂枝汤，加厚朴、杏子，治寒喘也；今以麻黄、石膏加杏子，治热喘也。麻黄开毛窍，杏仁下里气，而以甘草载石膏辛寒之性从肺发泄，俾阳邪出者出，降者降，分头解散，喘虽忌汗，然此重在急清肺热以存阴，热清喘定，汗即不辍，而阳亦不亡矣。观二喘一寒一热治法仍有营卫分途之义。（《绛雪园古方选注》）

麻黄汤治寒喘也；此去桂枝而重用石膏，治热喘也。按《伤寒论》原文本作"汗出而喘，无大热者"，柯韵伯《伤寒来苏集》改作"无汗而喘，大热者"，颇属理正辞明。盖汗出何可更用麻黄，无大热何可更用石膏，其说良是。然以余阅历，喘病肺气内闭者，往往反自汗出；外无大热，非无热也，热在里也，必有烦渴、舌红见症。用麻黄是开达肺气，不是发汗之谓，重用石膏，急清肺热以存阴，热清喘定，汗即不出而阳亦不亡矣。且病喘者，虽服麻黄而不作汗，古有明训，则麻黄乃治喘之要药，寒则佐桂枝以温之，热则加石膏以清之，正不必执有汗无汗也。（《王旭高医书六种·退思集类方歌注》）

【医案】

1.初诊（十一月初三日）：伤寒七日，发热无汗，微恶寒，一身尽疼，咯痰不畅，肺气闭塞使然也。痰色黄，中已化热，宜麻黄杏仁甘草石膏汤加浮萍。净麻黄（三钱），光杏仁（五钱），生石膏（四钱），青黛（四分同打），生草（三钱），浮萍（三钱）。

二诊（十一月初四日）：昨进麻杏甘石汤加浮萍，汗泄而热稍除，唯咳嗽咯痰不畅，引胸腹而俱痛，脉仍浮紧，仍宜前法以泄之。净麻黄（三钱五分），生甘草（二钱），生石膏（六钱），薄荷末（一钱同打），光杏仁（四钱），苦桔梗（五钱），生薏苡仁（一两），中川朴（二钱），苏叶（五钱）。

按语：据史惠甫兄言，二诊时病者已能与师对语，神情爽适，不若初诊时之但呼痛矣。稔知服药后，微汗出，一身尽疼者悉除。唯于咳嗽时，胸腹部尚觉牵痛耳。师谓本可一剂痊愈，适值天时阴雨，故稍缠绵，乃加薏苡仁、厚朴、苏叶等与之。自服第二方后，又出微汗，身热全除，但胸背腹部尚有微痛，游移不居。又越一日，病乃全瘥，起床如常人。

2.冯衡荪（嵩山路萼庐账房，十月廿九日）始而恶寒，发热，无汗，一身尽痛。发热必在暮夜，其病属营，而恶寒发热无汗，则其病属卫，加以咳而咽痛，当由肺热为表寒所束，正以开表为宜。净麻黄（三钱），光杏仁（四钱），生石膏（五钱），青黛（四分同打），生甘草（二钱），浮萍（三钱）。

按语：本案脉案中所谓营卫，盖本《内经》"营气夜行于阳，昼行于阴，卫气昼行于阳，夜行于阴"之说。余则谓本案乃麻黄汤证化热而为麻杏石甘汤证耳。观其恶寒发热无汗身疼，非麻黄汤证而何？观其咳而咽痛，非由寒邪化热，热邪灼津而何？方依证转，病随药除。

桂枝汤证，或以服药故，或以病能自然传变故，可一变而为白虎汤证。同理，麻黄汤证可一变而为麻杏石甘汤证。此可证之以大论。曰："发汗后不可更行桂枝汤，汗出，而喘，无大热者，可与麻黄杏仁甘草石膏汤。"此言本属麻黄汤证，予麻黄汤发汗，孰知药剂太重，竟致肺部转热，虽汗出，而仍喘。浅人无知，见无汗变为有汗，疑麻黄汤证转为桂枝汤证。初不知身无大热，热反聚于肺藏，而肺藏之邪，并非传于肠胃也。经文俱在，可以覆按。

余前谓白虎汤为桂枝汤之反面，今当续曰，麻杏甘石汤为麻黄汤之反面。此说当更易明了。何者？二汤中三味相同，所异者，一为桂枝，一为石膏。而后知麻黄汤证为寒实，麻杏甘石汤证为热实。攻实虽同，寒热不一。麻黄汤证有喘，麻杏甘石汤证亦有喘。其喘虽同，而其喘之因不一。喘为肺闭，而其所以闭之因不一。人当健时，肺部寒温调匀，启阖合度，无所谓闭。及其受寒，则闭，受热，则亦闭。闭者当开，故均用麻杏以开之，甘草以和之，而以桂枝石膏治其原。于是因寒而闭者开，因热而闭者亦开，仲圣制方之旨，于焉大明!

3.（附列门人治验）前年三月间，朱锡基家一女婢病发热，请诊治。予轻剂透发，次日热更甚，未见疹点。续与透发，三日病加剧，群指谓猩红热，当急送传染病医院受治。锡基之房东尤恐惧，怂恿最力。锡基不能决，请予毅然用方。予允之。细察病者痧已发而不畅，咽喉肿痛，有白腐意，喘声大作，呼吸困难不堪，咯痰不出，身热胸闷，目不能张视，烦躁不得眠，此实烂喉痧之危候，当予：净麻黄（钱半），生石膏（五钱），光杏仁（四钱），生草（一钱）。略加芦根、竹茹、蝉衣、蚤休等，透发清热化痰之品。服后，即得安睡，痧齐发而明，喉痛渐除。续与调理，三日痊愈。事后婢女叩谢曰：前我病剧之时，服药（指本方）之后，凉爽万分，不知如何快适云。

按语：夫麻疹以透净为吉，内伏为凶，尽人所知也。而透之之法却有辨别。盖痧毒内伏，须随汗液乃能外出。而汗液寄汗腺之内，须随身热乃能外泌。故痧前之身热乃应有之现象。唯此种身热亦有一定之标准，过低固不可，过高亦不佳。事实上过高者少，过低者多。故用药宜偏于温，万不可滥用凉剂以遏之。及痧毒正发之时，小儿身热往往过度，与未发前成反比。不知身热过重又妨痧毒之外透。此时热迫肺部则喘急，热蒸汗腺则汗出，热灼心君则神昏，热熏痰浊则干咳，此为麻杏甘石之的证，重剂投之，百发百中，又岂平淡之药所能及哉？

疹病之兼喉病者，中医谓之烂喉痧，西医称之曰猩红热。丁甘仁先生擅治此病，其治法大意，略曰喉痧当以痧为本，以喉为标，但求痧透，则喉自愈，可谓要言不烦。而本汤之治喉痧所以得特效者，即此故也。

本汤条文曰："发汗后（又曰下后）不可更行桂枝汤，汗出而喘，无大热者，可与麻黄杏仁甘草石膏汤"云云。而或者欲易之为无汗而喘，大热者。不知麻黄汤证，由或未发热进为发热，其证势为由郁而发。麻杏甘石汤证，由身大热转为身无大热，其证势为由表入里。唯其逐渐由表入里，由寒化热，故无汗渐转为汗出。独其喘则必不除。然后知"热喘"二字实为本汤之主证。得此一隅，庶几三反。而经文何必涂改之耶！

4.（附列门人治验）王（左），乳蛾双发，红肿疼痛，妨于咽饮，身热，微微恶风，二便尚自可，脉微数，舌微绛，宜辛凉甘润法。薄荷（一钱后下），杏仁（三钱），连翘（二钱），象贝（三钱），桑叶（二钱），生草（钱半），赤芍（二钱），蝉衣（一钱），僵蚕（三钱炙），桔梗（一钱），马勃（八分），牛蒡（二钱），活芦根（一尺去节）。另用玉钥匙吹喉中。

按语：当九十月燥气当令之时，喉病常多，其轻者但觉喉中梗梗然仿于咽饮，其略重者则咽喉两关发为乳蛾，红肿如桃。西医称此为扁桃腺肿，但须照上列方随意加减，可以一剂知，二剂已。蛾退之后，悉如常态。至若乳蛾渐由红肿而化白腐，或生白点，可加玄参一味以治之，其效如神。若更由白腐而化脓，乃可用刺法，使脓出亦愈。然使早用辛凉甘润，必不至于如此地步，此辛凉甘润法之所以可贵也。

有一派喉科医生治喉，喜用苦寒之药，如板蓝根、川连、地丁、人中黄之属。服后，虽可暂折邪气，每致郁而不宣，牵延时日，甚或转变重症，至堪危虑。凡患乳蛾因服苦寒药不解，续进辛凉甘润药者，则见效必较缓，甚或初剂、二剂竟毫不见效，余试之屡矣。又有一派医生治喉，喜用重腻育阴之药，如生地黄、麦冬、石斛、沙参之属，竟重用至八钱、一两者。以此治乳娥，亦不能速愈。友人谢君维岐籍隶吴县，患喉痛小恙，名医与以育阴重剂，多费而少效。余卒用辛凉轻剂，一服见功，二服痊愈，此辛凉甘润法之所以可贵也。辛凉甘润乃仲圣大法，温热家不过伸言之耳。

叶氏《幼科医案》曰："春月暴暖忽冷，先受温邪，继为冷束，咳嗽痰喘最多……夫轻为咳，重为喘，喘急则鼻掀胸挺。"此实麻杏甘石汤之的证，使及时投以麻杏甘石汤重剂，则药到病除，何致有"逆传心包"之危？依佐景临床所得，本汤证以小儿患者居多，且多发在冬春之间，与夫白虎加桂枝汤证之多发于夏日及大人者，悉相反，与叶氏所言颇合，是叶氏乃明知麻杏甘石汤者也。吴氏鞠通亦知之，故虽在《条辨》上焦、中焦二篇隐而不言，及在下焦篇第四十八条，即不复藏匿。曰："喘、咳、息促、吐稀涎，脉洪数，右大于左，喉哑，是为热饮，麻杏甘石汤主之。"然则温热诸家果能识宜施用辛凉甘润法之麻杏甘石汤证，并即以为基础，更从而变化之，扩充之，欲自成为广义之温病学说，实无疑义。惜乎不肯道破根源耳。故余敢作公平之论，曰：温热家立说并非不可，时方轻方并非全不可用，但当明其与伤寒经方间之师承贯通处，然后师经方之法，不妨用时方之药，且用之必更神验，此为亲历之事实，所可忠告于同仁者也。（曹颖甫《经方实验录》）

5.某男，年三十岁，四川会理县人。1928年5月16日出外郊游，值酷暑炎热，畏热贪凉，返家时临风脱衣，当晚觉闷热而思饮，全身倦怠违和，次日则有微寒而发热，头昏痛，肢体酸困疼痛。因平素体质较健，向少生病，对此小病不以为然。不日则热势突增，发为壮热烦渴饮冷之证，小便短赤，食思不进，经西法针药施治未效，延余诊视。斯时病已三日，脉来浮弦而数，面赤唇红而焦，舌红苔燥，肌肤皆热，但不见有汗，气息喘促，呻吟不已。良由暑邪伤阴，邪热内壅，复被风寒闭束，腠理不通而成表寒里热之证。法当表里两解，拟仲景麻黄杏仁甘草石膏汤辛凉解表主之。生麻黄12g，生石膏24g（碎，布包），杏仁10g，甘草10g。服药1剂，即汗出如洗，热势顿除，脉静身凉，头疼体痛已愈。然表邪虽解，里热未清，仍渴喜冷饮，再剂以人参白虎汤合生脉散培养真阴，清解余热。（《吴佩衡医案》）

按语：此为典型表寒里热，邪热壅肺证，故用麻杏甘石汤（石膏：麻黄=2：1）以辛凉宣泄，清肺平喘。继之以人参白虎汤合生脉散清热生津养阴。

【医话】

对于本方证之病因病机、药物配伍的认识，诸家大致相仿，间有偏颇。多数医家从邪热壅肺论治，故以麻黄之宣，杏仁之降，石膏之清，甘草之和，以清泄肺热，宣降肺气。惟方氏、程氏从"寒邪未尽""热壅于肺"论治，故以麻黄"发之"以"散邪"，石膏彻热，杏仁利肺。两种观点看似有异，若结合调整麻黄与石膏的用量比例分析，则并不矛盾，二药之比调为1：3或1：5时，本方以清肺热为主，主治邪热壅肺证；调为3：5时，则本方为"发散除热清肺之剂也"，可治"伤寒之表犹在"而"热壅于肺"者。对本方的应用，王泰林指出："麻黄乃治喘之要药，寒则佐桂枝以温之，热则加石膏以清之，正不必执有汗、无汗也"，诚可谓善于学习《伤寒论》者，师古而不泥古也。吴氏认为本方证之所以不可更行桂枝汤，因"太阳之邪，虽从汗解"，"然肺中热邪未尽"，此时若投辛温之桂枝汤，如抱薪救火，必致肺热蕴而成毒，血肉腐败而吐痈脓。此说对临床审证用药颇有指导意义，学者当识之，临证切不可因"无大热"而妄施辛温之品。张氏据里热之轻重，汗之有无，"因证为之变通"，调整石膏与麻黄的用量比例，乃点睛之笔。至于具体应用中，"或麻黄一钱，石膏一两；或麻黄钱半，石膏两半"，使其"石膏之分量恒为麻黄之十倍"，实属经验之谈。吾辈学人临证应用，当根据病情酌定，切不可不问脉症若何，认定效仿，孟浪投之。（李飞.方剂学.北京：人民卫生出版社，2011.）

宣白承气汤《温病条辨》

【组成】生石膏五钱（15g）　　生大黄三钱（9g）　　杏仁粉二钱（6g）　　瓜蒌皮一钱五分（5g）

【用法】水五杯，煮取二杯，先服一杯。不知再服。（现代用法：水煎服）

【功用】清肺化痰，通腑泄热。

【主治】肺热兼腑气不通证。阳明温病，喘促不宁，痰涎壅滞，舌红，脉右寸实大。

【方解】本方所治之证乃太阳阳明肺气不降所致。其人素有痰火，外感伤寒，一转阳明。邪热侵袭于肺，肺气不降而上逆，则咳嗽、气喘、喘促不宁；痰热郁结于内，肺气不降；脉右寸实大，此肺中痰火之征。治当清肺化痰，通腑泄热。

方中石膏甘、辛，大寒，性寒清热泻火，辛寒解肌透热，甘寒清胃热、除烦渴，尤善清泄肺中郁热，为君药。大黄生用，苦寒之性突出，可泻下攻积，清热泻火，于本方通腑泄热为重，且腑气通降，则肺气下行。杏仁肃降肺气，调理肺气，且肺气降，有助于通大肠，共为臣药。瓜蒌皮清热化痰，为佐药。方药相互为用，以奏清肺化痰，通腑泄热之效。

【配伍特点】清通并用，宣降相宜。

【附方】

1.陷胸承气汤（《重订通俗伤寒论》）

瓜蒌仁（杵）六钱（18g）　　枳实一钱半（5g）　　生川军二钱（6g）　　仙半夏三钱（9g）　　小川连八分（3g）　　风化硝一钱半（5g）

用法：水煎服。

功用：开肺通肠。

主治：痰火结闭，肺气失降，大肠之气痹，胸膈痞满而痛，甚则神昏谵语，腹满便闭。此方君以瓜蒌仁、半夏辛温开降，善能宽胸启膈，臣以枳实、川连苦辛通降，善能消痞泄满；然下既不通，必壅于上，又必佐以硝、黄咸苦达下，使痰火一齐通解。

2.陷胸泻心汤（《重订通俗伤寒论》）

瓜蒌仁四钱（12g）　　仙半夏一钱五分（5g）　　小川连八分（3g）　　小枳实　　青子芩各一钱（3g）　　淡竹茹三钱（9g）

用法：水煎，去滓，入生姜汁二滴，竹沥二瓢，冲服。

功用：豁痰降火。

主治：痰躁，火痰郁遏胸膈，咳嗽不爽，胸中气闷，夜不得眠，烦躁不宁者。

宣白承气汤、陷胸承气汤、陷胸泻心汤三方均有泻肺通腑之作用，宣白承气汤主治太阳阳明证，用药简单；陷胸承气汤偏于化痰散结，主治痰火结闭，肺气失降。陷胸泻心汤偏于豁痰降火，主治痰躁证。

【文献摘要】

1.功用主治

阳明温病，下之不通，其证有五：应下失下，正虚不能运药，不运药者死，新加黄龙汤主之。喘促不宁，痰涎壅滞，右寸实大，肺气不降者，宣白承气汤主之。（《温病条辨》）

2.方论选录

肺伏痰火，则胸膈痞满而痛，甚则神昏谵语。肺气失降，则大肠之气亦痹，肠痹则腹满便闭。故君以瓜蒌仁、半夏，辛滑开降，善能宽胸启膈。臣以枳实、川连，苦辛通降，善能消痞泄满。然下既不通，必壅于上，又必佐以硝、黄，咸苦达下，使痰火一齐通解。此为开肺通肠，痰火结闭之良方。（《重订通俗伤寒论》）

【医案】

1.病患，高热、喘、昏迷，用抗生素输液10多日，高热不退，乃延请中医会诊。诊见腹部硬，问之知数天未大便，苔黄腻，右寸脉实大，诊为肺热腑实，治以宣肺化痰，泄热攻下，方用宣白承气汤。一剂之后，大便通，病患清醒，热逐渐退。再用一剂，体温恢复到正常温度，痊愈出院。后又有另一患者，西医诊断为阻塞性肺炎，同样是用抗生素治疗效果不佳，症状为宣白承气汤证，使用宣白承气汤治疗，热退，临床症状消失。（《刘景源医案》）

按语：高热、喘、昏迷，数日不大便，腹部硬，证属肺热腑实证。宣白承气汤一剂而愈。

2.患儿于1969年3月患麻疹，第五日夜间皮疹突然隐没，伴喘咳，呼吸困难。体温40.5℃，脉搏168次/分。面色苍白，双目紧闭，喘咳，呼吸表浅而急促，鼻翼扇动，口唇舌质呈青紫色。口腔可见麻疹黏膜斑，胸腹、头面四肢均可见紫暗色隐没的小疹点。对光反射，睑反射迟钝。胸腹灼热而胀满，四肢膝肘以下厥冷，并时有抽搐。指纹青紫色，直透三关射甲。听诊：两肺布满中等大小的湿性啰音，诊为"麻疹合并肺炎"。治以宣白承气汤加味：大黄、杏仁、石膏、连翘、金银花各10g，麻黄3g，赤芍、僵蚕、蝉蜕、党参各6g，水煎服一剂。服药后约半小时开始腹泻，至夜半共十余次，四肢发热，腹色转红，紫绀解除，呼吸平稳，心率116次/分，体温37.8℃，转危为安。次日服沙参麦冬汤加连翘、金银花、杏仁，二剂而愈。［樊祖仁.宣白承气汤加味治疗小儿麻疹肺炎经验.陕西中医，1983，4（6）：3.］

按语：根据患儿症状及指纹青紫色，直透三关射甲，考虑邪热入肺，程度较重，病情凶险。宣白承气汤加连翘、金银花、赤芍、僵蚕、蝉蜕等，以增强清肺化痰、解毒祛邪之力。

3.病患，发烧七天，咳嗽喘憋五天，体温波动在38~39.5℃，经西医诊断为肺炎，曾注射庆大霉素，口服四环素，效不见著，遂请中医会诊。患者壮热不退，汗出口干，咳嗽喘息，不得平卧，痰黄黏量多，大便五日未行，小便黄少，腹微满不痛，舌红苔黄腻，脉滑数。此属温热入肺，灼液成痰，痰阻气机，肺失宣降，故咳喘并作。肺与太腑为表里，肺气不降，腑气不通，故大便数日未行。治以宣肺涤痰，通腑泄热。幸喜患者虽年迈而体尚健，正气尚足，可攻之于一时，拟宣白承气汤加味。

按语：秋月息温，感炎罟之余气而发，是名伏暑。邪伏于肺，炼津成痰，肺失宣降，故喘咳不得平卧，痰多色黄，身热不退。主症虽悉在肺，病机却与腑气不通相关。其不大便五日，是治疗之关键。盖肺与大肠相表里，邪壅于肺，当泻大肠也澉选用吴氏宣白承气汤。虽患者年高而经用攻下者，以其体健故也。得下恶臭，热随便泄，即去大黄。终佐和胃之品，故虽年高，不为伤也。（《赵绍琴临证验案精选》）

消金降火汤《疹科类编》

【组成】片黄芩（15g）　　栀子仁（10g）　　赤苓（10g）　　桔梗（10g）　　石膏（10g）　　知母（10g）　　陈皮（去白）（10g）　　地骨皮（12g）　　麦冬（12g）　　玄参（10g）　　牛蒡子（炒）（10g）　　杏仁（9g）　　瓜蒌仁（15g）　　淡竹叶（10g）　　甘草（10g）（原书无用量）

【用法】水煎服。

【功用】清肺降火，化痰止咳。

【主治】痰热咳喘证。咳嗽，痰黄稠黏，咯之不爽，气急呕恶，舌红苔黄，脉数。

【方解】本方所治多由火邪灼津，痰气内结，壅滞于肺所致。痰热壅肺，肺气失于宣降，故咳嗽，痰黄稠黏，咯之不爽；痰阻气机，故胸膈痞满，甚则气逆于上，而见气急呕恶。《医方集解》云："气有余则为火，液有余则为痰。故治痰者必降其火，治火者必顺其气也。"故治宜清肺降火，理气止咳。

方中瓜蒌仁甘寒，清热化痰；黄芩苦寒，清热降火，二者相配，共为君药。石膏、知母清热泻火，除烦生津；栀子、牛蒡子苦寒，清泄三焦，四药共为臣药。桔梗宣肺祛痰，杏仁降利肺气，合之恢复肺之宣降；陈皮理气化痰，茯苓利湿健脾，合之杜绝生痰之源；地骨皮、麦冬、玄参滋阴润肺，以上药共为佐药。淡竹叶清热除烦，甘草调和诸药，共为佐使。诸药相合，共奏清金降火，理气止咳之效。

【配伍特点】清热与化痰并重，且于清化之中佐以理气、滋阴。

【附方】

清肺降火汤（《重订通俗伤寒论》）

石膏　　麦冬　　贝母　　瓜蒌仁　　地骨皮　　生地黄各一钱（3g）　　炒黄芩　　杏仁　　桑白皮　　栀子（炒）各八分（3g）　　葶苈子（炒）　　苏子（炒）各五分

（2g）　　灯心草十根

功用：开肺通肠。

主治：痰火结闭，肺气失降，大肠之气痹，胸膈痞满而痛，甚则神昏谵语，腹满便闭。此方君以瓜蒌仁、半夏辛温开降，善能宽胸启膈；臣以枳实、川连苦辛通降，善能消痞泄满；然下既不通，必壅于上，又必佐以硝、黄咸苦达下，使痰火一齐通解。

消金降火汤与清肺降火汤均治痰热咳喘证。两方组成均有石膏、麦冬、瓜蒌仁、地骨皮、黄芩、杏仁、栀子，消金降火汤还配伍桔梗、陈皮、玄参、牛蒡子、淡竹叶重在理气止咳；清肺降火汤配伍贝母、生地黄、桑白皮、葶苈子、苏子重在宣肺平喘。

【文献摘要】

1.功用主治

疹后咳嗽声促，此火伤肺金也，消金降火汤治之。（《疹科类编》）

2.方论选录

清金降火汤，泻肺胃中之火，火降则痰消嗽止。（《古今医鉴》）

胸高如龟，肩耸而喘，血从口鼻出，摇头摆手，面色时变枯黯者不治。亦有肺气虚，为毒所遏，而发喘不已者，宜清肺饮，倍人参，不可拘肺热一端，纯用清凉。若声哑喘咳，身热不退，肺金受克，宜清金降火汤。又有麻毒内攻，喘促胸突，肚急目闭者，九死。（《麻疹备要方论》）

泻白散《小儿药证直诀》

【组成】地骨皮　　桑白皮（炒）各一两（各30g）　　甘草（炙）一钱（3g）

【用法】上药锉散，入粳米一撮，水二小盏，煎七分，食前服。

【功用】清泄肺热，止咳平喘。

【主治】肺热咳喘证。气喘咳嗽，皮肤蒸热，日晡尤甚，舌红苔黄，脉细数。

【方解】本方所治之证乃热伏于肺，阴津被伤而致。邪热袭肺，气逆于上，则咳嗽，或气喘气急；肺热内扰外蒸，则皮肤蒸热，日晡尤甚；舌红，苔黄，脉数，皆为肺热之征。病机要点为肺中伏火，郁蒸伤阴，肺失清肃。治当清肺止咳，养阴平喘。

方中桑白皮甘寒入肺，质润不燥，清泄肺热，止咳平喘，为君药。热伤肺阴，地骨皮甘淡而寒，直入阴分，清泄肺中伏火，养阴润肺，为臣药。热伤肺气，粳米、甘草，益气和中，培土生金，兼防寒药伤肺，为佐使药。诸药相互为用，以奏清泄肺热，止咳平喘之效。

【配伍特点】本方主以甘寒，清中有润，泻中寓补，培土生金。

【附方】

1.泻白散（《丹台玉案》）

桑白皮（炒黄）　　地骨皮各二钱（6g）　　五味子二十一个（15g）　　甘草　　贝母（去心）　　天冬（去心）　　麦冬（去心）各一钱（3g）

用法：水煎服。

主治：肺经发热。

2. 泻白散（《痈疽神秘验方》）

桑白皮（炒）二钱（6g）　地骨皮　甘草（炙）　贝母（去心）　紫菀　桔梗（炒）　当归（酒拌）各一钱（3g）　瓜蒌仁一钱半（5g）

用法：作一剂。水一盏，生姜三片，煎八分，食远服。

功用：泻肺定喘。

主治：肺痈。

3. 知石泻白散（《症因脉治》）

桑白皮　地骨皮　甘草　知母　石膏各三钱（9g）

主治：外感腋痛，燥火伤肺金之气，口渴面赤，吐痰干涸，小便短赤，脉躁疾。胃火上冲，加葛根；肝火旺，加柴胡、黄芩。

4. 加减泻白散（《麻科活人全书》）

桑白皮（蜜炒）　地骨皮　甘草（炒）　人参　白茯苓　肥知母　枯黄芩各三钱（9g）

用法：粳米一撮为引。

主治：肺炎喘嗽。

以上诸方都能清泄肺热，泻白散（《丹台玉案》）去粳米加二冬、贝母、五味子，养阴润肺力倍增。泻白散（《痈疽神秘验方》）去粳米加贝母、紫菀、桔梗、当归、瓜蒌仁，宣降肺气力甚。知石泻白散是在泻白散的基础上加知母、石膏，以增强清热泻火之力。加减泻白散方是在泻白散的基础上加知母、黄芩以清泄肺热，加人参、白茯苓以扶助正气。

【文献摘要】

1. 功用主治

治小儿肺盛，气急喘嗽。（《小儿药证直诀》）

2. 方论选录

肺火为患，喘满气急者，此方主之。肺苦气上逆，故喘满，上焦有火，故气急，此丹溪所谓"气有余便是火"也。桑白皮味甘而辛，甘能固元气之不足，辛能泻肺气之有余；佐以地骨皮之泻肾者，实则泻其子也；佐以甘草之健脾者，虚则补其母也。此云虚实者，正气虚而邪气实也。又曰：地骨皮之轻，可使入肺，生甘草之平，可使泻气，故名以泻白。白，肺之色也。（《医方考》）

季楚重曰：经云肺苦气上逆。上逆则上焦郁热，气郁生涎，火郁生热，因而治节不行，壅甚为喘满肿嗽。泻白者，正金之令，驱气之逆，非劫金而泻之也，法使金清则气肃。君以桑白皮质液而味辛，液以润燥，辛以泻肺；臣以地骨皮质轻而性寒，轻以去实，寒以胜热；甘草生用泻火，佐桑白皮地骨皮泻诸肺实，使金清气肃而喘嗽可平，较之黄芩知母苦寒伤胃者远矣。夫火热伤气，救肺之治有三，实热伤肺，用白虎汤以治其标；虚火刑金，

用生脉散以治其本；若夫正气不伤，郁火又甚，则泻白散之清肺调中，标本兼治，又补二方之不及也。(《古今名医方论》)

此手太阴药也。桑白皮甘益元气之不足，辛泻肺气之有余，除痰止嗽；地骨皮寒泻肺中之伏火，淡泄肝肾之虚热，凉血退蒸；甘草泻火而益脾；粳米清肺而补胃，并能泻热从小便出。肺主西方，故曰泻白。(《医方集解》)

肺气本辛，以辛泻之，遂其欲也。遂其欲当谓之补，而仍泻者，有平肺之功焉。桑白皮、甘草其气俱薄，不燥不刚，虽泻而无伤于娇脏。《经》言肺苦气上逆，急食苦以泄之。然肺虚气逆，又非大苦大寒如芩、连、栀、柏辈所宜，故复以地骨皮之苦，泄阴火，退虚热，而平肺气。使以甘草、粳米，缓桑、骨二皮于上，以清肺定喘。(《古方选注》)

夫肺为娇脏而属金，主皮毛，其性以下行为顺，上行为逆。一受火逼，则皮肤蒸热，喘嗽气急之证见矣，治此者，皆宜清之降之，使复其清肃之令。桑白皮皮可行皮，白能归肺，其甘寒之性，能入肺而清热，固不待言，而根者入土最深，能清而复降。地骨皮深入黄泉，无所底止，其甘淡而寒之性，能泻肺中之伏火，又能入肝肾，凉血退蒸。可知二皮之用，皆在降肺气，降则火自除也。甘草泻火而益脾，粳米清肺而养胃。泻中兼补，寓补于宣，虽清肺而仍固本耳。(《成方便读》)

【医案】

1.一妇孕五月，偶下血，以人参、阿胶勉固其胎。又一月，身肿气胀，血逆上奔，结聚于会厌胸膈间，食饮才入，触之痛楚，转下艰难，稍急即连粒呕出。皆谓胎气上逼，脾虚作肿成嗝。用人参之补，五味子之收为治。至白露节，孕期已八月，病势急笃，呼吸将绝。嘉言诊视，其尺脉微涩难推，独肺部洪大无伦，喘声如曳锯，手臂青紫肿亮，如殴伤色。谓曰：胃脉洪大，合于会厌之结塞，知其肺当生痈。尺脉微涩，合于肉色之青肿，知其胎已久坏。宜泻白散之善药，加芩、桔之苦，以开其上之壅，通其下之闭，服一大剂，腹即努痛，如欲产状，此肺气开而下行，久闭恶秽得出也。再进一剂，身肿稍退，上气稍平，下白污如脓者数斗，裹朽胎而出。旬余尚去白污，并无点血相杂。可知胎朽腹中，已近百日，阴胎之血，和胎俱化为脓也。

按语：病者当时胸膈即开，连连进粥，神思清爽。然胎朽虽去，而秽气充斥，周身青肿未迟，胸厌虽宽，而肺气壅遏，寒热咳嗽未除。一以清肺为主，旬余乃瘳。(《顾松园医案》)

2.杨协胜之女，寒热咳嗽，腹痛泄泻。医者未知痛一阵泻一阵属火之例，木强反土之理，妄用消耗之剂，渐至面浮气促，食减羸瘦，又误用耆、术之药，潮热愈重，痛泻愈多，延绵两月，众谓童痨难治。乞诊于余，先与戊己丸作汤，二剂痛泻顿止，继以泻白散合生脉汤，二剂潮嗽皆安。(《谢映庐医案》)

按语：本案初为外感，误用消耗、妄用滋补，加重肝木乘土，故先用戊己丸泻肝和胃，再用泻白散和生脉散泻肺热、补肺气、润肺阴而愈。

3.杨某，男，26岁，工人。1979年3月11日就诊。患浸润性肺结核，盗汗长期不愈，虽用抗痨药物，但每夜汗出均浸湿枕褥。由于长期汗出过多，耗伤津液，故口燥咽干，五心烦热，身体消瘦，颧红，舌质红绛，脉细数。即用桑白皮、地骨皮各30g，生甘草10g，浮小麦50g，水煎服。共服八剂，盗汗即止。[吕学泰.泻白散之扩用.安徽中医学院学报，1986，1（33）：35-36.]

按语：此盗汗乃肺阴不足，虚火上浮，迫津外泄所致，用桑白皮、地骨皮泻肺热，润肺阴，增浮小麦固涩止汗，标本兼顾。

4.王某，女，49岁，职工。1977年7月14日就诊。患荨麻疹6年余，时发时止，累经中西药物治疗，其效不佳。患者为病所苦，急躁心烦，夜难入睡。曾于1973年赴省医院诊断为顽固性荨麻疹。经治疗后已愈。半年后因迁居新房，室内尚潮湿，数月后复发。瘙痒难忍，搔之随手增大，尤以四肢为重。遇热加剧，得冷稍减，冬轻夏重，反复两年多，延至1977年夏，皮疹遍及全身，唇厚如肿，触摸疹块处有灼热感，舌质红，苔薄黄，脉浮数。余即以风热挟湿论治，拟用桑白皮、地骨皮各30g，甘草、苦参各10g，蝉衣20g捣碎，水煎服。相继服用十二剂而疹消。为巩固疗效，将前方碾为细末，每次6g，每日两次，连服两月，至今七年未发。[吕学泰.泻白散之扩用.安徽中医学院学报，1986，1（33）:35-36.]

按语：顽固性荨麻疹是皮肤科常见病、多发病之一。中医多以血虚风燥、胃肠湿热等原因所致，本案以风热挟湿论治，在泻白散清泄肺热的基础上配伍苦参、蝉衣以清热祛湿。

【医话】

春温皆冬季伏邪，详于大方诸书，幼科亦有伏邪，治从大方。然暴感为多，如头痛恶寒发热，喘促鼻塞声重，脉浮无汗，原可表散，春令温舒，辛温宜少用，阳经表药，最忌混乱。至若身热咳喘有痰之证，只宜肺药清解，泻白散加前胡、牛蒡、薄荷之属，消食药只宜一二味；若二便俱通者，消食少用，须辨表里上中下何者为急施治。（《三时伏气外感篇》）

春温皆冬季伏邪，详于大方诸书，幼科亦有伏邪，治从大方，然暴感为多，如头痛恶寒发热，喘促鼻塞身重，脉浮无汗，原可表散，春令温舒，辛温宜少用，阳经表药，最忌混乱，至若身热咳喘有痰之症，只宜肺药辛解，泻白散，加前胡、牛蒡、薄荷之属，消食药，只宜一二味，若二便俱通者，消食少用，须辨表里上中下，何者为急施治。（《临证指南医案》）

泻白散，此治肺热咳嗽之剂，虚火加甘寒，实火加苦寒。按《金匮》云：咳而上气，其人喘；目如脱状，此为肺胀。仲淳言肺胀，乃系肺热极所致，当清金降气。本方宜加黄芩、石膏、知母、天花粉之属。（《咳嗽中医治疗古秘方详解》）

泻白散不可妄用论。钱氏制泻白散，方用桑白皮、地骨皮、甘草、粳米，治肺火皮肤蒸热，日晡尤甚，喘咳气急，面肿热郁肺逆等证。历来注此方者，只言其功，不知其弊，如李时珍以为泻肺诸方之准绳，虽明如王晋三、叶天士，犹率意用之。愚按此方治热病后与小儿痘后，外感已尽真气不得归元，咳嗽上气，身虚热者，甚良；若兼一毫外感，即不可用。如风寒、风温正盛之时，而用桑白皮、地骨，或于别方中加桑白皮，或加地骨，如油入面，锢结而不可解矣。考《金匮》金疮门中王不留行散，取用桑东南根白皮以引生气，烧灰存性以止血，仲景方后自注云：小疮即粉之，大疮但服之，产后亦可服，如风寒，桑根勿取之。沈目南注云：风寒表邪在经络，桑根下降，故勿取之。愚按：桑白皮虽色白入肺，然桑得箕星之精，箕好风，风气通于肝，实肝经之本药也。且桑叶横纹最多而主络，故蚕食桑叶而成丝，丝，络象也，桑白皮纯丝结成象筋，亦主络；肝主筋，主血，络亦主血，象筋与络者，必走肝，同类相从也。肝经下络阴器，如树根之蟠结于土中；桑根最为坚结，诗称"彻彼桑土"，《易》言"系于苞桑"是也。再按：肾脉之直者，从肾上贯肝膈，入肺中，循喉咙，挟舌本；其支者，从肺出络心。注胸中。肺与肾为子母，金下生水。桑根之性，下达而坚结，由肺下走肝肾者也。内伤不妨用之，外感则引邪入肝肾之阴，而咳嗽永不愈矣。吾从妹八九岁时，春日患伤风咳嗽，医用杏苏散加桑白皮，至今将五十岁，咳嗽永无愈期，年重一年，试思如不可治之嗽，当早死矣，如可治之嗽，何以至四十年不愈哉？亦可以知其故矣。遇见小儿久嗽不愈者，多因桑白皮、地骨皮，凡服过桑白皮、地骨皮而嗽不愈者，即不可治，伏陷之邪，无法使之上出也，至于地骨皮之不可用者，余因仲景先师风寒禁桑白皮而悟入者也。盖凡树木之根，皆生地中，而独枸杞之根，名地骨者何？盖枸杞之根，深入黄泉，无所终极，古又名之曰仙人杖，盖言凡人莫得而知其所终也。木本之入下最深者，未有如地骨者，故独异众根，而独得地骨之名。凡药有独异之形，独异之性，得独异之名者，必有独异之功能，亦必有独异之偏胜也。地骨入下最深，禀少阴水阴之气，主骨蒸之劳热，力能至骨，有风寒外感者，而可用之哉！或曰：桑白皮，地骨皮，良药也，子何畏之若是？余曰：人参、甘草，非良药耶？实证用人参，中满用甘草，外感用桑白皮、地骨皮，同一弊也。（《温病条辨》）

家君自少时即患肺病，咳嗽咯血，必服泻白散及贝母、山栀、麦冬等药数剂始愈。嗣后遇劳碌及恼怒时，病即复作，然亦有隔数年不发者。丁未夏月，偶因冒暑发热，而旧病亦复发，较前益剧。先是某日夜间，觉喉内有物上溢，以为痰耳，遂咯吐数口。及张灯视之，则皆血也。由是咯血不已，或纯血，或与痰质混合，精神疲惫，不能起于床。服阿胶、地黄、麦冬、贝母、枇杷叶等药小效，饮食亦稍能进，面色如常，身不发热，亦无盗汗口渴等症，脉息亦尚平静，遂仍以前方进。讵意次日晚间，血忽上涌，连吐数口，遂昏晕不能言，奄奄一息，急以潞党参五钱、西洋参五钱，煎汤进。及参汤服下数分钟，始能言语，谓心内慌慌，周身肉颤，语时声音极低，盖元气大虚欲脱也。遂仍以参汤和阿胶、熟地黄、枣仁、枸杞等药煎汤进，并以猪蹄煨汤服，如是调养至十数日，始渐入佳境，而胃纳亦甚佳。每日须六七餐，过时则饥，每餐皆猪蹄、海参、鸡子、粥、饭等物，且唯此等滋补品能受。若菜蔬、莱菔及豆腐浆等类，皆不堪食，偶或食之，则觉嘈烦易饥，盖亡血之后胃液耗竭，非藉动物之脂膏不能填补也。迨一月后，精神渐复，亦能为人诊病，但不能用心思索。每写药方，则手颤眼花，行路只能及半里，再远则不能行矣。此丁未年焯由苏州返里，侍疾笔记之大略也。其后三年病未大发，精力亦较前康健。辛亥七月，天气酷热，偶因诊事劳碌，病又复发，咳嗽咯血，发热口干。服清养药数剂，虽小愈，而精神则殊疲弱。至九月间，武昌革命正在进行之时，吾扬居民，纷纷迁避，几于十室九空。家君日闻此耗，惊忧交并，于是病又大作，接服至十日，血渐少，亦稍稍能睡矣。自是遂以两仪膏集灵膏二方合并，仍制成膏剂，接服月余，咯血全止，精神亦大恢复，但微有咳嗽而已。计前后凡服党参斤许，西洋参数两，枸杞子斤许，熟地黄二斤，干地黄、麦冬、阿胶亦各数两。距今已将三年，病未复发，且精神矍铄，日夕奔走，为人治病。呜呼，药之功顾不大欤。今编此书，特志崖略于此，以俟高明教正焉。(《丛桂草堂医案》)

钱氏制此方"治小儿肺盛，气急喘嗽"，吴昆提出本证乃肺火为患，肺气上逆而喘满，上焦有火而气急，方中桑白皮味甘而辛，甘能固元气之不足，辛能泻肺气之有余，地骨皮泻肾为泻其子；汪昂认为本方乃"手太阴药也"，并以此为中心，分析方剂的配伍意义；季楚重强调火热伤肺的治疗当分清其标本而分别治之，并认为本方为标本兼顾之法；费伯雄针对有人认为本方泻肺应加黄连的看法，认为加苦寒之黄连，"反失立方之旨"；张山雷评价该方为治"肺火郁结，窒塞不降，上气喘急之良方"，并告诫外感寒邪，抑遏肺气，鼻塞流涕，咳嗽不爽者勿用此方。各家所论，均有可取之处，读者当择善而从。(《方剂学》)

杏仁紫菀丸《外台秘要》

【组成】葶苈子(熬)二十分(15g)　　贝母六分(6g)　　杏仁(炮)十二分(10g)　　紫菀六分(6g)　　茯苓　　五味子各六分(6g)　　人参　　桑白皮各八两(24g)

【用法】上药治下筛，炼蜜为丸，如梧桐子大。每服十丸，渐渐加至二三十丸，煮枣汁送下，一日两次，甚者夜一次。

【功用】清肺平喘，利水消肿。

【主治】肺饮身肿证。肺热而咳，上气喘急，不得坐卧，身面肿，不下食，腥气盛。舌淡胖，苔微腻，脉濡缓。

【方解】本方所治之证乃热伏于肺，肺失宣降而致。邪热袭肺，气逆于上，则咳嗽，上气喘急，不得坐卧。肺主通调水道，肺失宣降，通调失职，水津不布，水液代谢异常，故见身面肿。肺失宣降，影响脾胃运化，故见不下食，腥气盛者。舌红，苔黄，脉滑，皆为肺热水停之征。病机要点为肺中伏火，肺失清肃。治当清肺平喘，利水消肿。

方中桑白皮、葶苈子均可泻肺平喘，利水消肿，共为君药。杏仁苦、微温，止咳平喘，紫菀润肺化痰止咳，贝母润肺止咳，三药共为臣药。人参、茯苓健脾益气，以杜绝生痰之源，五味子配合收敛肺气，以防肺气耗散。诸药相合，共奏"清肺平喘，利水消肿"之功。

【配伍特点】本方清利结合，泻中寓补。

【文献摘要】

功用主治：治心下停水。(《鸡峰普济方》)

崔氏疗肺虚而嗽上气喘急不得坐卧，身面肿不下食消肿下气止嗽立验方。(《鸡峰普济方》)

第三节　消痈排脓剂

消痈排脓剂，适用于肺痈证。症见发热，咳嗽，胸痛，咯吐腥臭浊痰，甚则脓血，舌红，苔黄腻，脉滑数。常以清热解毒药及化痰散结排脓药，如桔梗、芦根、薏苡仁、冬瓜仁、贝母、瓜蒌等为主组成方剂。代表方为如金解毒散、清金解毒汤、保肺汤、肺痈神汤、瓜蒌仁汤、桔梗白散、桔梗汤、排脓补肺散、升麻汤、苇茎汤、玄参清肺饮等。

如金解毒散《痈疽神秘验方》

【组成】桔梗一钱（3g）　甘草一钱半（4.5g）　黄连（炒）　黄芩（炒）　黄柏（炒）　山栀（炒）各七分（2.1g）

【用法】水二盅，煎至八分，作十余次呷之，不可急服。

【功用】清肺消痈，降火解毒。

【主治】肺痈。成痈期身热振寒，发热烦渴，胸满烦躁，或下利灼热，口渴，或痈疡疔毒，小便黄赤，舌红，苔黄，脉洪大或滑数。

【方解】本方所治之证乃三焦热盛，毒热充斥上下而致。三焦热盛，肆虐于内，充斥于外，侵扰于心，则大热烦躁，谵语失眠；热毒内盛，黄色外溢，则身目发黄；毒热迫于下，则下利灼热；热迫血动血，则出血、衄血、发斑；毒热灼腐脉络，壅滞气血，则为痈疡疔毒；毒热灼伤阴津，则口渴；阴津不得下行，则小便黄赤；舌红，苔黄，脉滑数，皆为毒热内盛上攻外斥之征。其治清肺消痈，降火解毒。

方中桔梗苦、辛、平，主归肺经，宣肺祛痰，利咽排脓，为君药。热毒扰心，黄连清泄上、中二焦心胃之火热，并解毒消肿；黄芩清泄上、下二焦肺胆之火热；黄柏泻下焦肝肾之火热，栀子清泄上、中、下三焦之火热，并使火热之邪从下而去，共为臣药。甘草清热解毒，调和诸药。全方相互为用，以奏清肺消痈，降火解毒之效。

【配伍特点】纯用苦寒，直达病所，三焦兼顾。

【附方】

肺痈救溃汤（《青囊秘诀》）

玄参一两（30g）　蒲公英一两（30g）　金银花四两（120g）　紫花地丁五钱（15g）　菊花五钱（15g）　甘草五钱（15g）　陈皮五钱（30g）　黄芩三钱（9g）　桔梗三钱（9g）　款冬花三钱（9g）

用法：水煎服。

主治：肺痈。

功用：消痈救溃。

如金解毒散和肺痈救溃汤均治肺痈。如金解毒散为泻火解毒的黄连解毒汤加桔梗、甘草而成。肺痈救溃汤是在如金解毒散的基础上又联合五味消毒饮（金银花、菊花、蒲公英、紫花地丁），加玄参、款冬花、陈皮而成，增强了清热解毒之力，又润肺理气，消痈救溃。

【文献摘要】

1.功用主治

治肺痈。发热烦渴，脉洪大。（《痈疽神秘验方》）

2.方论选录

适用于病变的全过程，可结合各个病期分别配伍解表、化瘀、排脓、补肺等法。且尤宜于成痈期热毒蕴肺，身热，振寒，胸满烦躁，脉滑数者。因初期（表证期）仅见一般风热犯肺的肺卫表证，病的特异症征尚不典型；当进入痈期，症状、体征已经明显，结合有关检查，可为辨病提供依据，应用清肺解毒法具有较强的针对性，每可使痈肿得到不同程度的消散，减轻病情，缩短病程；溃脓期虽以排脓为要着，但因脓毒蕴肺，清肺解毒亦应同时并重；至于恢复期虽属邪去正虚，但往往余毒不净，故在养阴补肺的同时，还当酌情兼清脓毒，如邪恋正虚尤应重视。《景岳-如金解毒散》（与《痈疽神秘验方》组成相同）即属清肺消痈，降火解毒的代表方。他说："此即降火解剂也，凡发热烦渴，脉洪大者用之即效。"［周仲瑛.肺痈证治述要.浙江中医学院学报，1986，10（3）：1-3.］

【医案】

1.男，42岁，主因发热1日，突发意识障碍伴呼吸困难1小时于2005年6月20日收住ICU。紧急行气管插管吸痰，持续氧疗，心电血压监护。体格检查：体温39.6℃，呼吸35次/分，脉搏124次/分，血压60/40mmHg。患者神志不清，双侧瞳孔对光反射存在。面色发白，口唇干燥。双肺叩呈浊音，双肺听诊呼吸音减低，双肺底未闻及水泡音。肺部CT检查：双肺呈云絮状、结节状改变。给予口服如金解毒散，每日一剂，分三次服。对症治疗，住院4周，痊愈出院。

2.男，48岁，油漆工。主诉：因间断胸闷、气喘30年，发作1个月，加重4日，于2006年7月28日入院。体格检查：体温39.4℃，呼吸29次/分，脉搏98次/分，血压90/55mmHg。急性面容，呼吸气急，听诊双肺布满痰鸣音，心律不齐，频发期前收缩。胸片检查：双侧肺野广泛结节状及团片状模糊影。心电图检查：频发室性期前收缩，室性期前收缩三联律。给予头孢呋辛、左氧氟沙星、奈替米星三联抗感染3日，患者发热、气喘、咳脓痰症状无明显缓解，体温37.5~38.5℃。痰培养检查：肺炎克雷伯杆菌生长。给予如金解毒散煎剂，每日2次口服，服药3日，体温恢复正常。血常规检查：白细胞计数 8.6×10^9/L。血气分析：pH 7.36，PCO_2 45mmHg，BE 2.7mmol/L，HCO_3^- 35.4mmol/L，PCO_2 84mmHg。患者食欲改善，食量增加，进一步调理后好转出院。［张健旺，何文杰.如金解毒散联合抗生素治疗重症休克型肺炎2例临床观察.中国煤炭工业医学杂志，2007，10（3）：249.］

按语：医案2属于重症休克型肺炎，都有高热、咳喘、呼吸困难，属于热毒蕴肺，给予清肺消痈、降火解毒的如金解毒散，结合西医治疗而愈。

清金解毒汤《医学衷中参西录》

【组成】生明乳香三钱（9g）　　生明没药三钱（9g）　　粉甘草三钱（9g）　　生黄芪三钱（9g）　　玄参三钱（9g）　　沙参三钱（9g）　　牛蒡子（炒捣）三钱（9g）　　贝母三钱（9g）　　知母三钱（9g）　　三七（捣细，药汁送服）二钱（6g）

【用法】水煎服。

【功用】清肺解毒，化瘀消痈。

【**主治**】肺痈之热毒壅肺证。肺脏烂损，咳嗽吐脓血，痰血相兼，腥臭异常，身热面赤，烦渴喜饮，舌红，苔黄腻，脉滑数或数实。兼治肺结核。

【**方解**】本方所治之证乃热毒壅肺而致。热毒蕴结，壅滞于肺，则咳吐大量脓痰，或如米粥，或痰血相兼，腥臭异常；热毒化火，灼伤肺金，故有时咯血；热毒影响肺之宣降，则胸中烦满而痛，甚则气喘不能卧；热燔营血，故见身热面赤，烦渴喜饮；舌苔黄腻，舌质红，脉滑数或数实均为热毒壅肺，肺痈已成之证。

方中贝母，苦、寒之性，清热化痰，散结消痈；知母清热泻火，滋阴润燥，共为君药。乳香、没药生用，以活血止痛，化瘀消肿；生黄芪甘温，补气生津，一则扶助正气，二则可托里透脓，共为臣药。沙参、玄参滋阴生津，牛蒡子解毒消肿，三七活血止痛，共为佐药。甘草调和诸药，为佐使药。全方配伍，共奏"清肺解毒，化瘀消痈"之效。

【**配伍特点**】主以苦寒辛凉清肺解毒，辅以活血、滋阴之品化瘀消痈。

【**附方**】

神效桔梗汤（《外科启玄》）

桔梗一钱（3g）　贝母　知母　桑白皮　瓜蒌仁　当归　百合　杏仁　地骨皮　薏苡仁　枳壳　玄参　青黛　紫菀　麦冬各七分（3g）　甘草三分（1g）

用法：上㕮咀，作一剂。以水二盅，姜皮五分，煎煮，食后服，不拘时候。

主治：肺痈。咳而胸膈隐痛，两胁肿满，咽干口燥，烦闷多渴，时出浊唾腥臭。

功用：宣肺利咽，解毒排脓。

清金解毒汤和神效桔梗汤都含有贝母、知母、杏仁、玄参，都有清肺解毒之功。清金解毒汤还配伍乳香、没药、三七等，重在化瘀消痈；神效桔梗汤配伍桔梗、桑白皮、杏仁、青黛等，意在排脓利咽。

【**文献摘要**】

功用主治：肺脏烂损，将成肺痈，或咳嗽吐脓血。（《医学衷中参西录》）

【**医案**】

1.一人，年四十八，咳吐痰涎甚腥臭，夜间出汗，日形羸弱。医者言不可治，求愚诊视。脉数至六至，按之无力，投以此汤，加生龙骨六钱，又将方中知母加倍，两剂汗止，又服十剂痊愈。肺结核之治法，曾详载于参麦汤下。然所论者，因肺结核而成劳瘵之治法，此方及下方，乃治肺结核而未成劳瘵者也。（《医学衷中参西录》）

2.奉天赵某，年四十许。心中发热、懒食、咳嗽、吐痰腥臭，羸弱不能起床。询其得病之期，至今已迁延三月矣。其脉一分钟八十五至，左脉近平和，右脉滑而实，舌有黄苔满布，大便四五日一行且甚燥。知其外感，稽留于肺胃，久而不去，以致肺脏生炎，久而欲腐烂也。西人谓肺结核证至此，已不可治。而愚慨然许为治愈，投以清金解毒汤，去黄，加生山药六钱、生石膏一两，三剂后热大清减，食量加增，咳嗽吐痰皆见愈。遂去山药，仍加黄三钱，又去石膏，以天花粉六钱代之，每日兼服阿司匹林四分之一瓦，如此十余日后，病大见愈。身体康健，而间有咳嗽之时，因忙碌遂停药不服。二十日后，咳嗽又剧，仍吐痰有臭，再按原方加减治之，不甚效验。亦俾服犀黄丸病遂愈。（《医学衷中参西录》）

按语：以上两则医案均为张锡纯用清金解毒汤治疗肺病之情况，医案1患者脉浮而有力，右胜于左，属新发；医案2患者左脉近平和，右脉滑而实，属久发，治疗都以本方清肺解毒，化瘀消痈。

保肺汤《医林纂要探源》

【组成】金银花一两（30g）　元参八钱（24g）　人参三钱（9g）　蒲公英一钱（3g）　天花粉一钱（3g）　黄芩五分（1.5g）　麦冬一钱（3g）　生甘草一钱（3g）　桔梗一钱（3g）

【用法】分两次服。

【功用】清热解毒，祛痰排脓。

【主治】肺痈已溃或未溃。咳吐脓痰，腥臭异常，时有咯血，伴胸中烦满而痛，身热面赤，烦渴喜饮，舌红，苔黄腻，脉滑数。

【方解】本方是针对肺痈已溃或未溃而专设。热毒蕴肺，蒸液成痰，热壅血瘀，酝酿成痈。肺痈已溃，多见咳吐大量脓痰，腥臭异常，有时咯血，伴胸中烦满而痛，身热面赤，烦渴喜饮，舌质红，苔黄腻，脉滑数多为肺痈已溃或未溃的舌脉之象。治疗重在清热化痰，散结消痈。

方中金银花，甘寒之性，清热解毒，散痈消肿，为治一切内痈外痈之要药。方中重用以清热解毒，为君药。蒲公英也为清热解毒，消痈散结之佳品，配合苦寒的黄芩清泄肺热，共为臣药。人参补气生津、天花粉清热生津，元参滋阴润燥，麦冬滋阴生津，共为佐药。桔梗主归肺经，可载药上行，宣肺祛痰的同时重在升散以祛痰排脓，甘草调和诸药，为佐使药。全方配伍，共奏"清热解毒，佐以升散"之效。

【配伍特点】主以清热解毒，辅以升散。

【文献摘要】

功用主治：肺痈已溃或未溃。（《医林纂要探源》）

肺痈神汤《医宗必读》

【组成】桔梗二钱（6g）　金银花一钱（3g）　薏苡仁五钱（15g）　甘草节一钱二分（4g）　黄芪（炒）一钱（3g）　贝母一钱六分（5g）　陈皮一钱二分（4g）　白及一钱（3g）　甜葶苈（微炒）八分（2.4g）

【用法】水二盅，姜一片，煎一盅。食后徐徐服。

【功用】清热解毒，散结消痈，化瘀排脓。

【主治】肺痈。咳吐大量脓痰，或痰血相兼，腥臭异常，气喘不能卧，时出浊唾腥臭，脉滑数或实大。

【方解】本方所治之证乃热毒壅肺而致。外受风寒，内有积热，热毒蕴肺，热盛肉腐，肺痈已成，则见咳吐大量脓痰，或如米粥，或痰血相兼，腥臭异常，有时咯血；热毒壅盛，肺气不降，胸中烦满而隐痛，甚则气喘不能卧，咽干口燥，时出浊唾腥臭，吐脓如米粥者死，脉滑数或实大。治疗应清热解毒，消痈排脓为主。

方中桔梗辛开苦泄，主归肺经，宣肺散结，利咽排脓，故为君药。金银花清热解毒，散痈消肿；薏苡仁清热除痹，排脓消痈，共为臣药。黄芪甘温，补气生血，扶助正气，托脓毒外出；贝母润肺止咳，散结消肿；白及消肿生肌；葶苈泻肺平喘，利水消肿，共为佐药。陈皮理气祛痰，甘草取节，调和诸药，共为佐使药。全方配伍，共奏清热解毒，散结消痈、化瘀排脓之效。

【配伍特点】清热解毒与消痈排脓并用，气血兼治，标本兼顾。

【附方】

扶桑清肺丹（《辨证录》）

桑叶五钱（15g）　　紫菀二钱（6g）　　犀角屑五分（1.5g）　　生甘草二钱（6g）　　款冬花一钱（3g）　　百合三钱（9g）　　杏仁七粒（10g）　　阿胶三钱（9g）　　贝母三钱（9g）　　金银花一两（30g）　　熟地黄一两（30g）　　人参三钱（9g）

用法：水煎，将犀角磨末冲服。数剂奏功。

主治：肺痈，咽干舌燥，吐痰唾血，喘急，膈痛不得安卧。

功用：化毒之中益之养肺，降火之内济之补肾。

肺痈神汤和扶桑清肺丹均主治肺痈，两方都含有金银花、贝母、甘草，肺痈神汤还配伍桔梗、薏苡仁、白及、葶苈子等，偏于清热解毒，消痈排脓；扶桑清肺丹还配伍紫菀、款冬花、百合、杏仁、贝母等润肺化痰药，在清热降火的同时偏于养阴润肺。

【文献摘要】

功用主治：肺痈者，痨伤气血，内有积热，外受风寒。胸中满急，隐隐痛，咽干口燥，时出浊唾腥臭，吐脓如米粥者死。脉滑数或实大。凡患者右胁按之必痛，但服此汤，未成即消，已成即溃，已随即愈。此余新定，屡用屡验者也。（《医宗必读》）

瓜蒌仁汤《古今医彻》

【组成】瓜蒌霜　　薏苡仁各二钱（6g）　　川贝母（去心）　　天冬（去心）　　金银花　　麦冬（去心）　　百合各一钱半（5g）　　甘草节三分（1g）　　桑白皮（蜜炙）　　桔梗各一钱（3g）

【用法】水煎服。

【功用】清热润肺，散结消痈。

【主治】肺痈，咳唾稠痰，腥秽如脓，黄赤间杂，甚则咳出白血，手掌干涩，皮肤不泽，脉数而疾。

【方解】本方所治之证乃热毒壅肺，肺阴受损而致。肺痈已成，故见咳唾稠痰，腥秽如脓，黄赤间杂，甚则咳出白血。热毒壅肺，灼伤肺津，肺阴亏耗，故见手掌干涩，皮肤不泽。脉数而疾为热毒壅肺，肺阴受损之典型脉象。治以清热润肺并重。

方中瓜蒌，甘、寒之性，取仁制霜，偏于清热散结消肿，善治肺痈咳吐脓血；薏苡仁甘、凉之性，善清热除痹，排脓消痈，二者针对主症共为君药。川贝母润肺止咳，散结消肿；百合、麦冬、天冬均能养阴润肺，共为臣药。金银花清热解毒，散痈消肿；桑白皮清泄肺热，桔梗载药上行，直达病所，利咽排脓，共为佐药。甘草取节，调和诸药，为使药。全方配伍，共奏清热润肺，散结消痈之效。

【配伍特点】清肺、润肺结合，标本兼治。

【文献摘要】

功用主治：肺痈，咳唾稠痰，腥秽如脓，黄赤间杂，甚则咳出白血，手掌干涩，皮肤不泽，脉数而疾。（《古今医彻》）

桔梗白散 《赤水玄珠》

【组成】桔梗　　贝母各三两（90g）　　巴豆七分（2.1g）

【用法】上三味为散，壮人服五分，弱者减之。病在膈上吐脓血，膈下者泻出。若下多不止者，饮冷水一杯。

【功用】祛痰排脓，清热散结。

【主治】肺痈。咳而胸满振寒，咽干不渴，咳吐浊唾腥臭，久久吐脓如米粥。舌干，苔薄黄，脉数。

【方解】本方证为邪热犯肺，热盛化脓而为肺痈所致。病邪客热犯肺，热盛则肉腐化脓，故见咳而胸满振寒，时出浊唾腥臭，久久吐脓如米粥者。热盛伤津，但病邪初犯，伤津不甚，故咽干不渴。脉数为邪热犯肺，热盛化脓之脉象。治疗应以清热解毒，利咽排脓为法。

方中桔梗辛开苦泄，主归肺经，宣肺祛痰，利咽排脓，为君药。贝母，苦、寒之性，清热化痰，散结消痈，为臣药。巴豆虽辛热有毒，但用量较少，意在逐痰利咽，以利呼吸，为佐药。三药相配，共奏祛痰排脓，清热散结之效。

【配伍特点】辛、苦、热并用，以解毒消肿排脓。

【文献摘要】

功用主治：肺痈。咳而胸满振寒，脉数，咽干不渴，时出浊唾腥臭，久久吐脓如米粥者。（《赤水玄珠》卷七引《外台秘要》）

【医话】

《外台》桔梗白散治咳而胸满振寒脉数，咽干不渴，时出浊唾腥臭，久久吐脓如米粥者，为肺痈。桔梗、贝母（各三分），巴豆（一分去皮熬研如脂），上三味为散，强人饮服半钱比，羸者减之。病在膈上者吐脓血，膈下者泻出，若下多不止，饮冷水一杯则定。按：咳而胸满七证，乃肺痈之明征，用此方深入其阻，开通其壅遏，或上或下，因势利导，诚先着也。虽有葶苈大枣泻肺汤一方，但在气分，不能深入，故用此方。于其将成脓未成脓之时，早为置力，庶不致脓成则死之迟误，岂不超乎！（《医门法律》）

桔梗汤《伤寒论》

【组成】桔梗一两（30g）　甘草二两（60g）

【用法】上二味，以水三升，煮取一升，去滓，温分再服。（现代用法：水煎服）

【功用】宣肺利咽，解毒排脓。

【主治】少阴客热咽痛证，以及肺痈溃脓。咳嗽气喘，咳吐脓血，腥臭胸痛，气喘身热，烦渴喜饮，舌干，舌红苔黄，脉滑数。

【方解】本方为风热客于咽喉及肺痈溃脓而设。少阴客热，其热循经上扰咽喉，因而发生咽痛；客热犯肺，热盛则肉腐化脓，而为肺痈。症见咳吐脓血，腥臭胸痛，气喘身热，烦渴喜饮，舌红苔黄，脉滑数。治当宣肺利咽，解毒排脓。

方中桔梗辛开苦泄，宣肺散结，利咽止痛。甘草生用，凉而泻火，清热解毒，消痈肿而利咽喉。二药相伍，则客热得除，咽痛自止，且排脓去腐，共为治疗实热咽痛之基础方。

【配伍特点】清热、解毒、排脓并重。

【附方】

1.桔梗汤（《外台秘要》）

桔梗三升（90g）　　白术二两（60g）　　当归一两（30g）　　地黄二两（60g）　　甘草（炙）　　败酱　　薏苡仁各二两（60g）　　桑白皮（切）一升（30g）

用法：上切，以水一斗五升，煮大豆四升，取七升汁，去豆，纳清酒二升，合诸药煮之，取三升，去滓，服六合，日三次，夜二次。

功用：肺脾双补，清肃余毒。

主治：肺痈经时不愈（《外台秘要》引《古今录验》）；赤膈伤寒，毒蕴于肺成痈，经治诸证皆安，唯痰中血丝终不能除，胸中尚隐隐痛，大便已转嫩黄，时溏时燥。（《重订通俗伤寒论》）

2.加味桔梗汤（《医学心悟》）

桔梗（去芦）　　白及　　橘红　　甜葶苈（微炒）各八分（2.4g）　　甘草节　　贝母各一钱五分（4.5g）　　薏苡仁　　金银花各五钱（15g）

用法：水煎服。

主治：肺痈。

加减：初起，加荆芥、防风各一钱；溃后，加人参、黄芪各一钱。

3.葶苈苡仁泻肺汤（《医学蒙引》）

桔梗（10g）　　金银花（30g）　　黄芪（15g）　　白及（10g）　　陈皮（6g）　　甘草（6g）　　薏苡仁（15g）　　贝母（10g）　　甜葶苈（10g）（原书无用量）

主治：肺痈，心胸气壅，咳嗽脓血，神烦闷，咽干多渴，两脚肿满，小便赤黄，大便多涩。

功用：解毒排脓，祛湿泻肺。

4.葶苈散（《济生方》）

甜葶苈（炒）　桔梗（去芦）　瓜蒌子　川升麻　薏苡仁　桑白皮　葛根各一两（30g）　甘草（炙）半两（15g）

用法：上为散。每服四钱，水一盏半，加生姜五片，煎至八分，去滓，食后温服。

主治：过食煎煿，或饮酒过度，致肺壅喘不得卧；肺痈，咽燥不渴，浊唾腥臭。

《外台秘要》桔梗汤在桔梗汤的基础上，配伍白术、当归、地黄、败酱草、薏苡仁、桑白皮以肺脾双补，清肃余毒；加味桔梗汤在桔梗汤的基础上，配伍白及、橘红、甜葶苈、贝母、薏苡仁、金银花以清热解毒，消肿排脓；葶苈苡仁泻肺汤在桔梗汤的基础上，配伍黄芪、白及、陈皮、薏苡仁、贝母、甜葶苈、金银花以解毒排脓，祛湿泻肺；葶苈散在桔梗汤的基础上，配伍瓜蒌仁、葛根、升麻、薏苡仁、甜葶苈、桑白皮以清泄肺热，解肌透疹。

【文献摘要】

1.功用主治

少阴病，二三日，咽痛者，可与甘草汤，不瘥，与桔梗汤。（《伤寒论》）

2.方论选录

按甘草泻心火，服之痛不愈，此火邪结住肺中，不得外解，故以桔梗开发肺气，同甘草泻出肺中伏火。因此悟得欲清肺中邪结，必要开肺清肺，二味同用，则肺中之邪始出。余化此方法，加防风于泻白散中，以解肺风；加石膏于泻白散中，以泻肺火。本宗于此。（《伤寒大白》）

肺痈今已溃后，虚邪也，故以桔梗之苦、甘草之甘，解肺毒排痈脓也，此治已成肺痈，轻而不死者之法也。（《医宗金鉴》）

四方皆因少阴咽痛而设也。少阴之脉循喉咙，挟舌本，故有咽痛症。若因于他症而咽痛者，不必治其咽。如脉阴阳俱紧，反汗出而吐利者，此亡阳也。只回其阳，则吐利止而咽痛自除。如下利而胸满心烦者，是下焦虚而上焦热也。升水降火，上下和调而痛自止。若无他症而但咽痛者，又有寒热之别……若其阴症似阳，恶寒而欲吐者，非甘、桔所能疗，当用半夏之辛温，散其上逆之邪，桂枝之甘温，散其阴寒之气，缓以甘草之甘平，和以白饮之谷味，或为散，或为汤，随病之意也。（《伤寒来苏集·伤寒附翼》）

桔梗能升能降，能散能泄，四者兼具。故升不逮升柴，降不逮枳朴，散不逮麻杏，泄不逮硝黄。盖其色白，味辛，气微温，纯乎肺药（肺恶寒恶热）。而中心微黄，味又兼苦，则能由肺以达肠胃。辛升而散，苦降而泄，苦先辛后，降而复升，辗转于咽喉胸腹肠胃之间。本经所言桔梗实不入肾，仲圣桔梗汤治少阴病咽痛，是肾家邪热循经而上，肺为热壅，以桔梗开提肺气，佐甘草以缓之，自然热散痛止，并非治肾，邹氏之论极是。气为血帅，气利则血亦利，故桔梗汤并主血痹。（《本草思辨录》）

桔梗白散证曰：出浊唾腥臭、久久吐脓。桔梗汤证曰：出浊唾腥臭、久久吐脓。排脓散，证阙。以上四方，其用桔梗者，或三两，或一两，或三分，或二分。上四方者，皆仲景之方也，而排脓汤，以桔梗为君药也，不载其证。今乃历观其用桔梗诸方，或肺痈，或浊唾腥臭，或吐脓也。而以桔梗为君药者，名为排脓，则其排脓也明矣。互考排脓汤之证虽阙，而桔梗汤观之，则其主治明矣。桔梗汤证曰：出浊唾腥臭，久久吐脓。仲景曰：咽痛者，可与甘草汤，不差者，与桔梗汤也；是乃甘草者，缓其毒之急迫也。而浊唾吐脓，非甘之所主，故其不差者，乃加桔梗也。由是观之，肿痛急迫，则桔梗汤；浊唾吐脓多，则排脓汤。辨误排脓汤及散，载在《金匮》肠痈部。桔梗汤及白散，亦有肺痈之言。盖肠痈肺痈之论，自古而纷如也。无有明辨，欲极之而不能也。人之体中，不可见也。（《药征》）

【医案】

1. 老年患者，嗜饮热火酒，致热毒熏肺，发疮主痛，咳吐秽脓，胸右痛，不利转侧，脉左大。初用桔梗汤去姜，加连翘、山栀，四服咳稀痛止。仍宜排脓解毒，用桔梗、金银花（各一钱），贝母（钱半），生薏苡仁（五钱），当归、甘草节、广皮（各一钱二分），白及、生芪（各一钱），甜葶苈（炒七分）。数服脓稀疮痛皆平。唯嗽重痰腥，胸背隐痛，脉数有力，已成肺痈。此肺受风寒，蕴邪壅热，宜疏痰导热，则呼吸自利，不至胀痛喘急，而腥痰渐少。桔梗汤三服，兼用陈腌芥卤汁一杯温服，愈。（《类症治裁》）

2. 刘某，女，30岁。患慢性咽喉炎已年余，常反复发作。三日前患外感发热，咳嗽时作，咯吐白痰少许，咽干喜饮，饮之暂可解渴，后再渴，咽痛甚，重则如刺，声音嘶哑，目赤干涩，纳食如常，小便微黄，大便顺调。舌质微红，苔薄黄，脉细。证为外感后引起慢性咽炎急性发作。急投桔梗汤加味：生甘草25g，桔梗10g，蝉衣5g。三剂，每日一剂，水煎服。药后咽已利，急性期已愈，遂投桔梗汤加味。处方：生甘草30g，桔梗15g，诃子肉15g，蝉衣10g，玉蝴蝶10g，牛蒡子10g。六料共研细末，炼蜜为丸，每丸重9g。每次1丸，每日3次。服蜜丸后，慢性咽炎痊愈。[李秋贵，黄飞，王小刚.李文瑞教授论治少阴病热化证.世界中西医结合杂志，2008（1）：8-10.]

按语：本案用桔梗汤加味治疗慢性咽炎急性发作。急性期，又加蝉蜕疏散外邪，利咽开音。急性期已愈，又加诃子肉、蝉衣、玉蝴蝶、牛蒡子，宣敛结合，皆重用生甘草、桔梗。

3. 武选汪用之，饮食起居失宜，咳嗽吐痰，用化痰发散之药。时仲夏，脉洪数而无力，胸满面赤，吐痰腥臭，汗出不止，余曰：水泛为痰之证，而谓前剂，是谓重亡津液，得非肺痈乎？不信，仍服前药。翌日，果吐脓，脉数，左三右寸为甚。始信，用桔梗汤一剂，脓数顿止，再剂全止，面色顿白，仍余忧惶，余曰：此症面白脉涩，不治自愈。又用前药一剂，佐以六味丸，治之而愈。（《内科摘要》）

排脓补肺散 《郑氏家传女科万金方》

【组成】黄芪二两（60g）　　生地黄一两（30g）　　人参五钱（15g）　　白芷一两

（30g） 甘草三钱（9g） （一方有五味）

【用法】水煎服。先服牡丹皮、赤芍、黄芩、紫菀、桔梗、升麻、薏苡仁、地榆、甘草节。吐脓之后，接服本方。

【功用】补益肺气，祛痰排脓。

【主治】肺痈。胸痛，咳吐脓血，气腥，身倦乏力，咳声低弱，舌淡，苔白，脉弱。

【方解】本方所治之证为肺痈后期，肺气虚弱而致。肺痈后期，脓溃之后，邪毒虽去，但肺损络伤，溃处未敛，故见胸痛，口吐脓血。肺气亏虚则气短，自汗，气腥，咳声低弱，倦怠乏力，邪恋正虚，脓毒不尽，则转为慢性病变。治疗应以排脓补肺为法。

方中黄芪甘温，主归肺经，既善补肺气，又托毒生肌，为君药。人参，为补肺要药，可改善短气喘促肺气虚衰症状；白芷辛散温通，协同人参祛风解表散寒，又助消肿排脓，共为臣药。针对肺络损伤，生地黄清热凉血，养阴生津，配合五味子收敛肺气，为佐药。甘草调和诸药，为使药。诸药相配，共奏“排脓补肺”之效。

【配伍特点】补肺为主，辅以排脓，扶正祛邪兼顾。

【附方】

1.排脓散（《世医得效方》）

嫩黄芪二两（60g） 川白芷 北五味子（炒） 人参各一两（30g）

用法：上为末。炼蜜为丸，如小指头大。食后、临卧偃仰入口嚼化，旋旋咽下。

主治：肺痈，吐脓后。

功用：补肺排脓。

2.完肺饮（《辨证录》）

人参一两（30g） 玄参二两（60g） 蒲公英五钱（15g） 金银花二两（60g） 天花粉三钱（9g） 生甘草三钱（9g） 桔梗三钱（9g） 黄芩一钱（3g）

用法：水煎服。

主治：肺痈已成已破，胸膈作痛，咳嗽不止，吐痰更觉疼甚，手按痛处不可忍，咽喉之间，先闻腥臭之气，随吐脓血。

功用：补胃益肺。

排脓补肺散、排脓散和完肺饮均治疗肺痈后期，肺气虚弱证。排脓补肺散即排脓散加生地黄而成。完肺饮在排脓补肺的同时，配伍有金银花、玄参、蒲公英、黄芩、天花粉、桔梗，主治肺痈兼随吐脓血，具补胃益肺之功。

【文献摘要】

功用主治：肺痈。在上乳间痛，口吐脓血，气腥。（《郑氏家传女科万金方》）

升麻汤《普济本事方》

【组成】川升麻 桔梗（炒） 薏苡仁 地榆 牡丹皮 芍药 子芩（刮去皮）各半两（15g） 甘草（炙）三分（9g）

【用法】上锉为粗末。每服一两，水一升半，煎至五合，去滓，日二三服。

【功用】托毒祛湿，利咽排脓。

【主治】肺痈。咳吐脓血兼作臭气，胸胁作痛，口干，咽痛，舌干，苔腻，脉濡缓。

【方解】本方所治之证为肺痈后期，湿毒留恋而致。肺痈后期，脓邪虽溃，但湿毒留恋，溃处未敛，肺络损伤，故见胸乳间皆痛，吐脓血作臭气。肺阴耗伤，虚热内灼则口干、咽痛。治疗应以托毒祛湿，利咽排脓为法。

方中川升麻性辛、微甘寒，善清热解毒，升举阳气，故为君药。桔梗宣肺祛痰，利咽排脓；薏苡仁祛湿；配升麻托毒祛湿，共为臣药。地榆解毒敛疮；黄芩、牡丹皮清热凉血；芍药养血敛阴，可利咽止痛，共为佐药。炙甘草调和诸药，全方共奏"托毒祛湿，利咽排脓"之效。

【配伍特点】托毒、祛湿兼顾，标本兼治。

【附方】

1.升麻汤（《女科万金方》）

升麻　桔梗　地榆　黄芩　薏苡仁　牡丹皮　白芍各半两（15g）　甘草三分（9g）　金银花一两（30g）

主治：肺痈吐脓血。

2.升麻汤（《疮疡经验全书》）

升麻　桔梗　薏苡仁　地榆　黄芩　赤芍　牡丹皮　生草　黄芪　贝母（原书无用量）

用法：水煎服。

主治：肺痈，肺疽，胸乳间皆痛，口吐脓血作臭。

《女科万金方》升麻汤在升麻汤的基础上加金银花以增强清热解毒之力，适用于肺痈吐脓血证。《疮疡经验全书》升麻汤在升麻汤的基础上将白芍换为赤芍，并加黄芪、贝母以增强益气、祛痰之力，适用于肺痈兼肺疽证，症见胸乳间皆痛。

【文献摘要】

1.功用主治

肺痈，吐脓血作臭气，胸乳间皆痛。（《普济本事方》）

2.方论选录

升麻气味苦辛微温，入足太阴、阳明之表药。桔梗气味苦辛平，入手太阴；薏苡仁气味甘微寒，入手足太阴、手少阴，地榆气味苦咸微寒，入手足阳明；子芩气味苦平，入手足少阳、阳明。此肺痈已成脓血，臭气上升，胸乳作痛，以表药提其清阳，以泄肺清热之药泻其浊阴，戊己二味和中，清既得升，浊亦得降，焉不奏功耶？（《本事方释义》）

苇茎汤《备急千金要方》

【组成】锉苇一升（60g）　薏苡仁半升（30g）　桃仁（去皮尖两仁者）五十个

（15g）　　瓜瓣半升（24g）

【用法】上㕮咀，以水一斗，先煮苇令得五升，去滓，悉纳诸药，煮取二升，分两次服。（现代用法：水煎服）

【功用】清肺化痰，逐瘀排脓。

【主治】肺痈，咳吐腥臭黄痰脓血，胸中隐隐作痛，皮肤甲错，舌红，苔黄腻，脉数实。

【方解】肺痈多由感受外邪，内犯于肺，或痰热素盛，热蒸于肺，伤及血脉，热壅血瘀，血败肉腐，成痈化脓而成。痰热壅肺，肺失清肃，则咳嗽痰多；痈脓溃破，肺络损伤，故咳吐腥臭黄痰脓血；痰热瘀血，互结胸中，故胸中隐痛；舌红苔黄腻，脉滑数，皆为痰热内蕴之象。本证病机为热邪壅肺，痰瘀互结，治当清热化痰，逐瘀排脓。

方中苇茎甘寒质轻而浮，有宣透之性，主入肺经，既善清泄肺热而疗痈，又能宣肺利窍而化痰排脓，《本经逢原》谓之"中空，专于和窍，善治肺痈，吐脓血臭痰"，故重用为君药。冬瓜仁长于涤痰排脓，清热利湿，为治内痈之要药，与君药相伍，则清肺涤痰排脓之力更著，为臣药。桃仁活血行滞，散瘀消痈；薏苡仁清肺排脓，利水渗湿，同为佐药。四药配伍，共奏清热化痰，逐瘀排脓之效。

【配伍特点】集清热、化痰、逐瘀、排脓于一方，为肺痈内消配伍的基本药法。

【附方】

千金苇茎汤加滑石杏仁汤（《温病条辨》）

苇茎五钱（15g）　　薏苡仁五钱（15g）　　桃仁二钱（6g）　　冬瓜仁二钱（6g）　　滑石三钱（9g）　　杏仁三钱（9g）

用法：水八杯，煮取三杯，分三次服。

主治：太阴湿温喘促者。

千金苇茎汤加滑石杏仁汤即苇茎汤加滑石、杏仁而成，滑石清利湿热，杏仁止咳平喘，适合于肺痈兼湿温喘促明显者。

【文献摘要】

1.功用主治

当有所见吐脓血。（《备急千金要方》）

2.方论选录

苇，芦之大者；茎，干也。是方也，推作者之意，病在膈上，越之使吐也。盖肺痈由于气血混一，营卫不分，以二味凉其气，二味行其血，厘清营卫之气，因势涌越，诚为先着。其瓜瓣当用丝瓜者良。时珍曰：丝瓜经络贯串，房隔联属，能通人脉络脏腑，消肿化痰，治诸血病，与桃仁有相须之理。薏苡仁下气，苇茎上升，一升一降，激而行其气血，则肉之未败者，不致成脓，痈之已溃者，能令吐出矣。今时用嫩苇根，性寒涤热，冬瓜瓣性急趋下，合之二仁，变成润下之方，借以治肺痈，其义颇善。（《绛雪园古方选注》）

薏苡仁下气利水，《本经》治筋急拘挛，不可屈伸，能清脾湿，祛肺热。所以虚劳咳嗽、肺痿、肺痈虚火上乘者，皆取以为下引之味。但性专利水，津气受伤者服之，每致燥渴，不若取其根一味捣汁，热饮三合，连饮三五次，不拘痈之已溃未溃，服之最捷。甜瓜瓣专于开痰，《别录》治腹内结聚，破溃脓血，善逐垢腻，而不伤伐正气，为肠胃内痈要药。桃仁治瘀血内闭，性专下走而无上逆之虞。苇茎专通肺胃结气，能使热毒从小便泄去，以其中空善达诸窍。用茎而不用根，本乎天者亲上也。（《千金方衍义》）

若温毒时，则较风热为尤重。其有二三日而方透者，有四五日而终未透者；或身肢虽达而头面不透，咳声不扬，喘逆气粗，闷伏危殆者。又有一现即回，旋增喘促，狂躁闷乱，谓之隐早者。更有痧虽外达，而红紫滞，或目封，或赤，谵语神昏，便闭腹痛，或便泄无度，种种热盛毒深之象，多由近来种牛痘盛行，胎毒未得尽泄，借此温毒以泄其蕴毒。故以寻常门旧法治之，必无济。宜先以瓜霜紫雪丹芳透于前，继以犀羚、芩连、牡丹皮、鲜地黄、石膏、人中黄，大剂清凉解毒，始得转重为轻，易危为安。透后，痰多、气急、咳嗽，甚则声哑、喉痛者，此毒不能尽发，郁于气分也。宜千金苇茎汤合陈氏清肺汤，宣通肺气。（《重订广温热论》）

痈者壅也，犹土地之壅而不通也。是以肺痈之证，皆由痰血火邪互结肺中，久而成脓所致。桃仁、甜瓜子，皆润降之品，一则行其瘀，一则化其浊。苇茎退热而清上，薏苡仁除湿而下行。方虽平淡，其散结通瘀、化痰除热之力，实无所遗。以病在上焦，不欲以重浊之药伤其下也。（《成方便读》）

查此方排脓消肿，活血解毒，和气和血，半清半调，故前贤称为急不伤峻，缓不伤怠。善治肺痈已成，正血平妥之要方也。苇茎凉而不滞，清而能透，稀释酷厉，缓和毒素；佐薏苡仁，则清而兼调，佐瓜瓣，则清而兼泄，而薏苡仁、瓜瓣，又均具除湿消肿作用，相得益彰；加桃仁，则由血已化之脓，或脓中已败之血，均可一扫而清。未溃者痈头已溃，已溃者痈脓易出，此为肺痈已成已化脓治法。增附颇有价值。方中无解毒药，而可解毒，方中无化气药，而可通气。上葶苈大枣泻肺汤，系用于将化脓之际。本方系用于已化脓之时，而将化未化，二方可分用，亦可合用。（《历代名医良方注释》）

【医案】

1.杨某年近三旬，素有吐血病，遇劳则发。今年五月，因劳役愤怒，血症又作，吐血成碗，发热咳嗽，延医服药，始尚小效，继则大吐不止，服药不效。其戚王姓延予治，问其情形，每日上午四句钟时，即大吐血，咳嗽有痰，心烦口渴，欲饮冷水，自觉胸博烧热，心胸间喜以冷水浸手巾覆之，知饥能食，舌苔薄腻微黄，两手脉数不大，形容消瘦。予谓此暑热伏于肺胃，热迫血而妄行，欲止其血，当先降其热，热降则血安于其位，不治而自止矣。以玉女煎合清燥救肺汤为剂，生石膏四钱，桑叶一钱，干地黄四钱，阿胶三钱，贝母、麦冬、沙参各二钱，杏仁一钱，枇杷叶一片。服后觉凉爽异常，腹中雷鸣，心内空虚，身热亦稍平，上午四时未吐，至午后始吐，咳嗽痰多。仍以原方加竹叶三钱，瓜蒌根二钱，枣仁、柏子仁各四钱，接服两剂，血几全止矣，唯精神疲惫，时出冷汗，脉息大无力，舌上无苔，乃热退而元气虚也，况吐血多日，亡血已多，安有不虚之理。易方用生脉散加黄、熟地、枸杞、枣仁、阿胶，接服两剂，汗渐少，能进粥两大碗，唯咳嗽痰中带血，嗽甚则抑或吐一二口，但迥非从前之汹涌耳。乃以百合固金汤合千金苇茎汤，出入调治。数日后能起床行走，饮食亦大进矣，遂以饮食滋补，兼服琼玉膏而瘳。(《丛桂草堂医案》)

按语：此案为吐血后肺络损伤，以苇茎汤合百合固金汤清肺化痰，滋养肺阴。

2.郑妪，患咳嗽，自觉痰从腰下而起，吐出甚冷。医作肾虚水泛治。渐至咽喉阻塞，饮食碍进，即勉强咽之，而胸次梗不能下，便溏溲频，无一人不从虚论。孟英诊曰：脉虽不甚有力，右部微有弦滑，苔色黄腻，岂属虚证？以苇茎汤合雪羹加贝母、知母、天花粉、竹茹、麦冬、枇杷叶、柿蒂等药，进十余剂而痊。(《回春录》)

按语：前医以温阳法治疗，病情逐渐加重，孟英从右脉弦滑，苔色黄腻，断为实证，以苇茎汤加清肺化痰类药治愈。

3.某男，45岁，教师。患者恶寒发热，头痛身倦，喉痒咳嗽10余日，舌质红，苔薄白，脉浮数，按风热犯肺施治而投清热祛风，宣肺解表之剂。服药三剂，恶寒虽止，余症有增无减。胸部疼痛，咳吐腥臭脓痰，舌苔黄，脉滑数。X线检查：肺脓疡。证属中医肺痈范畴，为热毒犯肺，瘀结而成，以《千金》苇茎汤加味：苇茎20g，冬瓜仁20g，桃仁9g，贝母15g，黄芩10g，薏苡仁20g，鱼腥草15g，水煎服，每日2次。服药3剂，发热、胸痛明显减轻，仍咳痰不爽，守上方加桔梗10g。前后进药20剂，诸症悉除。[李鸣皋，付丽丽.苇茎汤临证治验，黑龙江中医药，1985（6）：6]

按语：本案病情发展缓慢，初投清热祛风、宣肺解表之剂，未愈，疑病重药轻。及至热毒蕴肺，瘀结成痈，用苇茎汤加味而愈。

4.某女，30岁。鼻塞不通10余日，流黄脓涕，嗅觉减退，头沉头痛。西医认为上颌窦炎，但抗生素治疗无效。察其双上颌窦区有压痛，鼻黏膜充血，双下鼻甲肿大，双中鼻道有脓涕，舌红，苔黄。证为风热邪毒，袭表犯肺，治拟清热解毒，逐痰排脓。处方：苇茎15g，桃仁、薏苡仁、冬瓜子、苍耳子、辛夷花(包煎)、路路通、忍冬藤各10g，连翘、蒲公英各15g，白芷3g，每日一剂，水煎服，连服十二剂而愈。[普天惠.《千金》苇茎汤治疗鼻病，四川中医，1995，9（6）：49.]

按语：肺开窍于鼻，病邪循经上蒸，犯及鼻窍，遂成鼻渊，为肺系病证。苇茎汤清肺化痰，逐瘀排脓，可为治鼻渊的基础方。

【医话】

喘出于肾，关于肺。标本同源，病始而邪甚，继以正衰，大非久病所宜。热在上焦者，因咳为肺痿，仲圣早已言之。非无意肺之一脏，外为热火所烁，内被肝火所逆，金不生水，水不涵木，木反侮金，其畏如虎。转与复脉汤治其下，苇茎汤治其上，以冀弋获。(《曹仁伯医案论》)

痈者，壅也，犹土地之壅而不通也。是以肺痈之证，皆由痰血火邪，互结肺中，久而成脓所致。桃仁、甜瓜子皆润燥之品，一则行其瘀，一则化其浊；苇茎退热而清上，薏苡仁除湿而下行。方虽平淡，其散结通瘀、化痰除热之力实无所遗。以病在上焦，不欲以重

浊之药重伤其下也。(《成方便读》)

瓯镇孙总戎令郎孙楚楼，自镇江来浙，主于石北涯家，途次患寒热如疟，胁痛痰嗽，北涯见其面鳖形瘦，颇以为忧。即延医与诊。医谓"秋疟"，予疏散方。北涯犹疑其药不胜病，复邀孟英视之。曰：阴亏也，勿从虐治。以苇茎汤加北沙参、熟地黄、桑叶、牡丹皮、海石、旋覆花、贝母、枇杷叶为剂。北涯见用熟地黄，大为骇然。孟英曰：君虑彼药之不胜病，吾恐此病之不胜药，赠此肃肺润燥，滋肾清肝之法，病必自安。(《回春录》)

徐彬谓本方是"治肺痈之阳剂也"，因为"咳而有微热，是邪在阳分也……苇茎之轻浮而甘寒者，解阳分之气热"，故称"阳剂"。张璐认为方中"薏苡仁性专利水，津气受伤者服之，每致燥渴，不若取其根一味捣汁……不拘痈之已溃未溃，服之最捷"，言之有理，可资临床借鉴。王子接介绍清代"用嫩苇根，性寒涤热，冬瓜瓣性急趋下，合之二仁，变成润下之方，借以治肺痈，其义颇善"。张秉成指出本方"方虽平淡，其散结通瘀，化痰除热之力，实无所遗。以病在上焦，不欲以重浊之药伤其下也"，颇有见地。冉雪峰关于本方与葶苈大枣泻肺汤的鉴别比较，亦颇有参考价值。(《方剂学》)

玄参清肺饮《外科正宗》

【组成】玄参八分（2.4g）　银柴胡　陈皮　桔梗　茯苓　地骨皮　麦冬各一钱（3g）　薏苡仁二钱（6g）　人参　甘草各五分（2g）　槟榔三分（1g）

【用法】水二盅，加生姜二片，煎八分，临入童便一杯，食后服。

【功用】清热解毒，滋阴润肺。

【主治】肺痈之气阴两虚证。咳吐脓痰，胸膈胀满，上气喘急，发热，舌红，少苔，脉细数。

【方解】本方所治之证为肺痈后期，热伤气阴，肺气上逆所致。肺痈后期，邪毒已减，气阴两虚，肺络损伤，肺气不利，故仍见咳吐脓痰，胸膈胀满。肺失宣降，肺气上逆，故见上气喘急，兼有咳喘，伴发热为热毒蓄留，肺阴不足之象。治以清热解毒，滋阴润肺为法。

方中玄参性味苦咸寒，既能清热，又能泻火解毒，滋阴，故为君药。银柴胡、地骨皮善清泄肺热，除肺中伏火，配合麦冬滋阴润肺，共为臣药。桔梗宣肺祛痰，利咽排脓；陈皮、茯苓燥湿健脾；薏苡仁祛湿；人参、甘草补气；槟榔行气降气，共为佐药。生姜、甘草同入中焦脾胃，并调和诸药为使药。全方配伍，共奏清热解毒，滋阴润肺之功。

【配伍特点】主以清热解毒，配以滋阴润肺、化痰利气。

【附方】

八宝饮（《丹台玉案》）

白茯苓　桔梗　贝母　人参　北五味子　天冬　胡黄连　熟地黄各等分（12g）

用法：水煎，食后服。

主治：肺痈，咳嗽日久，痰腥臭，身热虚羸。

玄参清肺饮和八宝饮都主治肺痈后期肺阴耗伤之证，但玄参清肺饮偏于兼见肺气上逆，八宝饮偏于兼见肺气虚弱。

【文献摘要】

功用主治：治肺痈咳吐脓痰，胸膈胀满，上气喘急发热者。元参八分，银柴胡、陈皮、桔梗、茯苓、地骨皮、麦冬各一钱，薏苡仁二钱，人参、甘草各五分，槟榔三分。水二盅，姜一片，煎八分，临入童便一杯，食后服。(《外科正宗》)

【医话】

喻嘉言曰：才见久咳，先须防此两证。肺痈由五脏蕴崇之火，与胃中停蓄之热上乘乎肺，肺受熏灼，血为之凝，痰为之裹，遂成小痈，日渐长大，则肺日胀而胁骨日昂，乃至咳声频并，痰浊如胶，憎寒发热，日晡尤甚，面红鼻燥，胸生甲错。(甲错谓枯索粗糙，如鳞甲相错也。)始先苟能辨其脉证，属表属里，极力开提攻下，无不愈者。迨至血化为脓，肺叶朽烂，倾囊吐出，十死不救，嗟无及矣。又云《金匮》治法，贵得其大要，多方图之，生胃津，润肺燥，下逆气，开积痰，止浊唾，补真气以通肺之小管，散火热以复肺之清肃，亦能复起，可不致力乎?《尊生》肺痿，举肺汤：桔梗、甘草、竹茹、二冬、阿胶、沙参、百合、贝母。肺痈，手掌皮粗，气急颧红，脉数鼻扇，不能饮食，不治。肺痈，清金饮：刺蒺藜、薏苡仁、橘叶、黄芩、天花粉、牛蒡、贝母、桑白皮、桔梗。咳吐稠痰，胸胀喘急，发热，玄参清肺饮：玄参、柴胡、陈皮、桔梗、茯苓、地骨皮、麦冬、薏苡仁、甘草、槟榔，煎成入童便一盏服。(《医碥》)

第七章　祛痰饮剂

以祛痰药为主组成，具有消除痰涎作用，治疗各种痰病的方剂，统称祛痰剂。属"八法"中的"消法"。

痰病的范围很广，临床表现多样。《医方集解》云："在肺则咳，在胃则呕，在头则眩，在心则悸，在背则冷，在胁则胀，其变不可胜穷也。"常见的病症有咳嗽、喘促、头痛、眩晕、胸痹、呕吐、中风、痰厥、癫狂、惊痫，以及痰核、瘰疬等。

痰病的种类较多，就其性质而言，可分湿痰、热痰、燥痰、寒痰、风痰等，因此，本章方剂相应分为燥湿化痰、清热化痰、润燥化痰、温化寒痰、祛风化痰、泻肺逐饮六类。

治疗痰病，不仅要消除已生之痰，而且要着眼于杜绝生痰之本。《景岳全书》云："五脏之病，虽俱能生痰，然无不由乎脾肾。盖脾主湿，湿动则为痰，肾主水，水泛亦为痰，故痰之化，无不在脾，而痰之本，无不在肾。"因此，治痰剂中每多配伍健脾祛湿药，有时酌配益肾之品，以图标本同治，张介宾曾说："善治痰者，惟能使之不生，方是补天之手。"祛痰剂中又常配伍理气药，因痰随气而升降，气滞则痰聚，气顺则痰消，诚如庞安常所说："善治痰者，不治痰而治气，气顺则一身之津液亦随气而顺矣。"至于痰流经络、肌腠而为瘰疬、痰核者，又常结合软坚散结之法，随其虚实寒热而调之。

应用本类方剂注意以下事项：

1.首先应辨别痰病的性质，分清寒热燥湿的不同。

2.应注意病情，辨清标本缓急。

3.有咳血倾向者，不宜使用燥烈之剂，以免引起大量出血。

4.表邪未解或痰多者，慎用滋润之品，以防壅滞留邪，病久不愈。

第一节　燥湿化痰剂

燥湿化痰剂，适用于痰湿证。痰湿多由脾失健运，湿郁气滞所致。症见咳吐多量稠痰，痰滑易咳，胸脘痞闷，恶心呕吐，眩晕，肢体困重，食少口腻，舌苔白腻或白滑，脉缓或滑等。常用燥湿化痰药如半夏、南星等为主，配伍白术、茯苓等健脾祛湿及陈皮、枳实等理气之品组成方剂。代表方如二陈汤、导痰汤、金水六君煎。

二陈汤《太平惠民和剂局方》

【组成】半夏（汤洗七次）　　橘红各五两（150g）　　白茯苓三两（90g）　　甘草（炙）一两半（45g）

【用法】上㕮咀。每服四钱，用水一盏，生姜七片，乌梅一个，同煎六分，去滓热服，不拘时候。

【功用】燥湿化痰，理气和中。

【主治】湿痰证。咳嗽痰多，色白易咯，胸膈痞闷，恶心呕吐，肢体困倦，或头眩心悸，舌苔白腻，脉滑。

【方解】本方证多由脾失健运，湿无以化，湿聚成痰，郁积而成。湿痰为病，犯肺致肺失宣降，则咳嗽痰多；停胃令胃失和降，则恶心呕吐；阻于胸膈，气机不畅，则感痞闷不舒；流注肌肉，则肢体困重；阻遏清阳，则头目眩晕；痰浊凌心，则为心悸。治宜燥湿化痰，理气和中。方中半夏辛温性燥，善能燥湿化痰，且又和胃降逆，为君药。橘红为臣，既可理气行滞，又能燥湿化痰。君臣相配，寓意有二：一为等量合用，不仅相辅相成，增强燥湿化痰之力，而且体现治痰先理气，气顺则痰消之意；二为半夏、橘红皆以陈久者良，而无过燥之弊，故方名"二陈"。此为本方燥湿化痰的基本结构。佐以茯苓健脾渗湿，渗湿以助化痰之力，健脾以杜生痰之源。鉴于橘红、茯苓是针对痰因气滞和生痰之源而设，故二药为祛痰剂中理气化痰、健脾渗湿的常用组合。煎加生姜，既能制半夏之毒，又能协助半夏化痰降逆、和胃止呕；复用少许乌梅，收敛肺气，与半夏、橘红相伍，散中兼收，防其燥散伤正之虞，均为佐药。以甘草为佐使，健脾和中，调和诸药。

【配伍特点】综合本方，结构严谨，散收相合，标本兼顾，燥湿理气祛已生之痰，健脾渗湿杜生痰之源，共奏燥湿化痰、理气和中之功。

【附方】

1.二陈平胃散（《症因脉治》）

熟半夏　　白茯苓　　广皮　　甘草　　熟苍术　　厚朴

用法：上㕮咀等量（10g）。每服三钱（9g），用水一盏，去滓热服，不拘时候。

功用：消积宽中，化痰止咳。

原著主治："食积咳嗽，每至五更嗽发，嗽至清晨，吐痰味甜，胸满闷，脉沉滑。痰积泄泻，或泻或止，或多或少，或下白胶如蛋白，腹中辘辘有声，或如雷鸣，或两胁攻刺作痛，或因泄泻，水液偏渗大肠，小便不利，胃有痰饮者，及食滞中宫，内伤呃逆；湿热呕吐，满闷恶心者。"

2.麻黄二陈汤（《重订通俗伤寒论》）

麻黄五分（1.5g）　　光杏仁三钱（9g）　　姜半夏二钱（6g）　　广橘红一钱（3g）　　前胡　　白前各一钱半（4.5g）　　茯苓三钱（9g）　　炙甘草五分（1.5g）

功用：止咳平喘，燥湿化痰。

原著主治："夹痰伤寒。感寒邪而生痰，毛窍外闭，肺气逆满，邪气无从发泄，咳喘痰多，证情较重者。"

3.半夏丸（《圣济总录》）

半夏（汤浸去滑，生姜汁制，切，焙）　　紫菀（去苗土）　　桑根白皮（锉）各一两（30g）　　款冬花　　射干　　陈橘皮（汤浸去白，焙）　　百部　　五味子各三分（0.9g）　　细辛（去苗叶）半两（15g）　　赤茯苓（去黑皮）　　贝母（炒，去心）各三分（0.9g）　　皂荚酥（炙黄，去皮子）三分（0.9g）　　杏仁（汤浸，去皮尖双仁）一两半（45g）

用法：上为末，炼蜜为丸，如梧桐子大。每服三十丸，食后煎灯心、生姜、枣汤送下，每日二次。

原著主治："上气咳嗽，喉中作声，坐卧不得。"

二陈平胃散即二陈汤联合燥湿和胃的平胃散，以增强行气和胃之力；麻黄二陈汤是在二陈汤的基础上配伍麻黄、杏仁、前胡、白前以增强止咳化痰之力；半夏丸是在二陈汤的基础上配伍紫菀、桑白皮、款冬花、射干、百部、五味子等以增强降气祛痰之力，恢复肺之宣降。

【文献摘要】

1. 功用主治

痰饮为患，或呕吐恶心，或头眩心悸，或中脘不快，或发为寒热，或因食生冷，脾胃不和。（《太平惠民和剂局方》）

2. 方论选录

此方半夏豁痰燥湿，橘红消痰利气，茯苓降气渗湿，甘草补脾和中。盖补脾则不生湿，燥湿渗湿则不生痰，利气降气则痰消解，可谓体用兼赅，标本两尽之药也。今人但见半夏性燥，便以他药代之，殊失立方之旨。若果血虚燥症，用姜汁制用何妨。抑尝论之，二陈汤治痰之主药也。（《丹溪心法附余》）

痰者，水湿之滞而不行也，半夏之辛，本润肾补肝，开胃泻肺，祛湿行水之药，而滑能通利关节，出阴入阳，是能治水滞下行，故主为治痰君药；水随气运，水湿之滞而成痰，以气不行故也，橘皮之甘苦辛温，主于行气，润命门，舒肝木，和中气，燥脾湿，泻肺邪，降逆气，故每合半夏为治痰之佐；痰本水也，水渍土中则为湿，湿积不化则为痰，茯苓生土中而味淡，专主渗土中之湿；脾不厚不能胜湿，故甘草以厚脾，然不多用者，以甘主缓，过缓则恐生湿也；生姜之辛，亦以行湿祛痰，非徒以制半夏毒也。（《医林纂要》）

二陈汤，古之祖方也。汪切庵谓其专走脾胃二经，痰豁去湿。余细绎之，其功在利三焦之窍，通经隧之壅，而痰饮自化，非劫痰也。观《内经》有"饮"字而无"痰"字，两汉以前谓之淡饮，至仲景始分痰饮，义可知矣。因其通利无形之气，古人警戒橘皮、半夏必以陈者为良，恐燥散之性，能伤正气耳，故汤即以"二陈"名。若云劫痰，正当以大辛大散开辟浊阴，何反惧其太过耶？再使以甘草缓而行之，益见其不欲伤气之意。（《绛雪园古方选注》）

李士才曰，肥人多湿，湿挟热而生痰，火载气而逆上。半夏之辛，利二便而去湿；陈皮之辛，通三焦而理气；茯苓佐半夏，共成燥湿之功；甘草佐陈皮，同致调和之力，成无己曰，半夏行水气而润肾燥，《经》曰，辛以润之是也。行水则土自燥，非半夏之性燥也。

（《古今名医方论》）

湿痰者，痰之原生于湿也。水饮入胃，无非湿化，脾弱不能克制，停于膈间，中、下二焦之气熏蒸稠黏，稀则曰饮，稠则曰痰，痰生于湿，故曰湿痰也。是方也，半夏辛热能燥湿，茯苓甘淡能渗湿，湿去则痰无由以生，所谓治病必求其本也；陈皮辛温能利气，甘草甘平能益脾，益脾则土足以制湿，利气则痰无能留滞，益脾治其本，利气治其标也。又曰：有痰而渴，半夏非宜，宜去半夏之燥，而易贝母、瓜蒌之润。余曰：尤有诀焉，渴而喜饮水者，宜易之；渴而不能饮者，虽渴犹宜半夏也。此湿为本，热为标，故见口渴，所谓湿极而兼胜己之化，实非真象也，惟明者知之。气弱加人参、白术，名六君子汤。（《医方考》）

夫痰之为病，先当辨其燥、湿两途。燥痰者，由于火灼肺金，津液被灼为痰，其咳则痰少而难出，治之宜用润降清金；湿痰者，由于湿困脾阳，水饮积而成痰，其嗽则痰多而易出，治之又当燥湿崇土，如此方者是也。半夏辛温，体滑性燥，行水利痰，为治湿痰之本药，故以为君。痰因气滞，故以陈皮理气而行滞；痰因湿生，用茯苓渗湿而导下，二物为臣。湿痰之生，由于脾不和，故以甘草和中补土，为佐也。（《成方便读》）

【病案】

张某，女，7岁。咳嗽近2个月，痰多色白，时感气短，纳呆食差，苔白腻，脉滑数。证属肺脾气虚，痰湿上泛。治拟健脾燥湿，止咳化痰。方予：广陈皮、法半夏、川厚朴各6g，炒党参、炒白术、云茯苓各8g，炙甘草、浙贝母、秋桔梗各6g。三剂后，咳嗽减轻，胃纳亦增，守上方去厚朴，加炒二芽各8g，又服三剂。[牛敏国.二陈汤加味治验三则.安徽中医学院学报，1983（4）：64-65.]

按语：本案乃肺脾气虚，痰湿内生所致。故取二陈汤加味健脾和胃、化痰燥湿，则咳嗽自除。

【医话】

裕州刺史李莲舫，幼与余为文字交，以辛亥孝廉由议叙得州牧，在京候选，与余同住襄陵会馆，寝馈共之，每日与各相好宴乐，暮出夜归，风寒外感，且数中煤烟毒最可畏。一日余卧中夜尚未起，其弟小园促之曰：家兄病甚，速请一视。余急披衣视之，浑身颤汗，转侧不安。问之，则胸中烦闷特甚，欲吐不吐，且心头突突动。急提左手诊之，则平平无病状，余曰：病不在此也。易而诊右，脉寸关滑而泉涌。乃曰：此酒肉内熏，风寒外搏，且晚间煤火，渐而生痰。乃以二陈汤加麦芽、山楂、神曲，并黄芩、黄连、枳实等立进之，刻许安卧，至巳刻急起如厕，洞下红黄色秽物数次，午后胸平气定，进粥一盂。又欲趋车外出与友人作消寒之会，余急止之曰，朝来颠倒之苦竟忘之耶。一笑而罢。后腊月莲舫西归，余移与小园同榻，一日天未明，闻小呻吟甚急，起而视之，病症脉象与莲舫无少区别。乃曰：君家昆玉，真是不愧，乃以治莲舫之药治之，所下与莲舫同，其愈之速亦同。晚间其仆乘间言曰，家主兄弟之病，幸老爷一人治之，若再易一医，必别生枝节，支曼不清矣。其言近阅历者，乃首颔之。（《醉花窗医案》）

导痰汤《传信适用方》

【组成】半夏（汤洗七次）四两（120g）　　天南星（细切，姜汁浸）一两（30g）　　枳实（去瓤）一两（30g）　　橘红　　赤茯苓各一两（30g）

【用法】上为粗末。每服三大钱，水两盏，生姜十片，煎至一盏，去滓，食后温服。

【主治】痰凝气滞证。症见胸膈痞塞，胁肋胀满，头痛吐逆，痰嗽喘急，不思饮食，头晕，不寐，短气，谵语，中风，痰厥，痰呃。脉滑或弦滑，舌苔白腻。

【方解】本方所治之证多由痰凝气滞所导致。痰涎壅盛，致肺失宣降，则咳嗽喘急；阻于胸膈，气机不畅，则胸膈痞塞，胁肋胀满；影响脾胃致胃失和降，则不思饮食，头痛吐逆；舌苔白腻，脉结或涩均为痰凝气滞的表现。治宜燥湿化痰，行气开郁。

导痰汤即二陈汤加天南星、枳实。方中天南星燥湿化痰，祛风散结；枳实下气行痰，共为君药；半夏功专燥湿祛痰，橘红下气消痰，均为臣药，辅助君药加强豁痰顺气之力；茯苓健脾渗湿，杜绝生痰之源，煎加生姜，既制半夏之毒，又能协助半夏化痰降逆、温胃止呕。全方共奏燥湿化痰、行气开郁之功。气顺则痰自下降，晕厥可除，痞胀得消。

【配伍特点】化痰之药助以行气之药，气顺则痰消，津液随气而顺矣。

【附方】

1.**五圣丸**（《仙拈集》）

黑牵牛三两（90g）　　皂角二两（60g）　　枯矾　　半夏　　陈皮各一两（30g）

用法：上为末，煮萝卜汁为丸，如梧桐子大。每服三十丸，生姜汤送下。

功用：宽胸理气，祛除顽痰。

原著主治："痰壅塞，胸膈不利。"

2.**除痰丸**（《御药院方》）

天南星（炒）　　半夏（汤洗七次）各二两（60g）　　蛤粉（微炒）一两（30g）

用法：皂角去皮弦子，用水一大盏揉汁，大一挺。上除皂角汁，三味共为细末，调面糊和丸，如梧桐子大。每服三十丸，渐加至五十丸，食后以生姜汤送下，临卧更进一服。

功用：祛风化痰，利咽降气。

原著主治："宿饮不消，咽膈不利，咳嗽痰涎，头目昏运。"宜忌：忌甜物。

导痰汤、五圣丸、除痰丸均适用于痰凝气滞证，都含有燥湿化痰的基本方药二陈汤中的半夏、陈皮，导痰汤是在二陈汤的基础上配天南星、枳实，增强行气开郁之力；五圣丸在燥湿化痰的基本方药上同时配伍牵牛子、皂角、枯矾以专门"祛除顽痰"；除痰丸在燥湿化痰的基本方药上同时配伍蛤粉、皂角以突出祛风化痰、利咽降气之作用。

【文献摘要】

1.**功用主治**

痰厥，头昏晕。（《传信适用方》）

一切痰涎壅盛，或胸膈留饮，痞塞不通。（《普济方》）

胁肋胀满，头痛吐逆，喘急痰嗽，涕唾稠黏，坐卧不安，饮食不思。(《普济方》)

2.方论选录

卒中风邪，痰气闭塞，故胸膈痞满，迷闷不醒也。南星化风痰，枳实破滞气，合二陈治一切痰实为病。中风痰盛气壅者，洵可先用之以破气导痰，然后调其血气，而风无不解矣。(《医略六书》)

此为痰中、痰厥之借治方也。夫类中既因湿痰，则无论兼风与否，自应以燥湿化痰为根本不二之治法。本方即二陈汤加胆星、枳实是也。胆星祛风痰，合半夏有助燥湿之效，枳实能降泄，会二陈有推墙倒壁之功，故痰中症用之宜焉。(《中国医药汇海·方剂部》)

【医案】

患者发作性头痛2年余，痛势日甚且频频发作，头晕昏重，胸腔满闷，时有恶心。苔白腻，脉滑。证属痰浊内蕴，上扰清窍。治宜化痰降逆止痛。处方：陈皮15g，法半夏、白术、藁本各12g，枳实、胆南星、厚朴、天麻、刺蒺藜各10g，炙甘草6g。水煎服，每日一剂。二诊：服3剂药后，头痛减轻，胸闷已除，前方加细辛3g，蔓荆子10g。继服3剂，诸症尽除。后将原方稍化裁，服五剂巩固疗效。随访2年病未复发。[徐亚君.导痰汤化裁之临床运用.江苏中医药，1991（8）：27-28.]

按语：轻阳出上窍，浊阴走下窍，痰浊内生，阻滞气机，轻阳不升，上扰清窍则头蒙疼痛，不得安宁，今治用藁本引诸药于颠顶，配以燥湿化痰、顺气理气之药，治病之根，故效显。

金水六君煎《景岳全书》

【组成】当归二钱（6g）　　熟地黄三至五钱（12~15g）　　陈皮一钱半（4.5g）　　半夏二钱（6g）　　茯苓二钱（6g）　　甘草（炙）一钱（3g）

【用法】水二盅，生姜三五七片，煎七八分。食远温服。

【功用】滋养肺肾，祛痰止嗽。

【主治】肺肾阴虚，湿痰内盛证。咳嗽呕恶，喘逆多痰，痰带咸味，乏力腰酸，舌苔白润，脉滑无力。

【方解】本方所治之证是由久病肺肾阴虚，加之湿痰内盛所致。本病在肺，关于脾，根在肾，肾精中寓有元阴元阳，慢性久病，致肾中阴阳俱不足，气阴两虚。痰湿内阻，致肺失宣降，则咳嗽呕恶，喘逆多痰，痰带咸味；腰为肾府，肾阴虚则腰酸乏力；舌苔白润，脉滑无力均为肺肾阴虚，湿痰内盛的表现。治宜滋养肺肾，祛痰止嗽为主。

方中重用熟地黄滋阴补肾、填精补血。当归用意有三：一则助熟地黄补益肾中阴精，"当归，其味甘而重，故专能补血……大约佐之以补则补，故能养营养血，补气生精，安五脏，强形体，益神志，凡有形虚损之病，无所不宜；佐之以攻则通……"(《景岳全书》)；二则能"主咳逆上气"(《神农本草经》)；三则补益血气，助正气以辟除外邪，且能补益元气，引气归根。当归、熟地黄，二者相合便是贞元饮，能补益肾中阴精，固元救逆，共作君药，半夏燥湿化痰降逆为臣药，陈皮理气化痰，使气顺者痰消，茯苓健脾渗湿以绝痰源，煎加生姜制半夏之毒，增强降气化痰之效，共为佐药，炙甘草调和诸药为使药，诸药合用，共奏滋养肺肾、祛痰止嗽之功。本方是二陈汤加熟地黄、当归而成。二陈汤化痰以治痰咳，加熟地黄、当归滋阴养血，以滋肺肾阴虚。方中熟地黄用量需根据虚之轻重而增减，因熟地黄滋腻之性有碍祛痰，半夏辛燥之性亦可伤阴，故二者用量以2∶1左右为宜，使之滋补阴血而无助湿之弊，燥湿化痰又无伤阴之嫌。

【配伍特点】润燥相济，标本兼顾，金水相生。

【附方】

1.新加金水六君丸（《重订通俗伤寒论》）

熟地黄四两（120g）　姜半夏　归身各一两半（45g）　茯苓三两（90g）　广橘红一两（30g）　炙甘草五钱（15g）　淡附子七钱（21g）　北细辛三钱（9g）　五味子二钱（9g）

用法：煮薏苡仁浆糊丸，外用水澄生半夏、生姜二粉为衣。每服三钱，早、晚空心淡姜汤送下。

功用：助阳益精，祛痰平喘。

原著主治："积虚哮喘。"

2.金水六君丸（《饲鹤亭集方》）

党参四两（120g）　熟地黄八两（240g）　天冬四两（120g）　白术四两（120g）茯苓四两（120g）　甘草二两（60g）　陈皮二两（60g）　半夏三两（90g）

用法：上为末，水为丸。每服三钱，淡盐汤送下。

功用：益精补血，止咳平喘。

原著主治："肺肾虚寒，水泛为痰，年迈阴虚，气血不足，外受风寒，咳嗽呕恶，多痰喘急等症。"

3.星半瓜蒌丸（《古今医统大全》）

南星　半夏　瓜蒌仁　香附子　橘皮　萝卜子（炒）　杏仁　皂角灰（各30g）（原著无分量）

用法：上为末，神曲糊为丸，如梧桐子大。每服六七十丸，生姜汤送下。

功用：理气化痰，顺气降逆。

原著主治："痰喘。"

金水六君煎是在二陈汤燥湿化痰的基础上配当归、熟地黄以滋养肺肾，主治肺肾阴虚，湿痰内盛证；新加金水六君丸是在金水六君煎的基础上配附子、细辛、五味子以助阳益精，祛痰平喘，治疗"积虚哮喘"；金水六君丸是在二陈汤的基础上配党参、熟地黄、天冬、白术以益精补血，止咳平喘；星半瓜蒌丸是在陈皮、半夏的基础上配南星、瓜蒌仁、香附子、萝卜子、杏仁、皂角以理气化痰，顺气降逆，治疗"痰喘"。

【文献摘要】

1.功用主治

外感之嗽，凡属阴虚血少，或肾气不足，水泛为痰，而咳嗽不能愈者，悉宜金水六君

煎加减主之，足称神剂。（《景岳全书》）

2.方论选录

二陈汤，为驱痰之通剂。盖以痰之本，水也。茯苓利水以治其本。痰之动，湿也。茯苓渗湿以制其动。方中只此一味，是治痰正药。其余半夏降逆，陈皮顺气，甘草调中，皆取之以为茯苓之佐使耳。故仲景书，凡痰多者俱加茯苓，呕者俱加半夏。古圣不易之法也。景岳取熟地黄寒润，当归辛润，加此二味，注为肺肾虚寒，水泛为痰之剂。不知肺寒，非干姜、细辛合用不可；肾寒，非姜、附重用不可。若用归、地之寒湿，助其水饮，则阴霾四布，水势上凌，而气逆咳嗽之病日甚矣。（《景岳新方砭》）

凡产后，若因风寒外感，邪气入肺而喘急者，必气粗胸胀，或多咳嗽，自与气短似喘上下不接者不同，治当疏散中兼补为主，宜金水六君煎，或六君子汤。（《胎产心法》）

肾水不能制火，所以克金，阴精不能化气，所以病燥，故有咳嗽喘促，咽痛喉疮声哑只宜甘凉至静之剂，滋养金水，使肺肾相生，不受火制，则真阴渐复，而嗽可渐愈。火盛者，宜四阴煎加减。火微者，宜一阴煎、六味地黄汤或左归饮。兼受风寒而嗽者，宜金水六君煎或百合固金汤。贝母丸治嗽最佳。（《虚损启微》）

【医案】

1.某始由寒饮咳嗽，继而化火动血。一二年来血证屡止屡发，而咳嗽不已，脉弦形瘦，饮邪未去，阴血已亏。安静则咳甚，劳动则气升。盖静则属阴，饮邪由阴生也；动则属阳，气升由火动也。阴虚痰饮，四字显然。拟金水六君同都气丸法，补肾之阴以纳气，化胃之痰以蠲饮。饮去则咳自减，气纳则火不升。（《王旭高临证医案》）

按语：王旭高已言明本症是因阴虚痰饮，阴虚火旺，火动气升，发为痰咳吐血之症。故以金水六君煎补肾化痰，使气平痰降，痰咳吐血之症可愈。

按语：本案喘咳痰壅之症，病势较急，多种治法无效，意其阴虚冲逆选用金水六君煎，不料一剂知，二剂已，与《景岳全书》原著中"咳嗽呕恶，多痰喘急症"相吻合。

2.邑人周某，年近六十，以讼事寓居长沙，患咳嗽一月有奇，昼夜不能安枕，杂治不效。肩舆就诊，喘急涌痰，无片刻停，舌苔白而黯，脉之浮缓。余先后计授三方，亦不应，沉吟久之，意其阴虚而兼冲逆，姑以张景岳金水六君煎与之。已而一剂知，二剂愈。

按语：金水六君煎，张氏自注治肺肾虚寒，水泛为痰，或年迈阴虚，血气不足，外受风寒，咳嗽呕恶，多痰喘急等症。陈氏砭之是矣。窃意张氏当日对于咳嗽等症，用以施治，或有偶中奇验之处，求其说而不得，遂囫囵汇注，不知分别，以致贻误后世。若云年迈阴虚，久嗽，喘急痰涌，由于冲气上逆，非关风寒外感者，服之神效，则毫无流弊。余所以取用者，盖以归、地能滋阴液而安冲气，法夏从阳明以降冲逆，辅之茯苓、生姜、广皮疏泄痰饮，导流归海，以成其降逆之功，获效所以神速。（《邅园医案》）

3.患者去岁入秋因感冒引起咳嗽，经外院西药反复治疗，咳嗽未瘥，迄今已有一年余。

刻下咳嗽阵作，咯痰颇多，痰色白，质黏稠，咯之欠畅，并伴胸闷、气促、心悸，夜间平卧则咳嗽加剧。服金水六君煎七剂，咳嗽、气急、胸部满闷均有明显改善，夜间已能平卧，心悸较平，夜半喉中有痰鸣声，咯之欠利，时有泛恶，口渴喜饮，继服上药加淡干姜、小川连、西潞党，七剂，上述诸症均瘥。（《裘沛然医案百例》）

按语：本案久咳，由肺及肾，疏金水六君煎进退十四剂而愈。观"咯痰颇多，痰色白，质黏稠，咯之欠畅"，用熟地黄、当归并未碍湿腻痰，可见方中配伍润燥相济，相得益彰。

【医话】

咳嗽大半由于火来克金，谓之贼邪，最难速愈。因风寒外袭，而内生实火，急宜泻之，若失于提解，久之传变生疾，误服阴药，反成劳瘵。此数语甚的。又云：如果系虚火，惟壮水一法。但养阴之药，又皆阻气滞痰，是在治之者灵也。如生脉六君汤、金水六君煎之类，最为妥当。余按：金水六君煎，景岳以治肺肾虚寒，水泛为痰，而《景岳全书发挥》訾其立方杂乱（二陈、地黄、当归），且为水泛为痰而用二陈，于理不通，当用地黄汤，至壮水之法，六君汤亦非所宜。薛生白有案云：此由金水不相承抱，故咳久不愈，切勿理肺，肺为娇脏，愈理愈虚，亦不可泛然滋阴，方用整玉竹、川石斛、甜杏仁、生扁豆、北沙参、云茯神，迥胜于生脉六君汤、金水六君煎。（《客尘医话》）

第二节　清热化痰剂

清热化痰剂，适用于热痰证。热痰多因邪热内盛，灼津为痰，或痰郁生热化火，痰浊与火热互结而成。症见咳吐黄痰，咯吐不利，舌红苔黄腻，脉滑数；由痰热所致的胸痛、眩晕、惊痫等。多以胆南星、瓜蒌等清热化痰药为主，配伍理气药如枳实、陈皮等组成方剂。代表方如清气化痰丸、二母宁嗽汤、礞石滚痰丸、柴梗半夏汤、竹沥达痰丸。

清气化痰丸《景岳全书》

【组成】南星（制）三两（90g）　半夏（制）　黄连　黄芩各五两（150g）　瓜蒌仁　杏仁（去皮尖）　茯苓各四两（120g）　枳实（炒）　陈皮各六两（180g）　甘草二两（60g）

【用法】上为细末，生姜汁煮糊为丸，如梧桐子大。每服五十丸，生姜汤送下。

【功用】清热化痰，理气止咳。

【主治】痰热咳嗽证。咳嗽气喘，咳痰黄稠，胸膈痞闷，甚则气急呕恶，心烦不宁，舌质红，苔黄腻，脉滑数。

【方解】本方证因痰阻气滞，气郁化火，痰热互结所致。痰热为患，壅肺则肺失宣降，故见咳气喘、咳痰黄稠；阻碍气机，则胸膈痞闷，甚则气逆于上，发为气急呕恶；痰热扰乱心神，可见烦躁不宁。舌红，苔黄腻，脉滑数皆为热痰证之象。治宜清热化痰，理气止咳。

方中胆南星苦凉，瓜蒌仁甘寒，均长于清热化痰，瓜蒌仁尚能导痰热从大便而下，二者共为君药。制半夏虽属辛温之品，但与苦寒之黄芩、黄连相配，一散结，一清热降火，既相辅相成，又相制相成，共为臣药。治痰者当须降其火，治火者必须顺其气，故佐以杏仁降利肺气以宣上，陈皮理气化痰以畅中，枳实破气化痰以宽胸。茯苓健脾渗湿，以杜生痰之源，共为佐药。甘草止咳祛痰，为使药。全方以姜汁为丸，用为化痰之先导。

【配伍特点】化痰与清热、理气并进，气顺而火降，火清则痰消，痰消则火无所附，诸症悉除。

【附方】

1.清金降火汤（《古今医鉴》）

陈皮一钱五分（4.5g）　　半夏（泡）一钱（3g）　　茯苓一钱（3g）　　桔梗一钱（3g）枳壳（麸炒）一钱（3g）　　贝母（去心）一钱（3g）　　前胡一钱（3g）　　杏仁（去皮尖）一钱（3g）　　黄芩（炒）一钱（3g）　　石膏一钱（3g）　　瓜蒌仁一钱（3g）　　甘草（炙）三分（0.9g）

用法：上锉一剂。加生姜三片，水煎，食远、临卧服。

功用：清金降火，化痰止咳。原著功用："泻肺胃之火，消痰上嗽。"

主治：肺胃郁火痰结证。原著主治："咳嗽。"

2.清金化痰丸（《活人方》）

紫菀五钱（15g）　　茯苓五钱（15g）　　杏仁四两（120g）　　陈皮四两（120g）　　苏子四两（120g）　　黄芩三两（90g）　　天花粉三两（90g）　　桑白皮三两（90g）　　黄连二两（60g）　　瓜蒌仁二两（60g）　　半夏二两（60g）　　桔梗二两（60g）　　甘草一两（30g）

用法：水叠为丸。每服二钱，午后、临睡白滚汤送下。

原著功用："润燥清咽，化痰缓嗽，和血止血。"

主治：咳吐黄色浊痰，胸闷胁满，口苦咽干。

3.清热宁肺汤（《罗氏会约医镜》）

桔梗一钱半（4.5g）　　麦冬　　黄芩　　甘草　　半夏　　陈皮（去白）各一钱（3g）　　麻黄（留节）四分（1.2g）　　连翘（去心）八分（2.4g）　　瓜蒌仁（去油）八分（2.4g）　　桑白皮（蜜炙）一钱（3g）　　枳壳一钱（3g）

用法：水煎服。

功用：清热化痰，利咽止咳。

原著主治："寒郁变热，肺燥喉痒，咳嗽不宁。"

清气化痰丸、清金降火汤、清金化痰丸、清热宁肺汤都适用于热痰证，都含有陈皮、半夏、黄芩、瓜蒌仁、甘草。清气化痰丸配伍南星、黄连、枳实，偏于"清热化痰，理气止咳"；清金降火汤配伍贝母、前胡、桔梗、枳壳、石膏，偏于"泻肺胃之火，消痰上嗽"；清金化痰丸配伍紫菀、苏子、天花粉、桑白皮，偏于"润燥清咽，化痰缓嗽"；清热宁肺汤配伍桔梗、麦冬、麻黄、连翘、枳壳，偏于"清热化痰，利咽止咳"。

【文献摘要】

1.功用主治

上焦痰火壅盛，咳嗽，烦热口渴，胸中痞满。(《景岳全书》)

痰实，胸膈不利，头目不清。(《医方类聚》)

2.方论选录

此痰火通用之方也。气之不清，痰之故也。能治其痰，则气清矣。是方也，南星、半夏所以燥痰湿；杏仁、陈皮所以利痰滞；枳实所以攻痰积；黄芩所以消痰热；茯苓之用，渗痰湿也；若瓜蒌者，则下气利痰云尔。(《医方考》)

痰热内壅，肺金失降下之令，故胸中逆满痞塞，烦热咳嗽不止焉。南星散痰湿，半夏燥痰湿，黄连清心脾之火，黄芩清胸膈之热，瓜蒌涤热除烦，专驱痰燥，杏仁降气理嗽，专治痰逆，茯苓渗湿和脾气，枳实消痞除逆满，陈皮得气除痰，甘草缓中。糊丸以姜汁，下以姜汤，总为散痰降逆功。此消痞降逆之剂，为痰热痞逆之方。(《医略六书》)

方中半夏、胆星为治痰之君药；痰由于火，故以黄芩之苦寒降之，瓜蒌之甘寒润之；火因于气，即以陈皮顺之，枳实破之；然脾为生痰之源，肺为贮痰之器，故以杏仁之苦温疏肺而降所气，茯苓之甘淡渗湿而宣脾。肺脾肃清，则痰不存留矣。以姜汁糊丸者，用为开痰之先导耳。(《成方便读》)

以南星、半夏、橘红之化湿痰，杏仁、瓜蒌之滑痰下气，黄芩清痰热，茯苓渗湿痰。丸以姜汁，使中、上焦之痰热开化，则类中风之舌蹇语涩、肢废可除。(《医方概要》)

此手足太阴之药，治痰火之通剂也。气能发火，火能役痰，半夏、南星以燥湿气，黄芩、瓜蒌以平热气，陈皮以顺里气，杏仁以降逆气，枳实以破积气，茯苓以行水气。水湿火热，皆生痰之本也。盖气之亢则为火，火退则还为正气而安其位矣，故化痰必以清气为先也。(《医方集解》)

【医案】

患者，男，48岁，工人。形体肥胖，咳嗽气促，喉中痰鸣，舌红苔黄腻，脉弦滑数。脉搏92次/分，血压120/70mmHg，两肺布满干鸣音。患者性情急躁，嗜好烟酒，证属痰浊塞肺，气郁化火，痰火互结，痹阻清窍。治宜清热化痰，舒郁开窍。方拟清气化痰丸治之。胆星、半夏、枳实、杏仁、黄芩、陈皮各10g，瓜蒌15g，茯苓30g。服药三剂诸症已缓，效不更方，再进三剂而愈。[刘玉堂.运用清气化痰丸治验二则.天津中医药，1987（4）：43.]

按语：本案属热痰互结，应以清热化痰为治疗大法。故用清气化痰丸清热化痰，顺气宽中。气顺则火自降，热清则痰自消，痰消则火无所附，痰火既清，清窍通畅，诸症自解。

二母宁嗽汤 《古今医鉴》

【组成】知母（去毛）一钱半（4.5g）　　贝母（去心）一钱半（4.5g）　　黄芩一钱二分（3.6g）　　山栀仁一钱二分（3.6g）　　石膏二钱（6g）　　桑白皮一钱（3g）　　茯苓

一钱（3g）　　瓜蒌仁一钱（3g）　　陈皮一钱（3g）　　枳实七分（2.1g）　　五味子十粒（3g）　　生甘草三分（1g）

【用法】上锉一剂。加生姜三片，水煎，临卧时细细逐口服。（现代用法：水煎服）

【功用】清降肺胃，止咳宁嗽。

【主治】胃火犯肺证。肺咳不宁，痰中带血，咽喉声哑，鼻孔生疮，或伴骨蒸潮热，舌红，少苔，脉数。

【方解】本方所治多因胃火上攻，冲犯肺金所致。患者平素嗜酒，内生湿热，胃经火旺，酿津为痰。胃火上攻，致肺咳不止；邪热日久灼伤肺津，故见痰中带血，咽喉声哑，鼻孔生疮；肺阴受损，故见骨蒸潮热。舌红，少苔，脉数均为胃火犯肺证之舌脉。肺胃两清，热邪难以停留，则咳嗽可治，故治疗以清降肺胃，止咳宁嗽为法。

方中石膏、知母、甘草，有白虎汤之义，清阳明胃经之热盛；贝母清肺祛痰，润肺止咳，以二母为主配合石膏共为君药；黄芩、山栀清泻肺火；桑白皮，清肺中伏火，共为臣药；瓜蒌仁宽胸化痰，陈皮理气，枳实消痞散结，化痰利气，三者合用，痰消气降；少用五味子，收敛肺气，助肾纳气；茯苓健脾利湿，治痰之源，共为佐药；生甘草调和诸药，润肺和中，为使药。

【配伍特点】主以清肺，辅以润肺。

【附方】

1.二母宁嗽丸（《医方配本》）

贝母　知母　橘红　苏子　麦冬　枳壳　桔梗　元参　薄荷　厚朴　栀子　生地黄　甘草各一两（30g）　蜜丸三钱（9g）

用法：每服一丸，细嚼，用白滚水送下，梨汤亦可。

原著功用："清肺定喘，宁嗽化痰，宽中顺气，降火滋阴。"

原著主治："久嗽痰喘，肺痿肺痈，痰中见血，咽喉声哑，鼻孔生疮，骨蒸潮热，劳伤肺肾。春秋举发，痰喘咳嗽等证，并皆治之。"

2.宁嗽抑火汤（《丹台玉案》）

知母　瓜蒌仁（去油）　贝母各二钱（6g）　玄参　麦冬　黄芩　天花粉　山栀仁　枳实各一钱（3g）　竹茹　桔梗各八分（2.4g）　生姜三片

用法：煎服。

原著功用："清热化痰，润肺止咳。"

原著主治："肺火上炎，咳嗽痰多，午后面赤。"

3.除热清肺汤（《痧疹辑要》）

石膏三钱（9g）　玄参一钱（3g）　生地黄一钱（3g）　麦冬（去心）一钱半（4.5g）　赤芍　瓜蒌　贝母各一钱（3g）　甘草五分（1.5g）

用法：水煎，温服。

功用：除热凉血，清肺止咳。

原著主治："麻疹尽透而壮热咳嗽，大便秘结。"

二母宁嗽汤、二母宁嗽丸、宁嗽抑火汤都主治胃火犯肺证，都含有贝母、知母。二母宁嗽汤肺胃同治，以清降肺胃，止咳宁嗽为主；二母宁嗽丸在清肺润肺的同时，还配伍有橘红、苏子、枳壳、桔梗、厚朴等，可宽中顺气，降火滋阴；宁嗽抑火汤配以麦冬、玄参、天花粉、瓜蒌仁、山栀仁，偏于"清热化痰，润肺止咳"。除热清肺汤也有贝母，但药物组成主要为石膏、玄参、生地黄、赤芍等，主以寒凉，偏于"除热凉血，清肺止咳"。

【文献摘要】

1.**功用主治**

久嗽痰喘，肺痿肺痈，痰中见血，咽喉声哑。(《古今医鉴》)

2.**方论选录**

二母宁嗽汤，治伤饮食，胃火上炎，冲逼肺气，痰嗽久不愈，一服即差。石膏二钱，贝母、知母各钱半，栀子、黄芩各钱二分，桑白皮、赤茯苓、瓜蒌仁、陈皮各一钱，枳实七分，生甘草二分，五味子十粒。上锉，作贴，姜三，煎服。(《东医宝鉴》)

礞石滚痰丸 《玉机微义》

【组成】 大黄（酒蒸） 片黄芩（酒洗净）各八两（240g） 礞石（捶碎）一两 焰硝一两（投入小砂罐内盖之，铁线缚定，盐泥固济，晒干，火煅红，候冷取出）（30g） 沉香半两（15g）

【用法】 上为细末，水丸如梧桐子大。每服四五十丸，量虚实加减服，清茶、温水送下，临卧食后服。（现代用法：水泛小丸，每服8~10g，每日1~2次，温开水送下）

【功用】 泻火逐痰。

【主治】 实热老痰证。癫狂昏迷，或惊悸怔忡或不寐怪梦，或咳喘痰稠，或胸脘痞闷，或眩晕耳鸣，大便秘结，苔黄厚腻，脉滑数有力。

【方解】 本方主治实热老痰，久积不去所致多种怪证。若上蒙清窍，则发为癫狂、昏迷；扰乱心神，则为惊悸怔忡、不寐怪梦；内壅于肺，则咳嗽痰稠；阻塞气机，则胸脘痞闷；痰火上蒙，清阳不升，则发为眩晕耳鸣；痰火胶结，无下行之路，故大便秘结；苔黄厚腻，脉滑数有力者，为实火顽痰佐证。治当泻火逐痰。

方中以礞石为君，取其咸能软坚，质重沉坠，功专下气坠痰，兼可平肝镇惊，为治顽痰之要药。臣以苦寒之大黄，荡涤实热，开痰火下行之路。佐以黄芩苦寒泻火，消除痰火之源；沉香降逆下气，亦即治痰必先顺气之法。礞石入药须用火硝煅制，《本草问答》谓："礞石坠降，必用火硝煅过，其性始发，乃能降痰，性烈而速，燥降之品也。"在服法上要求临睡用温开水送过咽，令药在咽膈间徐徐而下，使药力缓缓而发，是峻药缓用之义。

【配伍特点】 方中大黄、黄芩用量独重，一清上热之火，一开下行之路，有正本清源之意，"得礞石、沉香，则能迅扫直攻老痰巢穴，浊腻之垢而不少留，滚痰之所由名也。"（《医宗金鉴删补名医方论》）四药配合，确为降火逐痰之峻剂。

【附方】

1.**老痰丸**（《古今医统大全》）

天冬（去心） 黄芩（酒炒） 海粉（另研） 橘红（去白）各一两（30g） 连

翘半两（15g）　　桔梗　　香附子（淡盐水浸，炒）各半两（15g）　　青黛（另研）一钱
（3g）　　芒硝（另研）二钱（6g）　　瓜蒌仁（另研）一两（15g）

用法：上为细末，炼蜜（入姜汁少许）为丸，如龙眼大。嚼嚼一丸，细咽之，清汤送
下；或丸如绿豆大，淡姜汤送下五六十丸。

原著功用："润燥开郁，降火消痰。"

原著主治："火邪炎上，凝滞于心肺之分，肺气不清，老痰郁痰结成黏块，凝滞喉间，
吐咯难出。"

2.苏葶滚痰丸（《医宗金鉴》）

苏子（炒）一两（30g）　　苦葶苈（微炒）一两（30g）　　大黄（酒蒸一次）四两
（120g）　　沉香五钱（15g）　　黄芩四两（120g）　　青礞石（火煅如金为度）五钱（15g）

用法：上为末，水为丸。量儿虚实服之，生姜汤送下。

功用：降气祛痰。

原著主治："小儿食积咳嗽，便秘者；小儿痰饮喘急，其音如潮响，声如拽锯者；小儿
燥痰，痰多燥黏，气逆喘咳，夜卧不宁，面赤口干，小便黄赤。"

礞石滚痰丸、老痰丸、苏葶滚痰丸都适用于老痰顽痰证。礞石滚痰丸针对实热老痰，
主以礞石、大黄，强调"泻火逐痰"；老痰丸针对老痰郁结，主以天冬、海粉、芒硝、瓜蒌
仁，突出"润燥开郁，降火消痰"；苏葶滚痰丸针对老痰上逆，主以苏子、葶苈子、沉香，
强调"降气祛痰"。

【文献摘要】

1.功用主治

千般怪证。（《玉机微义》）

2.方论选录

通治实热老痰，怪证百病。夫痰之清者为饮，饮之浊者为痰，故痰者皆因火灼而成，
而老痰一证，为其火之尤盛者也，变幻诸病多端，难以枚举。然治病者必求其本，芟草者
必除其根。故方中以黄芩之苦寒，以清上焦之火；大黄之苦寒，以开下行之路，故二味分
两为独多。但既成之痰，亦不能随火俱去，特以礞石禀慓悍之性，而能攻陈积之痰者，以
硝石同煅，使其自上焦行散而下。然一身之主宰者，唯气而已，倘或因痰因火，病则气不
能调，故以沉香升降诸气，上至天而下至泉，以导诸药为之使耳。（《成方便读》）

实热老痰，此方主之。大黄能推荡，黄芩能去热，沉香能下气，礞石能坠痰。是方乃
攻击之剂，必有实热者始可用之，若与虚寒之人，则非宜矣。又礞石由焰硝煅炼，必陈久
为妙，若新煅火毒未除，则不宜服。（《医方考》）

脾为生痰之源，肺为贮痰之器，此无稽之谈也。夫脾为胃行其津液，以灌四旁，而水
精又上输于肺，焉得凝结而为痰？惟肾为胃关，关门不利，故水聚而泛为痰也，则当曰肾
为生痰之源。经云：受谷者浊，受气者清。清阳走五脏，浊阴归六腑。肺为手太阴，独受
诸气之清，而不受有形之浊，则何可贮痰？惟胃为水谷之海，万物所归，稍失转味之职，

则湿热凝结为痰，依附胃中而不降，当曰胃为贮痰之器。斯义也，惟王隐君知之，故制老痰之方，不涉脾、肺，而责之胃、肾。二黄、礞石禀中央之黄色，入通中宫者也，黄芩能清理胃中无形之气，大黄能涤荡胃中有形之质。然痰之为质，虽滑而黏，善栖泊于肠胃曲折之处，而为巢穴，不肯顺流而下，仍得缘涯而升，故称老痰。二黄以滋润之品，只能直行而泄，欲使委曲而导之，非其所长也，故选金石以佐之；礞石之燥，可以除其湿之本，而其性之悍，可以迅扫其曲折依伏之处，使秽浊不得腻滞而少留，此滚滚之所由名乎！又虑夫关门不开，仍得为老痰之窠臼，沉香禀北方之色，能内气归肾，又能疏通肠胃之滞，肾气流通，则水垢不留，而痰不再作，且使礞石不黏着于肠，二黄不伤及于胃，一举而三善备，所以功效若神也。（《古今名医方论》）

礞石性寒下降，阴也；焰硝性热上升，阳也。用以同煅，不特取焰硝有化石之能，并与礞石有阴阳相济之妙。是方也，治痰之功在于礞石，然独能攻肝经风热老痰，与他脏之痰不相及也。王隐君云：其痰似墨，有如桃胶、破絮、蚬肉之状，咯之不出，咽之不下，形坚性重，入水必沉，服之其痰下滚，从大便而出。复以黄芩，肃肺经清化之源，大黄泻脾经酿痰之热，沉香利肾经生痰之本。三焦清利，痰自不生，是礞石治其本，三者穷其原尔。（《绛雪园古方选注》）

经曰：饮入于胃，游溢精气，上输于脾。游者，运行也；溢者，渗溢也；输者，输布也；精气者，水化之精气也。言入于胃运行水化之精气，渗溢于肠胃之外，而上输布于脾也。又曰：脾气散津，上归于肺。言水之清者上升，犹天之雨露也。又曰：通调水道，下输膀胱。言水之浊者下降，犹地之江河也。此皆言水自浊化清，由腑输脏；自清分浊，由脏输腑，水之运行循环也。又曰：水精四布，五经并行。言水发源于脾，周布四脏，并行五经也。此皆言水内养脏腑，外滋百骸，水之变化精微也。如是者，何痰之有？若饮食失度不和于中，水精不渗溢于外，直下走大、小肠而为泄泻矣。若三焦失运，气不蒸化，水之清者不升，水之浊者不降，精化为水，则内停作胀，外泛作肿，上攻喘呼，下蓄淋矣。若上焦气不清肃，不能输布，留于胸中，水之精者悉变为浊，阳盛煎灼成痰，阴盛凝蓄为饮也。故治痰者，以清火为主，实者利之，虚者化之。治饮者，以燥湿为主，实者逐之，虚者温之。所以古人治饮有温补之法，而治痰则无之也。王隐君制礞石滚痰丸，治老痰一方，用黄芩清胸中无形诸热，大黄泻肠胃有质实火，此治痰必须清火也。以礞石之燥悍，此治痰必须除湿也。以沉香之速降，此治痰必须利气也。二黄得礞石、沉香，则能迅扫直攻老痰巢穴，浊腻之垢而不少留，滚痰之所由名也。若阳气不盛，痰饮兼作，又非此方所宜。当以指迷茯苓丸合而治之，用半夏燥湿，茯苓渗湿，风硝软坚，枳壳利气。别于二陈之甘缓，远于大黄、礞石之峻悍，殆攻中之平剂欤！（《医宗金鉴·删补名医方论》）

柴梗半夏汤《医学入门》

【组成】柴胡二钱（6g）　黄芩　半夏　枳壳　桔梗　瓜蒌仁各一钱（3g）　青皮　杏仁各八分（2.4g）　甘草四分（1.2g）

【**用法**】水煎温服。（现代用法：水煎服）

【**功用**】和解少阳，理气化痰。

【**主治**】少阳痰热证。发热咳嗽，胸满两胁锉痛，心烦，喜呕，口苦，苔薄黄，脉细弦或沉紧。

【**方解**】本方所治之证多因邪热挟痰上攻所致。少阳胆气不利，邪热扰经，则发热咳嗽，胸满两胁锉痛；胆热攻心，则心烦；胆热扰胃，胃气上逆，则喜呕；胆热上溢，则口苦；苔薄黄，脉细弦或沉紧皆为少阳痰热并见之象，治宜和解少阳，理气化痰。

方中柴胡、黄芩清解郁热、和解少阳；半夏燥湿化痰，共为君药。桔梗宣肺祛痰，枳壳行气消积，桔梗配枳壳，一升一降，既可宣畅胸膈气机，又可理气化痰，合为臣药。瓜蒌仁清化痰热；杏仁速降肺气，止咳化痰；青皮疏肝理气而止胁痛；甘草调和诸药，为使药。诸药配合，共奏和解少阳、理气化痰之功。

【**配伍特点**】升降相因，气机调畅，郁火自消，痰湿易散。

【**文献摘要**】

功用主治：发热咳嗽，胸满两胁锉痛者，此邪热挟痰攻注也。（《医学入门》）

竹沥达痰丸 《摄生众妙方》

【**组成**】半夏（汤泡洗七次，再用生姜汁浸透，晒干切片，瓦上微火炒熟用之）二两（60g）　人参（去芦）一两（30g）　白茯苓（去皮）二两（60g）　陈皮（去白）二两（60g）　甘草（炙）一两（30g）　白术（微火炒过）三两（90g）　大黄（酒浸透熟，晒干后用）三两（90g）　黄芩（酒炒）三两（90g）　沉香（用最高者）五钱（15g）　礞石（捣碎，用焰硝一两和匀，放入销银锅内，上用瓦片盖之，用盐泥固济晒干，以炭煅过，如金黄色者可用）一两（30g）

【**用法**】上为细末，用竹沥一大碗半，又生姜自然汁二盅和匀，入锅内火熬一刻许令热，却将前药末和捣如稀酱，以瓷器盛之，晒干，仍以竹沥、姜汁如前法捣匀，再晒干，如此三次，仍将竹沥为丸，如小豆大。每服百丸，食远白米汤送下。

【**功用**】泻火逐痰，扶正祛邪。

【**主治**】顽痰脾虚证。目眩头旋，咳喘气逆，胸闷痞满，腹中累累有块，舌淡暗，苔厚，脉数无力。

【**方解**】本方所治之证多见于顽痰兼脾胃气虚所致。顽痰胶结，久积不去，上蒙清窍，则目眩头旋；内壅于肺，阻塞气机，则咳喘气逆，胸闷痞满；结在胸膈，则腹中累累有块；舌淡暗，苔厚，脉数无力皆为顽痰脾虚证之佐证。治当泻火逐痰，扶正祛邪。

本方是由礞石滚痰丸合六君子汤再加竹沥、姜汁而成。方中竹沥性寒滑利，祛痰力强，治痰稠难咯，顽痰胶结者最宜，本方用量独重，并以此为丸，取清热豁痰，定惊利窍之功，故为君药。方中大黄苦寒，以其荡涤实热，开痰火下行之路；黄芩苦寒泻火，善清上焦气分之热；礞石软坚坠痰，兼可平肝镇惊，复以沉香速降下气，四药相合即礞石滚痰丸，泻火逐痰为主，共为臣药。方中半夏燥湿化痰，陈皮理气燥湿，人参、茯苓健脾益气，白术燥湿健脾，炙甘草调和诸药，六药相合即六君子汤，扶正祛邪为辅，共为佐药。姜汁温中止呕为使药。

【附方】

汝言化痰丸（《证治汇补》）

瓜蒌（15g） 杏仁（10g） 海粉（10g） 桔梗（6g） 连翘（15g） 五倍子（3g） 香附（15g） 蛤粉（10g） 瓦楞子（15g） 风化硝（10g）

用法：以姜汁少许。和竹沥捣入药，加蜜为丸，嚼化；或作小丸，清茶送下。

原著功用："泻热软坚。"

主治：肺家老痰在于喉中，咯之不出，咽之不下。

竹沥达痰丸和汝言化痰丸都主治顽痰老痰，竹沥达痰丸适于脾虚顽痰证，偏于泻火逐痰，扶正祛邪。汝言化痰丸适于顽痰胶结证，配伍有海粉、蛤粉、瓦楞子、风化硝等，偏于"泻热软坚"。

【文献摘要】

1.功用主治

痰嗽。运痰于大肠从大便出，不损元气，又能达痰。（《摄生众妙方》）

2.方论选录

顽痰胶痼经络，不得解化，正气又虚，不能胜滚痰丸之峻剂者。夫痰者，皆津液所化，而胶痼之痰，又为火灼所致。故治痰者必先降火，而降火者又必先理气。方中黄芩清上，大黄导下，沉香升降诸气，而后礞石得成其消痰散结之功，半夏、陈皮以匡破石之不逮，人参、甘草以助正气之运行，竹沥行经入络，用其化皮里膜外之痰，姜汁豁痰和胃，又解竹沥之寒，互相为用耳。（《成方便读》）

第三节　润燥化痰剂

润燥化痰剂，适用于燥痰证。症见咳嗽甚或呛咳，咯痰不爽，胸闷胸痛，口鼻干燥，舌干少津，苔干，脉涩等。常以润肺化痰药及生津润燥药物，如贝母、瓜蒌、天花粉、桔梗等为主组成方剂。代表方如宁肺汤、贝母瓜蒌散、清化膏、清金保肺汤、天门冬丸等。

宁肺汤《杂病源流犀烛》

【组成】黄芩（12g） 桑白皮（12g） 贝母（10g） 天花粉（10g） 杏仁（10g） 知母（10g） 天冬（10g） 沙参（10g） 枇杷叶（10g）（原书无用量）

【用法】水煎服。

【功用】清肺养阴，止咳定喘。

【主治】热毒蕴肺伤阴证。咳嗽，呼吸喘促，甚则咳血，或呛出饮食，素体壮实。亦用于肿胀，先喘后胀者。

【方解】本方主治热毒蕴肺伤阴证。热毒蕴肺，肺失宣降，故见咳嗽，呼吸喘促，热伤肺络，可见咳血。热毒蕴肺，肺之通调水道功能失调，故可见肿胀。治宜清肺养阴，止咳定喘。

方中黄芩主入肺经，善清泻肺火；桑白皮性味甘寒，主入肺经，善清泻肺火兼泻肺中水气而平喘，共为君药。贝母苦甘微寒，润肺清热，化痰止咳；天花粉，既清降肺热，又生津润燥；杏仁降利肺气，共为臣药。佐以知母味苦甘而性寒质润，长于泻肺热、润肺燥；天冬、沙参甘润苦寒，养肺阴，清肺热；枇杷叶清降肺气。诸药合用，共奏清肺养阴，止咳定喘之功。

【配伍特点】苦寒甘润合法，清肺热而不伤阴。

【附方】

消燥汤《温热经解》

石膏五钱（15g）　杏泥钱半（4.5g）　阿胶三钱（9g）　枇杷叶二钱（6g）　桑叶二钱（6g）　麦冬三钱（9g）　甘草二钱（6g）

用法：水煎服。

功用：清热润燥，止咳化痰。

主治：久咳伤肺，咳嗽，吐白沫，脉虚数。原著主治："咳吐白沫，脉虚数，一息八九至者，肺痿也。"

宁肺汤和消燥汤适用于燥痰损伤肺阴证，都有枇杷叶、杏仁。宁肺汤还配伍贝母、天花粉、知母、天冬、沙参，滋阴之力更强；消燥汤还配伍石膏、桑叶，清热之力更著。

【文献摘要】

功用主治：治麻疹后，热毒蕴肺伤阴，咳嗽连声不止，呼吸喘促，甚至咳血，或呛出饮食，素体壮实。亦用于肿胀，先喘后胀者。（《杂病源流犀烛》）

贝母瓜蒌散《医学心悟》

【组成】贝母一钱五分（4.5g）　瓜蒌一钱（3g）　天花粉　茯苓　橘红　桔梗各八分（各2.5g）

【用法】水煎服。

【功用】润肺清热，理气化痰。

【主治】燥痰咳嗽证。咳嗽呛急，咯痰不爽，涩而难出，咽喉干燥哽痛，苔白而干。

【方解】本方证由燥热伤肺，灼津成痰所致。燥痰不化，清肃失职，以致肺气上逆，故见咳嗽呛急；燥胜则干，燥伤津液，故咯痰不爽、涩而难出、咽喉干燥哽痛；苔白而干为燥痰之征。治宜润肺清热，理气化痰。

方中贝母性味苦甘而微寒，清泄肺热，润肺止咳化痰；瓜蒌甘寒而润，清肺润燥，化痰散结，与贝母合用，为润肺清热化痰的常用配伍，共为君药。天花粉清泄肺热，生津润燥,以为臣药。脾失健运,聚湿成痰,痰又易阻滞气机,故稍佐茯苓健脾渗湿,橘红理气燥湿化痰;桔梗开宣肺气祛痰,且引诸药入肺经,以为佐使。诸药合用,肺得清润则燥痰自化,宣降有权则咳逆可平。

【配伍特点】清润宣化,润肺而不留痰,化痰而不伤津。

【文献摘要】

1.功用主治

燥痰涩而难出,多生于肺,肺燥则润之,贝母瓜蒌散。(《医学心悟》)

2.方论选录

燥痰之证,多由肺阴不足、虚火灼津而成。方以贝母清热润肺,止咳化痰为君;瓜蒌、天花粉清热涤痰而润燥为臣;茯苓、橘红健脾理气以祛痰为佐;桔梗载诸药入肺,宣肺利气为使。共奏清热润燥、理气化痰之功,使肺阴得润而燥痰可除,清肃有权则咳逆可止。(《历代名医良方注释》)

燥热伤肺,则鼻干、咽干、口干,呛咳气促;灼液成痰,则痰黏不利,痰中带血。燥热为本,成痰为标。方用贝母清热润肺、化痰止嗽,标本兼治而为主。瓜蒌润肺化痰,与主药相配,则事半功倍而为辅。燥热灼津,故以天花粉生津止嗽;痰生于脾,故以茯苓健脾渗湿;痰为湿浊,易阻气机,故以橘红、桔梗除痰行气,诸药各尽其用,是为兼治。(《新编中医方剂学》)

【医案】

1.柳某,女,35岁,工人。1987年10月30日初诊:咳嗽已半月,干咳无痰,咽燥,胸痛,脉涩,舌苔薄腻,质偏红。此属时令燥咳,用程钟龄贝母瓜蒌散法。以其患腰痛日久,加入补肾之品,使金水相生,上燥亦可好转。处方:川贝6g(研末,吞服),瓜蒌皮12g,天花粉12g,桔梗5g,生甘草3g,化橘红6g,茯苓12g,南沙参10g,杏仁10g,当归6g,六味地黄丸15g(包煎)。至同年12月4日,患者来谓服此方六剂咳愈。(连建伟.历代名方精编.杭州:浙江科学技术出版社,1987.)

2.姜某,女,3岁。1984年秋末,患儿恶寒发热,咳嗽少痰,咽痛口干,舌淡红苔花剥,脉细数。先投桑杏汤二剂,表证得解,但仍咳嗽,咯痰不爽,咽中有痰声。肺燥有痰,治宜润肺清热,化痰止咳,改用贝母瓜蒌散加味。方用:川贝母5g,瓜蒌皮3g,天花粉3g,茯苓3g,橘红3g,桔梗3g,北沙参5g,麦冬5g,玉竹5g。服药三剂,病遂告愈。(连建伟.历代名方精编.杭州:浙江科学技术出版社,1987.)

按语:贝母瓜蒌散为润燥化痰的代表方。但凡见咳嗽,咳痰不爽,黏稠难咳,口鼻干燥,舌干少津,苔干,脉涩等,无论成人或孩童,均可以润肺清热,理气化痰。

清化膏 《医略六书》

【组成】生地黄五两(15g)　　熟地黄五两(15g)　　天冬(去心)三两(9g)　　麦冬(去心)三两(9g)　　川贝(去心)三两(9g)　　瓜蒌霜一两半(4.5g)　　柿霜三两(9g)

【用法】上除柿霜外，水煎净汁炼膏，入柿霜收贮。空心温服三匙。（现代用法：水煎服，用量按原方比例酌定）

【功用】滋阴、润燥、豁痰。

【主治】燥痰证。阴虚液燥，咳嗽痰黏，痰阻喉间，涩而难出，脉涩数。

【方解】本方证由燥痰蕴肺所致。肺为娇脏，不耐寒热，喜清肃而恶燥。燥痰在肺，肺失肃降，而见咳嗽痰黏；津液损伤，气道干涩，故见咯痰不爽，涩而难出，脉涩数为燥结津亏之征。治宜滋阴润燥豁痰。

方中生地黄滋阴壮水，为君药。熟地黄滋肾补阴，天冬清心凉肺以益肾水，麦冬润肺清心以生津液，共为臣药。瓜蒌清泄肺热，润燥化痰，柿霜润燥退热，共为佐药。炼膏温服，使阴液内充，则燥痰自化而咽嗌清和，诸药合用，共奏滋阴润肺、清热化痰之功。

【配伍特点】肺肾同治，金水相生。

【文献摘要】

功用主治：阴虚液燥，咳嗽痰黏，痰格喉间，咯不出，咽不下，脉涩数。（《医略六书》）

清金保肺汤《医醇賸义》

【组成】天冬一钱五分（4.5g）　麦冬一钱五分（4.5g）　南沙参三钱（9g）　北沙参三钱（9g）　石斛二钱（6g）　玉竹三钱（9g）　贝母二钱（6g）　茜根二钱（6g）　杏仁三钱（9g）　瓜蒌皮三钱（9g）　茯苓二钱（6g）　蛤粉三钱（9g）　梨三片　藕五片

【用法】水煎服。

【功用】滋阴润肺。

【主治】燥伤肺阴证。发热，咳嗽少痰，胸闷，甚则痰中带血。舌质干红少苔，脉细数。

【方解】本方所治由燥痰蕴肺，肺阴不足所致。感受燥热，伤于肺卫，故见发热；燥痰在肺，肺失肃降，而见咳嗽少痰；痰阻气机，故胸闷；阴虚生内热，灼伤肺络，可见痰中带血。治宜滋阴润肺。

方中天冬甘润苦寒，养肺阴，清肺热；麦冬味甘柔润，性偏苦寒，养阴生津润肺，共为君药。北沙参、南沙参，养阴清肺，益胃生津；石斛滋阴清热；玉竹养肺阴，兼以清肺热，滋阴而不碍邪，共为臣药。贝母清热润肺，化痰止咳；杏仁止咳平喘；瓜蒌皮清热化痰，宽胸理气；蛤粉清热化痰，痰乃湿聚而成，湿自脾来，故配伍茯苓健脾渗湿；伍以药食同源之梨清热润燥，止咳化痰；藕清热凉血，共为佐药。诸药合用，共奏滋阴润肺、止咳化痰之功。

【配伍特点】主以甘寒，润中寓清。

【附方】

1.润肺降气汤（《医醇賸义》）

沙参　瓜蒌仁各四钱（12g）　桑白皮　苏子各二钱（6g）　杏仁三钱

（9g）　　旋覆花（绢包）一钱（3g）　　橘红一钱（3g）　　郁金二钱（6g）　　合欢花二钱（6g）　　鲜姜皮五分（1.5g）

功用：清热化痰，养阴润肺。

主治：肺燥证。干咳少痰，咽喉干燥，鼻燥，口渴，舌干少苔，脉数。原著主治："肺受燥凉，咳而微喘，气郁不下。"

2.润秋汤（《石室秘录》）

麦冬五钱（15g）　　北五味子一钱（3g）　　人参一钱（3g）　　甘草一钱（3g）　　百合五钱（15g）　　款冬花一钱（3g）　　天花粉一钱（3g）　　苏子一钱（3g）

功用：润肺化痰。

主治：秋燥证。干咳少痰，口鼻干燥，咽喉干燥，舌苔少苔，脉数。原著主治："秋燥。"

清金保肺汤、润肺降气汤、润秋汤都主治肺燥证。清金保肺汤以二冬（天冬、麦冬）、二沙（南沙参、北沙参）等滋阴药为主，药多量重，偏于滋阴润肺；润肺降气汤配以瓜蒌仁、桑白皮、郁金等，滋阴同时偏于清热化痰；润秋汤配以百合、款冬花、天花粉，滋阴同时偏于润肺化痰。

天门冬丸《普济本事方》

【组成】天冬（水泡，去心）一两（30g）　　甘草（炙）　　杏仁（去皮尖，炒熟）　　贝母（去心，炒）　　白茯苓（去皮）　　阿胶（碎之，蛤粉炒成珠子）各半两（15g）

【用法】上为细末，炼蜜为丸，如弹子大。含化一丸，咽津。日夜可十丸，不拘时候。（现代用法：水煎服，用量按原方比例酌定）

【功用】润肺止咳，养血止血。

【主治】吐血，咯血证。症见咳血鲜红，或干咳少痰，痰中带血，口咽干燥，舌干红少津，脉细数。

【方解】本方主治吐血，咯血之症乃由阴虚肺热所致，阴虚内热，虚火上炎，灼伤血络，故见吐血，咯血。虚火灼肺，炼液为痰，肺阴不足，故干咳无痰，舌干红少津，脉细数是阴虚之象。治宜润肺清热，养血止血。

方中天冬气味苦寒，养阴润燥，清肺生津，为君药。杏仁降气止咳；贝母清热化痰，润肺止咳，共为臣药。佐以白茯苓渗湿健脾；阿胶补血滋阴，润肺止血，共为佐药。甘草祛痰止咳，调和诸药，为使药。诸药合用，共奏润肺清热、止血止嗽之功。

【配伍特点】甘凉濡润，养血止血。

【文献摘要】

1.功用主治

天门冬丸，润肺安血止嗽。治吐血咯血。（《普济本事方》）

治伤寒后肺痿劳嗽。唾成五色。喘息渐急。食少羸瘦。宜服天门冬丸方。（《太平圣惠方》）

天门冬丸，治肺经内外合邪咳嗽，语声不出，咽喉妨碍，状如梅核，噎塞不通，膈气

噎食皆可服。(《古今医统大全》)

治马喉痹，咽喉肿痛，唇焦舌干，腮颊连肿。天门冬丸方。(《圣济总录》)

2.**方论选录**

天冬气味苦寒，入手足少阴、厥阴；甘草气味甘平，入足太阴；杏仁气味苦微温，入手太阴；贝母气味苦微寒，入手太阴、少阴；白茯苓气味甘平淡渗，入足阳明，能引诸药入于至阴之处；阿胶气味咸寒，入足厥阴、少阴。此治吐血、咯血之方也。肺家不润，虚火上炎，血不安宁，咳呛不止者，以甘寒润肺之品，调和阴阳，则上炎之火下行潜伏，嗽焉有不止耶？(《本事方释义》)

第四节　温化寒痰剂

温化寒痰剂，适用于寒痰病证。症见咳嗽痰多，清稀色白，胸膈痞满，舌苔白滑，脉弦滑等。常以散寒温肺药及宣降肺气药，如干姜、半夏、细辛、五味子等为主组成方剂。代表方如加味温中汤、冷哮丸、芦吸散、温肺汤、皂荚丸、川椒丸、干姜汤、小青龙汤等。

加味理中汤《仁斋直指方论》

【**组成**】人参　白术　干姜(不炒)　甘草(炙)　半夏(制)　茯苓　橘红　细辛　北五味子各等分(各9g)

【**用法**】上细锉。每服二钱半，加生姜、大枣，水煎，食前服。(现代用法：上药细锉。每服7.5g，加生姜、大枣水煎，空腹时服)

【**功用**】温补脾肺，燥湿化痰。

【**主治**】脾肺俱寒之咳嗽，咳嗽不已；中寒口噤，身体强直，舌苔薄白，脉沉迟。

【**方解**】本方所治乃脾肺虚寒所致之咳嗽。寒邪客肺，肺宣降失常，故见咳嗽不已；脾开窍于口，寒邪客脾，故见中寒口噤；寒邪郁遏阳气，气血运行不畅，故身体强直；舌苔薄白、脉沉迟等均为肺脾俱寒之象，治当温补脾肺，燥湿化痰。

方中干姜大辛大热，温中祛寒，为君药。人参补气健脾，且有温中之效；脾虚寒湿不化，故以白术补脾气而燥脾湿，二者共为臣药。茯苓、制半夏、陈皮，寓二陈汤之意，燥湿化痰，理气和中；细辛散寒温肺化饮；北五味子敛肺止咳，补虚劳，共为佐药。炙甘草补气温中，调和诸药，为使药。全方温肺散寒，补气健脾，共奏温补脾肺、燥湿化痰之功。

【**配伍特点**】辛热甘苦合方，温补并用，补中寓燥。

【**附方**】

1.**加味苓桂术甘汤**(《重订通俗伤寒论》)

生於术(米泔浸)　浙茯苓　鹿脊骨(用麻黄四钱煎汤，炙)各三两(各90g)　桂枝木八钱(24g)　竹沥　半夏各二两(各60g)　杏仁霜两半(15g)　北细辛三钱(9g)　甘草(炙)六钱(18g)

用法：水泛为丸。每服钱半至二钱，淡盐汤送下。

功用：温肺化饮，止咳平喘。

主治：虚寒哮喘。哮喘时发时止，上气喘急，胸闷不舒；咳痰不畅，或痰中带血；舌暗淡，苔白，脉弱。原著主治："哮喘时止时发，上气郁闷，咳痰不出，勉强咳出一二口，痰中稍杂以血点。盖因伏饮之踞，始则阳衰浊泛，继则阴亦渐损，此哮喘属于虚寒，而阳伤略及阴分也。"

加味理中汤与加味苓桂术甘汤均有散寒化饮之功效，用于治疗肺中寒饮所致之咳嗽、哮喘等症。然加味理中汤在肺脏虚寒的基础上尚有寒邪客脾之症状，故在半夏、细辛等温肺化饮药的基础上施以干姜、白术、人参、橘红、茯苓等健脾散寒药，以收温补脾肺之功；加味苓桂术甘汤主治证中寒饮之邪较重，在治疗上以温肺化饮为主，故方中除半夏、细辛外，另用鹿脊骨、桂枝、竹沥、杏仁等温阳、散寒化饮之品，以增强温阳、散寒化饮之功。

2.**姜椒汤**(《备急千金要方》)

姜汁七分（2g） 蜀椒三合（9g） 半夏三两（30g） 桂心 附子 甘草各一两（各30g） 橘皮 桔梗 茯苓各二两（各60g）

用法：上九味㕮咀，以水九升煮取二升半，去滓，纳姜汁煮取二升，分三服，服三剂，佳。

功用：温中化痰，行气止呕。

主治：中焦虚寒，痰饮内停证。咳嗽，痰多易咯，饮食减少，呕吐。原著主治："胸中积聚痰饮，饮食减少，胃气不足，咳逆呕吐。"

姜椒汤与加味理中汤均治疗脾肺俱寒之证。然加味理中汤主治脾肺俱寒之咳嗽，方用理中丸，辅以半夏、茯苓、橘红、细辛、北五味子等温肺化饮，止咳之品；姜椒汤所治之证虽有寒饮犯肺之咳嗽，但亦见中焦虚寒之纳少，呕吐等症，为脾肺虚寒并重之证，故用桂心、附子、蜀椒、姜汁等大辛大热之品，配以半夏、橘皮、桔梗、茯苓等化痰止咳类药物，以脾肺同治。

3.**椒红丸**(《全生指迷方》)

蜀椒（去目，炒出汗）半两（15g） 款冬花 紫菀（去苗及枯燥者） 干姜各一两（各30g） 矾石（火煅一伏时） 附子（炮，去皮脐） 细辛（去苗） 皂荚（去子，酥炙）各半两（各15g）

用法：上为细末，炼蜜和丸，如梧桐子大。米饮下三十粒，食前服。

功用：温肺散寒，止咳化痰。

主治：冷嗽。恶寒，咳唾冷沫，小便频数，舌苔白，脉紧。原著主治："恶寒，唾冷沫，小便数，脉紧。"

椒红丸与加味理中汤均可治疗寒饮停肺之咳嗽。加味理中汤主治脾肺俱寒之咳嗽，方以理中丸辅以半夏、茯苓、橘红、细辛、北五味子等温肺化饮，止咳之品，脾肺同治；椒红丸主治肺寒咳嗽，故以蜀椒、干姜、矾石、附子、细辛等温阳散寒之品配以款冬花、紫菀、皂荚等止咳化痰之药，专散肺中寒饮伏邪。

【文献摘要】

功用主治：加味理中汤，治肺胃俱寒咳嗽。(《仁斋直指方》)

肺胃俱寒，发热不已。(《外科发挥》)

脾肺俱虚，咳嗽不已。(《景岳全书》)

中寒，身体僵直，口噤不语，四肢战掉，洒洒恶寒，脉浮紧，无汗。(《文堂集验方》)

虚寒咳嗽。(《杂病证治新义》)

【医话】江流滔滔，日夜无声，狂澜激石，不平则鸣。所以咳嗽者，痰塞胸脘，气逆不下，冲击而动肺耳。然亦何以致此哉？曰：感风伤冷。挟热受湿，瘀血停水，与夫肺实肺虚，皆能壅痰而发嗽也。夫肺为娇脏，外主一身之皮毛，内为五脏之华盖，形寒饮冷，最易得寒，燥气郁蒸，最易生热。唯其易为冷热，所以内外交侵，动则邪气窒塞矣。此非不平而鸣乎？感风者，鼻塞声重，伤冷者，凄清怯寒，挟热为焦烦，受湿为缠滞，瘀血则膈间腥闷，停水则心下怔忡，或实或虚，痰之黄白，唾之稀稠，从可知也。治嗽大法，肺脉浮，为风邪所客，以发散取之；肺脉实，为气壅内热，以清利行之；脉濡散为肺虚，以补肺安之。其间久嗽之人，曾经解利，以致肺胃俱寒，饮食不进，则用温中助胃，加和平治嗽等辈。至若酒色过度，虚劳少血，津液内耗，心火自炎，遂使燥热乘肺，咯唾脓血，上气涎潮，其嗽连续而不已。惟夫血不荣肌，故邪在皮毛，皆能入肺，而自背得之尤速，此则人参、川芎、当归所不可无。一种传注，病涉邪恶，五脏反克，毒害尤深。近世率用蛤蚧、天灵盖、桃柳枝、丹砂、雄黄、安息香、苏合香丸通神之剂，然则咳嗽证治，于此可以问津索途矣。抑尤有说焉，肺出气也，肾纳气也，肺为气之主，肾为气之藏。凡咳嗽暴重，动引百骸，自觉气从脐下逆奔而上者，此肾虚不能收气归元也。当以补骨脂安肾丸主之，毋徒从事于宁肺。诸气诸痰、咳嗽喘壅之烦，须用枳壳为佐。枳壳不惟宽中，又能行其气，气下痰下，他证自平。(《仁斋直指方》)

冷哮丸 《证治宝鉴》

【组成】麻黄（9g） 生乌（3g） 细辛（3g） 牙皂肉（6g） 蜀椒（6g） 生白矾（6g） 半夏曲（10g） 胆星（10g） 生草（6g） 杏仁（10g） 紫菀（10g） 款冬花（10g）（原著本方无用量）

【用法】上为末，姜汁调神曲糊为丸。发时、临卧以生姜汤送服。发止住服，进补药。（现代用法：为丸剂，临卧服）

【功用】温肺散寒，涤痰定喘。

【主治】冷哮。喘嗽，咳痰，遇冷即发，胸膈痞满，气逆不得卧，舌苔薄白，脉沉滑。

【方解】本方所治乃冷哮。外感风寒，失于表散，寒邪入肺，肺宣降失常，故见喘嗽；肺寒不能输布津液，聚结成痰。痰阻气机，故见胸膈痞满，甚至不能平卧。舌苔薄白、脉沉滑等均为肺有寒邪之象，治当温肺散寒，涤痰定喘。

方中麻黄味辛、微苦，性温，辛能发散，温能祛寒，功擅发汗解表、宣肺平喘。《本草备要》用之治"痰哮气喘"。细辛味辛，性温，有小毒，能祛风散寒、温肺化饮，善治寒痰停饮、气逆喘咳之证。二药为君药，温肺散寒，化饮平喘。冷哮由寒痰伏肺，肺失宣肃所致，故配以味苦、性微温之杏仁，《药性论》谓其"主咳逆上气喘促"，以其苦能降泄，而降肺气、止咳喘。麻黄与杏仁相伍，一宣一降，一刚一柔，互制其偏，恢复肺的宣发肃降之性，其平喘止咳之力益显。生川乌辛、热、有毒，能祛风除湿，散寒止痛。蜀椒味辛性热，功擅温中祛寒。上三味共为臣药，合用能温里散寒，止咳平喘，可加强麻黄、细辛散寒平喘之力。白矾味酸、性寒，具有清热祛湿，祛风痰的作用。半夏味辛、性温，有小毒，具有燥湿化痰、降逆止呕、消痞散结之功。《药性本草》谓"消痰下肺气，开胃健脾，止呕吐，去胸中痰满"。既治脏腑之湿痰，又能降上逆之肺气。白矾合半夏可燥湿痰。牙皂肉辛、咸、温，有毒，可以祛顽痰，用于咳喘痰多证。胆星味苦、性凉，能清热化痰，息风定惊。皂角合胆星能化顽痰。紫菀味甘、苦、辛，性温而不燥，能润肺下气，化痰浊而止咳嗽。《本草正义》曰其"专能开泄肺郁，定咳降逆……寒饮蟠踞，浊涎胶固，喉中如水鸡声者，尤为相宜"。款冬花功擅润肺止咳。款冬花常与紫菀伍为对药，以化痰止咳。上六味共为佐药，可化痰饮、止咳喘。甘草甘、平，能祛痰止咳、补中益气、调和诸药，用为使药。诸药合用，共奏温肺散寒，涤痰定喘之功。

【配伍特点】麻黄、杏仁相配，宣降相因，宣肺平喘之效更著；润、燥相伍，刚柔并济，令化痰而不伤肺。

【医话】

1.哮证论治

哮者，气为痰阻，呼吸有声，喉若拽锯，甚则喘咳，不能卧息。症由痰热内郁，风寒外束，初失表散，邪留肺络，宿根积久，随感辄发，或贪凉露卧，专嗜甜咸，胶痰与阳气并于膈中，不得泄越，热壅气逆，故声粗为哮。须避风寒，节厚味，审其新久虚实而治之。大率新病多实，久病多虚。喉如鼾声者虚，如水鸡者实。遇风寒而发者为冷哮，为实。伤暑热而发者为热哮，为虚。其盐哮、酒哮、糖哮，皆虚哮也。冷哮有二，一则中外皆寒，宜温肺以劫寒痰，温肺汤、钟乳丸、冷哮丸，并以三建膏护肺俞穴。一则寒包热，宜散寒以解郁热，麻黄汤、越婢加半夏汤。如邪滞于肺，咳兼喘者，六安煎加细辛、苏叶。冬感寒邪甚者，华盖散、三拗汤。外感寒，内兼微火者，黄芩半夏汤。热哮当暑月火盛痰喘者，桑白皮汤，或白虎汤加黄芩、枳实、瓜蒌霜。痰壅气急者，四磨饮、苏子降气汤，气降，痰自清。痰多者吐之，勿纯用凉药，须带辛散，小青龙汤探吐。肾哮火急者，勿骤用苦寒，宜温劫之，用椒目五六钱，细研，分二三次，姜汤调服。俟哮止后，因痰因火治之。治实哮，用百部、炙甘草各二钱，桔梗三钱，半夏、陈皮各一钱，茯苓一钱半，一服可愈。治虚哮，用麦冬三两，桔梗三钱，甘草二钱，一服可愈。此煎剂内，冷哮加干姜一钱，热哮加元参三钱，盐哮加饴糖三钱，酒哮加柞木三钱，糖哮加佩兰三钱，再用海螵蛸火煅研末，大人五钱，小儿二钱，黑砂糖拌匀调服，一服除根。其遇厚味而发者，清金丹消其积食。

伤咸冷饮食而发者，白面二钱，沙糖二钱，饴糖化汁捻作饼，炙熟，加轻粉四钱，食尽，吐出病根即愈。年幼体虚者，分三四次服，吐后，用异功散加细辛。脾胃阳微者，急养正，四君子汤。久发中虚者，急补中，益气汤。宿哮沉痼者，摄肾真，肾气丸加减。总之，哮既发，主散邪；哮定，则扶正为主也。（《类证治裁》）

2.哮脉案

每十日一发，嗽痰夜甚，脉形俱属虚寒。乃用六味滋阴，治不对症，焉能奏效。议补益中气为虚哮治法，用潞党参、山药、茯苓、半夏、炙甘草、炒白术、杏仁、煨姜。数服而效。一小儿，冬春久哮，屡服治风痰之剂，不应。诊其脉，知其脾弱，不能化乳湿，用四君子汤加薏苡仁、山药、谷芽俱炒，制半夏。数服愈。

汤氏宿哮秋发，咳呕气急，暑湿为新凉所遏。宜辛平解散，用橘皮半夏汤加桔梗、象贝、杏仁、茯苓、枳壳、香薷、生姜。数服而平。

王丹溪治哮专主痰，每用吐法，不用凉剂，谓寒包热也。今弱冠已抱宿根，长夏必发，呼吸短促，咳则汗泄，不能平卧，脉虚，左尺搏大，不任探吐，乃劳力所伤。暂与平气疏痰，俟哮咳定，当收摄真元。先服桑白皮汤去黄芩、黄连、栀子、半夏，用桑白皮蜜炙、甜杏仁炒研、茯神、竹茹、贝母、苏子炒研、薄橘红。数剂后，服生脉散、潞党参、五味子、麦冬，加海浮石、海螵蛸、远志肉、山药、炙甘草、茯苓。

巫妇梅夏宿哮屡发，痰多喘咳，显系湿痰郁热为寒邪所遏。暂用加减麻黄汤温散。麻黄三分，桂枝五分，杏仁二钱，苏叶、半夏制各钱半，橘红一钱，桔梗八分，姜汁三匙，二服后随用降气疏痰。瓜蒌皮、桑白皮俱炒一钱，贝母、杏仁俱炒研各二钱，海浮石三钱，前胡、枳壳各八分，苏子炒研六分，茯苓二钱，姜汁三匙。数服哮嗽除。（《类证治裁》）

芦吸散 《张氏医通》

【组成】款冬花　川贝母（去心）　肉桂　甘草（炙）各三钱（各9g）　鹅管石（煅）五钱（15g）

【用法】上为极细末。以芦管吸少许，嗡化咽之，一日五至七次。（现代用法：上药为末，以芦管吸食少许，每日5~7次）

【功用】温肺助阳，化痰定喘。

【主治】寒邪客肺证。冷哮寒嗽，喘促痰清，舌淡苔白，脉沉滑或沉迟。

【方解】本方所治乃寒邪客肺证。寒邪久客于肺，使肺之输布津液不利，凝结成痰，故见冷哮寒嗽，喘促痰清。舌淡苔白，脉沉滑或沉迟等亦是寒邪客肺，肺中有痰的表现。治当温肺助阳，化痰定喘。

方中款冬花润肺下气，止咳化痰，《景岳全书》谓其"味微甘微辛而温……能温肺气，故疗咳嗽"；肉桂补火助阳，以祛肺中之寒邪，《本草求真》言其"大补命门相火，益阳治阴"；二者相伍，可温肺中寒邪，化肺中痰湿，共为君药。鹅管石入肺经，可温肺助阳；川贝母甘苦微寒，能润肺止咳化痰，《本草蒙筌》云其"入肺行经。消膈上稠痰，久咳嗽者立效。"又能制约肉桂、鹅管石之辛燥，避免辛燥伤肺，二者共为臣药。甘草祛痰止咳，又能调和诸药，为佐使。五药合用，可使肺中寒邪得散，痰饮得化。诸药相合，共奏温肺壮阳、化痰定喘之功。

【配伍特点】温肺与润肺相伍，刚柔并济，散寒而不伤正。

【文献摘要】

1.**功用主治**

治冷哮寒嗽，喘促痰清，但肺热者禁用。（《张氏医通》）

2.**方论选录**

此即《黄帝素问宣明论方》焚香透隔散之变法，彼用雄黄、佛耳，此用桂心、贝母、甘草；彼取无形之气，以散肺中之伏寒，此用有形之散，以搜肺络之伏饮。药虽相类，而用法悬殊，总取钟乳、款冬之温肺利窍也。（《张氏医通》）

温肺汤《太平惠民和剂局方》

【组成】白芍药六两　　五味子（去梗，炒）　　干姜（炮）　　肉桂（去粗皮）　　半夏（煮熟，焙）　　陈皮（去白）　　杏仁　　甘草（炒）各三两（各90g）　　细辛（去芦，洗）二两（各60g）

【用法】上锉粗散。每服三大钱（9g），水一盏半，煎至八分，以绢滤取汁，食后服。两服滓再煎一服。（现代用法：上为粗散，每服9g，水煎服）

【功用】温肺化饮，止咳平喘。

【主治】寒饮停肺证。肺中久客寒饮，发则喘咳，不能坐卧，呕吐痰沫，不思饮食，舌苔白滑，脉滑。

【方解】本方所治乃寒饮停肺证。肺受寒邪，则宣降不利，致饮邪停肺，而见喘咳；饮停于心下，气机受阻，故见不能坐卧；肺失宣降，不能转输脾之津液，故见呕吐涎沫，不思饮食。舌苔白滑，脉滑，皆为寒饮停肺之证。治当温肺化饮，止咳平喘。

方以辛热之干姜、辛温之细辛，温肺化饮，二者共为君药。臣以甘热之肉桂，助阳以补虚，可助干姜、细辛之温性，使温肺化饮之功益著。佐用苦温之杏仁，降气止咳平喘，辛温之陈皮、半夏，燥湿化痰，健脾止呕。素有寒饮，脾肺本虚，纯用辛温，恐温燥伤津，耗散肺气，故以酸甘之五味子敛肺止咳，芍药养血和营，二者与辛散之品相配，令散中有收，以利肺气之开阖；既能增强止咳平喘之功，又能防诸辛散温燥之药耗气伤津，共为佐药。甘草益气和中，兼调和诸药之用，为佐使药。诸药相配，使寒饮得化，肺气得宣，则诸症得愈。

【配伍特点】一为辛散与酸收相配，使散中有收；二为温肺与敛肺相伍，令开中有阖。全方散不伤正，收不留邪。

【附方】

温肺汤（《杏苑生春》）

半夏　　　干姜　　　细辛　　　桂枝　　　麻黄　　　白芍　　　甘草　　　五味子　　　橘

红　　杏仁　　生姜各等分（各9g）

用法：上㕮咀，水煎服，食远温服。

功用：温肺化饮，降气止咳。

主治：肺寒证。背部受凉则发喘嗽，呕吐涎沫，舌淡苔白，脉沉滑而迟。原著主治："肺蓄寒邪，但背冷则发喘嗽，呕吐痰沫。"

《太平惠民和剂局方》卷四之温肺汤与《杏苑生春》卷五之温肺汤的主治均有寒饮伏肺，发则喘嗽等症，皆能温肺化饮，止咳平喘。然《杏苑生春》卷五之温肺汤主治症中又有背冷之症，故在原方基础之上，以桂枝易肉桂，取其温通经脉之功，加麻黄、生姜以发表散寒，且能增强止咳平喘之效。

【文献摘要】

1.功用主治

治肺虚久客寒饮，发则喘咳，不能坐卧，呕吐痰沫，不思饮食。（《太平惠民和剂局方》）

2.方论选录

温肺汤，金浮水升也。细辛、五味子、肉桂，皆所以温肾。肾水温暖，则气上行，气即水中之金，是金浮也。所谓云从地起也。上行之气，熏蒸于肺，停而为津液者，复化为水，是水升也。所谓水从天降也。（《医述》）

温肺汤，木沉火降也。温肺则金旺，金旺则能平木，木有所畏，收敛下行，是谓木沉。木既沉，火自降矣。（《医家奥秘》）

皂荚丸《金匮要略》

【组成】皂荚（刮去皮，用酥炙）八两（24g）

【用法】上一味，末之，蜜丸梧桐子大，以枣膏和汤服三丸，日三夜一服。（现代用法：上泛为丸，枣汤送服）

【功用】涤痰利气，宣壅导滞。

【主治】痰浊壅肺，肺气上逆证。咳嗽喘息，痰多胶黏，不易咯出，甚则胸中闷窒，不能平卧，舌苔腻，脉滑。

【方解】本方证为痰浊壅肺，肺气上逆所致。痰浊壅于肺中，阻碍肺之宣降，故见咳嗽喘息，胸中窒闷，不能平卧；痰浊胶黏，胶固难拔，故不易咯出。舌苔腻，脉滑等皆为痰浊壅肺之表现。治当涤痰利气，宣壅导滞。

方中皂荚辛咸入肺，可祛痰浊，通关窍，去胶黏老痰，作为君药。蜂蜜可润其燥烈；饮以枣膏，以安其正，为佐药。徐灵胎云："稠痰黏肺，不能清涤，非此不可。"乃是除陈痰痼结之良方。

【配伍特点】攻补兼施，祛痰而不伤正。

【附方】

1.**皂荚散**(《普济方》)

皂荚(去黑皮,涂酥炙令焦黄,去子)半两(15g)　　桂心一两(15g)　　甘草(炙微赤,锉)一两半(45g)

用法:上为散,每服三钱,以水一中盏,加生姜半分、大枣三个,煎至六分,去滓服,不拘时候。

功用:温肺散寒,止咳摄唾。

主治:虚寒肺痿。咳嗽,吐涎沫,舌暗淡,苔薄白,脉虚弱。原著主治:"肺痿吐涎沫。"

2.**皂荚丸**(《太平圣惠方》)

皂荚(长大者,去黑皮,涂酥,炙令焦黄,去子)三梃(30g)　　旋覆花一两(30g)杏仁(汤浸,去皮尖双仁,麸炒微黄,研如膏)一两(30g)

用法:上为末,炼蜜为丸,如梧桐子大。每服十丸,食后煮枣粥饮送下。

功用:止咳化痰,降气平喘。

主治:胸中痰涎壅盛。咳嗽,痰唾稠黏,不易咯出,上气喘急,坐卧不得,舌苔白,脉滑。原著主治:"咳嗽上气,痰唾稠黏,坐卧不得。"

《金匮要略》之皂荚丸与《太平圣惠方》卷四十六之皂荚丸均以皂荚为君,具涤痰行气之功,治疗咳嗽痰稠等症。《太平圣惠方》卷四十六之皂荚丸又加旋覆花、杏仁二药,较《金匮要略》中皂荚丸增大降气化痰之功。《普济方》之皂荚散具温肺散寒,止咳摄唾之功,主治虚寒肺痿证。其组成较《金匮要略》之皂荚丸增桂心,又加生姜同煮,使温肺之力大增。加甘草及大枣三个取《金匮要略》皂荚丸之以枣汤和服之意。

【文献摘要】

1.**功用主治**

咳逆上气,时时吐浊,但坐不得眠,皂荚丸主之。(《金匮要略》)

2.**方论选录**

皂荚性能驱浊,其刺又能攻坚,且得直达患处,用意神巧。(《金匮玉函经二注》)

方中皂荚以涤痰去垢,佐以蜜丸枣膏兼顾脾胃,使痰除而不过伤正气。(《金匮要略释义》)

今咳逆上气,唯时时唾浊,痰涎多也;但坐不得卧,气道甚也,此痰气为病,非寒饮亦非火气,主之以皂荚丸者,宣导其痰,通达其气也;佐枣膏之甘,以药性剽悍,缓其势也。(《医宗金鉴》)

皂荚味辛咸,辛能散,咸能软,宣壅导滞,利窍消风,莫过于此。故咳逆上气,时时唾浊,坐不得卧者宜之。然药性彪悍,故佐枣膏之甘,以缓其药势也。(《金匮要略直解》)

【医案】

1.门人卢扶摇之师曹殿光,芜湖人,年五十岁,患痰饮宿疾,病逾十载,扶摇不能治,使来求诊,其证心下坚满,痛引胸胁,时复喘促,咳则连声不已,时时吐浊痰,稠凝非常,剧则不得卧。余谓其喘咳属支饮，与《伤寒论》之心下有水气，《痰饮篇》之咳逆不得卧，证情相类，因投以小青龙汤，不效。更投以射干麻黄汤，合小半夏汤，又不效。而咳逆反甚，心殊焦急。更思以十枣汤攻之，而十枣又为胸胁悬饮之方。思以葶苈大枣降之，而泻肺系为肺胀肺痈而设，皆非的对之剂。纵投之，徒伤元气，于病何补？因念其时吐痰浊，剧则不得卧，与《金匮》所载皂荚丸证，大旨相同。遂以皂荚炙末四两，以赤砂糖代枣和汤，与射干麻黄汤同服之。共八剂，痰除喘平，诸恙尽退。[曹颖甫.经方实验录.上海：上海科学技术出版社，1979.]

按语：曹颖甫曰："皂荚丸之功用，能治胶痰，而不能去湿痰。良由皂荚能去积年之油垢，而不能除水气也。然痰饮至于嗽喘不已，中脘必有凝固之痰，故有时亦得取效。惟皂荚灰之作用乃由长女昭华发明。彼自病痰饮，常呕浓厚之痰，因自制而服之。二十年痰饮竟得割除病根。予服之而效。"曹殿光用皂荚末四两者，乃其八日间之总量也。即先一日服皂荚末一两，次日改服射干麻黄汤一剂，以后第三日、第五日、第七日同第一日，第四日、第六日、第八日同第二日。虽用量较大，但此为皂荚焦黑之灰，应当注意。

2.余尝自病痰饮，喘咳，吐浊，痛连胸胁，以皂荚大者四枚炙末，盛碗中，调赤砂糖，间日一服。连服四次，下利日二三度，痰涎与粪俱下，有时竟全是痰液。病愈后，体亦大亏。于是知皂荚之攻消甚猛，全赖枣膏调剂也。夫甘遂之破水饮，葶苈之泻痛胀，与皂荚之消胶痰，可称鼎足而三。唯近人不察，恒视若鸩毒，弃良药而不用，伊谁之过欤？

按语：《经方实验录》以皂荚丸治案有四则，此案为其三。曹颖甫师徒反复议论皂荚之治证，言其"能治胶痰，而不能去痰湿"，亦"不能除水气也"。谈及炮制法时说，皂荚"刮去皮者，刮去其外之黑衣也。酥炙者，用微火炙之，使略呈焦黄即得。勿成黑炭也"。以枣膏和汤服三丸，为安其本，保胃津。曹氏"代枣膏以砂糖，无非取其便捷，然其保津之功，恐不及枣膏。"皂荚究属峻品，无经验者初次使用，先用小量较为妥当。（吕志杰等.仲景方药古今应用.北京：中国医药科技出版社，2000.）

【医话】

曹颖甫关于皂荚丸理解

《要略》曰："咳逆上气，时时吐浊，但坐，不得眠，皂荚丸主之。"按射干麻黄汤证但云咳而上气，是不咳之时，其气未必上冲。若夫本证之咳逆上气，则喘息而不可止矣。病者必背拥叠被六七层，始能垂头稍稍得睡。倘叠被较少，则终夜呛咳，所吐之痰黄浊胶黏。此证予于宣统二年，侍先妣邢太安人病亲见之。先妣平时喜进厚味，又有烟癖，厚味被火气熏灼，因变浊痰，气吸于上，大小便不通。予不得已，自制皂荚丸进之。长女昭华煎枣膏汤，如法昼夜四服。以其不易下咽也，改丸如绿豆大，每服九丸。凡四服，浃晨而大小便通，可以去被安睡矣。后一年，闻吾乡城北朱姓老妇，以此证坐一月而死，可惜也！（《经方实验录》）

川椒丸《太平圣惠方》

【组成】川椒（去目及闭口者，微炒去汗）一两（30g）　人参（去芦头）一两（30g）　款冬花三分（1g）　赤茯苓一两（30g）　干姜（炮裂，煨）半两（15g）　桂心一两（30g）　紫菀（洗去苗土）三分（1g）　附子（炮裂，去皮脐）半两（15g）　五味子三分（1g）　白术半两（15g）　杏仁（汤浸，去皮尖双仁，麸炒微黄）三分（1g）　菖蒲三分（1g）　细辛三分（1g）

【用法】上为末，炼蜜为丸，如梧桐子大。每服三十丸，以温生姜汤送下，每日三四次。（现代用法：水泛为丸，以生姜汤送下）

【功用】温中降气，止咳化痰。

【主治】脾肺虚寒所致之上气咳逆，胸满多唾。症见咳嗽，胸满，痰多易咯，上气喘急，舌暗淡苔白，脉沉滑。

【方解】本方所治乃脾肺虚寒所致之上气咳逆，胸满多唾。脾为生痰之源，肺为贮痰之器；脾主运化水饮，肺主行水。脾肺虚寒，水液不能输布，困于脾肺，凝聚成痰，故见咳嗽、痰多、胸满、上气喘急等症。舌暗淡苔白、脉沉滑等俱是脾肺虚寒之表现。治宜温中降气，止咳化痰。

方中川椒辛散温燥，入脾胃经，长于温中散寒，并能燥湿，《本草纲目》云其"禀南方之阳，受西方之阴，故能入肺散寒治咳嗽；入脾除湿治风寒湿痹、水肿泻痢"；人参甘温，归脾肺经，长于补脾益肺，《神农本草经》言其"主补五脏"，二者共为君药。附子、肉桂补火助阳以散寒；干姜、细辛，温肺化饮；四药共助川椒温散脾肺二脏之寒邪。紫菀、款冬花，润肺降气，止咳化痰；杏仁降气止咳平喘；三药合用，以除咳嗽痰多，上气喘急之症，共为臣药。白术、赤茯苓，健脾利水，以杜生痰之源；菖蒲开窍豁痰，化湿开胃；五味子收敛肺气以治咳；二药为佐使。上药合用，共奏温中降气、止咳化痰之功。

【配伍特点】温肺与补肺并用，以温为主；降气与化痰合法，气畅痰消。

【附方】

汉椒丸（《太平圣惠方》）

汉椒（去目及闭口者，炒出汗）一两（30g）　猪牙皂角（去黑皮，酥炙黄，去子）一两（30g）　干姜（炮制）三分（1g）　甜葶苈（隔纸炒紫色）三分（1g）

用法：上为末。用枣肉和丸，如梧桐子大，每服二十丸。不拘时候服，以桑白皮汤送下。

功用：温肺止咳，泻肺平喘。

主治：咳嗽，痰多，遇寒尤甚，胸满，上气喘急，坐卧不得，舌苔白，脉沉迟或沉滑。

原著主治："咳嗽喘急，坐卧不得。"

川椒丸主治脾肺虚寒所致之上气咳逆，胸满多唾，症见咳嗽，胸满，痰多易咯，上气喘急，舌暗淡苔白，脉沉滑等；故以川椒为君，加附子、干姜等以助温补脾肺之力；款冬花、紫菀、杏仁之类以降气止咳平喘；白术、人参取健脾助运。汉椒丸主治咳嗽，痰多，遇寒尤甚，胸满，上气喘急，坐卧不得，舌苔白，脉沉迟或沉滑等；故以汉椒、皂荚化痰浊为君，干姜助君药温肺化饮，甜葶苈泻肺平喘，枣肉糊丸以润皂荚燥烈之性，以桑白皮汤送下可助葶苈泻肺平喘之力。

【文献摘要】

功用主治：上气咳逆，胸满多唾，川椒丸。(《太平圣惠方》)

干姜汤 《外台秘要》

【组成】 干姜四两（12g）　紫菀一两（3g）　杏仁（去皮尖双仁，切）七十枚（9g）　麻黄（去节）四两（12g）　桂心　甘草（炙）各二两（各6g）　五味子一两（3g）

【用法】 上七味，切。水八升，煮取二升七合，分三服。（现代用法：水煎服）

【功用】 温肺散寒，止咳平喘。

【主治】 冷咳逆气。咳嗽，遇冷尤甚，上气喘急，舌苔白，脉沉滑或沉迟。

【方解】 本方所治乃寒邪伤肺所致之冷咳逆气。肺为娇脏，不耐寒热，寒邪伤肺，肺之宣降功能失常，不能输布津液，凝聚成痰，停留于肺，而见咳嗽，遇冷尤甚，上气喘急等症。舌苔白，脉沉滑或沉迟等皆为寒邪致之。

方中干姜辛、热，可温肺化饮。《本草备要》言其"定呕消痰，去脏腑沉寒痼冷"，为君药。麻黄辛散，主入肺经，外开皮毛之郁闭，且使肺气宣畅，为臣药。紫菀、杏仁，润肺下气，止咳平喘，与麻黄相伍，一宣一降，以恢复肺气之宣降，加强宣肺平喘之功；桂心补火助阳以散寒，《本草求真》言其"大补命门相火，益阳治阴"；五味子，甘、温而润，敛肺止咳，为治久咳虚喘之要药，与麻黄相伍，一散一收，使散不伤正，收不敛邪。上四味共为佐药。甘草调和诸药，为使药。诸药配伍，共奏温肺散寒，止咳平喘之功。

【配伍特点】 麻黄与杏仁、紫菀相配，宣降相宜，恰似肺性；麻黄与五味子相伍，一散一收，使散不伤正，收不敛邪；温化与敛肺相配，令开中有阖。

【附方】

干姜丸 （《太平圣惠方》）

干姜（炮裂，锉）半两（15g）　桂心半两（15g）　柑子皮（汤浸，去白瓤）三分（1g）　细辛半两（15g）　甘草（炙微赤，锉）半两（15g）　款冬花三分（1g）　紫菀（洗，去苗土）三分（1g）　附子（炮裂，去皮脐）三分（1g）

用法：上为末，炼蜜为丸，如梧桐子大。每服三十丸，以姜、枣汤送下，不拘时候。

功用：温肺化饮，降逆止咳。

主治：冷咳逆气。咳嗽痰多，肢体不温，上气喘急，胸中满闷，舌苔白，脉沉滑。原著主治："疗冷咳逆气。"

《外台秘要》卷九之干姜汤主治冷咳逆气，症见咳嗽，遇冷尤甚，上气喘急，舌苔白，脉沉滑或沉迟等，故以干姜温肺化饮，加麻黄、桂心温肺散寒，紫菀、杏仁降气止咳，另以五味子敛肺止咳。《太平圣惠方》卷四十二之干姜丸主治冷咳逆气，咳嗽痰多，肢体不温，上气喘急，胸中满闷，舌苔白，脉沉滑等症，方以干姜、细辛温肺化饮，桂心、附子助阳散寒，款冬花、紫菀之类降气止咳化痰。

【文献摘要】

功用主治：疗冷咳逆气，干姜汤方。（《外台秘要》）

小青龙汤《伤寒论》

【组成】麻黄（去节）三两（9g）　芍药三两（9g）　细辛三两（3g）　干姜三两（9g）　甘草（炙）三两（9g）　桂枝（去皮）三两（9g）　五味子半升（3g）　半夏（洗）半升（9g）

【用法】上八味，以水一斗，先煮麻黄，减二升，去上沫，内诸药，煮取三升，去滓，温服一升。（现代用法：水煎服）

【功用】解表散寒，温肺化饮。

【主治】外寒内饮证。恶寒发热，头身疼痛，无汗，喘咳，痰涎清稀而量多，胸痞，或干呕，或痰饮喘咳，不得平卧，或身体疼重，头面四肢浮肿，舌苔白滑，脉浮。

【方解】方以辛温之麻黄、桂枝相须为君，发汗解表，且麻黄兼能开宣肺气以解喘咳之证，桂枝化气行水以利内饮之化。臣用辛热之干姜、辛温之细辛，温肺化饮，兼协麻黄、桂枝解表祛邪。佐用辛苦而温之半夏，燥湿化痰，和胃降逆。然素有痰饮，脾肺本虚，纯用辛温，恐辛散耗气，温燥伤津，故伍酸甘之五味子敛肺止咳、芍药和营养血，二药与辛散之品相配，既令散中有收，以利肺气开阖，增强止咳平喘之功，又可防诸辛散温燥之药耗气伤津之虞，亦为佐药。炙甘草益气和中，兼调和辛散酸收之性，为佐使之药。八味相伍，解表与化饮配合，一举而表里双解。《医方考》曰："或咳，或麻黄、桂枝、甘草，发表邪也；半夏、细辛、干姜，散水气也；芍药所以和阴血，五味子所以收肺气。"

【配伍特点】辛散配酸收，则散中有收；温散配敛肺，令开中有阖，使散不伤正，收不留邪。

【附方】

1.射干麻黄汤（《金匮要略》）

射干三两（9g）　麻黄四两（9g）　生姜四两（12g）　细辛三两（3g）　紫菀三两（9g）　款冬花三两（9g）　大枣七枚（3g）　半夏（大者，洗）半升（9g）　五味子半升（9g）

用法：上九味，以水一斗二升，先煮麻黄两沸，去上沫，内诸药，煮取三升，分温三服。

功用：宣肺祛痰，降气止咳。

主治：寒痰郁肺结喉证。咳嗽，气喘，喉间痰鸣，似水鸡声，或胸膈满闷，或吐痰涎，苔白腻，脉弦紧或沉紧。原著主治："痰饮郁结，气逆喘咳证。咳而上气，喉中有水鸡声者。"

射干麻黄汤、小青龙汤皆有解表化饮之功。但射干麻黄汤所证为风寒较轻，痰饮郁结，肺气上逆较重，故于小青龙汤基础上减桂枝、芍药、甘草；增入祛痰肃肺，止咳平喘之射干、款冬花、紫菀等药。小青龙汤解表散寒之力大，功偏治表；射干麻黄汤祛痰降气之力强，功偏治里。

2.**肺寒汤**（《圣济总录》）

款冬花二两（6g）　　紫菀（去土）二两6g）　　甘草（炙）二两（6g）　　桂枝（去粗皮）二两（6g）　　麻黄（去节）二两（6g）　　干姜（炮）二两（6g）　　五味子二两（6g）　　杏仁（汤浸，去皮尖，炒）二两（6g）　　半夏（汤煮软，焙干）二两（6g）　　细辛（去苗叶）一两（3g）

用法：上为粗末。每服三钱匕，水一盏，生姜五片，大枣（擘破）二枚，同煎至七分，去滓温服，不拘时候。

功用：温肺暖胃，止咳化痰。

主治：肺胃虚寒，咳嗽痰盛，呀呷有声，呕吐停饮，咽喉干痛，上气喘满，面目虚浮，自汗恶风，语声嘶破，背寒中冷，心下悸动，哕逆恶心，全不入食。

二方都可治疗咳嗽痰饮证。但小青龙汤治疗外寒内饮，素有内饮，又外感风寒，故有外感的"恶寒发热"症状，功效是解表散寒，温肺化饮。肺寒汤治疗肺胃虚寒所致的咳嗽痰饮，也有"恶风"之症，但无发热，此恶风是因为肺气虚、卫表不固所致。功用为温肺暖胃，化痰止咳，用款冬花、紫菀两味止咳平喘药为主，用桂枝、麻黄宣肺平喘，桂枝助阳化气以行水，杏仁可降气平喘，半夏燥湿化痰，加干姜温里散寒，五味子固涩肺胃之气，细辛温肺化饮。

3.**杏仁煎**（《外台秘要》）

杏仁五两（15g）　　五味子三合（9g）　　甘草（炙）四两（12g）　　麻黄（去节）一斤（9g）　　款冬花三合（9g）　　紫菀三两（9g）　　干姜三两（9g）　　桂心四两（12g）

用法：上切，以水一斗，煮麻黄减二升，掠去沫，乃纳诸药，煮取四升，绞去滓，又纳胶饴半斤，白蜜一斤，合纳汁中，搅令相得，汤中煎如饴成。食前服，如半枣大，一日三次。不知稍加之。

功用：降气止咳。

主治：咳上气，中寒冷，鼻中不利。

小青龙汤、杏仁煎均可治疗里寒咳嗽，但小青龙汤治疗外寒里饮，内素有寒饮，又外感风寒之邪。杏仁煎治疗肺气上逆的咳嗽，以杏仁为君，加紫菀、款冬花，方以降气止咳平喘为主，加五味子收敛肺气，干姜、桂心温肺化饮。

【文献摘要】

1.**功用主治**

伤寒表不解，心下有水气，干呕，发热而咳，或渴，或利，或噎，或小便不利，少腹满，或喘者；伤寒，心下有水气，咳而微喘，发热不渴。（《伤寒论·辨太阳病脉证并治》）

溢饮，咳逆倚息不得卧，妇人吐涎沫。（《金匮要略》）

2.方论选录

肺气通于鼻，肺为客邪所遏，以故鼻息不通，喘嗽痰清，非麻黄汤不能开发肺气，加干姜以温肾气，款冬、紫菀以温肺经，五味子以收麻、杏之散耳。（《千金方衍义》）

"前方（指大青龙汤）因内有郁热而表不解，此方因内有水气而表不解。然水气不除，肺气壅遏，营卫不通，虽发表何由得汗？故用麻黄、桂枝解其表，必以细辛、干姜、半夏等辛燥之品，散其胸中之水，使之随汗而出。《金匮》所谓腰以上者，当发汗，即《内经》之'开鬼门'也。水饮内蓄，肺必逆而上行，而见喘促上气等证。肺苦气上逆，急食酸以收之，以甘缓之，故以白芍、五味子、甘草三味，一以防肺气之耗散，一则缓麻、桂、姜、辛之刚猛也。名小青龙者，以龙为水族，大则可以兴云致雨，飞腾于宇宙之间；小则亦能治水驱邪，潜隐于波涛之内耳。"（《成方便读》）

【医案】

1.松江王孝贤夫人，素有血症，时发时止，发则微嗽，又因感冒，不能着枕，日夜俯几而坐，竟不能支持矣。是时有常州名医法丹书调治无效，延余至，余曰：此小青龙汤证也。法曰：我固知之，但弱体而素有血症，麻桂等药可用乎？余曰：急则治标，若更喘数日，则立毙矣。且之其新病，愈后再治其本病可也。法曰：诚然，然病家焉能知之？治本病而死，死而无怨，如用麻桂而死，则不咎病本无治，而恨麻桂杀之矣。我乃行道之人，不能任其咎。君不以医名，我不与闻，君独任之可也。余曰：然。服之有害，我自当之，但求先生不阻之耳。遂与服，饮毕而气平，就枕终夕得安，然后以消痰润肺、养阴开胃之方，以次调之，体仍复旧。法翁颇有学识，并非时俗之医，然能知而不能行，盖欲涉世行道，万一不中，则谤声随之。余则不欲以此求名，故毅然用之也。凡举事一有利害关心，即不能大行我志，天下事尽然，岂独医也哉？

按语：风寒外束，饮邪内伏，动而为喘嗽者，不能舍小青龙汤为治。案中云感冒是感冒风寒，设非风寒之邪，麻桂不可擅用，读者宜有会心也。（《洄溪医案》）

2.陈某，男，50岁，工人。1985年11月初诊。患慢性气管炎十几年，每入冬反复发作。今冬以来，咳嗽、气喘，夜卧尤甚，难于平卧，痰多且稀，色白易咳出，胸部满闷，口渴能饮，尤觉口干，经服用消咳喘及抗生素等药未效。诊见面部虚浮，下睑浮肿如卧蚕状，舌淡红，苔薄白而水滑，脉沉弦，心律齐、率不快，两肺可闻干湿啰音。西医诊断：慢性气管炎，阻塞性肺气肿。中医辨证：水饮内停，寒饮射肺致喘，宜小青龙汤化饮平喘。但唯见口渴，似有热象，然细审之，虽口渴但并无热象。故疏小青龙汤三剂，水煎温服，以观后效。药后咳喘及口渴皆减，再进三剂，渴已喘平，后改用苓桂术甘汤加杏仁、薏苡仁等调之而愈。（《聂氏伤寒学经方验案便读》）

按语：本案患者多于冬天发作，症见咳嗽、气喘，痰多、清稀、色白、易咯等，中医诊断为寒饮射肺，方以小青龙汤解表散寒，温肺化饮。待咳喘已平后，用苓桂术甘汤加杏仁、薏苡仁等温阳化饮，健脾利水以善后。

3.邵子易兄令眷，年四十外，形盛多痰，素有头风呕吐之病，每发一二日即愈，畏药不医，习以为常。二月间感寒，头痛呕吐，视为旧疾，因循一月，并不服药。渐致周身浮肿，咳喘不能卧，呕吐不能食，已五日矣。方请医治，切脉至骨，微细如丝，似有如无。外证则头疼身痛，项强肤肿，足冷过膝，咳喘不能卧，滴水不能下咽，沉寒痼冷，证皆危笃，必须小青龙汤，方能解表里之寒水。但苦药不能下咽，先以半硫丸一钱，通其膈上之寒痰，继以麻黄、桂枝、细辛、附子、干姜、半夏、茯苓、吴萸，煎剂与服。初剂尚吐出不存，又进半硫丸一钱，次剂方纳。如斯三日，虽小有汗，足微温，而脉不起，全不能卧，寒水之势不退。余辞之，令其另请高明。有一浙医视为湿热，用木通、灯草、腹皮为君，幸病家粗知药性，不令与尝。专任于余，改用生附子，十剂至四五日，通身得汗，喘咳始宁，方得平卧，频频小便而下体水消，非此大剂，何能化此坚冰。后用理中桂苓加人参，匝月方健。询彼家仆人，乃平素贪凉食冷所致。若此证属脾肾虚寒，则不可治矣。（郑重光.素圃医案.北京：人民军医出版社，2012.）

按语：本案患者素有痼疾，畏药不医，二月感寒之后牵动旧疾，迁延未医，渐至周身浮肿，咳喘不能卧，呕吐不能食，头疼身痛，项强肤肿，足冷过膝等一派寒饮之象。方先以半硫丸通膈上之寒痰，又以小青龙汤解表里之寒水，不瘥，改用生附子，继服四五日，方通身得汗，喘咳始宁，寒水得退。

【医话】

1.柯琴对小青龙汤的论述

伤寒表不解，心下有水气，干呕发热而渴，或利，或噎，或小便不利，少腹满，或喘者，用此发汗利水。夫阳之汗，以天地之雨名之。水气入心则为汗，一汗而外邪顿解矣。此因心气不足，汗出不彻，故寒热不解而心下有水气。其咳是水气射肺之征，干呕知水气未入于胃也。心下乃胞络相火所居之地，水火相射，其病不可拟摹。如水气下而不上，则或渴或利；上而不下，则或噎或喘；留于肠胃，则小便不利而少腹满耳。惟发热干呕而渴，是本方之当证。此于桂枝汤去大枣之泥，加麻黄以开玄府，细辛逐水气，半夏除呕，五味子、干姜以除咳也。以干姜易生姜者，生姜之味气不如干姜之猛烈，其大温足以逐心下之水，苦辛可以解五味子之酸，且发表既有麻黄、细辛之直锐，更不藉生姜之横散矣。若渴者，是心液不足，故去半夏之燥热，加栝楼根之生津。若微利与噎，小便不利与喘者，病机偏于向里，故去麻黄之发表，加附子以除噎，芫花、茯苓以利水，杏仁以定喘耳。两青龙俱两解表里法，大青龙治里热，小青龙治里寒，故发表之药同，而治里之药殊也。此与五苓，同为治表不解而心下有水气。在五苓治水蓄而不行，故大利其水而微发其汗，是为水郁折之也。本方治水之动而不居，故备举辛温以散水，并用酸苦以安肺，培其化源也，兼治肤胀最捷。葛根与大、小青龙皆合麻、桂二方加减。葛根减麻黄、杏仁者，以不喘故，加葛根者，和太阳之津，升阳明之液也。大青龙减桂枝、芍药者，以汗不出故，加石膏者，烦躁故也。若小青龙减麻黄之杏仁，桂枝之生姜、大枣，既加细辛、干姜、半夏、五味子，而又立加减法。神而明之，不可胜用矣。

此方又主水寒在胃，久咳肺虚。（柯琴.伤寒附翼.北京：学苑出版社，2013.）

2.陆渊雷对小青龙汤的论述

小青龙汤为麻桂合方去杏仁、生姜，加细辛、干姜、五味子、半夏。干姜、杏仁为麻黄、桂枝发表之佐使；细辛辛散，五味子酸敛，辛味相伍，开阖相济以镇咳；干姜温肺，半夏降逆涤痰，姜夏相伍，温降相借以逐水，故本方发表之力，低于麻黄，胜于桂枝，而镇咳逐水之力则至优。昔贤说二青龙命名之故，方中行谓大青龙与云致雨，小青龙倒海翻江，喻嘉言亦谓大青龙升天而行云雨，小青龙鼓波而奔沧海，意皆谓主发汗，一主逐水，理或然也。由今日之病理言，急性喘咳之病，多有细菌为病原，水气不过为病变之产出物，然则治法宜以杀菌为主，次则消炎，而逐水为末务。然中医古方之法，如慢性胃肠炎之多黏液者，如胸膜炎胸膜囊积水者，皆以逐水为主，不但小青龙而已，而试用皆极效。盖涤除此等产出物，直接所以免炎症之刺激而增长，间接即所以助正气之消炎。

第五节　祛风化痰剂

祛风化痰剂，适用于素有痰疾，触冒风邪引发的风引痰动，痰随气升的风痰咳喘证。临床常见咳喘不止，痰涎壅盛或咳痰胶黏，喉间痰鸣，时发时止。常以南星、白矾、皂角、白僵蚕等为主组成方剂。代表方如白玉丸、豁痰丸等。

白玉丸《婴童类萃》

【组成】南星　半夏（俱生用）各五钱　　僵蚕（炒）　　白矾各二钱五分（7.5g）

【用法】上为净末，加杏仁（去皮尖）十个，巴豆一粒，同碾如泥，姜汁为丸，麻子大，每服十五丸，看大小用。

【功用】开膈利咽，祛风除痰。

【主治】痰阻胸膈证。症见咳嗽喘促，咳痰胶黏，痰鸣，胸中窒闷，咽膈梗塞，舌淡苔白腻，脉弦滑。

【方解】本方所治乃老痰胶固，壅塞气道所致。老痰胶固，壅塞气道，痰随气升，气因痰阻，痰邪壅盛则阻遏气机，咳痰胶黏，咳嗽不止，胸咽窒闷，故治宜开膈利咽，祛风除痰。方用半夏燥湿健脾以绝生痰之源，南星祛风化痰，二药生用治痰功宏，共为君药；僵蚕祛风解痉，使气道得舒，化痰散结，使痰浊得化；白矾酸苦涌泄，速降痰邪，共为臣药；杏仁为降气而润肺化痰，巴豆辛热峻下，开通闭塞，逐痰利气，为佐药；姜汁，解半夏、南星之毒，且化痰降逆，也为佐药。诸药共用，扫除胸中噎塞，咽膈舒利，咳嗽自除。

【配伍特点】辛开苦降，速降顽痰。

【附方】

生白丸（《幼幼新书》）

白附子（新罗者）　　天南星各半两（15g）　　半夏一两（30g）

用法：上为末，取生姜汁打面糊为丸。每服二十丸至三十丸，生姜汤下。

功用：息风化痰，止咳平喘。

原著主治："小儿痰涎不利，上喘咳嗽。"

生白丸与白玉丸皆用南星、半夏燥湿、祛风化痰，生白丸另有白附子，全方祛风化痰之力较弱。而白玉丸又加僵蚕、白矾、杏仁、巴豆，祛风化痰、利气开膈力强。

【文献摘要】

功用主治：利膈下之顽痰，去胸中之噎塞，一切咳嗽痰症并效。(《婴童类萃》)

豁痰丸《万氏家传育婴秘诀》

【组成】南星三钱（9g） 半夏（二味切片，用浓皂角水浸一宿，取出焙干为末）二钱（6g） 白附子 五灵脂 白僵蚕（炒） 细辛 枯白矾各一钱（3g） 全蝎三分半（1g）

【用法】为末，皂角浓汁，煮面糊丸，黍米大，姜汤下。

【功用】祛风解痉，豁痰止咳。

【主治】风痰壅盛证。咳嗽上气，咳喘不止，痰涎壅盛，喉间痰鸣，舌苔白腻，脉弦滑。

【方解】痰涎壅盛，感触冒风，风引痰动，壅遏肺气则咳喘上气，咳嗽不宁。治祛风解痉，豁痰止咳。方用南星、白附子为君，两者辛温，最善祛风化痰。臣以半夏，燥湿化痰，降逆下气；白僵蚕利咽化痰；全蝎通络息风，化痰散结；白矾之酸苦涌泄，清热除痰。久病多瘀，故佐用细辛通阳，五灵脂活血散瘀以行血脉，畅肺气。诸药合用，气机舒畅，痰涎可消。

【配伍特点】集祛风、化痰、化瘀于一方，行血散瘀，气顺痰消。

【附方】

1.**贝母丸**(《幼幼新书》)

贝母 天南星（姜制） 人参 茯苓 甘草（炙） 白附子各等分（9g） 皂角子（炮）七个（3g）

用法：上为末，炼蜜为丸。每服五七丸，薄荷汤吞。

功用：清肺益气，祛痰息风。

原著主治："《幼幼新书》引《玉诀》：咳嗽作呀呷声。《证治准绳·幼科》：小儿呴哈。"

2.**千缗导痰汤**(《寿世保元》)

半夏七枚 天南星 陈皮 赤茯苓 枳壳各一钱（3g） 皂荚（一寸，炙，去皮）（3g） 甘草（炙）一钱（3g） 生姜五片

用法：清水煎服。

功用：息风化痰，止咳平喘。

原著主治："风痰哮。"

3.**木乳丸**(《杨氏家藏方》)

皂角（去皮弦子，焙） 天南星（生用） 半夏（汤洗七次，焙干） 白附子（生用） 晋矾（生用）各一两（30g）

用法：上为细末，用生姜自然汁煮面糊为丸，如梧桐子大。每服二十丸至三十丸，食后、临卧浓煎生姜汤送下。

功用：息风化痰止嗽。

原著主治："风痰上盛，咳嗽连声，唾出稠黏。"

以上四方皆能祛风化痰。豁痰丸，白附子、白僵蚕、全蝎同用，祛风化痰力强，妙用五灵脂，活血以利气行，使肺气畅通。贝母丸用人参、茯苓、炙甘草，健脾气，绝痰源，标本兼顾。千缗导痰汤乃导痰汤加皂荚而成，豁痰行气为主。木乳丸皂角、南星、晋矾同用，豁痰为主。

【文献摘要】

功用主治：咳嗽痰涎壅塞通用。（《万氏家传育婴秘诀》）

第六节　泻肺逐饮剂

泻肺逐饮剂，适用于饮邪停肺证。症见咳嗽，胸胁引痛，喘闷不快，难以平卧，心下痞满，舌苔白滑，脉沉弦或沉滑等。常以峻下逐水药、利水药及化痰止咳平喘药，如大戟、甘遂、芫花、茯苓、泽泻、半夏、苏子、葶苈子等为主组成方剂。代表方如十枣汤、葶苈大枣泻肺汤、五子丸等。

十枣汤《伤寒论》

【组成】芫花（熬）　甘遂　大戟各等分

【用法】上三味等分，分别捣为散，以水一升半，先煮大枣肥者十枚，取八合，去滓，纳药末。强人服一钱匕，羸人服半钱，温服之，平旦服。若下少，病不除者，明日更服，加半钱，得快下利后，糜粥自养。（现代用法：三药研细末，或装入胶囊，每次服0.5~1g，每日1次，以大枣10枚煎汤送服，清晨空腹服，得快下利后，糜粥自养）

【功用】攻逐水饮。

【主治】

1.悬饮

咳唾胸胁引痛，心下痞硬，干呕短气，头痛目眩，或胸背掣痛不得息，舌苔白滑，脉沉弦。

2.水肿

一身悉肿，尤以身半以下为重，腹胀喘满，二便不利，脉沉实。

【方解】本方证系水饮壅盛，停聚于里，内外泛滥所致。饮停胸胁，上迫于肺，气机阻滞，则咳唾引胸胁疼痛，甚或胸背掣痛不得息，《备急千金要方》云"咳而引胁下痛，亦十枣汤主之"；水饮停于心下，则心下痞硬，干呕短气；上扰清阳，则头痛目眩；水饮泛滥肢体，也成水肿；阻滞胸腹，气机壅塞，则腹胀喘满；舌苔白滑，脉沉弦等皆为水饮内外泛滥之表现，治当攻逐水饮。

方中甘遂苦寒有毒，善行经遂之水湿；大戟苦寒，善泻脏腑之水邪；芫花辛温，善消胸胁伏饮痰癖。三药峻烈，合而用之，峻泻攻逐，共为君药。大枣煎汤送服，取其益脾缓中，防止逐水伤及脾胃，并缓和诸药毒性，使邪去而不伤正，用为佐使。《医方论》云："可知仲景以十枣命名，全赖大枣之甘缓，以救脾胃，方成节制之大师。"四药合用，共奏攻逐水饮之效。

【配伍特点】峻下逐水之中，寓甘缓补中之法，共成正邪相顾而以峻泻攻逐之剂。

【附方】

椒目瓜蒌汤（《医醇賸义》）

椒目五十粒（9g）　瓜蒌果（切）五钱（15g）　桑白皮二钱（6g）　葶苈子二钱（6g）　橘红一钱（3g）　半夏一钱五分（4g）　茯苓二钱（6g）　苏子一钱五分（5g）　蒺藜三钱（9g）　姜三片

用法：上十味，㕮咀，水煎服。

功用：泻肺疏肝，逐饮止咳。

主治：肝气上逆，肺气失宣之悬饮。水流胁下，咳则引痛，舌淡苔白，脉弦或弦滑。原著主治："悬饮者，水流胁下，肝气拂逆，肺金清肃之令不能下行，咳而引痛。"

十枣汤和椒目瓜蒌汤均为逐水之剂，皆可治疗悬饮。十枣汤所治之悬饮为水饮壅盛，停聚于里，内外泛滥所致，症见咳唾胸胁引痛或水肿腹胀、二便不利、脉沉弦等，故以芫花、甘遂、大戟三味峻下逐水药，攻逐机体内外之水饮。椒目瓜蒌汤所治之悬饮乃因肝气上逆，肺气失宣所致，症见水流胁下、咳则引痛、舌淡苔白、脉弦或弦滑等，故以蒺藜疏肝解郁；以桑白皮、葶苈子等泻肺平喘；橘红、半夏、瓜蒌、椒目、茯苓、苏子、生姜等大队化痰药祛肺中之痰浊，以复肺气之宣降。

【文献摘要】

1.功用主治

太阳中风，下利，呕逆，表解者，乃可攻之。其人漐漐汗出，发作有时。头痛，心下痞，硬满，引胁下痛，干呕，短气，汗出，不恶寒者，此表解里未和也，十枣汤主之。（《伤寒论》）

脉浮而细滑，伤饮。脉弦数，有寒饮，冬夏难治。脉沉而弦者，悬饮内痛。病悬饮者，十枣汤主之。（《金匮要略》）

2.方论选录

下利呕逆者，里受邪也。若其人汗出，发作有时者，又不恶寒，此表邪已解，但里未和。若心下痞硬满，引胁下痛，干呕，短气者，非为结胸，乃伏饮所结于里也。若无表证，亦必烈快之剂泄之乃已。故用芫花为君，破饮逐水；甘遂、大戟为臣；佐之以大枣，以益脾而胜水为使。经曰：辛以散之者，芫花之辛，散其伏饮。苦以泄之者，以甘遂、大戟之苦，以泄其水。甘以缓之者，以大枣之甘，益脾而缓其中也。（《内台方议》）

伤寒表证已去，其人汗出，心下痞硬、胁痛、干呕、短气者，此邪热内蓄而有伏饮也，本方主之。芫花之辛能散饮，戟、遂之苦能泄水。又曰：甘遂能直达水饮所结之处。三物皆峻利，故用大枣以益土，此戎衣之后而发巨桥之意也。是方也，惟壮实者能用之，虚羸之人，未可轻与也。（《医方考》）

十枣汤驱逐里邪，使水气自大小便而泄，乃《内经》所谓洁净府，去菀陈莝法也。芫花、大戟、甘遂之性，逐水泄湿，能直达水饮窠囊隐僻之处，但可徐徐用之，取效甚捷，不可过剂，泄人真元也。陈言《三因方》以十枣汤药为末，用枣肉和丸，以治水气喘急浮肿之证，盖善变通者也。（《本草纲目》）

脉沉为有水，故曰悬饮；弦则气结，故痛。主十枣汤者，甘遂性苦寒，能泻经遂水湿，而性更迅速直达；大戟性苦辛寒，能泻脏腑之水湿，而为控涎之主；芫花性苦温，能破水饮窠囊，故曰破癖须用芫花；合大枣用者，大戟得枣即不损脾也。盖悬饮原为骤得之证，故攻之不嫌峻而骤，若稍缓而为水气喘息浮肿。（《金匮要略论注》）

仲景利水方，种种不同，此最峻者也。凡水气为患，或喘，或咳，或悸，或噎，或吐，或利，或无汗，病在一处而止；此则外走皮毛而汗出，上走咽喉而呕逆，下走肠胃而下利，水邪之泛滥于外者，浩浩莫循御矣。且头痛短气，心腹胁下皆痞满而硬痛，是水邪尚留结于中，三焦升降之气阻隔而难通矣。表邪已罢，非汗散之法所宜；里邪充斥，又非淡渗之品所能胜，非选利水之所到峻者，以直折之，中气不支，束手待毙耳。甘遂、芫花、大戟三味，皆辛苦气寒而禀性最毒，并举而用之，气味合，相济相须，故可交相去邪之巢穴，决其渎而大下之，一举而水患可平也。然水邪所凑，其元气已虚，而毒药攻邪，必脾胃反弱，使无健脾调胃之品为主宰，邪气尽而大命亦随之矣。故选十枣之大而肥者以君之，一以培脾土之虚，一以制水气之横，一以解诸药之毒，得一物而三善备，既不使邪气之盛而不制，又不使元气之虚而不支，此仲景立法尽善也。昧者惑于甘能中满之说而不敢用，岂知承制之理乎？张子和窃此意而制浚川、禹功、神祐等方，以治水肿、痰饮之病，而不知君补剂以培本，但知用毒药以攻邪，所以善其后者鲜矣！（《古今名医方论》）

【医案】

1.闫某，女，42岁，常相遇于街衢，见其体胖面腴，颇为康健。两月来，自觉腹中有气阵阵上冲，冲则眩晕、呕吐、耳鸣。某医院诊断为梅尼埃综合征，杂治不愈，于1978年5月17日来诊。谓眩晕时如立舟车，感觉天旋地转。房摇屋晃，眼前发黑，甚则仆倒于地。耳内如有蝉居，昼夜鸣笛不休。呕吐物皆清稀痰涎。胃纳呆滞，胸满太息。月经数月一行，带下黄稠甚多。五心烦热，口干口苦。舌苔白腻，脉弦滑有力。脉症相参，证属肝胃不和，痰饮停聚为患。《证治准绳》云："痰积既久，如沟渠壅遏淹久，则倒流逆上。瘀浊臭秽无所不有，若不疏决沟渠，而欲澄治已壅之水而使之清，是无理也。"观其体壮脉实，决计峻剂疏决。拟十枣汤加减：甘遂、大戟、白芥子各1g，研细末，红枣10枚煎汤，早晨空腹送服，泻后始许进流食。二诊：服后吐泻清水十余次，眩晕耳鸣大减，脉舌如前，痰饮已去大半，当调肝理脾以治其本。拟小柴胡汤加减：柴胡12g，黄芩10g，半夏15g，甘草6g，茯苓15g，白术15g，泽泻15g，3剂。三诊：眩晕耳鸣止，带下减，腻苔退，诸症渐愈，原方续服三剂。后复街衢相逢，知疾已失。

按语：眩晕之因，《内经》有"上虚则眩"，及"诸风掉眩，皆属于肝"之说。后仲景主痰饮，河间主风火。本案胸满呕吐、苔腻脉滑，显系心下停饮。《金匮要略》云："心下有支饮，其人苦冒眩。"盖肝脾不和，水液不化精微而成痰成饮，上逆则眩晕、呕吐、耳鸣，下注胞宫则经愆带下，以其体壮症急，先予峻剂攻逐，后改调理肝脾，由于标本兼顾。使得本正源清。（《临证实验录》）

2. 徐某，女。因咳嗽少痰，左侧胸痛，呼吸困难，发冷发热六日入院。入院前三日上述症状加剧。体格检查：营养、精神差，舌苔厚腻，脉弦滑。呼吸较急促，在左胸前第二肋间隙以下语颤消失，叩诊呈浊音，呼吸音消失。X线检查：积液上缘达前第二肋间，心脏稍向右移位。穿刺抽液50mL，黄色半透明，李凡他试验（++）、血清白蛋白5.5g%、白细胞255、淋巴细胞比率88%、中性粒细胞比率12%，未找到结核菌；红细胞沉降率40mm/h。根据上述情况合乎中医所说的悬饮，其病属实证。治则逐祛饮邪，用十枣汤：大戟、芫花、甘遂各三分，研成极细粉末，肥大红枣十个，破后煎汁，在上午十时空腹吞服。药后一小时腹中雷鸣，约二小时即大便稀水五次。依法隔日一剂，投三剂后体温正常，胸畅，胸痛减半，左前三肋以下仍呈浊音，呼吸音减低，X线胸透复查积液降至第三肋间以下。继服原方四剂，体征消失，红细胞沉降率5mm/h，X线检查显示积液完全吸收，住院26日病愈出院。[张志雄，程文斌，于良瑞，等.中药十枣汤治疗渗出性胸膜炎51例疗效较满意.解放军医杂志，1965（2）：150.]

按语：本案患者现代医学检查显示胸腔内有积液，且有咳嗽、胸痛、呼吸困难等症状，属悬饮证候，故以十枣汤驱逐饮邪。

3. 宋某，男，农民，1993年3月15日初诊。半个月前有劳累受凉病史，一周来潮热、盗汗、胸闷、气急。查体右侧胸廓饱满，语颤减弱，呼吸音低，叩诊实音。胸透为大片胸腔积液，经胸试穿抽取胸水5mL送检。胸水淡黄，透明，放置后有毛玻璃状，李凡他试验阳性，细胞数为500/mm³，分类以淋巴细胞为主，诊为结核性渗出性胸膜炎。常规抗结核治疗，选用链霉素、异烟肼，经治一个月未愈。患者低热，胸闷气急不减，胸透仍有大片积液，配用十枣汤：芫花、甘遂、大戟三味等分为末，每服0.5~1.0g，大枣十枚先煎，送服。每日一剂，早空腹服，以排稀便每日2~3次为宜，便后喝稀粥，隔日胸透1次，观察胸水消失情况。7日吸收，除有稀便轻泻外无任何不良反应，胸水吸收后停服中药，观察一周，病情无反复，出院。嘱继续抗结核治疗一年半。门诊随访无复发。[实用中医内科杂志，1994，8（3）：139.]

按语：本案患者胸透检查显示胸腔内有大片积液，又有胸闷气急等症状，方以十枣汤驱逐水饮，方证相合，故疗效显著。

【医话】

1. 表里不和证

昔杜任问孙兆曰：十枣汤究竟治甚病？孙曰：治太阳中风，表解里未和也。杜曰：何以知里未和？孙曰：头痛，心下痞满，胁下痛，干呕，汗出，此知里未和也。杜曰：公但言病证，而所以里未和之故，要紧处总未言也。孙曰：某尝于此未决，愿听开谕。杜曰：里未和者，盖痰与水气壅于中焦，故头痛，干呕，短气，汗出，是痰膈也。非十枣不治。但此汤不宜轻用，恐损人于倏忽，用者慎之！（《医学纲目》）

2.柯琴十枣汤思考

治太阳中风，表解后里气不和，下利呕逆，心下至胁痞满硬痛，头痛短气，汗出不恶寒者。仲景利水之剂种种不同，此其最峻者也。凡水气为患，或喘或咳，或利或吐，或吐利而无汗，病一处而已。此则外走皮毛而汗出，内走咽喉而呕逆，下走肠胃而下利，水邪之泛溢者，既浩洁莫御矣。且头痛短气，心腹胁下皆痞硬满痛，是水邪尚留结于中，三焦升降之气，拒隔而难通也。表邪已罢，非汗散所宜。里邪充斥，又非渗泄之品所能治。非选利水之至锐者以直折之，中气不支，亡可立待矣。甘遂、芫花、大戟，皆辛苦气寒，而秉性最毒，并举而任之，气同味合，相须相济，决渎而大下，一举而水患可平矣。然邪之所凑，其气已虚，而毒药攻邪，脾胃必弱。使无健脾调胃之品主宰其间，邪气尽而元气亦随之尽。故选枣之大肥者为君，预培脾土之虚，且制水势之横，又和诸药之毒，既不使邪气之盛而不制，又不使元气之虚而不支。此仲景立法之尽善也。用者拘于甘能缓中之说，岂知五行承制之理乎！张子和制浚川、禹功、神祐等方，治水肿痰饮，而不知君补剂以护本，但知用毒药以攻邪，所以善全者鲜。（《伤寒附翼》）

3.喻嘉言对悬饮的论述

此证与结胸颇同，但结胸者，邪结于胸，其位高。此在心下及胁，其位卑，然必表解乃可攻之，亦与攻结胸之戒不殊也。其人漐漐汗出，发作有时，而非昼夜俱笃，即此便是表解之征，虽有头痛，心下痞硬满，引胁下痛，干呕、短气，诸证乃邪结之本证，不得以表证名之。若待本证尽除，后乃攻之，不坐误时日乎？故复申其义，见汗出不恶寒，便是表解可攻之候，虑何深耶。盖外邪挟饮，两相搏结，设外邪不解，何缘而得汗出津津乎。攻药取十枣汤者，正与结胸之陷胸汤相仿。因伤寒门中种种下法，多为胃实而设。胃实者，邪热烁干津液，肠胃俱结，不得不用苦寒而以荡涤之。今证在胸胁，而不在胃，则胃中津液，未经热耗，而荡涤胸胃之药，无所取矣。故取蠲饮逐水于胸胁之间，以为下法也。（《尚论篇》）

4.吐血案

茜泾西门外徐某，年三十余岁。始患咳嗽，继则吐血，百药无效，卧床不起者已将一载，召予诊之。见其形肉削尽，犹幸胃口尚佳，精神不甚委顿。切其脉右寸关沉弦。知系支饮伏于胸膈间，水气射肺而致此咳嗽。咳久伤肺，故见血也。忆及仲景有支饮家，咳烦胸中痛者，不猝死，至一百日或一岁，宜十枣汤治之。此症适合仲景之法，药虽猛厉，然不服此永无获愈之日。倘再姑息，命将不保。不如乘此胃气未败，元气未离之时，速用此驱逐支饮最猛厉剂之为愈也。因即用甘遂、大戟（俱面裹煨）、芫花（醋炒）各五分，共研末，再用大枣十枚煎浓汤，在平旦时服之。迨泻后接服桂附八味丸四钱，一日三次，日日照服，使其余饮从小便而出，且可使脾胃强健而饮邪自化。如果咳嗽不愈，嘱其隔五日再照前法服此药末五分。谁知一服即愈，不须再服矣。（《治病法轨》）

5.胸痛案

罗妇，原有胸痛宿疾，一年数发，发则呼号不绝，惨不忍闻。今秋发尤剧，几不欲生。医作胸痹治，投瓜蒌薤白枳实厚朴半夏汤及木防己汤多剂皆不效，因迎余治。按脉弦滑，胸胃走痛，手不可近，吐后则稍减，已而复作，口不渴，小便少。但痛止则能食，肠胃殊无病。证似大陷胸而实非，乃系痰饮之属，前药不效或病重药轻之故欤？其脉弦滑，按与《金匮》痰饮篇中偏弦及细滑之言合，明是水饮结胸作痛，十枣汤为其的对之方，不可畏而不用，因书：甘遂、大戟、芫花各五分研末，用大枣十枚煎汤一次冲服。无何，肠鸣下迫，大泻数次，尽属痰水，痛遂止，续以六君子汤调理。(《治验回忆录》)

防己丸 《圣济总录》

【组成】防己二两半（75g）　杏仁（去皮尖双仁，麸炒）三分（1g）　苦葶苈（炒香）三两一分（91g）　陈橘皮（汤浸，去白，焙）一两（30g）　赤茯苓（去黑皮）一两一分（31g）　郁李仁（汤浸，去皮尖，麸炒）一两一分（31g）　紫苏叶一两一分（31g）

【用法】上为末，炼蜜为丸，如梧桐子大。每服三十丸，空心食前。温酒下三十丸。（现代用法：上为蜜丸，每服9g，每日2次）

【功用】降气化痰，泻肺平喘。

【主治】虚劳之脾肾不足证。身面浮肿，卧即胀满，喘急痰嗽，胸膈痞闷，大小便不利，舌苔白滑，脉沉滑无力。

【方解】本方所治之证为虚劳久病，脾肾俱虚所致。脾主运化水饮，《素问·至真要大论》云："诸湿肿满，皆属于脾。"脾失健运，津液输布障碍，故见痰饮、水肿；肾主水，肾气不化，则二阴不通，肾阳不足，气化失司，水邪泛溢肌肤头面，则见身面浮肿，小便不利；正所谓"肺为贮痰之器"，痰饮阻肺，肺气郁闭，宣降失常，行水不利，故卧即胀满，气喘痰急，胸膈痞闷；舌苔白滑，脉沉滑无力等均为虚劳之脾肾不足、痰饮内停之体现。治当降气化痰，泻肺平喘。

方中防己苦寒降泻，善走下行，主入肺与膀胱经，可通利二便，利水消肿，正如《神农本草经读》所云"肺为水上之源，又与大肠为表里，防己之辛平调肺气，则二便利矣"，故为君药。杏仁味苦能降，主入肺经，既能降泄上逆之肺气，又可使壅闭之肺气得以宣发，且能助行大便，《药性赋》言其"利胸中气逆而喘促，润大肠气闭而难便"。葶苈子苦降辛散，专泻肺中水饮而平喘，善治痰涎壅盛，喘咳不得平卧之证；郁李仁下气利水；三者共为臣药。陈橘皮理气健脾，燥湿化痰；赤茯苓甘补淡渗，以杜生痰之源，二者为佐药。紫苏叶辛散性温，理气宽胸，亦为佐药。诸药合用，共奏降气化痰，泻肺平喘之功。

【配伍特点】降肺之中稍佐宣肺之品，调理肺气之升降；化痰之中伍以行气之剂，喻气顺则痰自消。

【附方】

1.汉防己丸（《太平圣惠方》）

汉防己一两（30g）　苦葫芦子（微炒）半两（15g）　泽泻三分（1g）　陈橘皮（汤

浸去白瓤，焙）半两（15g）　　甜葶苈（隔纸炒令紫色）一两（30g）

用法：上为末，炼蜜为丸，如梧桐子大。每服三十丸，以粥饮送下，每日三次。

功用：止咳化痰，利水消肿。

主治：咳嗽日久，面目浮肿，舌苔白滑，脉沉滑。原著主治："咳嗽不愈，面目浮肿。"

防己丸和汉防己丸均可治疗咳嗽、面目浮肿等症，且方中均有防己、葶苈、陈橘皮等化痰止咳，泻肺利水之品。然防己丸所治咳嗽乃虚劳之脾肾不足所致，此外尚有胸膈痞闷、二便不利等症状，故加杏仁、郁李仁降泄肺气，并能通利二便，紫苏叶理气宽胸。汉防己丸治疗咳嗽日久，迁延不愈，伴面目浮肿等症，故方中又加苦葫芦子、泽泻等利水以消肿。

2. **李仁丸**（《济阳纲目》）

葶苈（隔纸炒）　　杏仁（去皮尖）　　防己　　郁李仁（炒）　　真苏子　　陈皮　　赤茯苓各五钱（15g）

用法：上为末，炼蜜为丸，如梧桐子大。每服四十丸，食后紫苏汤送下。

功用：泻肺定喘，降气宽胸。

主治：水气乘肺之咳嗽，痰多而喘，身体微肿，舌淡苔白，脉滑。原著主治："水气乘肺，动痰作喘，身体微肿。"

防己丸和李仁丸均可治疗咳嗽气喘及身肿，相比于防己丸，李仁丸以紫苏子易紫苏叶，其降气化痰之功更著，而理气宽胸之力略逊于防己丸。

3. **牵牛散**（《太平圣惠方》）

牵牛子（微炒）二两（6g）　　甜葶苈（隔纸炒令紫色）一两（3g）　　桑根白皮（锉）二两（6g）　　槟榔一两（3g）　　郁李仁（汤浸，去皮，微炒）二两（6g）　　汉防己一两（3g）　　猪苓（去黑皮）一两（3g）　　木通（锉）一两（3g）

用法：上为粗散。每服三钱，以水一中盏，加生姜半分，煎至六分，去滓，空腹温服。如人行十里，当利三二行，如未利即再服。

功用：利水消肿，泻肺平喘。

主治：水气阻肺证。症见全身浮肿，气息喘急，平卧尤甚，小便赤涩，舌红苔白，脉濡缓。原著主治："水气遍身浮肿，气息喘急，小便赤涩。"

防己丸和牵牛散均可治疗气息喘急，遍身浮肿。防己丸治疗之证乃虚劳之脾肾不足所致，故方中以防己、葶苈、陈橘皮等化痰止咳，泻肺利水，又加杏仁、郁李仁降泄肺气，通利二便；另以紫苏叶理气宽胸。牵牛子散证中浮肿较重，以利水为主，故以牵牛子为主药，以泻水通便，消痰涤饮；郁李仁、槟榔、猪苓、木通、防己等行气利水，以助牵牛子之力；甜葶苈、桑根白皮泻肺平喘，利水消肿。纵观全方，诸药皆有利水之功，故该方以利水消肿为主，泻肺平喘为辅。

【文献摘要】

功用主治：治虚劳脾肾不足身面浮肿，卧即胀满，喘急痰嗽，胸膈痞闷，大小便不利，

渐成水气，防己丸方。（《圣济总录》）

甜葶苈丸《鸡峰普济方》

【组成】甜葶苈二两（60g）　杏仁二两（60g）　半夏二两（60g）　槟榔二两（60g）　神曲一两（30g）　黑牵牛（半生，半熟）四两（120g）　皂荚五梃（50g）

【用法】上为细末，后入葶苈、杏仁再研匀调，浸皂荚酒，为面糊和丸，如梧桐子大。每服二十丸或三十丸，温生姜汤送下。（现代用法：水煎两次，温服）

【功用】燥湿化痰，泻肺定喘。

【主治】湿痰证。胸中气滞，喘闷不快，咳逆肿满，腹胀鼓痛，呕逆涎痰；或胁气牢满，骨间刺痛，背脊拘急；大便秘滞，小便赤涩，舌暗苔白，脉沉滑。

【方解】本方所治乃脾失健运之湿痰证。脾失健运，湿痰郁积，停于胃脘，故脘腹鼓胀，甚或呕逆痰涎；痰湿上犯于肺，肺失宣降，则胸中气滞，喘闷不快；肺主行水，脾运水饮，二脏失调，故咳逆肿满；痰饮流于胁下，则胁气劳满，注于经络，则骨间刺痛，脊背拘急；痰湿内阻，水运失常，故见大便秘滞，小便赤涩；舌暗苔白，脉沉滑等皆为湿痰之象。治当燥湿化痰，泻肺定喘。

方中甜葶苈泻肺平喘，利水消肿，擅泻肺中痰饮水湿，正如《神农本草经读》所云"专泻肺气………凡积聚寒热，从水气来者，此药主之"，故为君药。杏仁降气止咳平喘，长于降泄上逆之肺气，又可润肺通便，疗大便秘滞。《药性赋》言其"利胸中气逆而喘促，润大肠气闭而难便"；半夏燥湿化痰，降逆止呕，《本草纲目》云其"能主痰饮及腹胀"，为治湿痰要药，二者共为臣药。槟榔、牵牛子行气利水，皂荚通利气道而化痰，共为佐药。神曲消食和胃，又可防伤正气，亦为佐药。上七药配伍，使痰饮得化，肺气宣畅，则诸症可愈。

【配伍特点】行气化痰之中佐以健脾消食之品，气顺则痰消，补土以生金。

【附方】

甜葶苈散（《太平圣惠方》）

甜葶苈（隔纸炒令紫色）一两（30g）　木通（锉）半两（15g）　旋覆花半两（15g）　紫菀（去苗土）半两（15g）　大腹皮（锉）三分（1g）　槟榔半两（15g）　郁李仁（汤浸去皮，微炒）一两（30g）　桑根白皮（锉）一两（30g）

用法：上为散。每服三钱，以水一中盏，入生姜半分，煎至六分，去滓温服，不拘时候。

功用：泻肺平喘，利水消肿。

主治：水气阻肺之咳喘。咳嗽痰稠，甚则喘息不得平卧，面目浮肿，舌淡，苔白，脉滑。原著主治："咳嗽，面目浮肿，不得安卧，涕唾稠黏。"

甜葶苈丸和甜葶苈散均能治咳嗽气喘，身浮肿等症。甜葶苈丸所治湿痰证，症见胸中气滞，喘闷不快，咳逆肿满，腹胀鼓痛，呕逆涎痰；或胁气牢满，骨间刺痛，背脊拘急；大便秘滞，小便赤涩，舌暗苔白，脉沉滑等。故用甜葶苈、杏仁、半夏、皂荚等降气化痰为主，辅以行气利水之槟榔、牵牛子，消食和胃之神曲等。甜葶苈散主治咳嗽痰稠，甚则喘息不得平卧，面目浮肿，舌淡，苔白，脉滑等症。方中泻肺利水，止咳化痰之力较强，且加入木通、郁李仁等通利之品，大腹皮、槟榔等行气以助利水之品。

葶苈大枣泻肺汤《金匮要略》

【组成】葶苈（熬令黄色，捣丸，如弹子大）（9g）　大枣十二枚（4枚）

【用法】上先以水三升，煮枣取二升，去枣，纳葶苈，煮取一升，顿服。（现代用法：大枣煎水，去枣，煎煮葶苈子）

【功用】泻肺行水，下气平喘。

【主治】痰水壅肺证。胸闷胀满，咳逆上气，喘不得卧，一身面目浮肿，鼻塞，流清涕，不闻香臭酸辛，舌暗苔白滑，脉沉滑无力。

【方解】本方证为痰水壅肺证。痰水壅塞于肺，故胸闷胀满，咳逆上气，喘不得卧；肺主行水，痰水壅肺，肺失宣降，水饮不得输布，泛溢周身，故见一身面目浮肿；肺开窍于鼻，则鼻塞流涕，不闻香臭；舌暗苔白，脉沉滑无力等均为痰水壅肺之征。治当泻肺行水，下气平喘。

方中葶苈子苦泻辛散，功专泻肺之实而下气定喘，故以为君。《景岳全书》云："若肺中水气贲满胀急者，非此不能除。"配伍大枣补中益气，有培土生金之意，兼以缓和药性，正如《删补名医方论》所言："方中独用葶苈之苦，先泻肺中之水气，佐大枣恐苦甚伤胃也。"

【配伍特点】泻中寓补，培土生金。

【附方】

1. 葶苈丸（《太平圣惠方》）

甜葶苈（隔纸炒令紫色）三分（1g）　杏仁（汤浸，去皮尖双仁，麸炒微黄）三七枚（3g）　牵牛子（微炒）一两（30g）　汉防己一两（30g）　陈橘皮（汤浸，去白瓤，焙）半两（15g）

用法：上为末，炼蜜为丸，如梧桐子大。每服二十丸，桑根白皮煎汤送下，不拘时候。

功用：泻肺降气，利水平喘。

主治：肺气壅实证。心胸壅闷，咳嗽喘促，大肠气滞，舌淡苔白，脉涩。原著主治："肺脏气实。心胸壅闷，咳嗽喘促，大肠气滞。"

2. 葶苈五皮汤（《万氏家传保命歌括》）

陈皮（去白）　桑白皮　大腹皮　茯苓皮　生姜皮　葶苈（炒，研细）各等分

用法：上咬咀，水煎，临卧服。

功用：泻肺平喘，利水消肿。

主治：咳嗽气喘，面目浮肿，舌淡胖有齿痕，苔薄白，脉濡。原著主治："上气喘嗽，

面目浮肿。"

葶苈大枣泻肺汤主治痰水壅肺证，症见胸闷胀满，咳逆上气，喘不得卧，一身面目浮肿，鼻塞，流清涕，不闻香臭酸辛，舌暗苔白滑，脉沉滑无力等。故以葶苈泻肺定喘，利水消肿，辅以大枣补中益气，缓和药性。葶苈丸主治心胸壅闷，咳嗽喘促，大肠气滞，舌淡苔白，脉涩等症。方以葶苈子、牵牛子、防己等泻肺利水，以杏仁、陈橘皮止咳化痰，以桑根白皮煎汤送下，更增泻肺利水之功。葶苈五皮汤主治咳嗽气喘，面目浮肿，舌淡胖有齿痕，苔薄白，脉濡等症。方以五皮饮行气化湿，利水消肿，又加葶苈子，以增泻肺定喘之功。

【文献摘要】

1.功用主治

肺痈，喘不得卧，葶苈大枣泻肺汤主之。(《金匮要略》)

2.方论选录

肺痈已成，吐如米粥，浊垢壅遏清气之道，所以喘不得卧，鼻塞不闻香臭。故用葶苈破水泻肺，大枣护脾通津，乃泻肺而不伤脾之法，保全母气以为向后复长肺叶之根本。然肺胃素虚者，葶苈亦难轻试，不可不慎。(《千金方衍义》)

肺痈喘不得卧，肺气被迫，亦已甚矣。故须峻药顿服，以逐其邪。葶苈苦寒，入肺泄气闭，加大枣甘温以和药力，亦犹皂荚丸之饮以枣膏也。(《金匮要略心典》)

肺痈喘不得卧及水饮攻肺喘急者，方中独用葶苈之苦，先泻肺中之水气，佐大枣恐苦甚伤胃也。(《医宗金鉴》)

喘，即上条热舍肺中，血壅气滞，而肺管为之肿塞之候。不得卧，谓不能卧倒，以卧则肺叶横施，而息道更艰更曲故也。主本汤者，以葶苈味苦气寒，且孟夏凋谢，其性主降阳分之气，而尤能驱水逐湿。夫喘则肺满，苦以坚之；喘则肺热，寒以敛之。又喘则肺气上浮而痰涎阻塞，则降浮祛沫，又所必需矣。然则舍葶苈其谁属哉？但苦寒降散之性，其势易于趋下，恐失肺家部位，故以甘浮黏缓之大枣，先作汤液，而纳丸其中，其意欲抬高葶苈，而使徐徐坚收下散耳。又岂止以甘缓之性，坚制其刻削而已乎！葶苈熬黄捣研，则香同芝麻，投肺之所好也。纳药枣汤，合煮而连渣顿服，使胃中药满，而易输于肺也。仲景之精意何如哉！此言肺痈始萌，可救之正治也。(《高注金匮要略》)

【医案】

1.浮肿咳喘，颈项强大，引不得下，逆不得出，此肺病也。不下行而反上逆，治节之权废矣，虽有良剂，恐难奏效。葶苈大枣泻肺汤主之。

按语：此痰气壅阻之证，故重用泻肺之剂。(《柳选四家医案》)

2.尹某，男，25岁，1996年3月11日入院。入院时颜面四肢浮肿，头痛，发热，汗出，纳少，小便量少，大便两日未解。体格检查：颜面及双眼睑浮肿，双下肢指压凹陷性水肿，未见其他明显阳性体征，舌淡红，苔白，脉沉无力。实验室检查：尿蛋白(+++)，血清总胆固醇25.2mmol/L，血清总蛋白58.7g/L，诊断为肾病综合征。先予五皮饮加减治疗，疗效不显。3月14日，颜面四肢浮肿加重，腰腹部出现明显水肿，并有咳嗽、心慌、胸闷、发热、汗出、小便少、大便干等症状。双肺可听到少许细湿啰音，腹水征（＋），在原中药治疗的基础上肌内注射速尿剂以加强利尿，同时静滴青霉素抗感染，但浮肿不减，反而加重。至3月16日，患者咳嗽加重，胸闷痛、心慌、气短息促，不能平卧。检查发现患者右侧肺底部呼吸音减弱，腹水征（＋）。胸片检查：①腹内压增高致横膈高抬；②右侧胸腔积液。查24小时小便记录只有800mL，舌质紫暗，苔白，脉沉，急投葶苈大枣泻肺汤加味治疗。方药：葶苈子、桑白皮、大腹皮、桔梗各10g，大枣5枚，车前子、茯苓皮、益母草各15g，牵牛子3g，丹参、连翘、蒲公英各20g。三剂，每日一剂，分两次服。嘱患者观察大小便的变化情况。服药后，患者咳嗽、气促减轻，水肿逐渐减退，小便增多，大便稀溏，每日二行，精神尚可，纳谷增强。效不更方，上方再投六剂后，咳嗽、胸闷、气促好转，全身浮肿不明显，双肺听诊未见异常，复查胸片未见胸腔积液，尿蛋白降为（＋）。患者因经济困难，要求出院，在门诊继续治疗。［贾晓俊，欧阳翠姣.葶苈大枣泻肺汤加味治疗胸腔积液验案二则.湖北中医杂志，1999（11）：518.］

按语：本案乃肾阳虚衰，阳虚水泛，上壅于肺，肺气闭塞，不能通调水道所致胸腹积水证。本证虚实夹杂，但以偏实为主，故单用健脾利水渗湿之五皮饮治疗，疗效甚少，水肿不减反增。因水饮内停，壅塞肺气，肺失宣降，通调失职，水液代谢障碍，故选葶苈大枣泻肺汤治其肺中之实邪，以祛邪为主，邪祛则正复，方中葶苈子能泻肺气之闭塞，攻逐水饮，利水消肿，再配伍其他利水之品，水液调畅，通调复职，则水祛肿消。（《金匮要略误案解析》）

3.吴某，男，16岁。患者因玩耍不慎从二楼阳台跌下后，右侧胸胁剧痛，呼吸时疼痛加重，面色苍白，而来院急诊。入院后，X线检查：右侧多发性肋骨骨折；B超示肝破裂。病势严重，遂即剖腹作肝修补术，并给予输血、输液等抢救后，病情渐趋稳定。旬日后，出现右侧胸闷，咳嗽气急，痰少。经B超、X线检查，诊断为右侧胸腔积液（中等量）。即用抗生素、激素和胸腔穿刺抽液（3次约1600mL）等治疗后，胸水暂退，随后又增，难以控制，乃邀余会诊。诊见患者形瘦神倦，咳嗽气急，不能平卧，胸闷口干，胃纳差。舌苔黄，脉小弦。证属水饮内停，肺失宣降。治宜清热泻肺，利水化饮。方用加味葶苈大枣泻肺汤化裁：葶苈子、枳实、大贝母、杏仁各10g，黄芪、金银花、猪苓、茯苓各15g，炙桑白皮、焦山楂、焦神曲各12g，泽泻20g，大枣8枚。五剂后，胸闷咳嗽减，气急已平，嘱原方续服五剂。药后诸症告退，经B超、X线复查，胸腔积液消退。后以养阴清肺法调治1周，痊愈出院。随访未再复发。［张铭传.加味葶苈大枣泻肺汤治疗反应性胸水8例.浙江中医杂志，1998（5）：207.］

按语：本案因外伤致肺脾功能受损，水液代谢失常，水饮内停于肺，肺失宣降。水饮内停，娇脏受损，宣降失职，故而胸闷，咳嗽气急；子病及母，脾失运化，气血生化不足，不能为胃行其津液，故见形瘦神倦，胸闷口干，胃纳差。纵观本案，病势较急，故选以加味葶苈大枣泻肺汤祛除水饮之实邪，辅以益气健脾之品扶助正气，进而达到祛邪不伤正，双管齐下之目的。

【医话】

1.陈修园对肺痿肺痈的论述

问曰：热在上焦者，因热病咳，因咳而为肺痿。肺痿之病，从何得之？师曰：或从汗出，或从呕吐，或从消渴，小便利数，或从便难，又被快药下利，重亡津液，肺虚且热，故得之。曰：寸口脉数，数则为热，热宜口干，乃其人咳，口中反有浊唾涎沫者何？师曰：肺病则津液不能布化，停贮胸中，得热煎熬，变为涎沫，侵肺作咳，唾之不已，故干者自干，唾者自唾，愈唾愈干，所以成为肺痿之病。若口中不吐浊唾涎沫，而火热之毒上攻，但辟辟作空响而发燥，咳声上下触动其痛，即胸中隐隐作痛，脉反滑数，此为肺痈，咳唾脓血。肺痈之所以别乎肺痿如此，然二证皆属于热，故其脉皆数，须知脉数而虚者为肺痿，脉数而实者为肺痈。实即滑也，此肺痿肺痈之辨也。

此言肺痿肺痈，一出于热，但有虚实之分。痿者，萎也，如草木之萎而不荣，为津涸而肺焦也。痈者，壅也。如土之壅而不通，为热聚而肺溃也。肺痿，口中反有浊唾涎沫，肺痈，则口中辟辟燥，二证似当以此分别，然此下肺痈条，亦云其人咳，咽燥不渴，多唾浊涎，则肺痿肺痈二证多同，惟胸中痛，脉数滑，唾脓血，则肺痈所独也。然又有可疑者，此言肺痈脉滑，滑者实也。下条又言脉微而数，何其相反乃尔乎？而不知滑数者，已成而邪盛，微数者，初起而火伏；二说相为表里也。

问曰：肺痈之病必咳逆，方其未见痛时而脉之，何以知此为肺痈；当有脓血，往往于既吐之后则死，其脉何类？师曰：肺痈既成则数滑，当其未成之初，第见寸口脉微而数，盖风脉多浮，而此为热伏于肺，风一入则留恋于内，其形不显，微者显之对也。故微则为风，热为病根，其数脉则为见出本来之热，微为风，风性散涣，则汗出，数为热，内热而外则反恶寒。风中于卫，呼气不入；气得风而浮，利出而难入也。热过于营，吸而不出。血得热而壅，气亦为之不伸也。是风伤卫尚属皮毛，从卫过营，则热伤血脉。夫皮毛者，肺之合也。风从卫入营，而舍于肺，其人则咳，肺热而壅，故口干喘满，热在血中，故咽燥不渴，热逼肺中之津液而上行，故多唾浊沫，热盛于里，而反格寒于外，故时时振寒。由是热之所过，血为之凝滞，蓄结肺叶之间，而为痈脓，吐如米粥。始萌尚亦可救，至浸淫不已，肺腐脓成则死。

此原肺痈之由，为风热蓄结不解也。上气证，有正气夺与邪气实之不同。如上气，面浮肿，摇肩出息，气但升而无降矣。又按其脉浮大，是元阳之根已拔，不治，又如下利，则阳脱于上，阴脱于下，阴阳离决，其证尤甚。上气喘则躁者，其喘为风之扇，躁为风之烦，此为肺胀，其逆上之涎沫，将欲秉风势而作风水，但令发其汗，风从汗解，则水无风战，自然就下而愈。

此另提出上气，分二小节，因别虚实以定生死也。前人谓肺痈由风，风性上行而上气，其实不必拘泥。肺痿肺痈、咳嗽上气，师合为一篇，大有深意，合之可也，分之亦可也。

肺不用而痿，其饮食游溢之精气，不能散布诸经，而但上溢于口，则时吐涎沫，且邪气之来顺而不咳者，痿则冥顽不灵也。其人以涎沫多，而不觉其渴，未溺时，必自遗尿，溺时小便短而频数，所以然者，以上焦气虚不能制约下焦之阴水故也。此为肺中冷，盖肺痿皆由于热，何以忽言其冷？然冷与寒迥别，谓得气则热，不得气则冷，实时俗冷淡冷落之说也。肺为气主，气虚不能自持于上，则头必眩，气虚不能统摄于中，则口多涎唾，宜甘草干姜汤以温之。经云：肺喜温而恶寒。又云：肺喜润而恶燥。可知温则润，寒则燥之理也。且此方辛甘合而化阳，大补肺气，气之所至，津亦至焉。若草木之得雨露，而痿者挺矣。若服此汤，而反渴者，属消渴。又当按法而治之，不在此例也。

此申言肺痿证多由肺冷，而出其正治之方也。诸家于冷字错认为寒，故注解皆误。（《金匮要略浅注》）

2.葶苈大枣泻肺汤与桔梗汤的运用

肺为主气之脏，风热壅阻肺窍，吸气不纳，呼气不出，则喘，喘急则欲卧不得，叠被而倚息，证情与但坐不得眠之咳逆上气者相近，但不吐浊耳。痈脓未成，但见胀满，故气机内闭而不顺。此证与支饮不得息者，同为肺满气闭，故宜葶苈大枣泻肺汤，直破肺脏之郁结。用大枣者，恐葶苈猛峻，伤及脾胃也（此与皂荚丸用枣膏汤同法）。至如咳而胸满，盖即喘不得卧之证，见于内脏者，热郁于肺，皮毛开而恶风，故振寒；血热内炽，故脉数；肺液被风热灼烁，故咽干；口多涎沫，故不渴。要其始萌，胸中便隐隐作痛，时出浊唾腥臭，至于失时不治，吐脓如米粥，则肺痈已成。桔梗汤方治，桔梗开泄肺气，兼具滑泽之碱性，以去滋垢；倍甘草以消毒，使脓易吐出，而痈自愈矣。（《金匮发微》）

五子丸《医级宝鉴》

【组成】苏子　　葶苈子　　车前子　　大腹子　　卜子各等分（各9g）

【用法】上为末，茯苓汤作丸。每服一钱五分，淡姜汤送下。（现代用法：为丸，生姜汤送服）

【功用】降气化痰，利水平喘。

【主治】痰壅气逆证。喘咳逆气，痰多胸痞，面目浮肿，舌淡苔白，脉滑或滑数。

【方解】本方所治乃痰壅气逆证。痰水积聚，肺中气机不畅，故气短而喘；肺失宣降，水饮输布失常，则面目浮肿；舌淡苔白，脉滑、滑数等均为痰水积聚之象，治当降气化痰，利水平喘。

方中葶苈子有泻肺平喘，行水消肿之功。正如《药性赋》所言"定肺气之喘促，疗积饮之痰厥"，为君药。车前子利水道，逐气癃，又可祛痰；大腹子行气消积并能利水，二药同用，可除胸痞，消浮肿，共为臣药。紫苏子降气化痰，止咳平喘，《本草衍义》云其"治肺气喘急"；卜子长于利气，定痰喘咳嗽，《本草纲目》云其"下气定喘治痰"，茯苓健脾利水，以其汤为丸，杜生痰之源，三药为佐。诸药合用，使气顺痰消则诸症自散。

【配伍特点】化痰与顺气合法，使气顺而痰自消。

【附方】

1.五子五皮汤（《温热经纬》）

五加皮（15g）　　地骨皮（15g）　　茯苓皮（20g）　　大腹皮（15g）　　生姜皮

（15g）　　杏仁（10g）　　苏子（15g）　　葶苈子（15g）　　白芥子（10g）　　莱菔子（15g）（原著本方无用量）

用法：水煎两次，温服。

功用：利水消肿，降气平喘。

主治：水肿，咳喘。原著主治："《温热经纬》：喘胀。"

2.五子五皮饮（《医级宝鉴》）

加皮（15g）　　广皮（10g）　　姜皮（15g）　　茯苓皮（20g）　　腹皮（15g）　　萝卜子（15g）　　白芥子（1g）　　苏子（15g）　　葶苈子（15g）　　车前子（15g）（原著本方无用量）

用法：水煎服。

功用：止咳平喘，利水行气。

主治：腹部膨大，水肿，咳嗽气逆而作喘，舌淡苔白滑，脉滑。原著主治："水病肿满，上气咳喘，肤胀者。"

五子丸、五子五皮汤和五子五皮饮均有降气利水平喘之功，均可治疗水肿咳喘之证。五子丸用苏子、葶苈子、车前子、大腹子、萝卜子，用"子类多降"之意，治疗肺气上逆咳喘之症。五子五皮汤无车前子、萝卜子，无利尿通淋之功，但有白芥子，可温肺豁痰之功。加五加皮、地骨皮、茯苓皮、大腹皮、生姜皮五种皮，有"以皮治皮"之意，且茯苓可健脾，生姜可温胃，健脾温胃，保护胃气。五子五皮饮较五皮散多"五皮"，与五子五皮散比，无地骨皮，而用陈皮，陈皮也可理气健脾，健脾之功较强，故可利水行气。但无地骨皮的除骨蒸之功。

【文献摘要】

功用主治：痰饮水气，面浮，气短似喘。（《医级宝鉴》）

杏仁半夏丸《圣济总录》

【组成】杏仁（汤浸，去皮尖双仁，麸炒）一两（3g）　　半夏（汤洗七遍，去滑）一两（3g）　　椒目半两（2g）　　贝母（去心，炒）一两（2g）　　防己一两（2g）　　苦葶苈（隔纸微炒）二两（6g）

【用法】上为末，炼蜜为丸，如梧桐子大。每服二十丸，食后、临卧煎桑根白皮汤送下。

【功用】止咳化痰，降气平喘。

【主治】水气壅肺证。咳喘胸闷，痰涎不利，水肿，睡卧不安，舌淡苔白，脉滑。

【方解】本方所治乃水气壅肺证。水气壅于肺中，故见咳嗽喘闷，痰涎不利；肺中气机不利，水饮运化受阻，故见水肿；水气凌心，上扰心神，故眠睡不安；舌淡苔白，脉滑等均为水气壅肺之象。治当止咳化痰，降气平喘。

方中以葶苈二两，泻肺平喘，利水消肿，《本草蒙荃》言其"消面目浮肿水气立效"并治"痰饮咳不能休",为君药。椒目利水平喘,善治水肿胀满,痰饮喘逆;半夏燥湿化痰,善燥除湿浊而化痰饮,并能止咳;贝母止咳化痰;三者共为臣药。杏仁降气止咳平喘,既可使上逆之肺气得降,又能令壅闭之肺气得宣;防己利水消肿,助君药疗水肿之功;二药为佐。上六药同用,使肺气得利,痰饮得化,则喘咳、水肿自消,共奏止咳化痰,降气平喘之功。

【配伍特点】化痰之中配以降气之品,使壅逆之肺气得降;泻肺之中伍以利水之品,令停滞之水饮得消。

【附方】

泻肺丸(《太平圣惠方》)

马兜铃一两(30g)   款冬花半两(15g)   甜葶苈(隔纸炒令紫色)三分(1g)   赤茯苓一两(30g)   杏仁(汤,去皮尖双仁,麸炒微黄)一两(30g)   汉防己三分(1g)   甘草(炙微黄,锉)半两(15g)   陈橘皮(汤浸,去白瓤,焙)三分(1g)   桑根白皮(锉)一两(30g)   皂荚(不蛀者,黑皮,涂酥炙微黄焦,去子)四梃(40g)

用法:上为末。炼蜜为丸,如梧桐子大。每服三十丸,以温水送下,不拘时候。

功用:泻肺利水,理气化痰。

主治:肺气郁闭证。心胸满闷,咳喘,面目浮肿,舌淡红苔薄白,脉滑、涩。原著主治:"治肺脏气实。心胸壅闷,喘促咳嗽,面目浮肿。"

杏仁半夏丸和泻肺丸均可治疗水肿,气喘等症。杏仁半夏丸主治水气壅肺证,症见咳喘胸闷,痰涎不利,水肿,睡卧不安,舌淡苔白,脉滑等。方以葶苈、椒目、防己等利水平喘;半夏、贝母、杏仁等止咳化痰。泻肺丸主治心胸满闷,咳喘,面目浮肿,舌淡红苔薄白,脉滑、涩等症。该方止咳化痰之力较强,以马兜铃、款冬花、杏仁、陈皮、皂荚、甘草等药止咳化痰,甜葶苈、汉防己、桑白皮等泻肺利水,辅以赤茯苓,以杜生痰之源。

【文献摘要】

功用主治:治水气肿满,咳嗽喘痞,痰涎不利,眠睡不安。杏仁半夏丸汤。(《圣济总录》)

第八章　理肺气剂

以调理肺气药为主组成，具有行气或降气的作用，用于治疗气滞或气逆病证的方剂，统称为理肺气剂。本类方剂是根据《素问·至真要大论》中"逸者行之""结者散之"的理论立法，属于"八法"中的"消法"。

气为一身之主，升降出入，内而脏腑，外而肌腠，周行全身，以维持人体正常的生理活动。当情志失调，或劳倦过度，或饮食失节，或寒温不适时，均可引起肺气功能失调，气机升降失常，而产生气滞或气逆的病证。本类方剂分为行气剂、降气剂两类。

应用本类方剂注意以下事项。

1.使用理肺气剂要辨清虚实，勿犯虚虚实实之戒。

2.气滞而兼气逆者，宜行气与降气并用；若兼气虚者，则需配伍补气之品，以虚实兼顾。

3.理肺气剂多属芳香辛燥之品，易伤津耗气，应用适可而止，慎勿过剂，尤其对年老体弱者或阴虚火旺者及孕妇等，均当慎用。

第一节　行气剂

行气剂，适用于肺气郁滞证。症见咳喘或咳白痰伴有脘腹胀痛，嗳气吞酸，呕恶食少，大便失常等症；治疗常以陈皮、厚朴、枳壳、木香、砂仁等药为主组成方剂。代表方如肺痹汤、大腹皮散、半夏厚朴汤。

肺痹汤《辨证录》

【组成】人参三钱（9g）　茯苓三钱（9g）　白术五钱（15g）　白芍五钱（15g）苏叶二钱（6g）　半夏一钱（3g）　陈皮一钱（3g）　枳壳三分（1g）　黄连三分（1g）　肉桂三分（1g）　神曲五分（2g）

【用法】水煎服。连用二剂而咳嗽安；再用二剂而窒塞开矣；用十剂而诸症尽愈。（现代用法：水煎服）

【功用】理气宽胸，化痰止咳。

【主治】气虚肺痹证。症见咳嗽不宁，心膈窒塞，吐痰不已，上气满胀，不能下通。舌淡苔白，脉象弦滑。

【方解】本方所治以肺脾虚弱为基础，六淫、情志、房劳为诱因，本虚标实，多为痰浊瘀血，终致气血凝滞、肺络壅闭不通而致。湿痰为病，犯肺致肺失宣降，故咳嗽痰多，吐痰不已；阻于胸膈，气机不畅，故心膈窒塞，上气满胀。故治疗宜理气宽胸，化痰止咳。

方中半夏辛温性燥，善能燥湿化痰，且又和胃降逆，为君药。橘红、苏叶、枳壳共为臣药，橘红既可理气行滞，又能燥湿化痰；苏叶辛温，发表散寒，理气宽胸，一药而兼二用。枳壳宽胸下气，行滞消胀。君臣相配，寓意有二：相辅相成，不仅增强燥湿化痰之力，而且体现治痰先理气，气顺则痰消之意。佐以茯苓健脾渗湿，渗湿以助化痰之力。人参、白术、神曲健脾燥湿以杜生痰之源。白芍和营养血，与辛散之品相配一散一收，恰似肺性。肉桂温补下元，纳气平喘。黄连清热燥湿，制约半夏、陈皮等辛散温燥太过。全方用药有消有补，有寒有热，体现了消补兼施、辛开苦降的配伍特点。

【配伍特点】一为半夏辛温散结，黄连苦寒清热燥湿，可以辛开苦降，寒热平调；二为补气健脾药与燥湿化痰药同用，体现治病求本之意。

【附方】

圣灵丹(《活人方》)

苦葶苈四两（120g）　人参二钱五分（5g）　白术二钱五分（5g）　茯苓二钱五分（5g）　汉防己二钱五分（5g）　槟榔二钱五分（5g）　木通二钱五分（5g）

用法：枣肉为丸如绿豆大，每服三十丸，食远，桑白皮汤吞下。

功用：导水渗湿，宽胀利喘。

主治：喘嗽胀闷，二便不调。原著主治："脾肺肾三焦之元气为湿邪所蔽，上不能输运气道则喘嗽胀闷，下不能通调水道则二便不调。"

圣灵丹在四君子汤基础上加入苦葶苈、汉防己、槟榔、木通。偏于导水渗湿，宽胀利喘。

【文献摘要】

1.功用主治

气虚肺痹，咳嗽不宁，心膈窒塞，吐痰不已，上气满胀，不能下通。（《辨证录》）

2.方论选录

或谓人参助气是矣，但多用恐助邪气，何以用之咸宜乎？不知肺气之虚以成痹，非肺气之实以成痹也。人参畏实不畏虚，况又有苏叶以治风；半夏以消湿；肉桂以祛寒，则邪何能作祟哉？而且白术、茯苓以健脾开胃；白芍以平肝；黄连、肉桂以交心肾。则肺气自宁，自然下降，正不必陈皮之助矣。（《辨证录》）

【医话】人有咳嗽不宁，心膈窒塞，吐痰不已，上气满胀，不能下通，人以为肺痹也。肺痹之成于气虚，尽人而不知也。夫肺为相傅之官，治节出焉，统辖一身之气，无经不连，无藏不转，是气乃肺之充，而肺乃气之主也。肺病则气病，而气病则肺亦病。然则肺痹则气痹也，肺痹即为气痹，治肺痹者无可舍气而不治乎。但肺虽主气，而补气之药，不能直入于肺也，必须补脾胃之气以生肺气。然而生肺气者，止有脾胃之土，而克肺者有心焉，仇肺者有肝焉，耗肺者有肾焉。一脏腑之主，不敌众脏腑之克，此气之所以易衰，而邪之所以易入也。且脾胃之土，又能暗伤肺金。盖饮食入胃，必由脾胃之气以转入于肺，今脾胃既受风寒湿之邪，则邪亦随脾胃之气，而转之于肺，而肺乃受伤矣。况多怒而肝之气逆于肺，多欲而肾之气逆于肺，肺气受伤，而风寒湿之邪遂填塞肺窍而成痹矣。方用肺痹汤治之。（《辨证录》）

大腹皮散《太平圣惠方》

【组成】大腹皮（锉）三分（1g）　汉防己半两（15g）　桑根白皮（锉）三分（1g）　木通（锉）三分（1g）　赤茯苓一两（30g）　郁李仁（汤浸，去皮尖，麸炒）一两（30g）　甜葶苈（隔纸炒令黄或紫色）一两半（45g）　泽漆三分（1g）　桂心半两（15g）　百合二分（1g）　陈橘皮（汤浸，去白瓤，焙）一两（30g）

【用法】上为散。每服三钱，以水一中盏，加生姜半分，大枣三枚，煎至六分，去滓温服，不拘时候。（现代用法：水煎服）

【功用】行气宽中，化痰平喘。

【主治】肺气壅滞证。症见关格不通，四肢浮肿，喘息促急，坐卧不得。

【方解】本方所治为肺气壅滞，肺气失宣所致。肺主气，司呼吸，痰涎壅阻于肺，影响肺气的宣肃下行，则上逆为喘息促急，坐卧不得；气机不畅而胸膈满闷；水饮溢于四肢，故肢体浮肿。治当行气宽中，化痰平喘。

方中大腹皮味辛，性微温，归脾胃、大肠、小肠经。宽中利气之捷药也。主一切冷热之气上攻心腹，消上下水肿之气四体虚浮，下大肠壅滞之气二便不利，开关格痰饮之气阻塞不通，能疏通下泄，畅达脏腑，故本方用以为君药。葶苈子味辛、苦，性寒。泻肺降气，祛痰平喘，利水消肿，泄热逐邪；桑白皮甘寒性降，专入肺经，清泄肺热，平喘止咳；泽漆辛宣苦降，故有化痰止咳平喘之功。三药助君药利肺平喘，共为臣药。赤茯苓味独甘淡，甘则能补，淡则能渗，甘淡属土，用补脾阴，土旺生金，兼益肺气，令脾肺之气从上顺下，通调水道，以输膀胱；汉防己、木通，苦寒降利，能清热利水，善走下行而泄下焦膀胱湿热；陈橘皮辛散通温，气味芳香，长于理气，能入脾肺，故既能行散肺气壅遏，又能行气宽中；桂心，散寒邪而利气，下行而补肾，能导火归原以通其气；百合味甘微苦，微寒补土清金，止嗽，利小便。六药相合利水行气，清热，共为佐药。诸药相合行气宽中，祛痰平喘，利水消肿，泄热逐邪，则诸症可愈。

【配伍特点】一为大腹皮、葶苈子、桑白皮、泽漆，相须为用，宽中利气，平喘止咳；二为大腹皮、赤茯苓、汉防己、木通相使为用，疏通下泄，畅达脏腑。

【附方】

开郁降痰汤（《丹台玉案》）

杏仁（去皮尖）　枳壳　黄芩（酒炒）　苏子（炒）各一钱（各3g）　桔梗（炒）　香附（童便制）　贝母（去心）　瓜蒌仁（去油）　山楂各二钱（各6g）　甘草二分（1g）

用法：加灯心三十茎，食后服。

功用：行气解郁，化痰宽胸。

主治：咳嗽伴有胸胁胀满，不欲饮食，大便干结。原著主治："郁痰咳嗽，胸胁胀懑，并积痰咳嗽。"

开郁降痰汤功用行气解郁，化痰宽胸，主治郁痰咳嗽，胸胁胀懑，并积痰咳嗽。重在化痰平喘，行气清热。故方中加杏仁、苏子、贝母、瓜蒌仁，以行气祛痰，加强化痰止咳的作用。

【文献摘要】

功用主治：治肺气壅滞，关膈不通，四肢浮肿，喘息促急，坐卧不得，宜服大腹皮散方。(《太平圣惠方》)

半夏厚朴汤 《金匮要略》

【组成】半夏一升（12g）　厚朴三两（9g）　茯苓四两（12g）　生姜五两（15g）　苏叶二两（6g）

【用法】以水七升，煮取四升，分温四服，日三夜一服。（现代用法：水煎服）

【功用】行气散结，降逆化痰。

【主治】梅核气。咽中如有物阻，咯吐不出，吞咽不下，胸膈满闷，或咳或呕，舌苔白润或白滑，脉弦缓或弦滑。

【方解】本方证多因痰气郁结于咽喉所致。情志不遂，肝气郁结，肺胃失于宣降，津液不布，聚而为痰，痰气相搏，结于咽喉，故见咽中如有物阻、咯吐不出、吞咽不下；肺胃失于宣降，还可致胸中气机不畅，而见胸胁满闷，或咳嗽喘急，或恶心呕吐等。气不行则郁不解，痰不化则结难散，故宜行气散结、化痰降逆之法。方中半夏辛温入肺胃，化痰散结，降逆和胃，为君药。厚朴苦辛性温，下气除满，助半夏散结降逆，为臣药。茯苓甘淡，渗湿健脾，以助半夏化痰；生姜辛温散结，和胃止呕，且制半夏之毒；苏叶芳香行气，理肺疏肝，助厚朴行气宽胸、宣通郁结之气，共为佐药。全方辛苦合用，辛以行气散结，苦以燥湿降逆，使郁气得疏，痰涎得化，则痰气郁结之梅核气自除。

【配伍特点】辛苦行降，痰气并治，行中有宣，降中有散。

【附方】

1.**四七汤**（《达生保赤篇》）

半夏四钱（12g）　制厚朴二钱（6g）　制茯苓四钱（12g）　紫苏一钱（3g）

用法：加生姜、大枣。

功用：行气散结，降逆化痰。

主治：七情气郁，痰涎结聚，胸满喘急，或攻冲作痛。

2.**易简四七汤**（《医垒元戎》）

半夏五两（15g）　茯苓四两（12g）　厚朴三两（9g）　紫苏叶二两（6g）

用法：上㕮咀，每服四两，水一盏半，姜七片，枣一枚，煎至六分，去滓，热服，无时。

功用：行气散结，降逆化痰。

主治：咽中如有物阻，咯吐不出，吞咽不下，胸膈满闷，或上气喘急，或呕逆恶心。

原著主治："喜怒悲思惊恐之气，结成痰涎，状如破絮，或如梅核，在咽喉之间，咯不出，咽不下，此七情之气所为也。或中脘痞满，气不舒快，或痰涎壅盛，上气喘急，或因痰饮中脘，呕逆恶心，并宜服。"

3.加味四七汤（《寿世保元》）

半夏（汤泡）五两（15g）　　白茯苓（去皮）四两（12g）　　川厚朴（姜炒）三两（9g）　　紫苏二两（6g）　　桔梗二两（6g）　　枳实（麸炒）二两（6g）　　甘草一两（3g）

用法：上锉作十剂。加生姜七片，大枣一枚，水煎，热服。

功用：理气解郁，化痰散结。

原著主治："七情之气，结成痰涎，状如破絮，或如梅核，在咽喉之间，咯不出，咽不下；或中脘痞闷，气不舒快，或痰涎壅盛，上气喘急；或因痰饮，恶心呕吐。"

半夏厚朴汤、四七汤、易简四七汤与加味四七汤共有的药物为半夏、制厚朴、制茯苓、紫苏、生姜。加味四七汤方中加入桔梗、枳实，宣降气机、行气散结之力较强。四七汤与易简四七汤组成上相同，但用药量与比例不同。易简四七汤在半夏、厚朴、紫苏的用量比例上都比四七汤大，其化痰、散结、降逆作用也更强。

【文献摘要】

1.功用主治

妇人咽中如有炙脔，半夏厚朴汤主之。（《金匮要略》）

2.方论选录

三因者，内因、外因、不内外因也。七气者，寒气、热气、怒气、恚气、喜气、忧气、愁气也。以三因而郁，七气升降有妨，则攻冲而痛。是方也，紫苏之辛芳，可使散七气；厚朴之苦温，可使下七气；半夏之辛温，茯苓之淡渗，可使平水谷相干之七气。（《医方考》）

气为积寒所伤，不与血和，血中之气溢而浮于咽中，得水湿之气而凝结难移。妇人血分受寒，多积冷结气，最易得此病，而男子间有之。药用半夏厚朴汤，乃二陈汤去陈皮、甘草，加厚朴、紫苏、生姜也。半夏降逆气，厚朴兼散结，故主之；生姜、茯苓宣至高之滞而下其湿；苏叶味辛气香，色紫性温，能入阴和血而兼归气于血，故诸失血以赤小豆和丸服，能使血不妄行，夏天暑伤心阴，能下暑郁，而炙脔者用之，则气与血和，不复上浮也。（《金匮要略论注》）

咽中如有炙脔，谓咽中有痰涎，如同炙肉，咯之不出，咽之不下者，即今之梅核气病也。此病得于七情郁气，凝涎而生。故用半夏、厚朴、生姜，辛以散结，苦以降逆；茯苓佐半夏，以利饮行涎；紫苏芳香，以宣通郁气，俾气舒涎去，病自愈矣。此证男子亦有，不独妇人也。（《医宗金鉴》）

妇人心境逼窄，凡忧思愤闷，则气郁于胸分而不散。故咽中如有炙脔，嗳之不得出，咽之不得下者，留气之上塞横据，而不降不散之候也。故以降逆之半夏为君，佐以开郁之厚朴、宣郁之生姜。加渗湿之茯苓，以去郁气之依辅；散邪之苏叶，以去郁气之勾结。则下降旁散，而留气无所容矣。（《高注金匮要略》）

盖妇人气郁居多，或偶感客邪，依痰凝结，窒塞咽中，如有炙脔状，即《千金》所谓咽中贴贴状，吞之不下，吐之不出者，今人名曰梅核气是也。主以半夏厚朴汤者，方中以半夏降逆气，厚朴解结气，茯苓消痰，尤妙以生姜通神明，助正祛邪；以紫苏之辛香散其郁气，郁散气调，而凝结焉有不化者哉？后人以此汤变其分两，治胸腹满闷呕逆等症，名七气汤，以治七情之病。（《金匮方歌括》）

【医话】

1.《续名医类案》载孙文垣治一妇人，喉中梗有肉如炙脔，吞之不下，吐之不出，鼻塞头晕，耳常啾啾不安，汗出如雨，心惊胆怯，不敢出门，稍见风则遍身疼痛，小腹时痛，小水淋涩而疼，投以本方多效。

2.元某，61岁，男。1985年12月初诊。体格、营养均普通，面色偏红，舌有厚白苔、稍干燥.脉稍弱，血压110/60mmHg。主诉6年前起喉头刺痒，常咳嗽、声音变嘶哑，易感冒。在多所大学病院诊治，迄今无起色，诊断为良性声带息肉。舌面易粗糙，腰痛。根据喉头刺痒及常打喷嚏，故投给了半夏厚朴汤加桔梗、玄参，服药3周后，咳及痰减少，喉头刺痒完全消失。连续服药6个月后，喉头刺痒、咳、痰已基本痊愈，但嘎声依旧，故又投给响声破笛丸料去大黄。服后，长期以来的嘎声有明显改善，能顺畅地发声，现在仍在继续服药中。（《汉方临床治验精粹》）

第二节　降气剂

降气剂，适用于肺气上逆证。肺气上逆主要以咳喘见症，常以降气平喘药如紫苏子、苦杏仁、桑白皮等为主组成方剂。代表方如定喘汤、苏子降气汤、四磨汤、防己葶苈丸、怠气饮、润肠丸等。

定喘汤《摄生众妙方》

【组成】白果（去壳砸碎，炒黄色）二十一个（9g）　　麻黄三钱（9g）　　苏子二钱（6g）　　甘草一钱（3g）　　款冬花三钱（9g）　　杏仁（去皮尖）一钱五分（4.5g）　　桑白皮（蜜炙）三钱（9g）　　黄芩（微炒）一钱五分（4.5g）　　法制半夏（如无，用甘草汤炮七次，去脐用）三钱（9g）

【用法】上药用水三盅，煎二盅，作二服。每服一盅，不用姜，不拘时候徐徐服。（现代用法：水煎服）

【功用】宣肺降气，清热化痰。

【主治】风寒外束，痰热蕴肺之哮喘。咳喘痰多气急，痰稠色黄，或微恶风寒，舌苔黄腻，脉滑数。

【方解】本方所治乃素体痰多，复感风寒，肺气壅闭，不得宣降，郁而化热之证。痰壅于肺，复为风寒所遏，使肺气壅闭，郁而化热，气逆于上而发为哮喘，症见咳嗽气急、痰稠色黄；风寒束表，卫阳被遏，故见微恶风寒；痰热内蕴，故舌苔黄腻，脉滑数。法当宣肺降气，清热化痰。

方中麻黄疏散风寒，宣肺平喘；白果敛肺定喘。二药配伍，一散一收，恰合肺性，既能增强平喘之效，又可使宣肺而不耗气，敛肺而不留邪，共为君药。桑白皮泄肺平喘，黄芩清热化痰，二者合用以消内蕴之痰热，为臣药。杏仁、苏子、半夏、款冬花降气平喘、化痰止咳，俱为佐药。甘草调药和中，且能止咳，用为佐使。诸药配伍，外散风寒，内清痰热，宣降肺气而平哮喘。

【配伍特点】一为宣肺药与降肺药同用，以合肺宣降之性；二为宣降药与敛肺药同用，以利肺司开阖之职。

【附方】

1.定喘汤（《丹台玉案》）

麦冬（去心）　　人参各二钱（各6g）　　辽五味子二十一个（6g）　　麻黄五分（1.5g）　　白术（土炒）　　杏仁（去皮尖）　　陈皮　　葶苈子各一钱二分（各3.6g）

用法：加黑枣二个，水煎，食远服。

功用：定喘补肺，益气养阴。

主治：胃气虚耗，气逆不降之气喘。多由久病或大病后中气受伤所致，证见抬肩撷项，喘而不休。原著主治："胃虚作喘，脉气无力，抬肩撷项，喘而不休。"

2.桂枝加厚朴杏子汤（《伤寒论》）

桂枝（去皮）三两（9g）　　甘草（炙）二两（6g）　　生姜（切）三两（9g）　　芍药三两（9g）　　大枣（擘）十二枚（6g）　　厚朴（炙，去皮）二两（6g）　　杏仁（去皮尖）五十个（7g）

用法：上七味，以水七升，微火煮取三升，去滓，温服一升。覆取微似汗。

功用：解肌发表，下气平喘。

主治：宿有喘病，又感风寒而见桂枝汤证者；或风寒表证误用下剂后，表证未解而微喘者。发热，恶风寒，自汗，脉浮缓，喘息，胸闷。原著主治："喘家，作桂枝汤，加厚朴、杏子佳。太阳病，下之微喘者，表未解故也，桂枝加厚朴杏子汤主之。"

3.麻黄定喘汤（《张氏医通》）

麻黄（去节）八分（2.4g）　　杏仁（泡，去皮尖，研）十四粒（3g）　　厚朴（姜制）八分（2.4g）　　款冬花（去梗）　　桑白皮（蜜炙）　　苏子（微炒，研）各一钱（3g）　　甘草（生，炙）各四分（1.2g）　　黄芩　　半夏（姜制）各一钱二分（3.6g）

用法：上药水煎去滓，以生银杏七枚捣烂入药，绞去滓，乘热服之。去枕仰卧，暖覆取微汗。

功用：宣肺平喘，清热化痰。

主治：寒邪外束，热壅于内，肺失宣降，咳嗽喘促，痰稠色黄，微恶风寒。原著主治："寒包热邪，哮喘痰嗽，遇冷即发。"

《摄生众妙方》之定喘汤与麻黄定喘汤皆为宣肺平喘、清热化痰之剂，均可治疗外寒内热之哮喘。前者以白果与麻黄配伍，散收并用，臣以桑白皮泄肺平喘，侧重于合肺性、利肺气；后者在药物组成上为定喘汤去白果、桑白皮，加厚朴，更侧重于下气消痰。而《丹台玉案》之定喘汤中麦冬养阴润肺、益胃生津，人参补中益气，五味子敛肺定喘、益气生津，君臣相伍主要治疗胃气虚所致喘证。桂枝加厚朴杏子汤为解肌发表之桂枝汤加用降气平喘之厚朴、杏仁，主要用于素有喘疾，复感风寒之证，或风寒表证当汗反下，下后表证未解又见喘，故本方为表里双解，以治表为主。

【文献摘要】

方论选录：声粗者为哮，外感有余之疾也，宜用表药；气促者为喘，肺虚不足之证也，宜用里药。寒束于表，阳气不得泄越，故上逆；气并于膈，为阳中之阳，故令热。是方也，麻黄、杏仁、甘草辛甘发散之物也，可以疏表而定哮；白果、款冬花、桑白皮清金保肺之物也，可以安里而定喘；苏子能降气，半夏能散逆，黄芩能去热。（《医方考》）

此手太阴药也。表寒宜散，麻黄、杏仁、桑白皮、甘草辛甘发散，泻肺而解表。里虚宜敛，款冬温润，白果收涩定喘而清金。苏子降肺气，黄芩清肺热，半夏燥湿痰，相助为理，以成散寒疏壅之功。（《医方集解》）

夫肺为娇脏，畏寒畏热，其间毫发不容，其性亦以下行为顺，上行为逆。若为风寒外束，则肺气壅闭，失其下行之令，久则郁热内生，于是肺中之津液郁而为痰，哮咳等疾所由来也。然寒不去则郁不开，郁不开则热不解，热不解则痰亦不能遽除，哮咳等疾何由而止。故必以麻黄、杏仁、生姜开肺疏邪；半夏、白果、苏子化痰降浊；黄芩、桑白皮之苦寒，除郁热而降肺；款冬、甘草之甘润，养肺燥而益金，数者相助为理，以成其功。宜乎喘哮痼疾，皆可愈也。（《成方便读》）

此定喘之主方也。凡病哮喘，多由寒束于表，而气并于膈中，不得泄越，故膈间必有痰热胶固，斯气逆声粗而喘作矣。治之之法，表寒宜散，膈热宜清，气宜降，痰宜消，肺宜润，此方最为合度。白果收涩，二十一枚恐太多，宜减之。（《王旭高医书六种》）

治痰先理气，不为疏泄则胶固不通，此定喘用麻黄之意也。（《医方论》）

【医案】

1.李某，女，18岁。初诊：1984年8月2日。主诉：咳喘十五年，每于夏季发作。近年来病势加重，其他季节亦有小发作。经外院诊断为"喘息型支气管炎"，服用中西药，无明显效果而来就诊。现病史：自诉咳嗽、喘促发作月余，稍动则加剧，至夜尤甚，不得睡卧。喉中痰声漉漉，痰多而黏稠，色黄白相间，咯吐不爽，胸闷短气，口干时欲饮。体温正常，纳食尚可，大便尚调，小便色黄。脉弦稍滑，舌苔薄黄。辨证：证属痰浊内蕴，有化热之势。治法：治以平喘化痰，稍佐清热之法，以定喘汤主之。处方：白果12g，款冬花12g，杏仁9g，厚朴12g，橘红9g，沙参18g，苏子12g，苏叶12g，半夏9g，黄芩9g，前胡9g，甘草6g。服药七剂，咳喘减轻，胸闷渐舒。遂于原方加生黄芪18g，配沙参以益肺气。再进药七剂，咳喘几除。嗣后以上方增减，再服药十余剂，以巩固疗效。随访年余，未见再发。

按语：喘分虚实，诚如叶天士所云"喘之一症，在肺为实，在肾为虚"是矣。凡病哮喘，其人平素必有痰热水饮蕴伏。复因气虚卫疏，触冒风寒而发。若内有水饮停伏，外被风寒缚束，则有小青龙汤一法，辛散风寒，温化水饮，病自霍然。如内有痰热胶固，复为风寒外薄，而成内热外寒之势，则舍白果定喘汤，辛宣苦泄之法，不能为功矣。现今用治哮喘性支气管炎、喘息性支气管炎等症，辄能应手取效。（董建华.中国现代名中医医案精华.北京：北京出版社，1990）

2.孙东宿治少司空凌绛泉，年已古稀，原有痰火之疾，正月初，因劳感冒，内热咳嗽，痰中大半是血，鼻流清水，舌胎焦黄芒刺，语言强硬不清，大小便不利，喘急不能睡，亦不能仰，以高桌安枕，日惟额伏枕上而已。医治半月不瘳，孙诊之，两手脉浮而洪，两关滑大有力，知其内有积热痰火，为风邪所闭，复为怒气所加，故血上逆。议者以高年见红，脉大发热为惧，孙曰：此有余证，诸公认为阴虚而用滋阴降火，故不瘳，法当先驱中焦痰火积热，后以地黄补血等剂收功可也。乃以瓜蒌、石膏各三钱，半夏曲、橘红、桑白皮、前胡、杏仁、酒芩、苏子水煎，冲莱菔汁一小盏，一剂而血止。次日诊之，脉仍浮而洪大，尚恶寒，此因先时不解表。竟用滋阴，又加童便降下太速，以致风寒郁而不散，故热愈甚也。改以定喘汤，一剂而喘减，二剂而热退不恶寒，再诊之两手浮象已无，惟两关脉鼓指。此中焦痰积胶固，不可不因其时而疏导之，以清中丸同当归龙荟丸共二钱进之。其夜下稠黏秽积甚多。予忆丹溪有云：凡哮喘火盛者，白虎汤加黄连、枳实有功，正此证对腔法也。与十剂，外以清中丸同双玉丸夜服，调理而安。（《古今医案按》）

按语：本案病初之时，乃感冒风寒，痰火内炽，复为怒气所加，血随气逆之证，因误用滋阴降火而致坏病，后虽经治疗而血止，终归风寒郁滞，痰热内盛之病机仍在，故用定喘汤解外寒、平喘逆，再以清泻积热之剂而收功。

3.少司空凌绛泉翁，年已古稀，原有痰火之疾，因正月上旬，为令孙大婚过劳，偶沾风寒，内热咳嗽，痰中有血，血多而痰少，痰坚不易出，鼻流清水，舌生芒刺，色焦黄，语言强硬不清，大小便不利，喘急不能睡，亦不能仰，惟坐高椅，椅前安棹，棹上安枕，日惟额伏枕上而已。市医环治半月不瘳，敦予诊之。两手脉浮而洪，两关滑大有力。知其内有积热痰火，为风邪所，且为怒气所加，故血上逆。议者以高年见红，脉大发热为惧。予曰：此有余症，诸公认为阴虚，而为滋阴降火，故不瘳。法当先驱中焦痰火积热，然后以地黄补血等剂收功，斯不失先后着也。翁以予言为然。用瓜蒌、石膏各三钱，橘红、半夏曲、桑白皮、前胡、杏仁、酒芩、紫苏子，水煎，临服加入萝卜汁一小酒盏，一剂而血止。次日诊之，脉仍浮而洪大，尚恶寒。予曰：古云伤风必恶风，伤寒必恶寒，此其常也。

只因先时失于清散，表中之热未彻，竟用滋阴之剂，又加童便收敛，降下太速，以致风寒郁而不散，故热愈甚也。改以定喘汤，一剂而喘急减半，再剂热退而不恶寒。复为诊之，两手浮体已无，惟两关之脉甚鼓指，此中焦痰积胶固已久，不可不因其时而疏导之。以清中丸同当归龙荟丸共二钱进之。其夜大便所下稠黏秽积甚多。予忆朱丹溪有云：凡哮喘火盛者，以白虎汤加黄连、枳实有功。此法正绎翁对腔剂也。与十剂，外以清中丸同双玉丸夜服，调理而安。(《孙文垣医案》)

按语：此案先因积热痰火，为风邪所伤，又因恼怒所伤，肝气上逆，咳喘而见痰血，用祛除痰火积热之法，血止。患者仍咳喘兼发热恶寒，乃前人误治，风寒郁而不散，方用定喘汤外散风寒，内化热痰，竟一剂喘急减半，再剂热退而不恶寒，可谓切中病机，效如桴鼓。后用清中丸、当归龙荟丸调治而愈。

4.族侄仲木内人，贤淑妇也。不育多郁，腹胀，左胁不能侧卧，也不能仰卧，仰侧卧即气涌。每午夜背心作胀，气喘，吐痰，发热，必起坐令人揩摩久之始定。面有浮气，右寸关脉滑大有力，此气郁食积痰饮症也。盖忧思伤脾，思则脾气结，气结不行，则五谷之津液皆凝聚为痰，故喘急作胀。先与定喘汤二帖，而无进退。继用核桃肉五钱、杏仁三钱、人参、桑白皮各七分，水煎服之，气喘乃定。惟腹中胀急，改用橘红、半夏曲、木香、白豆仁、郁金、萝卜子、姜连、香附、茯苓四剂，大便痰积随下，腹胀尽消而愈。(《孙文垣医案》)

按语：此案可谓定喘汤误治案。本为忧思伤脾，气结不行，津液凝聚为痰，而发咳喘，乃气郁食积痰饮，用定喘汤固然无效。先少用扶正，再行气消食，化痰降气而愈。

苏子降气汤 《太平惠民和剂局方》

【组成】紫苏子　　半夏(汤洗七次)各二两半(各9g)　　川当归(去芦)二两半(6g)　　甘草二两(6g)　　前胡(去芦)　　厚朴(去粗皮，姜汁拌炒)各一两(各6g)　　肉桂(去皮)一两半(3g)

【用法】上为细末，每服二大钱，水一盏半，入生姜二片，枣子一个，紫苏五叶，同煎至八分，去滓热服，不拘时候。(现代用法：加生姜3g，大枣1枚，水煎服)

【功用】降气平喘，祛痰止咳。

【主治】上实下虚之喘咳证。喘咳痰多，短气，胸膈满闷，呼多吸少，或脚疼较软，或肢体浮肿，舌苔白滑或白腻，脉弦滑。

【方解】本方所治乃痰涎壅肺，肾阳不足之证。上实，是指痰涎上壅于肺而失于宣降；下虚，是指肾阳虚衰于下而失于纳气。肺主气，司呼吸，痰涎壅阻于肺，则肺失宣降，气机上逆而咳喘；痰涎阻遏气机，则气机不畅而致胸膈满闷；肾虚则腰疼脚软；肾不纳气，则喘而气短、呼多吸少；肺失宣降，并肾阳不足，则气化不利、水液内停、肢体浮肿；舌苔白滑或白腻，脉象弦滑均为痰涎壅盛之症。治当降气祛痰，止咳平喘，治上为主，兼顾下元之虚。

方中紫苏子辛温而不燥，质润而降，善于降上逆之肺气，消壅滞之痰涎，为君药。半夏燥湿化痰降逆，为臣药。厚朴下气宽胸除满；前胡下气祛痰止咳，且具辛散之性，与诸药相伍，降逆化痰中兼宣肺气；肉桂温肾纳气，以治下虚；当归辛甘温润，既治咳逆上气，又养血补虚，以助肉桂温补下元，共为佐药。略加生姜、苏叶以宣肺散寒，甘草、大枣和中益气，为佐使药。诸药合用，标本兼治，治上顾下，使气降痰消，则咳喘自平。本方原书注"一方有陈皮去白一两半"，则理气燥湿祛痰之力增强。《医方集解》载"一方无桂，有沉香"，则温肾之力减，纳气平喘之效增。

【配伍特点】一为治痰药与理气药相配，使气顺则痰消；二为宣肺药与降肺药相伍，以调理肺气之升降。本方上实下虚并治，而以降气化痰治上实为主，温肾补虚治下虚为辅。

【使用注意】新感风寒，无汗而喘，内无痰热者不宜用；哮喘日久，气虚脉弱者不宜用。(《医方发挥》)

【附方】

1.苏子降气汤(《证治准绳》)

紫苏子(炒)　半夏(汤泡)各二钱半(各7g)　前胡(去芦)　甘草(炙)　厚朴(去皮，姜制炒)　陈皮(去白)各一钱(各3g)　川当归(去芦)一钱半(5g)　沉香七分(2g)

用法：以水二盏，加生姜三片，煎至一盏，不拘时候服。虚冷加桂五分，黄一钱。

功用：降气平喘，祛痰止咳。

主治：上盛下虚，气滞痰壅，咳嗽，喘急，头痛，胃脘痛。原文主治："治虚阳上攻，气不升降，上盛下虚，痰涎壅盛，胸膈噎塞，并久年肺气至效。"

2.加减苏子降气汤(《万氏家传育婴秘诀》)

真苏子　半夏曲　甘草(炙)　前胡　陈皮　厚朴(姜汁炒)　肉桂(去皮)　大腹皮　桑白皮各等分(各9g)

用法：水煎服。

功用：止咳化痰，利水消肿。

主治：咳嗽气促，或面部浮肿。原著主治："咳嗽气盛者，宜加减苏子降气汤……兼治面部浮肿。"

《证治准绳·类方》之苏子降气汤与加减苏子降气汤，均为治疗上盛下虚之喘的方剂，前者以沉香替肉桂，更增纳气之功；后者选用大腹皮与桑白皮，添利水消肿之用，可治疗肾阳不足所致水肿。

【文献摘要】

1.功用主治

治男女虚阳上攻，气不升降，上盛下虚，膈壅痰多，咽喉不利，咳嗽，虚烦引饮，头目昏眩，腰痛脚弱，肢体倦怠，腹肚疗刺，冷热气泻，大便风秘，涩滞不通，肢体浮肿，有妨饮食……常服清神顺气，和五脏，行滞气，进饮食，去湿气。(《太平惠民和剂局方》)

2.方论选录

"此手太阴药也。苏子、前胡、厚朴、橘红、半夏皆能降逆上之气，兼能祛痰，气行则痰行也；数药亦能发表，既以疏内壅，兼以散外寒也（风痰壅盛，多挟外感）；当归润以和血；甘草甘以缓中；下虚上盛，故又用肉桂引火归元也。"（《医方集解》）

脚气患在浊气上攻。故以苏子、橘皮、前胡、厚朴辛温降气，半夏、生姜涤除痰湿，桂心、当归温散滞血，甘草、大枣调和中气。全以降泄逆气为主，故《局方》更名苏子降气汤。后世取治虚阳上攻，痰涎壅盛，肺气喘满，服之气降即安。可见用方但取合宜，不必拘执何病主治也。（《千金方衍义》）

夫风邪外来，必先犯肺，于是肺中之气壅而不行，肺中之津液郁而为痰，故喘嗽不宁。肺与大肠相表里，肺津虚则大肠不润，故大便不利，甚则引动下焦虚阳上逆，而为呕血等证。先哲有见痰休治痰、见血休治血之论，虽证见痰血，仍必究其受病之源。方中苏子、前胡、厚朴，皆降气之品，有疏邪之能，半夏、橘红化其痰；火载血上，故以肉桂引火归元，当归导血归经；上下交病者治其中，故以甘草培中补土；加姜煎者，病因风邪而来，仍不离辛散之意耳。（《成方便读》）

气即水也，水凝则为痰，水泛则为饮，痰饮留滞，则气阻而为喘咳。苏子、生姜、半夏、前胡、陈皮宣除痰饮，痰饮去而气自顺矣。然气以血为家，喘则流荡而忘返，故用当归以补血；喘则气急，故用甘草以缓其急；出气者肺也，纳气者肾也，故用沉香之纳气入肾，或肉桂之引火归元为引导。（《血证论》）

本方以苏子为主，其主要作用有三：一为除寒温中，一为降逆定喘，一为消痰润肠。苏子得前胡，能降气祛痰，驱风散积；得厚朴、陈皮、生姜，能内疏痰饮，外解风寒；得当归，能止咳和血，润肠通便；得肉桂，能温中散寒。加沉香纳气入肾，同肉桂相伍，治上盛下虚，更为有力。此方有行有补，有润有燥，治上不遗下，标本兼顾，为豁痰降气，平喘理嗽，利胸快膈，通秘和中，纳气归元之方剂。（《岳美中医案集》）

【医案】

1.徐某，男，40岁。初诊：1974年1月25日。咳嗽气喘，痰涎壅盛，胸膈满闷，倚息难卧，苔润脉滑。以温降平喘为主。姜半夏9g，橘红4.5g，前胡9g，炒苏子9g，炙甘草4.5g，当归9g，沉香粉（吞）1g，川朴6g，生姜二片，肉桂（分两次吞）5g，3剂。复诊：1月27日。前方只服两剂，能睡卧，虽有咳嗽，而气喘渐平，痰壅胸满之感已显松舒，原方加减。姜半夏9g，苏子9g，前胡6g，橘红4.5g，杏仁9g，浙贝母9g，炙甘草4.5g，生姜2片，肉桂1.5g，川朴4.5g，4剂。

按语：本例西医诊断为肺气肿，痰饮阻肺，肺气不得宣降，故咳喘，倚息不得卧，用苏子降气汤加减，温降肺气，化痰平喘，应手而效。李士材《医宗必读》常用此方治疗痰涎壅盛，胸膈噎塞，并久年肺病。用得其宜，确是效方。（《何任医案选》）

2.顾芝岩夫人，喘嗽半载，卧不着枕，舌燥无津，屡治不应。诊之，右关尺虚涩无神，此标在肺，而本在肾也。肺为出气之路，肾为纳气之府，今肾气亏乏，吸不归根，三焦之气出多入少，所以气聚于上，而为喘嗽，口干不得安卧。《中藏经》云：阴病不能吸者，此也。法当清气于上，纳气于下，使肺得清肃，肾复其蛰藏，则气自纳，而喘嗽平矣。用苏子降气汤加人参五钱，肉桂一钱，连进三剂，症渐平。改用《金匮》肾气汤加人参五钱，二十余剂，可以安枕。后因调护失宜，前症复作，乃委之庸手，纯用破气镇逆之剂，极诋人参为不可用。病者自觉不支，求少参不与，遂气败而死。伤哉！（《续名医类案》）

按语：本证咳嗽日久，肾不纳气，当降气平喘，并兼顾肾虚，故用苏子降气汤治上顾下。但咳嗽日久，已有气津耗伤，加人参益气生津；另加肉桂而增纳气平喘之力；诸症渐平之后，再用肾气丸加人参以调补肺肾。

3.一人，年四十余。为风寒所束不得汗，胸中烦热，又兼喘促。医者治以苏子降气汤，兼散风清火之品，数剂病益进。诊其脉，洪滑而浮，投以寒解汤，须臾上半身即出汗。又须臾，觉药力下行，至下焦及腿亦皆出汗，病若失。（《医学衷中参西录》）

按语：此案乃苏子降气汤误治案。本风寒不得汗，郁而化热，胸中烦热，热迫肺逆，又兼喘促，当发汗解表，清降火热，则可热退喘平，反用降气化痰温肾之苏子降气汤，病更甚。后用寒解汤（生石膏、知母、连翘、蝉蜕）而愈。

【医话】

1.内人之妹适武举张某之长子，产后患心胃痛。发则饮食俱绝，气促口干。其翁延人视之，皆曰虚，况产妇尤无实症，当培其气血，气血流通，则痛止。始服八珍汤，继服十全大补汤，月余不止。乃来外家求余治。诊其左寸关脉，坚凝而涩，知为瘀血停于胸膈。乃曰：胸膈痛，非心胃痛也。发则内如针刺，口渴气喘，宜散瘀以定痛，不宜补气以益瘀也。前服多补药，何能有效。乃命服失笑散二剂，而痛若失。三日后视之，则其儿始岁余，手足发热，神痴气粗，乳食不进，喉中时时如锯声，众以为惊风，延一邻媪针灸之。余曰：此痰也，针灸则益甚，必平日多置暖处，其母卧而乳之所致也。嘱服白玉饼（方：滑石、半夏、巴霜、朱砂、苦矾各一钱，神曲糊为丸，滑石为衣）数粒，至晚则下绿色粪如许，乳食进热退而安。后返其家未逾月，乃婿忽来，下车入门，面目黑腻，胸高气喘。问系吐血疾，自言心中时时作呕，两胁刺痛发咳。来求治之。诊其脉弦而滑，乃曰：此气秘也，必有大遂事，暴怒伤肝，乃致是疾。张曰：然。余曰：曾施治否？张曰：有村医以余为阴亏，命服地黄汤，转增腹张，乃辞，而求阁下。余为开苏子降气汤，又开逍遥散方，付之曰：路远病劳，归先服降气汤，气当舒，再服逍遥散，血当止，十数日保无恙，无烦再来也。张谢而去，如言服之，月余，遣人来言，主人病痊愈，恐在念，令小人先告知，有暇必衣冠来谢也，余固止之。（《醉花窗医案》）

2.同谱王丹文茂才之父，余执子侄礼，少游江湖，权子母，工于心计，故握算持筹资无少缺。晚年出资在永宁州生息，忽为典商负千金，州郡控诉，未获归赵，忧郁而病，兼家务多舛，遂得气逆症。腹满身痛，转侧不安。他医投补剂，转增剧。丹文邀余诊视，其脉多伏，惟肝部沉坚而涩，且三二至辄一息。知为肝郁，因以苏子降气汤合左金丸进，三服而气稍舒。又视之，肝部有长象，又益颠倒木金散进之，十剂后，腹减而气舒，饮食进，精神作矣。一日留晚餐，座中仍令诊之，脉息如故，余未便明言，归语家人云：三伯肝脏已绝，病恐不起。家人曰，已愈矣，何害？余曰，此脉不关此病，此病易愈，此脉不可转也。况见肝脏，必死于立春前后。家人以余故神其说，置不信，余遂北上。至冬病作，竟医药无效，于腊月廿四日终于家。余由京归，家人语其事，咸诧异焉。(《醉花窗医案》)

四磨汤《济生方》

【组成】人参(6g)　　槟榔(9g)　　沉香(6g)　　天台乌药(6g)(原著本方无用量)

【用法】上各浓磨水，和作七分盏，煎三五沸，放温服。或下养正丹尤佳。(现代用法：水煎服)

【功用】顺气降逆，宽中补虚。

【主治】肝气郁结证。七情所伤，胸膈痞闷，上气喘急，心下痞满，不思饮食，苔白，脉弦。

【方解】本方所治乃七情所伤，肝气郁结所致。肝主疏泄，喜条达而恶抑郁，情志不遂，或恼怒伤肝，均可导致肝失疏泄，气机不畅，进而累及他脏。肝气郁结，横逆胸膈之间，则胸膈胀闷；上犯于肺，肺气上逆，则上气喘急；横逆犯胃，胃失和降，则心下痞满、不思饮食；苔白脉弦为肝郁之征。治宜顺气降逆，宽中补虚。

方中乌药辛温香窜，善于疏通气机，既可疏肝气郁滞，又可行脾胃气滞，故用为君药。沉香味辛走散，下气降逆，最宜气机上逆之证，为臣药。佐以槟榔辛苦降泄，破气导滞，下气降逆而除胀满。然过于辛散却易戕耗正气，故又佐人参益气扶正，使开郁行气而不伤正气。四药配伍，可使逆上之气平复，郁滞之气畅行，共奏降逆行气、宽胸散结之效。

【配伍特点】一为行气药与降气药相配，既行散又降逆；二为破气药与益气药相伍，以行气破滞为主，解郁而不伤气。

【附方】

1.四磨饮(《古今医统大全》)

沉香　　乌药　　枳实　　槟榔各等分(各6g)

用法：上四味，白汤磨服。

功用：导滞降逆。

主治：七情感伤，上气喘急，胸膈不快，妨闷不食。原著主治："怒则气上，思则气结，忧愁不已，气多厥逆，重则眩仆，轻则上气喘急，满闷妨食。"

2.五磨饮子(《医便》)

木香　　乌角　　沉香　　槟榔　　枳实　　台乌药各等分(各6g)

用法：白酒磨服。

功用：行气解郁。

主治：气机郁滞。原著主治："七情郁结等气，或胀痛，或走注攻冲；暴怒暴死者，名曰气厥。"

3.**六磨饮子**(《重订通俗伤寒论》)

上沉香一钱（3g）　　尖槟榔一钱（3g）　　小枳实一钱（3g）　　广木香一钱（3g）　　台乌药一钱（3g）　　生锦纹一钱（3g）

用法：用开水各磨汁二匙，仍和开水一汤碗服。

功用：行气散结，攻积导滞。原著功用："下气通便。"

主治：气滞腹痛，大便秘涩而有热者。原著主治："此为郁火伤中，痞满便秘之良方。"

四磨汤、五磨饮子与六磨饮子均有行气降逆作用，均主治肝郁气逆证：四磨汤方药组成中用人参，既能益正又能兼防降逆药伤气；五磨饮子为四磨去参加入木香、枳实，专旨在行气降逆；六磨饮子方药组成中用大黄，以通泄降逆，主要治疗气秘证。

【文献摘要】

1.**功用主治**

七情伤感，上气喘息，妨闷不食。(《济生方》)

2.**方论选录**

此手太阴药也。气上宜降之，故用槟榔、沉香，槟榔性如针石，沉香入水独沉，故皆能下气；气逆宜顺之，故用乌药；加人参者，降中有升，泻中带补，恐伤其气也。(《医方集解》)

七情随所感皆能为病，然壮者气行而愈，弱者气著为病。愚者不察，一遇上气喘息，满闷不食，谓是实者宜泻，辄投破耗等药，得药非不暂快，初投之而应，投之久而不应矣。若正气既衰，即欲消坚破滞，则邪气难伏，法当用人参先补正气，沉香纳之于肾，而后以槟榔、乌药从而导之，所谓实必顾虚，泻必先补也。四品气味俱厚，磨则取其气味俱足，煎则取其气味纯和。(《医宗金鉴》卷三十)

夫七情之病，所因各自不同，有虚实之分，脏腑之异。大抵此方所治，皆为忧愁思怒得之者多。因思则气结，怒则气上，忧愁不已，气多厥逆，故为上气喘急，妨闷不食等证。然气之所逆者，实也，实则泻之，故以槟榔、沉香之破气快膈峻利之品，可升可降者，以之为君；而以乌药之宣行十二经气分者助之。其所以致气逆者，虚也。若元气充足，经脉流行，何有前证？故以人参辅其不逮，否则气暂降而郁暂开，不久已闭矣。是以古人每相需而行也。若纯实无虚者，即可去参，加枳壳，在用者神而明之耳。(《成方便读》)

此方乃醒气、散气、降气、纳气，而又维护正气之方也。气喘分两大纲，一在上为实，乃肺气不通调；一在下为虚，乃肾气不归根。本方证治，兼而有之，盖七情感伤，郁滞菀结，气喘而急，上而不下，留滞膈间空膜之地，形成气膈。方制槟榔以开之，乌药以宣之，沉香以降之纳之。又用人参之大有力者，主持其间，俾气有统摄，不致散漫耗蚀，上下循环，营周不休，以归复于生理正常。尤妙在四药皆磨，既取其气味之全，又取其缓缓斡旋，不过攻过补，致令转变气损气滞反应之嫌。一本磨上三药，倍人参煎汤，入盐调下，对于虚甚不能运药，义求人参补力之早达，未为不可。然煎则补住气痰，恐诸气药反难以奏功。

观喻嘉言《寓意草》，治痰喘夹虚，用人参切则效，人参用煎则不效，其意殊耐深思。要之须恰符病窍病机，斯可耳。（《历代名医良方注释》）

经云：圣人啬气，如持至宝；庸人役物，而反伤太和。此七情随所感，皆能为病。然愈于壮者之行，而成于弱者之着。愚者不察，一遇上气喘急、满闷不食，谓是实者宜泻，辄投破耗等药，得药非不暂快，初投之而应，投之久而不应矣。夫呼出为阳，吸入为阴，肺阳气旺，则清肃下行，归于肾阴，是气有所收摄，不复散而上逆。若正气既衰，邪气必盛，纵欲削坚破滞，邪气必不伏。方用人参补其正气，沉香纳之于肾，而后以槟榔、乌药从而导之，所谓实必顾虚，泻必先补也。四品气味俱厚，磨则取其味之全，煎则取其气之达，气味齐到，效如桴鼓矣。（《古今名医方论》）

【医案】

1.吴敬伦先生，年近六旬，得噎食病，每食胃中病呕，痰饮上泛，欲吐甚艰，呕尽稍食，久投香砂六君丁蔻理中等药，毫无效，计病已五月矣，诸医辞治。肌肤削极，自分必死，其嗣君姑延一诊，欲决逝期。诊得脉无紧涩，且喜浮滑，大肠不结，所结亦顺，但苦吞吐为艰，咽喉如有物阻，胸膈似觉不开，因谓之曰：此证十分可治。古云：上病过中，下病过中，皆难治，今君之病，原属于上，数月以来，病犹在上，故可治尔。以四七汤合四磨饮，一服而胸膈觉开，再服而咽嗌稍利，始以米汤，继以稀粥，进十余剂，始得纳谷如常，随以逍遥散，间服六君子汤，调理两月，形容精彩，视素日而益加焉。（《得心集医案》）

按语：是证由七情郁结，肝脾气郁，积痰停食，随气上逆所致，故选四磨汤降逆破气开郁，加四七汤（半夏、厚朴、茯苓、苏叶、生姜、大枣）化痰散结、降逆行气，共治其标，继用逍遥散、六君子汤调服治本。

2.包海亭夫人，患腹痛连少腹上支心，日夜靡间，百药不效。仲淳诊其脉，两寸关俱伏，独两尺实大，按之愈甚。询知其起自暴怒，风木郁于地中。投以芎（上），柴胡（中），升麻（下）。下咽，嗳气数十声，痛立已，已而作喘。仲淳曰：是升之太骤也。以四磨汤与之，遂平。（《先醒斋医学广笔记》）

按语：本证因恼怒气闭心腹疼痛，先用川芎、柴胡、升麻调气机，升阳气，开气闭，后竟气逆而喘，用四磨汤顺气降逆而愈。

防己葶苈丸《圣济总录》

【组成】防己一两（30g）　葶苈（隔纸炒）三分（0.9g）　杏仁（去皮尖双仁，炒，研如脂）一分（0.3g）

【用法】上药先捣前二味为细末，与杏仁同研令匀，取枣肉和丸，如梧桐子大。每日三次，每服二十丸，空腹煎桑白皮汤送下。（现代用法：上药为末，炼蜜为丸，每次9g，每日1~2次，温开水送服。亦可水煎服，用量按原方比例酌定）

【功用】清热降气，泻肺平喘。

【**主治**】肺痈。恶寒口干，胸中隐隐痛，咳而胸满，时出腥唾，脉数而实。

【**方解**】本方所治乃风热袭表，以致卫表失和，肺失宣降，肺卫受邪，正邪交争则恶寒发热，邪热壅肺，肺气失于宣发肃降则咳而胸满，瘀热内结成痈故时出腥唾。治宜清热降气，泻肺平喘。

方中防己，苦寒，能行十二经，通腠理，利九窍，泻下焦血分湿热，降气下痰，为君药。葶苈子，辛、苦、大寒，泻肺平喘，行水消肿，功专泻肺之实而下气定喘，尤善泻肺中水饮及痰火。《开宝本草》："疗肺壅上气咳嗽，定喘促，除胸中痰饮。"桑白皮，甘寒，亦善泻肺平喘，共为臣药，君臣相合，清热利水、泻肺平喘之功效大增。杏仁，苦、微温，降气止咳平喘，润肠通便，长于降泻上逆之肺气，又兼宣发壅闭之肺气，以降为主，降中兼宣，为治咳喘要药，为佐药。大枣，一则解葶苈子之毒，一则防止大寒伤胃，再则，和中调药，兼具佐使。诸药配伍，共奏清热降气、泻肺平喘之效。

【**配伍特点**】葶苈子利水消肿、泻肺平喘；防己利水消肿。二者相伍为用，有清热利水、泻肺平喘之功效。

【**附方**】

防己葶苈丸（《赤水玄珠》）

汉防己　　木通　　贝母各一两（各30g）　　苦葶苈（炒）　　杏仁（各1g）（方中苦葶苈、杏仁用量原缺）

用法：上为末，枣肉膏为丸，如梧桐子大，桑白皮汤送下。

功用：导滞降逆。

主治：水气凌肺，喘嗽，面目浮肿，小便赤涩，喘促不得卧。原著主治："治肺气喘，面目浮肿，小便赤涩，喘促不得卧。"

本方是在防己葶苈丸《圣济总录》卷五十的基础上加木通和贝母组成。本方偏于导滞降逆，化痰利水。

【**文献摘要**】

功用主治：治肺痈防己葶苈丸方。（《圣济总录》）

念气饮《证治汇补》

【**组成**】紫苏（9g）　　半夏（9g）　　青皮（9g）　　陈皮（9g）　　大腹皮（9g）　　赤苓（9g）　　桑白皮（9g）　　白芍药（9g）　　木通（9g）　　甘草（9g）（原著本方无用量）

【**用法**】水煎服。

【**功用**】行气降逆，泻肺平喘。

【**主治**】肝气郁滞，肺气上逆证。上气喘促，咳嗽咳痰，两胁胀痛，胸脘胀满，嗳气不舒，心烦易怒，舌质略红，舌苔薄白，脉弦。

【**方解**】本方所治乃忿怒太过，肝气上升，肺气不降所致。七情所伤，营卫失于常度，气迫于肺不得宣通所致。肝主疏泄，喜条达而恶抑郁，情志不遂，或恼怒伤肝，均可导致肝失疏泄，气机不畅，进而累及他脏。肝气郁结，两胁胀痛，化热则急躁易怒；上犯于肺，肺气上逆，则上气喘急，咳嗽咳痰。治宜行气降逆，泻肺平喘。

方中紫苏子，降气化痰，止咳平喘，润肠通便，善降肺气，化痰涩而止咳平喘，为方中君药。半夏燥湿化痰，降逆止呕，消痞散结；青皮疏肝破气，消积化滞，善于疏理肝胆之气，尤宜于肝郁气滞诸症。《本草纲目》："治胸膈气逆，胁痛，小腹疝气，消乳肿，疏肝胆，泻肺气。"桑白皮泻肺平喘，利水消肿，本品性寒，能清泄肺火，兼泻肺中水气而平喘咳，能肃降肺气，通调水道而利水肿。三药助苏子降气祛痰平喘。陈皮专理脾肺气滞，理气健脾，燥湿化痰。大腹皮行气导滞、宽中利气。赤茯苓，破气行水，清利湿热。白芍主入肝经，偏益肝之阴血；酸敛肝阴，养血柔肝而止胁肋疼痛。木通，清心除烦，通经下气，共为佐药。甘草，调和诸药，祛痰止咳，是为使药。诸药合用，行气降逆，泻肺平喘。

【配伍特点】行气药与降气药相配，既行散又降逆。

【附方】

1.桑朴汤（《医醇賸义》）

桑白皮二钱（6g）　厚朴一钱（3g）　橘红一钱（3g）　半夏一钱（3g）　茯苓二钱（6g）　沉香五分（2g）　苏子一钱五分（5g）　杏仁三钱（9g）　蒌皮二钱（6g）　贝母二钱（6g）　郁金二钱（6g）　佛手五分（2g）

用法：上加生姜三片，水煎服。

功用：燥湿行气化痰。

主治：肺痹。烦满，喘而呕者。原著主治："肺痹者，烦满喘而呕。此一条明是肺胃同病。肺居至高，脉循胃口。肺气受邪，从胃而上，清肃之令不能下行，故烦满而喘。其作呕，则胃亦受邪，水谷之气不安也。桑朴汤主之。"

2.平喘汤（《丹台玉案》）

苏子　炒黄芩　酒炒枳实各二钱（各6g）　山栀仁　炒黑桔梗　炒杏仁（去皮尖）　瓜蒌仁（去油）　桑白皮各一钱（各3g）

用法：加灯心三十茎，水煎，空腹服。

功用：清热化痰，平喘止咳。

主治：咳嗽气喘，痰黄黏稠，胸膈满闷。原著主治："治火喘乍进乍退，得食则减，食已复喘。"

桑朴汤与平喘汤均由苏子、杏仁、桑白皮降气平喘之品组成。桑朴汤在二陈汤基础上加减而成，偏于燥湿化痰、行气平喘。平喘汤加入清热化痰之品，偏于清热化痰，平喘止咳。

【文献摘要】

功用主治：治忿怒太过，肝气上升，肺气不能降者。（《证治汇补》）

润肠丸《圣济总录》

【组成】桑根白皮（锉）　甜葶苈（隔纸微炒）　防己　天冬（去心，焙）　枳壳

（去瓤，麸炒）各半两（各15g）　　槟榔（锉）一分（0.3g）　　牵牛子（白者，炒香，为细末）一两（30g）

【用法】上为末，炼蜜为丸，如梧桐子大。每服二十丸，煎人参汤待温送下，不拘时候。

【功用】泻肺平喘，润肠通便。

【主治】腑气不通，肺气壅盛证。症见心胸满闷，咳嗽烦喘，咽膈痰滞，不欲饮食，大便秘结。脉沉弦或沉实有力。

【方解】本方所治乃喜怒无常、忧思过度或饮食失节、寒温不适所致气迫于肺不得宣通。气郁于心肺则心胸满闷，上犯于肺，肺气上逆，则咳嗽烦喘；横逆犯胃，胃失和降，则咽膈痰滞、不思饮食、大便多秘。治宜泻肺平喘，润肠通便。

方中牵牛子苦寒，其性降泻，能通利二便以排泄水湿，又能泻肺平喘，力大峻猛，故为君药。桑白皮，泻肺平喘，利水消肿，本品性寒，能清泻肺火，兼泻肺中水气而平喘咳；能肃降肺气，通调水道而利水肿。葶苈子，辛、苦、大寒，泻肺平喘，行水消肿，功专泻肺之实而下气定喘，尤善泻肺中水饮及痰火。二者相伍泻肺平喘之力大增，共为臣药。佐以防己，利水消肿，祛风止痛。天冬，养阴润燥，清肺生津。枳壳，理气宽中，行滞消胀。槟榔善行胃肠之气，消食导滞，兼能缓泻通便。诸药相合，既可行气润肠通便以利肠腑，又可泻肺平喘以通利肺气。

【配伍特点】既可泻肺平喘以通利肺气，又可润肠通便以利肠腑。

【文献摘要】

功用主治：治肺脏壅盛，心胸满闷，咳嗽烦喘，咽膈痰滞，不欲饮食，大便多秘。（《圣济总录》卷第五十·肺脏门）

第九章　理肺血剂

凡以理肺血药为主组成，具有活血化瘀或止血作用，以治疗肺部瘀血或出血病证的方剂，统称理肺血剂。属"八法"中"消法"范围。活血祛瘀剂，适用于各种肺部血瘀证。止血剂，适用于血溢脉外，离经妄行而出现的咳血证。

应用本类方剂注意以下事项。

1.必须辨清造成瘀血或出血的原因，分清标本缓急，做到急则治标，缓则治本，或标本兼顾。

2.逐瘀防伤正气，止血慎防留瘀。至于瘀血内阻，血不循经所致的出血，法当祛瘀为先，因瘀血不去则出血不止。

3.活血祛瘀剂其性破泄，易于动血、伤胎，故凡妇女经期、月经过多及孕妇均当慎用或忌用。

第一节　活血祛瘀剂

活血祛瘀剂，适用于各种血瘀证。症见咳喘或咳痰黏稠，痰中带血，胸胁疼痛，舌有瘀斑或瘀点，脉涩或脉弦紧等。常以化痰平喘及活血化瘀药物，如当归、牡丹皮、瓜蒌、贝母等为主组成方剂。代表方如瓜贝去瘀汤、救肺生化汤、清凉华盖饮等。

瓜贝去瘀汤《不居集》

【组成】瓜蒌　贝母　当归　紫菀　栀子　牡丹皮　青皮　穿山甲　前胡　甘草（原著本方无用量）（各10g）

【用法】水煎服。

【功用】化痰祛瘀，行气止血

【主治】肺热咳血证。症见咳痰黄稠，咯痰不爽，痰中带血，胸膈满闷，舌质红苔黄，脉数。

【方解】本方所治多由于火热灼肺，肺络损伤所致。肺为清虚之脏，肺津受浊则咳嗽，咯痰不爽，火热灼肺，损失肺络，血渗上溢，故见痰中带血。舌质红苔黄，脉数为肺热之征。

方中贝母苦甘微寒，润肺清热，化痰止咳；瓜蒌甘寒微苦，清肺润燥，开结涤痰，与贝母相须为用润肺清热化痰，共为君药。栀子苦寒泄降，又能泄三焦火，既能清气分热，又能清血分热；牡丹皮既能清血分之虚热，退瘀久所化之热，又能活血化瘀，与栀子相伍能凉血止血；紫菀、前胡性凉而体润，恰入肺部血分，使肺窍有清凉润肺、止咳化痰之功，四药共为臣药。穿山甲，味淡性平，气腥而窜，其走窜之性，无微不至，故能宣通脏腑，贯彻经络，透达关窍；当归味甘而重，故专能补血，其气轻而辛，故又能行血，补中有动，行中有补。青皮其色青气烈，味苦而辛，疏肝破气，消积化滞，三药补血通络行气，共为佐药。甘草益气和中，调和诸药，功兼佐使。诸药相合化痰行气，祛瘀止血，肺复宣降，痰化咳平，诸症可愈。

【配伍特点】一为贝母苦甘微寒，润肺清热，化痰止咳，瓜蒌甘寒微苦，清肺润燥，开结涤痰，二者相须为用，润肺清热化痰之功益彰；二为寓止血为清热泻火之中，火热清则血不妄行，为治本之法。

【文献摘要】

功用主治：咳嗽吐红，痰夹瘀血。（《不居集》）

救肺生化汤《医方简义》

【组成】白蛤壳五钱（15g）　桃仁十三粒（6g）　川芎二钱（6g）　当归三钱（9g）炙甘草五分（2g）　炮姜五分（2g）　琥珀一钱（3g）　黑料豆一合（150g）　川贝（炒）二钱（6g）　真化橘红一钱（3g）　苏木五分（2g）　降香四分（1g）

【用法】水煎，加酒半盏、童便一盏冲服。（现代用法：水煎服）

【功用】化痰祛瘀，温经养血。

【主治】败血冲肺证。恶露不下出现胸闷烦躁、面赤、气急喘逆、脉数。

【方解】本方所治多为因恶露当下不下，或下之不畅，冲逆于肺的病证。属产后危重症之一。方中白蛤壳咸寒之品，清肺热，化痰止咳。当归具有补血活血，化瘀生新的功效，二者共为本方的君药。川芎可活血行气，琥珀、桃仁可活血祛瘀，三者配伍，加强行气活血祛瘀的功效，贝母苦甘微寒，润肺化痰止咳，为本方的臣药。炮姜入血，能温经散寒止痛，可助川芎、桃仁温化瘀血；苏木、降香行血祛瘀，消肿止痛；橘红温燥，故用量颇轻，少佐于贝母等寒性药中，则可去性存用，并能加强脾运，输津以润肺燥。黑料豆入肾经血分，健脾补肾，为本方的佐药。炙甘草益气健脾，又能调和诸药，既当佐药又为使药。诸药配伍以化瘀生新，温经养血。

【配伍特点】橘红去性存用，并能加强脾运，输津以润肺燥。黑料豆入肾经血分，健脾补肾，为治本之法。

【文献摘要】

1.功用主治

败血冲肺。（《医方简义》）

2.方论选录

新产，败血冲肺，致面赤呕逆，喘急欲死者，宜人参苏木汤主之，人参、苏木，水煎，加陈酒三匙冲入。或救肺生化汤亦主之，白蛤壳、桃仁、川芎、当归、炙甘草、炮姜、琥珀、黑料豆、川贝、化橘红、苏木、降香，水酒煎，加童便。（《近代中医未刊本精选 第12

册 妇科》)

【附方】

活血饮(《赤水玄珠》)

滑石一钱五分(5g)　　桃仁一钱(3g)　　红花五分(2g)　　桔梗五分(2g)　　粉草四分(2g)　　瓜蒌二钱(6g)　　牡丹皮八分(3g)　　茜草八分(3g)　　贝母八分(3g)　　柴胡五分(2g)　　香附曲五分(2g)

用法：水煎服，体厚者，加大黄、穿山甲，或作末以韭菜汁拌为丸服。

功用：活血行气，化痰清热。

主治：瘀血停于胸胁，咳嗽日久不愈，伴有胸胁隐隐而痛。原著主治："怒气积血在胸胁，咳嗽年久不愈，每咳则隐隐而痛。"

救肺生化汤偏于化痰祛瘀，温经养血。活血饮偏于活血行气，化痰清热。

清凉华盖饮《医学衷中参西录》

【组成】甘草六钱(18g)　　生明没药(不去油)四钱(12g)　　丹参四钱(12g)　　知母四钱(12g)

【用法】水煎服。病剧者加三七二钱(捣细送服)。脉虚弱者，酌加人参、天冬各数钱。

【功用】清热活血，化瘀排脓。

【主治】肺痈咳血证。肺中腐烂，浸成肺痈，时吐脓血，胸中隐隐作痛，或旁连胁下亦痛，舌质红，脉象滑数。

【方解】本方所治多由于邪热郁肺，蒸液成痰，邪阻肺络，血滞为瘀，而致痰热与瘀血互结，蕴酿成痈，血败肉腐化脓，肺损络伤，脓疡溃破外泄。其成痈化脓的病理基础，主要在热壅血瘀。正如《柳选四家医案·环溪草堂医案·咳喘门》所说："肺痈之病，皆因邪瘀阻于肺络，久蕴生热，蒸化成痈。"

方中甘草为疮家解毒之主药，且其味至甘，得土气最厚，故能生金益肺，凡肺中虚损糜烂，皆能愈之，用作君药。因甘草性微温，且有壅滞之意，而调以知母之寒滑，则甘草虽多用无碍，且可借甘草之甘温，以化知母之苦寒，使之滋阴退热，而不伤胃也。丹参性凉清热，色赤活血，其质轻松，其味微辛，故能上达于肺，以宣通、消融脏腑之毒血郁热。没药为疮家之要药，而消肿止疼之力，没药尤胜，再加用丹参，而痈疮可以内消。三药共为臣药。三七化瘀解毒之力最优，且化瘀血而不伤新血，其解毒之力，更能佐生肌药以速于生肌，故于病之剧者加之，为佐药。至脉虚者，其气分不能运化药力，方虽对证无功，又宜助以人参。而犹恐有肺热还伤肺之虑，是以又用天冬解其热也，也为佐药。诸药合用，使瘀化热清，痈脓消，诸症除。

【配伍特点】化瘀与清热合用。

【附方】

茜蓟汤(《不居集》)

茜根　　小蓟　　滑石　　甘草　　桃仁　　贝母　　归尾　　香附　　栀子　　枳

壳　　桑白皮（各10g）（原著本方无用量）

用法：水煎服。

功用：消瘀行气化痰。

主治：胸胁胀痛，伴有咳嗽，痰中带血，血色鲜红。原著主治："积瘀胸背作胀，咳嗽吐红，如烂猪肺状。"

清凉华盖饮偏于清热解毒，化瘀排脓。茜蓟汤偏于消瘀行气化痰。

【文献摘要】

功用主治：肺中腐烂，浸成肺痈，时吐脓血，胸中隐隐作疼，或旁连胁下亦疼者。甘草（六钱）生明没药（四钱，不去油）丹参（四钱）知母（四钱）病剧者加三七二钱（捣细送服）。脉虚弱者，酌加人参、天冬各数钱。肺痈者，肺中生痈疮也。然此证肺中成疮者，十之一二，肺中腐烂者。（《医学衷中参西录》）

【医案】

一人，年三十余，昼夜咳嗽，吐痰腥臭，胸中隐隐作疼，恐成肺痈，求为诊治。其脉浮而有力，右胜于左，而按之却非洪实。投以清金解毒汤，似有烦躁之意，大便又滑泻一次。自言从前服药，略补气分，即觉烦躁，若专清解，又易滑泻，故屡次延医无效也。遂改用粉甘草两半，金银花一两，知母、牛蒡子各四钱，煎汤一大碗，分十余次温饮下，俾其药力常在上焦，十剂而愈。后两月，因劳力过度旧证复发，胸中疼痛甚于从前，连连咳吐，痰中兼有脓血。再服前方不效，为制此汤，两剂疼止。为脉象虚弱，加野台参三钱，天冬四钱，连服十剂痊愈。（《医学衷中参西录》）

按语：本方证吐痰腥臭，胸中隐隐作疼，恐成肺痈，故清热解毒，化瘀排脓之法治愈。

养血疏气汤《医钞类编》

【组成】当归　白芍　川芎　生地黄　竹沥　桃仁　红花　诃子肉　青皮（各10g）（原著本方无用量）

【用法】水煎，加韭汁、姜汁冲服。（现代用法：水煎服）

【功用】活血补血，行气涤痰。

【主治】瘀血肺胀证。症见咳嗽肺胀，胸膈满闷，动则喘急，不得安眠，舌质紫黯，苔白腻，脉象沉弦。

【方解】肺不主气而气滞，肾不纳气而气逆，气机当升不升，当降不降，肺肾之气不能交相贯通，以致清气难入，浊气难出，滞于胸中，壅埋于肺而成肺胀。瘀血的产生，与肺，肾气虚，气不行血及痰浊壅阻，血涩不利有关。瘀血形成后，又因瘀而滞气，加重痰、气滞塞胸中，成为肺胀的重要病理环节。

方中桃仁破血行滞润燥，红花活血行气止痛，二者共为君药。生地黄为补肾要药，益阴上品，故凉血补血有功，《药类法象》言其"凉血，补血，补肾水真阴不足"；当归补血养肝，活血调经；白芍养血柔肝和营；川芎活血行气，调畅气血，李时珍言川芎乃"血中气药也。肝苦急，以辛补之，故血虚者宜之。辛以散之，故气郁者宜之"，四药补血行血共为臣药。佐以竹沥清热滑痰，镇惊利窍；诃子肉涩肠敛肺，降火利咽；青皮疏肝破气；消积化滞。诸药相合补血活血，行气涤痰。

【配伍特点】一是养血与行气相伍既行血分瘀滞，又解气分郁结。二是祛瘀与养血同施，则活血而无耗血之虑，行气又无伤阴之弊。

【附方】

1.五灵丸（《普济本事方》）

五灵脂（拣如鼠屎者）二两半（75g）　　木香半两（15g）　　马兜铃（去壳，炒）一分（1g）　葶苈（苦者，隔纸炒香）一分（1g）

用法：上为细末，枣肉为丸，如梧桐子大。每服二十丸，生姜汤送下，一日三次。

功用：行气解郁，化痰宽胸。

主治：郁痰咳嗽，胸胁胀滞，并积痰咳嗽。原著主治："治肺喘久而成息贲。"

2.加味四物汤（《济阳纲目》）

当归　　川芎　　芍药　　地黄（酒炒）　　桃仁　　诃子　　青皮（各10g）（原著本方无用量）

用法：上锉，水煎，加竹沥、姜汁服。

功用：活血解郁，化痰止咳。

主治：痰夹瘀血，致肺胀而嗽，或左或右不得眠。原著主治："咳嗽吐红。"

五灵丸与加味四物汤方中均有活血之品。五灵丸行气解郁，化痰宽胸，行气化痰之力强。加味四物汤偏于活血解郁，化痰止咳，方中加入当归、川芎、芍药、地黄（酒炒）、桃仁等活血化瘀之力较强。

第二节　止血剂

止血剂，适用于出血证。症见咳血，吐血，唾血，呕血，嗽血，衄血等。常以收敛止血药及化瘀止血药如龙骨、牡蛎、棕榈皮、三七、蒲黄等为主组成方剂。代表方如补络补管汤、阿胶地黄汤、十灰散等。

补络补管汤《医学衷中参西录》

【组成】生龙骨（捣细）一两（30g）　　生牡蛎（捣细）一两（30g）　　萸肉（去净核）一两（30g）　　三七（研细，药汁送服）二钱（6g）

【用法】水煎服。服后血犹不止者，加赭石细末15~18g。（现代用法：水煎服）

【功用】收敛止血，兼以化瘀。

【主治】咳血证。症见咳血吐血，日久不愈，或见喘促气逆，动则喘甚，脉大无力。

【方解】本方主治咳血吐血，久不愈者，可因气随血脱，大气不足，而见喘促气逆，动则喘甚。脉大无力为血虚气浮之象。留得一分血，便保得一分命，故治宜收敛止血，止血太急，易留瘀滞，故兼以化瘀。方中龙骨味涩收敛，功擅收敛固涩，镇静潜阳，以为君药。牡蛎收敛固涩，与龙骨相伍，为收敛固涩常用组合。山萸肉甘酸而温，既能收敛固涩以助止血，又能防止元气虚脱，共为臣药。三七化瘀止血，止血而不留瘀，共为佐药。诸药合用，共奏收敛止血，兼以化瘀之功。服后血犹不止者，加赭石重镇潜降，以增止血之功。

【配伍特点】主以收敛，兼以化瘀，止血而不留瘀。

【附方】

化血丹（《医学衷中参西录》）

花蕊石（煅存性）三钱（9g）　　三七二钱　　血余（煅存性）一钱（3g）

用法：上为细末。分两次，开水送服。

功用：理瘀血。

主治：出血证。咳血，吐血，衄血，或大便下血，小便下血。原著主治："咳血，吐衄及二便下血。"

补络补管汤与化血丹均用三七化瘀止血，主治咳血证。补络补管汤配伍龙骨、牡蛎、山萸肉，长于收敛止血，兼防气随血脱，适用于咳血吐血，日久不愈，动则喘甚，脉大无力者。化血丹配伍花蕊石、血余，除收涩止血之外，兼有止血化瘀之功，适用于咳血，吐血及二便下血，重在血瘀者。

【文献摘要】

1.功用主治

补络补管汤，治咳血吐血，久不愈者。（《医学衷中参西录》）

2.方论选录

张景岳谓：咳嗽日久，肺中络破，其人必咳血。西人谓：胃中血管损伤破裂，其人必吐血。龙骨、牡蛎、萸肉，性皆收涩，又兼具开通之力，故能补肺络，与胃中血管，以成止血之功，而又不至有遽止之患，致留瘀血为恙也。又佐以三七者，取其化腐生新，使损伤之处易愈，且其性善理血，原为治衄之妙品也。（《医学衷中参西录》）

【医案】

1.沧州马氏少妇，咳血三年，百药不效，即有愈时，旋复如故。后愚为诊视，其夜间多汗，遂用净萸肉、生龙骨、生牡蛎各一两，俾煎服，拟先止其汗，果一剂汗止，又服一剂咳血亦愈。盖从前之咳血久不愈者，因其肺中之络，或胃中血管有破裂处，萸肉与龙骨、牡蛎同用以涩之敛之，故咳血亦随之愈也。（《医学衷中参西录》）

2.本村表弟张某，年三十许，或旬日，或浃辰之间，必吐血数口，浸至每日必吐，亦屡治无效。其脉近和平，微有芤象，亦治以此方，三剂痊愈。后又将此方加三七细末三钱，煎药汤送服，以治咳血吐血久不愈者，约皆随手奏效。若遇吐血之甚者，宜再加赭石五六钱，与此汤前三味同煎汤，送服三七细末更效。（《医学衷中参西录》）

按语：以上二案皆出自《医学衷中参西录》，第一案，并未用三七，仅用煅龙牡与山萸肉，收敛止血。第二案也未用三七，自述之后才用。可见化瘀止血，使止血而不留瘀，诚为古人心得。

阿胶地黄汤《太平圣惠方》

【组成】生干地黄四两（120g）　　阿胶（捣碎，炒令黄燥）二两（60g）　　蒲黄二两（60g）

【用法】上为散。每服三钱，以水一中盏，加竹茹一鸡子大，煎至五分，去滓，食后温服。（现代用法：水煎服）

【功用】凉血止血，养血化瘀。

【主治】肺热咳血证。症见咳血不止，血色鲜红，或有口渴，舌红脉数。

【方解】本方主治热伤肺络所致。热邪灼伤肺络，故见咳血，血色鲜红，舌红脉数为肺热之征。治宜凉血止血，养血化瘀。方中重用生干地黄，甘苦而寒，清热凉血，养阴生津，以为君药。臣以阿胶，味甘质黏，为血肉有情之品，既可止血，又可补充所伤之阴血，养血止血。佐以蒲黄，收敛止血，兼有活血行瘀之功，为止血行瘀之良药，止血而不留瘀。诸药合用，共奏清热凉血止血，养血化瘀之功。

【配伍特点】凉血止血，兼以化瘀，止血而不留瘀。

【附方】

1.蒲黄散（《太平圣惠方》）

蒲黄三分（22.5g）　　甘草（炙微赤，锉）一分（7.5g）　　当归（锉，微炒）　　人参（去芦头）　　白芍药　　阿胶（捣碎，炒令黄燥）　　麦冬（去心，焙）各一两（30g）　　黄芪（锉）　　刺蓟　　生干地黄各半两（15g）

用法：上为细散。每服二钱，以粥饮调下，不拘时候。

功用：养血止血。

主治：虚劳肺热吐血。原书主治："肺壅热气逆，吐血。"

2.保金丸（《医钞类编》）

阿胶　　生地黄　　甘草　　麦冬　　贝母　　白及　　青黛　　百合（各10g）

用法：炼蜜为丸服。

功用：养阴润肺，清热化痰。

主治：虚火灼肺，咳嗽，咳血，舌红，脉虚数。原著主治："肺为虚火所逼，咳血，一点一丝。"

阿胶地黄汤与蒲黄散均治疗肺热出血证，均以生干地黄、阿胶、蒲黄为主养血止血。蒲黄散在此三药的基础上配伍黄芪、人参益气补血，当归、白芍养血和血，小蓟、甘草凉血止血，偏适用于虚劳肺热吐血证。保金丸针对虚火灼肺的阴伤之证，强调要养阴润肺，故方中多配伍麦冬、百合、贝母等养阴润肺之品。

【文献摘要】

功用主治：治热伤肺脏，唾血不止。（《太平圣惠方》）

十灰散《十药神书》

【组成】大蓟 小蓟 荷叶 侧柏叶 茅根 茜根 山栀 大黄 牡丹皮 棕榈皮各等分（各9g）

【用法】上药各烧灰存性，研极细末，用纸包，碗盖于地上一夕，出火毒，用时先将白藕捣汁或萝卜汁磨京墨半碗，调服五钱，食后服下。（现代用法：各药烧炭存性，为末，藕汁或萝卜汁磨京墨适量，调服9~15g；亦可作汤剂，水煎服，用量按原方比例酌定）

【功用】凉血止血。

【主治】血热妄行之上部出血证。呕血，吐血，咯血，嗽血，衄血等，血色鲜红，来势急暴，舌红，脉数。

【方解】本方主治上部出血诸症乃因火热炽盛，气火上冲，损伤血络，离经妄行所致。治宜凉血止血。方中大蓟、小蓟性味甘凉，长于凉血止血，且能祛瘀，共为君药。荷叶、侧柏叶、白茅根、茜根凉血止血；棕榈皮收涩止血，以增整方止血之功，共为臣药。血之所以上溢，是由于气火旺盛，故佐以栀子、大黄清热泻火，使邪热从大小便而去，使气火降而助血止；纯用止血之品，恐致留瘀，故以牡丹皮配大黄凉血祛瘀，使止血而不留瘀，亦为佐药。用法中配以藕汁和萝卜汁磨京墨调服，藕汁能清热凉血散瘀，萝卜汁降气清热以助止血，京墨有收涩止血之功，皆属佐药之品。诸药炒炭存性，亦可加强收敛止血之力。诸药合用，共奏凉血止血，清降祛瘀之功。

【配伍特点】寓止血于清热泻火之中，寄祛瘀于凉血止血之内。

【附方】

1.**清肺止血汤**（《医方一盘珠》）

牡丹皮 生地黄（瓦炙干） 桑白皮（炒黑） 桔梗各三钱（9g） 赤芍 归尾 荆芥（炒黑） 牛子各一钱（3g） 丝茅根五钱（15g）

用法：京墨、童便调服，为末。每服三钱。

功用：清肺养阴，止血止咳。

主治：肺热鼻衄。原著主治："鼻出血，服之即止，止后服之除根。"

2.**恩袍散**（《赤水玄珠》）

生蒲黄 干荷叶 茅根各等分（10g）

用法：上为末。每服三钱，浓煎桑白皮汤，食后温服。

功用：清热止血。

主治：咯血，吐血，唾血，咳嗽，烦躁，舌红，脉数。原著主治："咯血、吐血、唾血及烦躁咳嗽。"

十灰散、清肺止血汤、恩袍散均适用于上、中焦部位出血。十灰散共十味药，烧灰存性，主治血热妄行之上部出血证，包括咯血、嗽血、呕血、吐血、衄血等，涉及肺、胃、肌肤等，范围较广。清肺止血汤仅主治肺热鼻衄，涉及部位较局限，旨在清肺养阴，止血止咳。恩袍散组成仅包括蒲黄、荷叶、白茅根三味药，功专清热止血。

【文献摘要】

1.功用主治

治痨证。呕血、吐血、咯血、嗽血，先用此药止之。（《十药神书》）

2.方论选录

治一切吐血、咯血不止，先用此遏之。夫吐血、咯血，固有阴虚、阳虚之分，虚火、实火之别，学者固当予为体察。而适遇卒然暴起之证，又不得不用急则治标之法，以遏其势。然血之所以暴涌者，姑无论其属虚属实，莫不皆由气火上升所致。丹溪所谓气有余即是火。即不足之证，亦成上实下虚之势。火者南方之色，凡火之胜者，必以水济之，水之色黑，故此方汇集诸凉血、涩血、散血、行血之品，各烧灰存性，使之凉者凉，涩者涩，散者散，行者行，各由本质而化为北方之色，即寓以水胜火之意。用童便调服者，取其咸寒下行，降火甚速，血之上逆者，以下为顺耳。（《成方便读》）

前散自注云烧灰存性，今药肆中止知烧灰则色变为黑，而不知存性二字大有深义。盖各药有各药之性，若烧之太过则成死灰，无用之物矣。唯烧之初燃，即速放于地上，以碗覆之，令灭其火。俾各药一经火炼，色虽变易，而本来之真性俱存，所以用之有效。人以为放地出火气，犹其浅焉者也。然余治症四十余年，习见时医喜用此药，效者固多，而未效者亦复不少。推原其故，盖因制不如法，亦因轻药不能当此重任，必须深一步论治，审其脉洪面赤，伤于酗醉、恼怒者，为火载血而上行症，余制有惜红丸，日夜三四服，但须以麻沸汤泡服，不可煮服为嘱，审其素能保养，脉沉而细，面色淡白，血来时外有寒冷之状者，为阳虚阴必走症，余制有惜红散，加鲜竹茹，日夜服三剂，其药之配合，散见于拙刻各种中，兹因集隘，不能备登。（《十药神书注解》）

治吐血者，首推葛氏，而先以此方止血，明明劫剂，毫无顾忌，细玩始知先生意之到、理之深也。人生于阳，根于阴，阴气亏则阳自胜，上气为之喘促，咳吐痰沫，发热面红，无不相因而生，故留得一分自家之血，即减得一分上升之火，易为收拾。何今日之医，动以引火归经为谈，不可概用止血之味，甚至有以吐之为美，壅反为害之说。遂令迁延时日，阴虚阳旺，煎熬不止，至于不救，果谁之咎乎？引经而缓时日，冀复无神。有形之血，岂能使之即生；而无偶之阳，何法使之即降？此先生所以急于止血之大旨也。（《续名医类案》）

诸药烧黑，皆能止血，故以十灰名其方。然止涩之品，仅棕榈一味，余皆清血之热，行血之滞，破血之瘀者，合以为剂，虽主止血，而无兜涩留瘀之弊。雄每用之，并无后患，何可视为劫剂乎？（《中国医药汇海·方剂部》）

查此方为诸般血证止血之正方，大意以凝固血液，收缩血管为主。大蓟、小蓟，大清其热；荷叶、柏叶，清散其气；茅根、茜根，防制其瘀，且栀子、大黄，凉折以安之；棕榈收涩以固之。而十药烧灰，虽存性已大减，惟取收敛、吸摄、填固，急则治标，以为先止其呕、其吐、其咯、其嗽之扼要张本，收束危迫阶段，再商第二步疗法。（《历代名医良方注释》）

第十章 补肺剂

凡以补肺药为主组成，具有补肺益气、温养肺气、滋阴清肺等作用，治疗肺气或肺阴不足的方剂，统称补肺剂。本章方剂是根据《素问·阴阳应象大论》中"形不足者，温之以气，精不足者，补之以味"的理论立法。属于"八法"中的"补法"。

人体肺气不足，肺阴耗损，肺伏虚火的成因甚多：有因先天肺脏虚弱，肺气不足；有因外感风寒湿邪，肺气耗损；有感受温热之邪，导致肺脏气阴两伤；有暗耗肺阴，而致肺伏虚火；有因劳倦过度，损伤肺气等区别。因虚劳者，补肺益气；因于热者，清热养阴；因于寒者，温肺益气；又或气阴两伤者，益气滋阴。故本章补肺剂相应地分为补益肺气、温肺益气、滋养肺阴、滋阴清热、益气养阴五类。

补肺剂主要治疗肺气虚弱，肺阴不足。症见喘咳，气短，乏力，干咳或有痰或痰中有血丝，声音低怯，自汗，易感受风寒，舌淡苔白或舌红少津，脉弱无力或脉细数。

应用本类方剂注意以下事项。

1.辨清虚证实质及兼夹哪脏虚衰，即首先分清气血阴阳哪方面不足，再结合脏腑相互资生关系，给予补益。

2.辨清虚实夹杂情况，虚中夹了几分实，运用一些健脾利湿，祛痰排脓，下气止咳等药物，使补益不至于壅滞。

3.煎服方法，多为水煎服；慢性虚劳，久病者，可作散剂或丸剂。

第一节 补益肺气剂

补益肺气剂，适用于肺气虚弱证。症见咳喘无力，气短，动则益甚，声音低怯，痰多清稀，神疲体倦，面色㿠白，畏风自汗，舌淡苔白，脉浮或虚软。常以补肺益气药以及止咳祛痰如黄芪、人参、甘草、桔梗、紫菀、五味子等为主组成方剂。代表方如补气汤、人参养肺汤、参杏膏、玉屏风散等。

补气汤《瑞竹堂经验方》

【组成】黄芪（去芦，蜜水炙）三两（90g） 人参 甘草（炙）各半两（各15g） 麦冬（汤浸，去心）一两（30g） 苦桔梗（去芦，炒）一两（30g）

【用法】上㕮咀。每服四钱（12g），水一盏半，加生姜五片，煎至七分，去滓温服，不拘时候。（现代用法：水煎服）

【功用】补气养肺。

【**主治**】肺气虚弱证。少气懒言，怔忡无力，自汗，鼻塞，舌淡苔薄白，脉浮而软，亦治虚人腠理不密，易感风寒。

【**方解**】本方为肺气虚弱而设。肺主气，司呼吸，肺气不足则咳喘气短，气少不足以息，且动则耗气，所以喘息益甚。肺气虚则体倦懒言，声音低怯。肺气虚不能输布津液，聚而成痰，故痰多清稀。舌淡，苔薄白，脉虚软皆是肺气虚之象。肺外合皮毛，肺气充足则外御邪气，肺气不足，则卫气不固，自汗出，使人易感风寒。

方中黄芪既可补益肺气，又擅长实肺卫，固表止汗，故重用为君。人参、炙甘草甘温补中，入脾肺，合黄芪则补益肺气之力甚，黄芪合人参、炙甘草，则补气有源，故人参、炙甘草同为臣药。肺为娇脏，喜润恶燥，麦冬润肺生津，使甘温之药不化燥，补肺气不耗伤津液，故为佐药。桔梗，开肺气，祛痰，引诸药上浮，为使药。

【**配伍特点**】补气有源，温不化燥，补而不滞。

【**附方**】

1.**保肺饮**（《丹台玉案》）

白茯苓　　人参　　金沸草　　麦冬（去心）各一钱（3g）　　辽五味子二十一粒　　阿胶　　蛤粉（炒）　　紫菀各二钱（6g）

用法：水煎，温服。

功用：补肺益气，降气祛痰。

主治：短气懒言，时作喘咳，入夜尤甚，旧病不愈，有稀痰，或痰中带血丝，舌淡红苔薄白，脉细弱无力。原著主治："肺气不足，因嗽久而作喘者。"

2.**蛤蚧丸**（《圣济总录》）

蛤蚧（雌雄头尾全者，酥炙）一对　　人参半两（15g）　　半夏（汤洗七遍，切，焙）一分（3g）　　杏仁（汤浸，去皮尖双仁，蜜拌炒黄，研）一两（30g）　　瓜蒌（大者，去皮子，取肉蒸熟，研）二枚　　阿胶（炙燥）半两（15g）　　青橘皮（汤浸，去白，焙）一分（3g）　　干枣（煮熟，去皮核，研）二两（60g）

用法：上药除研者外，为细末，合研匀，入生蜜少许为丸，如梧桐子大。每服十丸，空心、临卧以糯米饮或熟水送下。（现代用法：以上8味，粉碎成细粉，过筛，混匀。取蜂蜜加入，混合成丸，干燥，即得。每服9g，1日1~2次，临睡前用糯米水或温开水送服，亦作汤剂，用量按原方比例酌情减）

功用：润肺，祛痰，止咳。

主治：久咳气喘，痰稠色黄，或咳血，胸中烦热，身体日渐消瘦，或面目浮肿，脉浮虚，或日久成为肺痿。原著主治："久咳嗽。"

补气汤、保肺饮、蛤蚧丸三方均有补肺益气生津之人参，主治肺气不足之证。补气汤伍以黄芪，长于补肺固元；保肺饮与蛤蚧丸伍以阿胶，更善滋阴养血；蛤蚧丸以蛤蚧为君，长于温肾纳气，善治久咳劳嗽。

【**文献摘要**】

功用主治：思虑伤心，忧虑伤肺。心乃诸血之源，肺为诸气之候，心虚则血少，脉弱

则气虚，遂致目涩口苦，唇燥舌咸，甚至齿为之痛，鼻为之不利，怔忡白浊，腠理不密，易感风寒。（《瑞竹堂经验方》）

【医案】

宋某，男，61岁。1991年1月3日初诊。宿患"慢性支气管炎""过敏性鼻炎""慢性鼻窦炎"。自述3年来稍遇风寒则感冒、流清涕，持续难愈。入冬以来，又反复感冒多次，迭进感冒清热冲剂、康泰克、青霉素等治疗，寒热虽去，但头晕头昏，全身酸楚，鼻流清涕，畏风汗出，咳嗽痰白，晨起为著，神疲乏力，纳差无味，大便偏溏。诊见面色淡白，舌质淡红，苔薄中润，脉浮滑。辨为脾肺虚弱，卫外不固，风邪袭肺，宣肃失常之候。治拟益气解表止咳化痰之法。黄芪10g，白术10g，防风8g，太子参10g，茯苓10g，半夏10g，紫苏叶10g，前胡10g，桔梗6g，橘红10g，炙甘草5g，生姜3片。4剂药后，头痛，畏风、全身酸楚已除，咳嗽咳痰显减，唯倦乏，活动易汗，纳食量少，大便不成形，舌质淡红，苔白，脉缓弱。表证已解，改用益气固表为主。生黄芪15g，白术10g，防风8g，太子参10g，茯苓10g，陈皮8g，半夏10g，浮小麦10g，煅牡蛎15g，炙甘草5g，大枣5枚。

每日1剂，水煎服。连投12剂药后，咳嗽咳痰悉除，纳谷知馨。继以原方调治20余日，体质明显增强，嘱停汤剂，加强锻炼。（王发渭.高辉远临证验案精选.北京：学苑出版社，1995.）

按语：本例患者年逾六旬，罹慢性咳嗽、胃炎、过敏性鼻炎等病。素来体弱，稍一不慎，易于感冒并宿疾施发，缠绵难愈。结合体质、四诊合参，认为患者乃肺脾虚弱，中虚卫阳不振，表卫不固，则易感风邪。故先当益气解表，以治其标，后重在益气扶正，以固其本。此例用药平正通达而颇能贴合病机。

人参养肺汤《杂症会心录》

【组成】人参一钱五分（4.5g）　　茯苓一钱（3g）　　炙甘草一钱（3g）　　黄芪（蜜炙）一钱（3g）　　阿胶一钱（3g）　　五味子二十粒

【用法】水煎，温服。

【功用】补气养肺，润肺祛痰。

【主治】气虚肺痿证。咳吐痰涎色白，精神倦怠，语声低微，舌质淡，舌苔薄白，脉大无力。

【方解】本方所治肺痿，乃肺气大虚所致。肺痿，久咳后，肺气大虚，咳吐白色涎沫，甚者带血。《金匮要略》云：其人咳，口中有浊唾涎沫，脉数虚者，此为肺痿。或从汗出，或从呕吐，或从消渴，小便利数。或从便难，又被快药下利，重亡津液，故得之。本方施以人参大补五脏元气，生津润肺，为君药。黄芪、炙甘草大建中气，中气周旋，肺气得运，肺司气之职恢复，得以宣发肃降，则肺脏充盈，为臣药。阿胶润肺养血，则肺中血络得养，血能载气，则肺气可补；五味子，涩精纳气，使中气周旋而不柱自耗散，肺气宣肃有度；茯苓，健脾利水，则水道得通，有助肺气通调水道之功，共为佐药。炙甘草兼作使药。六药相伍，补敛结合，诸症自除。

【配伍特点】培土生金，中气得运，肺气宣肃有常。

【附方】

1.参术补脾汤（《医学入门》）

人参　　白术各二钱（6g）　　黄芪二钱半（7.5g）　　茯苓　　陈皮　　当归各一钱（3g）　　升麻三分（0.9g）　　麦冬七分（2.1g）　　桔梗六分（1.8g）　　五味子四分（1.2g）　　甘草五分（1.5g）

用法：姜煎服。（现代用法：姜汁送服）

功用：补脾益肺，祛痈排脓。

主治：肺痈，兼有脾虚证。咳吐脓痰，脘腹胀满，不思饮食，舌淡苔腻，脉滑数。原著主治："肺痈脾气虚弱，咳吐脓涎，中满不食，凡肺痈见脓血不愈，必兼服此药以补脾生肺，否则不治。"

2.清肺益气汤（《活人心统》）

人参　　黄芪　　黄芩（酒炒）　　百合　　北梗（炒）　　贝母　　薏苡仁　　升麻　　甘草各等分（10g）

用法：水一盅，煎五分，食远服，渣再煎。（现代用法：等分适量，水煎服）

功用：清补肺气，滋润肺阴。

主治：肺伏虚火，肺叶枯萎。人体日渐消瘦，神疲倦怠，短气，声低，面色无华，舌淡苔薄少津，脉细弱。原著主治："肺痿叶焦，人形憔悴。"

三方俱用人参、黄芪补益肺气，甘草止咳祛痰。人参养肺汤与参术补脾汤用茯苓，健脾利湿；清肺益气汤用薏苡仁，通利水湿；三方均有补益脾肺，运化水湿而祛痰之用。其中人参养肺汤偏于补肺气；参术补脾汤脾肺同补，长于化痰祛湿；而清肺益气汤，用百合滋阴，贝母润肺祛痰，共奏清肺养阴益气之效。

【文献摘要】

1.功用主治

思虑伤心，忧虑伤肺。心乃诸血之源，肺为诸气之候，心虚则血少，脉弱则气虚，遂致目涩口苦，唇燥舌咸，甚至齿为之痛，鼻为之不利，怔忡白浊，腠理不密，易感风寒。（《杂症会心录》）

2.方论选录

肺痿一证，大抵君火灼于上，肾气不相顾，土气不相救而阴液内耗。以参、芪、炙草补脾，大建中气，阿胶清肺，五味子敛气归肾，茯苓以通阳明。如是则胃津大生，以救肺燥，金水相生，而清肃令行矣。（《证因方论集要》）

痰中见血，潮热声飒，人参养肺汤，血腥喘乏，钟乳补肺汤，久嗽宜收简者，人参清肺汤，如声不出，诃子散。膏粱致欬，比湿热内蕴例治之，如色欲过度，元气虚损，又不可尽攻其痰。辛苦致欬，比风寒外束例治之，如外塞裹其内热，须分塞热多少，以消息而施表里兼治之法。间，秋仿于湿，上逆而欺，发为痿厥，与逆各气则仿肾，春为痿厥，有别否，曰：此痿厥与春月之痿厥大异。"(《古今图书集成医部全录》)

参杏膏《全婴方》

【组成】人参　　阿胶（炒）　　杏仁（麸炒）　　款冬花　　五味子　　甘草　　诃子（炮，去核）　　贝母各等分（各10g）

【用法】上为末，炼蜜为丸，如鸡头实大。三岁一丸，白汤送下。（现代用法：以上8味，粉碎成细粉，过筛，混匀。取蜂蜜加入，混合成丸，干燥，即得。每服9g，1日1~2次，临睡前用糯米水或温开水送服，亦作汤剂，用量按原方比例酌情减）

【功用】补肺滋阴，化痰止血。

【主治】肺虚久咳证。小儿久咳气急，恶心有痰，不食，咯血，舌红苔少，脉细数。

【方解】本方专为小儿新久咳嗽而设。《温病条辨》提出："小儿稚阳未充，稚阴未长者也。"肺为娇脏，开窍于鼻，其华在皮毛，最先与外界接触，故最易受邪，作为新久咳嗽。"脏腑娇嫩，形气未充"，脾胃运化失职，则食欲不振。津液运化失司，聚成痰浊，瘀阻肺络，作为咳血。人参益五脏元气，脾肺之气得补；阿胶，养血润肺，滋养肺中血络，则咳血可治；杏仁、款冬花、贝母润肺下气，祛痰，治肺中气逆；诃子、五味子生津止渴，敛肺止咳，纳肺气于下元，滋元气有助；甘草缓急补中，调和诸药，能祛痰止咳。诸药合用，共司补肺养肺之效，共行治小儿新久咳嗽之功。

【配伍特点】久病必虚，久病入血，五味子、诃子同用下元可固，阿胶入血养血，肺络得滋。

【附方】

1. **团参饮子**（《赤水玄珠》）

人参　　紫菀茸　　阿胶　　百合　　细辛　　款花　　杏仁　　天冬　　半夏　　经霜桑叶　　五味子各一两（30g）　　炙甘草五钱（15g）

用法：上为粗末，每服五钱（15g），水一盏半，煎至一盏，去滓，口服。（现代：粗末适量，水煎服）

功用：清肺止咳，和血排脓。

主治：久病咳嗽，两颧泛红，咳吐脓痰，痰中有血丝，舌红苔腻，脉细数。原著主治："咳嗽脓血。"

2. **养肺煎**（《鸡峰普济方》）

阿胶　　人参　　五味子　　贝母　　百合　　桔梗　　芍药各一两（30g）　　甘草　　半夏曲各减一半（15g）

用法：上为细末，面糊为丸，如梧桐子大。每服四十丸，食后生姜汤送下。（现代用法：以上8味，粉碎成细粉，过筛，混匀。取蜂蜜加入，混合成丸，干燥，即得。每服9g，1日1~2次，吃饭后姜汤送服，亦作汤剂，用量按原方比例酌减）

功用：润肺滋阴。

主治：肺虚咳嗽。症见咳喘无力，气短，声音低怯，痰多清稀，神疲乏力，面色发白，舌淡苔白，脉浮或虚软。原著主治："肺虚咳嗽。"

3.养肺汤（《幼幼新书》）

紫菀（洗去土，焙干）　　半夏（汤洗七次）　　款冬花　　阿胶（炙）各一两（30g）　　人参（去芦头）　　桂心各半两（15g）

用法：上为细末。每服一钱（3g），水一小盏，入生姜二片，糯米五粒，煎至五分，去滓放温，时时服。（现代用法：共为粗末，每服3g，生姜二片，糯米少许，煎汤温服，每日三次）

功用：温肺养胃，益气止咳。原著功用："温养肺胃。"

主治：咳嗽无力，纳差，痰多清稀，面色少华发黄，怕风，易感寒邪，脉无力而软。原著主治："小儿咳嗽。"

此四方均有滋润肺阴作用，参杏膏与养肺汤多用于治疗小儿肺胃气虚，咳嗽无力。团参饮子方用阿胶、桑叶、天冬、百合等，则偏重于肺阴不足，虚火浮越以致两颧发红，咳而带血，甚至咳嗽脓血；养肺煎，适用于气阴两虚，虚火灼肺之证。

【文献摘要】

功用主治：小儿久新咳嗽气急，恶心有痰，不食，咯血。（《普济方》）

玉屏风散《医方类聚》

【组成】防风一两（30g）　　黄芪（蜜炙）白术各二两（各60g）

【用法】上㕮咀。每服三钱（9g），水一盏半，加大枣一枚，煎七分，去滓，食后热服。（现代用法：研末，每日2次，每次6~9g，大枣煎汤送服，亦可做汤剂，水煎服，用量按原方比例酌减）

【功用】益气固表止汗。

【主治】气虚卫表不固证。表虚自汗，汗出恶风，面色㿠白，舌淡苔薄白，脉浮虚。亦治虚人腠理不固，易感风邪。

【方解】本方主治卫气虚弱，不能固表之证。卫虚腠理不密，则易为风邪所袭，故时自汗恶风而易于感冒；表虚失固，营阴不能内守，津液外泄，则常自汗；面色㿠白，舌淡苔薄白，脉浮虚皆为气虚之象。治宜益气实卫，固表止汗。

方中黄芪甘温，内补脾肺之气，外可固表止汗，为君药；白术健脾益气，助黄芪以加强益气固表之功，为臣药；佐以防风走表而散风邪，合黄芪、白术以益气祛邪。且黄芪得防风，固表而不致留邪；防风得黄芪，祛邪而不伤正，有补中寓疏，散中寓补之意。对于表虚自汗，或体虚易于感冒者，用之有益气固表，扶正祛邪之功。方名玉屏风者，言其功用有似御风屏障，而又珍贵如玉之意。

【配伍特点】以补气固表药为主，配合小量祛风解表之品，使补中寓散。

【文献摘要】

1.功用主治

腠理不密，易于感冒。(《医方类聚》)

2.方论选录

卫气一亏，则不足以固津液，而自渗泄矣，此自汗之由也。白术、黄芪所以益气，然甘者性缓，不能速达于表，故佐之以防风，东垣有言，黄芪得防风而功愈大，乃相畏相使者也。是自汗也，与伤风自汗不同，伤风自汗责之邪气实；杂证自汗责之正气虚，虚实不同，攻补亦异。(《医方考》)

邪之所凑，其气必虚。故治风者，不患无以驱之，而患无以御之；不畏风之不去，而畏风之复来。何则？发散太过，玄府不闭故也。昧者不知托里固表之法，遍试风药以驱之，去者自去，来者自来，邪气留连，终无解期矣。防风遍行周身，称治风之仙药……风药中之润剂，治风独取此味，任重功专矣。然卫气者……惟黄芪能补三焦而实卫，为玄府御风之关键……白术健脾胃，温分肉，培土以宁风也。夫以防风之善驱风，得黄芪以固表，则外有所卫；得白术以固里，则内有所据，风邪去而不复来。(《古今名医方论》)

黄芪畏防风，畏者，受彼之制也。然其气皆柔，皆主乎表，故畏而仍可相使。不过黄芪性钝，防风性利，钝者受利者之制耳；唯其受制，乃能随防风以周卫于身而固护表气，故曰玉屏风。(《古方选注》)

大凡表虚不能卫外者，皆当先建立中气，故以白术之补脾建中者为君，以脾旺则四脏之气皆得受荫，表自固而邪不干；而复以黄芪固表益卫，得防风之善行善走者，相畏相使，其功益彰，则黄芪自不虑其固邪，防风亦不虑其散表，此散中寓补，补内兼疏，顾名思义之妙，实后学所不及耳。(《成方便读》)

【医案】

1.邓某，男，85岁，1995年11月30日初诊。近年来因年高体衰，容易感冒，发则鼻塞流清涕，微恶风，甚则咳嗽、头闷。诊察：脉浮细，舌淡苔白。辨证：卫气虚弱，卫外失固。治法：益气固表。处方：黄芪15g，党参10g，防风10g，白术10g，苏叶8g，荆芥8g，淡豆豉10g，鲜葱4茎。服两剂，邪去正复而愈。(章真如.临床经验辑要.北京：中国医药科技出版社，2004.)

按语：本案乃虚人腠理不固，易感风邪。故以玉屏风散益气固表，并加强祛风散邪之力。

2.马元仪治汪周拔子患弱症经年，诸治不效。诊其脉两寸浮大而虚，关尺虚小，咳嗽梦泄，面色枯白，不任风寒。曰：两寸浮虚，卫外之真阳不固；两尺虚涩，肾中之真阳亦弱。较阴虚咳嗽之症，不啻天渊。拟玉屏风散多加人参，以益真气而充腠理。不数剂而咳嗽渐已，稍可当风。兼令早进七味丸，以养肾气而主蛰藏；兼服大造归脾丸，此补心脾而充血气。如是调补，两月而安。(《续名医类案》)

按语：本案除卫气虚弱，不能固外，还有两尺虚涩，肾中之真阳亦弱，故用玉屏风散加人参，使真气充足，卫气固密。

3.沈氏仆恶寒发热，时躁烦，两脉空大，自觉气从耳鼻冲出，洞然若无关闸，此脾肺亏损，阴火内动也。凡人受天之气，必先入肺，乃行于下，其别气走于耳。宗气出于鼻，亦从胸中注于肺，以行其上，是肺实居气之要路，以行治节。肺藏亏损，则气之出入皆失其常。法当补脾敛肺，而气自治矣。黄芪、白术各五钱，炙甘草、防风各一钱，二剂脉稍敛，热稍减，四剂而躁已，耳鼻间气治如常。再以七味地黄，补养水藏而痊。(《续名医类案》)

按语：肺所吸入之清气，与脾所化生水谷精气相合，积于胸中，乃宗气也。肺脾气虚，宗气不足，肺不能主治节，气之出入皆失其常，故用玉屏风散补脾敛肺。

4.郭绍翁年四十许，经营米业，劳顿实甚，癸酉秋，患伤风咳嗽，就诊于余，脉浮部虚大，寸口涩小，自汗淋漓。余曰：伤风症也，但脉象极虚，寸口脉应大反小，是内伤而微有外感，若服发散之药，汗必漏而不止，虚阳浮越矣，法宜补益，玉屏风散，二剂而瘳。(《医方类聚》)

5.谢左左肩臂痹痛已久，连投去风之剂，依然如故。经云：邪之所凑，其气必虚。气阴两亏，痰湿留恋经络，营卫不能流通。拟玉屏风散加味，益气养阴，化痰通络。生黄芪(三钱)，细生地黄(三钱)，西秦艽(二钱)，竹沥半夏(二钱)，青防风(二钱)，甘菊花(三钱)，广陈皮(一钱)，炒竹茹(二钱)，生白术(二钱)，京玄参(二钱)，煨木香(八分)，嫩桑枝(四钱)，大地龙(酒洗，二钱)，指迷茯苓丸(包煎，三钱)。(《丁甘仁医案》)

【医话】

治疗表虚自汗用玉屏风散出自《丹溪心法》，这是中医所公认疗效确切的名方。方剂由黄芪、白术、防风组成，功能益气固表止汗。其中用黄芪益气固表为君，臣以白术健脾，合君药以资气血之源；佐以防风走表而祛风邪，合黄芪、白术以益气散邪；三药合用，托里固表，玄府闭合有度，故能治疗表虚之自汗。这犹如一屏风护卫于肌表，故得玉屏风之名。我体会此方不但能治自汗，一些盗汗属气虚者亦适用。临床上常用汤剂，根据个人经验，其用量为黄芪12g，防风3g，白术15g。我认为，其组成分量比例颇需研究，较为重要的有两点：其防风用量要少于黄芪，这是根据东垣防风能制黄芪，黄芪得防风其功愈大之说，又因防风为疏散之品，汗症不宜多用，与黄芪相配达相畏相使之目的便可；其二，白术的量须是黄芪与防风之和，这是根据"发在芪防收在术"之意，一走守，达表"实卫"。曾有1例自汗盗汗之患儿，治以玉屏风散，稍效，后因药房缺白术，找余商量，因我不在，另一医建议用苍术代之，结果大汗淋漓！这是不明方意，不知苍术辛燥发汗，阴虚内热、气虚多汗者忌服之过，只走不守，发散不收，故汗水淋漓。

临床上运用时，若见自汗盗汗兼阴虚者，我喜用玉屏风散加生龙骨、生牡蛎各30g，或加浮小麦、糯稻根各30g；若汗出特多者，则加麻黄根10g。至于纯阴虚之盗汗，我认为当归六黄汤往往效如桴鼓，此处只言玉屏风，故不赘述。

玉屏风散不仅能治汗，而且能预防外感，对于体弱表虚、易患感冒之患者尤为适宜。我曾建议某中医院按上述比例制成玉屏风散，每用10~20g水煎服，每日一剂，服半月至1月，以取代丙种球蛋白以治容易感冒之患者（该地喜用丙种球蛋白成风）。这既可发扬中医特色，又可减轻患者的经济负担，更可避免染上某些难治之疾，何乐而不为！事后了解，据说有相当好的效果。其建议实受启发于蒲辅周。玉屏风散预防感冒之经验，蒲氏认为此散用三五钱即可，用量过重有胸闷不适之弊。若深究其能预防感冒之理，我认为柯韵伯之论较有启发，现录之，与同道共同学习。柯韵伯在《名医方论》中指出：邪之所凑，其气必虚。故治风者，不患无以驱之，而患无以御之；不畏风之不去，而畏风之复来。何则？发散太过，玄府不闭故也。昧者不知托里固表之法，遍试风药以驱之，去者自去，来者自来，邪气留连，终无解期矣。防风遍行周身，称治风之仙药，上清头面七窍，内除骨节疼痹，外解四肢挛急，为风药中之润剂，治风独取此味，任重功专矣。然卫气者，所以温分肉而充皮肤，肥腠理而司开合，惟芪能补三焦而实卫，为玄府御风之关键，且有汗能止，无汗能发，功同桂枝，故又能除头目风热、大风癫疾、肠风下血、妇人子脏风，是补剂中之风药也。所以防风得黄芪，其功意大耳。白术健脾胃，温分肉，培土即以宁风也。夫以防风之善驱风，得黄芪以固表，则外有所卫，得白术以固里，则内有所据，风邪去而不复来，此欲散风邪者当倚如屏珍如玉。根据异病同治之理，余曾用玉屏风散治愈1例面肿如球之怪病。1961年与广州中医学院1959年高研班学员到某军区医院搞科研时，该院一护士之子，5岁，患怪病，面肿如球，病已将月，按之空虚，随指而起，似面皮之下充气一般，但无皮下气肿之握雪感，从头肿至颈部。舌嫩，因此考虑乃气虚所致。头为阳，面皮属表，故当以表虚论治。方用玉屏风散加五味子。处方：黄芪12g，防风3g，白术18g，五味子4.5g。每日一剂，复煎取玉屏补气固表，五味子敛其浮阳。服药9日，病霍然而愈。（《邓铁涛诊余医话》）

第二节　温肺益气剂

　　温肺益气剂，适用于肺气虚衰证。症见咳嗽少气，乏力，声音嘶哑，纳差，羸瘦，苔薄白，脉微弱等。常以温补肺气及宣降肺气之品，如人参、黄芪、厚朴、杏仁、紫苏等为主组成方剂。代表方如补肺人参散、黄芪汤、参苏温肺饮等。

补肺人参散《太平圣惠方》

　　【组成】人参（去芦头）一两（30g）　　紫菀（洗去苗土）半两（15g）　　鹿角胶（捣碎，炒令黄燥）一两（30g）　　黄芪（锉）一两（30g）　　桂心一两（30g）　　紫苏茎叶三分（1g）　　白术三分（1g）　　五味子半两（15g）　　熟干地黄一两（30g）　　杏仁（汤浸去皮尖、双仁，麸炒微黄）半两（15g）　　干姜（炮裂，锉）半两（15g）

　　【用法】上为散。每服三钱，以水一中盏，加大枣三枚，煎至六分，去滓，不拘时候温

服。（现代用法：按原方比例酌定用量，作汤剂，水煎服）

【功用】健脾益气，补肺止咳。

【主治】肺气虚衰证。咳嗽，少气，声音低微，纳少，消瘦，苔薄白，脉弱。

【方解】本方所治乃肺气虚衰之证。肺气虚衰，肺的宣发肃降功能失常，肺气上逆，故见咳嗽；肺五行属金，脾五行属土，土生金，子病及母，故肺气虚衰可累及脾脏，脾气虚衰则可见少气、声音低微、纳少、消瘦等；苔薄白，脉弱为肺气虚衰，人体机能减退的反映。治当健脾益气，补肺止咳。

方中人参味甘性平，入脾、肺二经，善大补元气，补肺益脾，黄芪味甘性微温，入脾、肺二经，善补气升阳，补益虚损之脾、肺气，二者共成培土生金之法，则少气、声音低微、纳少、消瘦诸症得解，故本方以为君药。肾阳温煦一身之脏腑，若五脏之气受损，则可温肾阳以恢复虚损之脏气，又恐过于温燥，再加熟地黄以补肾滋阴，故以鹿角胶、桂心、熟地黄为臣。干姜、细辛、五味子为仲景治咳之常用配伍，紫菀、杏仁下气止咳，苏叶宣肺化痰，一宣一降，恢复肺的宣发肃降功能，则咳嗽止；白术健脾益气，上七味共为佐药。

【配伍特点】人参、黄芪相须相使，培土生金，补益肺气，宣降有权。

【附方】

1.补肺杏仁散（《太平圣惠方》）

杏仁（汤浸，去皮尖双仁，麸炒微黄）一两（30g）　桂心一两（30g）　厚朴（去粗皮，涂生姜汁炙令香熟）二两（60g）　人参（去芦头）一两（30g）　诃黎勒（煨，用皮）一两（30g）　白术三分（1g）　甘草（炙微赤，锉）半两（15g）　干姜（炮裂，锉）三分（1g）　陈橘皮（汤浸，去白瓤，焙）一两（30g）　附子（炮裂，去皮脐）一两（30g）　白茯苓一两（30g）

用法：上为粗散。每服三钱，以水一中盏，加大枣三枚，煎至六分，去滓，不拘时候温服。

功用：温脾益肺。

主治：肺脏虚寒证。咳嗽，少气，纳差，畏寒。原著主治："肺脏气虚，伤冷咳嗽，怯寒无力，不思饮食。"

2.半夏汤（《备急千金要方》）

半夏一升（9g）　生姜一斤（10g）　桂心四两（5g）　甘草二两（6g）　厚朴二两（6g）　人参三两（9g）　橘皮三两（9g）　麦冬三两（9g）

用法：上咬咀。以水一斗，煮取四升，分四服。

功用：温脾益肺。

主治：肺脏虚寒证。咳嗽，胸满，腹中冷，背痛，呕吐，乏力。原著主治："肺劳虚寒，心腹冷，气逆游气，胸胁气满，从胸达背痛，忧气往来，呕逆，饮食即吐，虚乏不足。"

补肺杏仁散与半夏汤皆可治肺脏虚寒证，但补肺杏仁散中用干姜、附子，温中之力强于半夏汤，故其肺脏虚寒程度甚于半夏汤，主治肺脏虚寒的重证；半夏汤主治肺脏虚寒轻证。

【文献摘要】

功用主治：肺脏气虚，咳嗽少气，言语声嘶，吃食全少，日渐羸瘦。（《太平圣惠方》）

甘草干姜汤《伤寒论》

【组成】甘草（炙）四两（12g）　　干姜二两（6g）

【用法】以水三升，煮取一升五合。去滓，分温再服。（现代用法：水煎服）

【功用】辛甘复阳。

【主治】虚寒证。畏寒，尿频，咳唾清稀痰液，头晕，短气，舌淡，脉沉而无力。

【方解】本方证为阳气虚衰，阴寒内盛所致。阳气虚衰，温煦功能下降，故见畏寒；肾固摄失司，故见尿频；清阳不升，清窍失养，可见头晕；肺失温煦，肺气萎弱不振，不能输布津液，聚而为痰，故可见咳唾清稀痰液、短气之症。舌淡、脉沉而无力为阳气虚衰的反映。

甘草味甘性平，归脾、胃、心、肺经，善益气补中，为君药。干姜味辛性热，归脾、胃、心、肺经，善温中复阳，为臣药。二药相伍，辛甘化阳，中阳得复，则诸症可解。

【配伍特点】甘草、干姜相伍辛甘化阳，则中阳得复。

【附方】

1.甘草干姜人参汤（《脉因证治》）

甘草四两（20g）　　干姜二两（10g）　　人参一两（5g）　　大枣三个（5g）

用法：水煎服。

功用：温肺益气。

主治：肺脏虚寒证。咳嗽，多唾浊沫，短气，脉虚数。原著主治："肺痿。"

2.养肺丸（《御药院方》）

人参（去芦头，取净）一两（30g）　　官桂（去粗皮）一两（30g）　　甘草（炒）一两（30g）　　五味子一两（30g）　　干姜（炒）一两（30g）　　紫菀（去土取净）一两（30g）　　细辛（去苗叶土）一两（30g）

用法：上为细末，炼蜜为丸，每两作二十丸。每服一丸，绵子裹，口内含化，随津液下之，食后服。

功用：温肺益气。

主治：肺脏虚寒证。咳嗽，气促，声音低微，喉中异物感，畏寒，舌淡，脉沉弱。原著主治："风冷咳嗽，上气喘急，语声不出，喉中似噎。"

甘草干姜人参汤与养肺丸方中皆有甘草、人参、干姜，故功用重在温里散寒，培土生金，主治肺脏虚寒之证。其中甘草干姜人参汤是温肺散寒的基础方，主治肺脏虚寒之轻证；养肺丸中加官桂、细辛，进一步加强温里散寒之力，故主治肺脏虚寒之重证。

【文献摘要】

1.功用主治

伤寒脉浮，自汗出，小便数，心烦，微恶寒，脚挛急，反与桂枝，欲攻其表，此误也。得之便厥，咽中干，烦躁，吐逆者，作甘草干姜汤与之，以复其阳。若厥愈足温者，更作芍药甘草汤与之，其脚即伸。若胃气不和，谵语者，少与调胃承气汤。若重发汗，复加烧针者，四逆汤主之。(《伤寒论》)

肺痿吐涎沫而不咳者，其人不渴，必遗尿，小便数，所以然者，以上虚不能制下故也。此为肺中冷，必眩，多涎唾，甘草干姜汤以温之。若服汤已渴者，属消渴。(《金匮要略》)

2.方论选录

甘草干姜汤共见于两处，一处在《伤寒论》，一处在《金匮要略》，《金匮要略》用此方治疗虚寒肺痿。本方用量必须是甘草之量大于干姜，一是用来扶脾胃之阳，二是因为此证除阳虚外还有脚挛急，咽中干等阴虚之证，因此在扶阳时要特别注意不可耗伤弱阴，这也就是用干姜而不用附子的原因。由于扶阳的药多刚燥，故不仅要避免用燥烈的附子，还要倍用甘草监制干姜的峻烈之性，以护其阴。这里要用经过炮炙的干姜，缓其性，亦可防劫阴之弊，可见仲景用药精心之处。《朱氏集验方》用此方治脾胃阳虚，气不摄血的吐血不止、脉迟身凉等证，方名二神汤，足见此方既可扶阳又能摄阴。(《刘渡舟伤寒论讲稿》)

痿之言萎，若草木然，烈日暴之，则燥而萎，水泽渍之，则腐而萎，本条吐涎沫而不渴之肺痿，与上燥热之肺痿，要自不同，所谓不渴必遗尿，小便数者，上无气而不能摄水也，气有余即是火气不摄水，则肺中无热，可知然，则仲师所谓肺中冷实为肺寒，眩为水气上冒，多涎唾，则寒湿在上也，故宜甘草干姜汤以温之，陈修园以为冷淡之冷，不可从，不然服汤已而渴者，何以属燥热之消渴也，便可知甘草干姜方治专为寒肺痿设矣。又按伤寒太阳篇，干姜甘草汤治，误用桂枝汤发汗、伤其脾阳，而手足见厥冷而设，故作干姜甘草汤以复其阳，便当厥愈足温，但治厥倍干姜，治痿倍甘草耳，此亦虚寒用温药之明证也。(《金匮发微》)

脉浮，自汗出，恶寒者，为中风。今此又兼小便数者，心烦脚挛急，为阴阳之气虚，不可发汗。反与桂枝汤误汗之，得之便厥，咽中干，烦躁上逆也，此乃不可汗而误攻其表，营卫之气虚伤所致也。故与甘草为君，干姜为臣，二者之辛甘，合之以复阳气也。《内台方议》

此即四逆汤去附也。辛甘合用，专复胸中之阳气，其夹食夹阴，面赤足冷，发热喘嗽，腹痛便滑，内外合邪，难于发散，或寒冷伤胃，不便参术者，并宜服之，真胃虚挟寒之圣剂也。《寒温条辨》

干姜与附子，俱为纯阳大热之药，俱能振起机能之衰减。惟附子之效，偏于全身；干姜之效，限于局部。其主效在温运消化器官，而兼于肺，故肺寒、胃寒、肠寒者，用干姜；心脏衰弱，细胞之生活力减退者，用附子。吉益氏《药徵》谓附子逐水，干姜主结滞水毒。盖心脏衰弱者，往往引起郁血性水肿，其舌淡胖，如经水浸，用姜附以强心，则水肿自退，

非姜附能逐水也。《伤寒今释》

【医案】

1.王某，素有吐血痼疾，服清凉涩止药辄愈，今夏复发，进前药不应，后杂进温补及消淤药，亦不应。吾诊时，血尚零星未止，色黯而稀，又不时微咳，频吐清涎，口淡，食纳不佳，小便黄。舌润滑无苔，脉濡缓。检视服方，寒温兼备，然既非热证，栀芩因不可用，又非元阳衰损，卫气不敛，桂附亦属不宜。其脉濡缓便溏脾虚而未甚；咳频吐涎，乃肺寒而未虚。如此证情，拟予六君子汤加炒侧柏、焦荆芥之属，五进而血仍吐，久思不得其解。旋忆及陈修园氏三字经吐血章"温摄法，草姜调"之言，乃恍倍六君参术之过补，又不如甘草干姜汤温肺补脾之适应，所谓补而不固，温而不燥也。方疏：炙甘草18g，干姜（炮成炭用）9g。水煎温服。（《伤寒名医验案精选》）

按语：本案吐血，血色黯、口淡、纳食不佳、便溏为脾阳虚衰之证；微咳、吐清涎为肺脏虚寒的反映，当以甘草干姜汤辛甘合化，中阳得复，则血得以固摄，吐血之症自平。

2.初诊时，患者已待殓。试鼻息，触胸窝，切其脉，观其色，问其病史，此乃属少阴病阳衰阴盛已极，尚存一丝微阳，有顷刻欲脱之危。应急投四逆汤驱阴回阳。但附子须久煎，恐失救逆之机，故先投以甘草干姜汤，辛甘合用，专复胸中之阳，肺气得温，呼吸通利，而垂绝之阳不致立断。然后再以大剂四逆加参，回阳益阴，救元气于垂绝之乡；加童便引阳入阴，使阳昌阴和而回生。（《范中林六经辨证医案选》）

按语：本案情况危急，先用甘草干姜汤辛甘复阳，炙甘草补中益气，炮干姜温中，守而不走，阳气得复，争取时间，方得以用四逆加参汤回阳救逆。

黄芪汤《备急千金要方》

【组成】黄芪四两（12g）　　人参二两（6g）　　白术二两（6g）　　桂心二两（6g）　　大枣十枚（9g）　　附子三十铢（1g）　　生姜八两（24g）（一方不用附子）

【用法】上㕮咀。以水八升，煮取三升，去滓，分四服。（现代用法：水煎服）

【功用】温肺补脾。

【主治】脾肺虚寒证。咳嗽，少气，畏寒，便溏，乏力，舌淡，脉沉弱。

【方解】本方所治乃脾肺虚寒之证。机体阳气虚衰，肺气萎弱不振，宣降失司，肺气上逆，故可见咳嗽、少气；温煦功能减退，可见畏寒；脾脏运化水谷精微能力减弱，脾不升清，故见便溏；机体生理功能减退，故见乏力；舌淡、脉沉弱为脾肺虚寒的反映。

方中黄芪味甘性微温，入脾、肺二经，善补气升阳，补益虚损之脾、肺气，人参味甘性平，入脾、肺二经，善大补元气，补肺益脾，二者共成培土生金之法，则咳嗽、少气、乏力之症得解，故本方以为君药。肾阳温煦一身之脏腑，故以桂心、附子为臣，温补肾阳以温煦虚寒之脾肺二脏，则畏寒、便溏之症可解。白术健脾益气，姜枣合用，升腾脾胃生发之气，三者共为佐药。

【配伍特点】人参、黄芪相须，补脾益肺之效彰；桂、附相使，温阳散寒之力强。

【附方】

回阳升陷汤（《医学衷中参西录》）

生黄芪八钱（24g）　　干姜六钱（18g）　　当归身四钱（12g）　　桂枝尖三钱（9g）　　甘草一钱（3g）

用法：水煎服。

功用：温阳补气。

主治：心肺阳虚证。身心觉寒，背部发紧，畏寒，短气，舌淡，脉沉弱。原著主治："心肺阳虚，大气又下陷者。其人心冷、背紧、恶寒，常觉短气。"

黄芪汤与回阳升陷汤都用黄芪、桂枝，然黄芪汤还用人参、附子、白术，其温阳健脾益气作用尤甚。回阳升陷汤无论是温阳，还是补气作用都较弱，但加当归补血，使血旺气生。

【文献摘要】

功用主治：气极。虚寒，皮毛焦，津液不通，虚劳百病，气力损乏。（《备急千金要方》）

参苏温肺饮《医略六书》

【组成】人参一钱半（4.5g）　　苏叶一钱半（4.5g）　　肉桂（去皮）一钱半（4.5g）　茯苓一钱半（4.5g）　　白术（炒）一钱半（4.5g）　　五味子八分（2.4g）　　半夏一钱半（4.5g）　　陈皮一钱半（4.5g）　　甘草五分（1.5g）

【用法】水煎，去滓温服。（现代用法：水煎服）

【功用】补肺散寒。

【主治】肺脾两虚证。咳嗽短气，痰多色白，语声低微，倦怠食少，便溏，舌淡苔白，脉虚弱。

【方解】本方所治乃肺脾两虚之证，脾主水谷运化，为生痰之源，肺主通调水道，为贮痰之器。脾阳虚衰，则运化失司，痰湿内生，通过三焦输布，聚集于肺。肺气虚弱，则宣发肃降不利，痰饮内阻，则咳嗽短气，痰多色白。脾喜燥恶湿，痰湿困脾，则升清之力被阻，水谷精微运化不足，则语声低微，倦怠食少，便溏。舌淡苔白，脉虚弱均为肺脾两虚之反映。

方中人参甘温不燥，长于大补元气，和中益气；白术、茯苓甘淡性平，功擅健脾渗湿，以达培土生金之效，三者同入肺、脾经，共奏补脾益肺之功，是为君药。半夏、陈皮燥湿化痰，理气健脾，助白术、茯苓利湿祛痰，以绝生痰之源，是为臣药。佐以肉桂温阳补虚，苏叶宽中降气，五味子敛肺生津。甘草调和诸药，作为使药。

【配伍特点】补益之品配伍化痰之品，使肺脾之虚得补，痰湿之实得化，标本兼顾，虚实同治。

【附方】

五味子汤《圣济总录》

五味子(炒)　　人参　　黄芪(锉)　　阿胶(炒令燥)　　肉桂(去粗皮)　　熟干地黄(焙)各半两(15g)　　紫菀(去苗土)　　干姜(炮裂)　　杏仁(汤浸,去皮尖双仁,炒)各一分(0.3g)　　白术　　紫苏叶各一分半(0.5g)

用法:上为粗末。每服三钱匕,水一盏,煎至七分,去滓温服,不拘时候,一日三次。

功用:益气补肺,养阴润燥。

主治:气阴两虚之咳嗽证。咳嗽少痰,或痰色清稀,面色无华,神疲无力,舌淡苔白,脉细弱。原著主治:"肺感寒,咳嗽不止。"

参苏温肺饮、五味子汤都含有人参、五味子、苏叶、白术、肉桂五味药,适用于肺气虚之咳嗽证。参苏温肺饮偏于肺脾两虚证,配合半夏、陈皮、茯苓、甘草(即二陈汤)燥湿化痰,理气健脾;五味子汤偏于治疗气阴两虚之咳嗽证,全方在原有基础上配伍有黄芪、阿胶、熟干地黄、紫菀、杏仁等补气润肺之品以益气补肺,养阴润燥。

【文献摘要】

功用主治:肺虚寒滞喘促,脉紧细。(《医略六书》)

钟乳丸《鸡峰普济方》

【组成】钟乳粉三两(45g)　　人参　　白术　　干姜　　甘草各二两(30g)　　紫菀　　款冬花各一两(15g)

【用法】上为细末,炼蜜为丸,如弹子大。每服一丸,含化。(现代用法:以上药物研成细粉,炼蜜为丸)

【功用】温肺散寒。

【主治】虚寒咳嗽。咳嗽气喘,痰多色白,痰质清稀,或有泡沫,倦怠食少,四肢不温,舌暗淡苔白,脉沉紧。

【方解】本方所治乃虚寒咳嗽之证。肺为娇脏,不耐寒热,寒邪客肺,阻滞气机,使肺气宣降失司,则咳嗽气喘。寒邪易伤阳气,以致里虚寒证,阳气无法温煦寒湿,导致痰湿内停,则表现为痰多色白,痰质清稀,或有泡沫。寒湿内阻,脾阳被遏,则运化水谷精微不利,故倦怠食少,四肢不温。舌暗淡苔白,脉沉紧均为里虚寒证之反映。

方中重用钟乳石,其性甘温,入肺、肾二经,功擅温肺平喘,益气助阳,用之则咳嗽气喘之症得解。甘草、干姜二药相伍,辛甘化阳,温中复阳,以制寒湿;人参、白术补气健脾,一能共成培土生金之法,二能助脾运化,以绝生痰之源。以上四药,共为臣药。紫菀、款冬花降气平喘,温肺止咳,是为佐药。

【配伍特点】一是重用钟乳石之矿物类药,既能以重坠之性降气平喘,又能温肺补虚,为本方之妙药。二是配伍补气健脾之品以绝生痰之源,温中补阳之品以制寒湿,二者共奏温阳散寒之功。

【附方】

1.**钟乳养肺丸**(《杨氏家藏方》)

钟乳粉二两(30g)　　人参(去芦头)　　紫菀(去土,洗焙)　　黄芪(蜜炙)　　款冬花各半两(15g)　　桑白皮(锉)一分(0.3g)

用法:上为细末,炼蜜为丸,如梧桐子大,每服三十丸,食后米饮送下。

功用:温阳补肺。

主治:寒邪客肺之咳嗽。短气咳嗽,动则气喘,神疲倦怠,纳差,形体羸瘦,舌淡苔白,脉虚弱无力。原著主治:"肺脏虚损,咳嗽不已,渐至羸瘦。"

2.**补肺白石英散**(《太平圣惠方》)

白石英(细研如粉)一两(30g)　　五味子一两(30g)　　麦冬(去心)三分(1g)　　干姜(炮裂,锉)半两(15g)　　白茯苓一两(30g)　　附子(炮裂,去皮脐)一两(30g)　　甘草(炙微赤,锉)半两(15g)　　桂心一两(30g)　　阿胶(捣碎,炒令黄燥)一两(30g)　　人参(去芦头)一两(30g)　　陈橘皮(汤浸,去白瓤,焙)一两(30g)

用法:上为粗散。每服三钱,以水一中盏,加大枣三枚,煎至六分,去滓,不拘时候温服。

功用:温补肺肾。

主治:肺肾亏虚之咳喘。久咳不愈,气短而喘,痰多色白,形寒肢冷,面色无华,食欲不振,便溏,舌淡苔白,脉沉细弱。原著主治:"肺气虚,恶寒咳嗽,鼻有清涕,喘息气微,四肢少力。"

此二方皆为寒湿内生,肺虚咳嗽而设,方中均以矿石类药物为君药,以奏温肺补虚,止咳平喘之功。不同之处在于钟乳养肺丸主治寒邪客肺之轻证,方中以人参、黄芪等补益之品配伍紫菀、款冬花等止咳之品,以达温阳散寒之效。补肺白石英散主治寒邪客肺之重证,里虚寒盛,痰饮内停,故方中加茯苓、陈皮等健脾化痰之品。寒湿困阻,肾阳虚衰,故方中加附子、桂心等补肾温阳之品。

【文献摘要】

功用主治:肺虚寒,嗽不已。(《鸡峰普济方》)

第三节　滋养肺阴剂

保和汤《医学心悟》

【组成】知母(蒸)五分(1.5g)　　贝母二钱(6g)　　天冬(去心)三钱(9g)　　麦冬(去心)一钱(3g)　　薏苡仁五钱(15g)　　北五味子十粒　　甘草　　桔梗　　马兜铃　　百合　　阿胶蛤粉(炒成珠)各八分(2.4g)　　薄荷二分(0.6g)

【用法】水煎,加饴糖一匙,温服。(现代用法:饴糖一匙,水煎服)

【功用】养阴润肺，清火除痰。

【主治】肺痿咳嗽证。久咳不已，时吐白沫如米粥者，舌红少苔，或舌红苔薄黄，脉弦细数。

【方解】本方所治之咳嗽乃由肺阴虚损，痰火内壅而致。肺阴虚，则肺气痿弱而痰浊内生，痰浊久，则蕴热灼津而肺阴益虚，阴虚、痰浊、郁火胶结阻塞则见久咳不已，痰多黏稠而如米粥；舌红苔薄黄，脉弦细数皆为阴虚内热，气血不足之象。治当养阴润肺、清火除痰。

方中以天冬、贝母为君，天冬清肺热、养肺阴；贝母润肺燥，化顽痰，二者相合滋阴清热，化痰散结，治病求本；再伍以知母滋阴润燥、解毒清热；阿胶养血止血；百合、麦冬清肺热，养肺阴，助君药养阴润燥之力；又本病之久咳不止除虚实夹杂外，尚有气机逆乱而致，需调气机以止咳嗽。又伍以马兜铃降气化痰、止咳平喘；桔梗化痰散结、消肿排脓，以上俱为臣药；肺病久咳，必有伏邪内蕴，故当透邪外出，故佐以薄荷辛散外达、宣肺透邪；五味子益阴敛肺，二者相伍有收有散，深合肺性；薏苡仁补肺清热、利湿排脓，引邪由小便而去。最后使以甘草、饴糖温中补虚，培土生金。诸药相合，养肺阴，清郁火，补气血，止咳嗽。

【配伍特点】益阴除热，清透结合；调气化痰，升降兼顾。

【附方】

1.保和汤（《医方类聚》）

知母　　贝母　　天冬　　麦冬　　款冬花各三钱（9g）　　天花粉　　薏苡仁　　五味子各二钱（6g）　　粉草　　兜铃　　紫菀　　百合　　桔梗各一钱（3g）　　阿胶　　当归　　地黄各一分半（0.45g）　　紫苏　　薄荷各半分（0.15g）

用法：上各味依常法修制成粗末。每服用水二大盏，加生姜三片，共煎一盏，去滓，却用饴糖一匙，入药汁内服之。每日食后各进三盏。

功用：养阴清火，止嗽宁肺。原著功用：止嗽宁肺（《医学入门》）；润肺清火（《血证论》。）

主治：劳证久嗽，肺燥成痿，咳血、呕血、吐血。原著主治：劳证久嗽，肺燥成痿者（《医方类聚》）；咳血、呕血、吐血（《仁术便览》）。

2.百花煎丸（《鸡峰普济方》）

人参　　紫菀　　阿胶　　百部　　款冬花　　山药　　天冬　　麦冬　　贝母各一两（30g）　　甘草四两（120g）　　杏仁半斤（250g）　　蜡二十两（200g）

用法：上为细末，熔蜡为丸，如弹子大。每服一丸，水一盏，煎至七分，和滓，食后热服。

功用：养阴益气，化痰止咳。

主治：肺虚客热证。咳嗽气急，心烦心悸，肢体乏力，咽干口燥，肌瘦发热，减食嗜卧，舌红少苔，或舌红苔薄黄，脉弦细数。原著主治："肺虚客热，咳嗽气急，胸中烦悸，

肢体倦疼，咽干口燥，多唾痰沫，或有恶物，肌瘦发热，减食嗜卧。"(《鸡峰普济方》)

《医学心悟》之保和汤与《医方类聚》之保和汤及百花煎丸皆含天冬、麦冬、贝母，具润肺化痰之功。然《医学心悟》之保和汤配伍薄荷、桔梗、马兜铃、北五味子、百合、阿胶养阴化痰之力强，主治肺痿咳嗽证；《医方类聚》之保和汤更在其基础上加入款花、紫苏、紫菀、天花粉、百合、阿胶、当归、地黄，则益阴润肺，化痰止咳之力更强，主治劳证久嗽，肺燥成痿；百花煎丸则配伍人参、山药，补中益气，培土生金，脾肺同治，主气阴两伤之肺虚客热证。

【文献摘要】

1.功用主治

主肺痿久咳不已，时吐白沫如米粥者。肺津不足，痰凝火郁，肺痿咳嗽。(《医学心悟》)

2.方论选录

肺经之津足，则痰火不生，而气冲和。若津不足，则痰凝火郁，痿咳交作，而气失其和矣。方用饴糖、甘草、阿胶，补胃以滋肺津；复加清火、祛痰、敛浮、解郁之品，凡以保护肺金，使不失其和而已。(《血证论》)

保肺雪梨膏《重订通俗伤寒论》

【组成】雪梨(六十枚，压取汁)二十杯　　生地黄　　白茅根　　生藕(合取汁)十杯　　白萝卜　　麦冬　　荸荠(合取汁)五杯

【用法】上加白蜜一斤，饴糖八两，竹沥一杯，柿霜一两，熬成膏。每于饭后及临卧取汁一杯，开水冲服。

【功用】滋阴润燥，化痰保肺。

【主治】肺燥咳血证。肺痿出血，肺痈大势已退，余热未除，咽干口燥，咳痰带血，肌瘦发热，舌红少苔，脉弦细数。

【方解】本方主治之咳血证乃由肺痿、肺痈之后，气血两伤，余热未清所致。气血不足，失于濡养则咽干口燥，肌体瘦削；邪热内蕴，灼津炼液则身热咳嗽，痰中带血；阴虚内热故见舌红少苔，脉弦细数。治当滋阴润燥、益肺化痰。

方中重用甘寒之雪梨为君，生津润燥、止咳化痰，益肺阴润肺燥；本证乃久病之后，一则肺阴大虚，故辅以甘寒之麦冬，养阴润肺、化痰清热；甘温之白蜜、饴糖，滋阴润肺、培土生金；二则邪热内蕴，故配以生地黄、白茅根、生藕、柿霜、荸荠，此五味皆甘寒之品，既甘寒清润，祛肺中余热，又散瘀止血，疗肺痈痰血，以上俱为臣药。又本证病位在肺，肺主气，当思化痰理气、调畅气机，故辅以白萝卜理气化痰；竹沥清热化痰；痰消气顺则气血有归而邪有出路，共为佐药。诸药相合，绞汁熬膏，濡养之性大增，共奏滋阴润燥，化痰保肺之功。

【配伍特点】益肺阴，化瘀止血清肺热；补肺气，培土生金化痰火。

【附方】

安嗽膏《济阳纲目》

天冬（去心）八两（240g）　　杏仁（去皮）　　贝母（去心）　　百部　　百合各四两（120g）　　款冬花五两（150g）　　紫菀三两（120g）　　雪白术八两（240g）

用法：上为粗末，长流水煎三次，取汁三次，去滓，入饴糖八两，蜜十六两，再熬，又入阿胶四两（120g）　　白茯苓为末，水飞过，晒干，四两（120g），二味入前汁内，和匀如糊成膏。每服三五匙。

功用：养阴润肺，化痰止咳。原著功用"敛肺气"。

主治：阴虚燥咳证。咳嗽痰少，痰黏难咯，甚者咳血，体虚乏力、自汗盗汗，舌红少苔，脉虚细。原著主治"阴虚咳嗽，火动发热，咯血"。

保肺雪梨膏与安嗽膏均可润肺化痰，治疗阴虚肺燥证，但保肺雪梨膏中配伍生地黄汁、白茅根汁、生藕汁、荸荠汁，重在凉血化瘀、止血，主治肺燥之兼有咳血者；安嗽膏则配伍百部、百合、款冬花、紫菀，其润肺止咳力强，主治阴虚肺燥咳嗽甚者。

【文献摘要】

功用主治：滋液润燥，化痰保肺。主治肺燥干咳失血，及肺痿出血，肺痈大势已退，余热未除。（《重订通俗伤寒论》）

地黄煎《外台秘要》

【组成】生地黄汁二升（400mL）　　麦冬汁五升（1000mL）　　生姜汁五合（100mL）紫菀三两（90g）　　贝母　　款冬花　　甘草（炙）各三两（90g）

【用法】上切。以水七升，煮取三大升，去滓，却入锅中，下地黄汁、麦冬、姜汁等，煎三十沸，下蜜一升，煎如汤，盛不津器中放冷。含如枣许，渐增之。（现代用法：水煎服）

【功用】益气养阴，化痰止咳。

【主治】阴虚咳嗽证。咳嗽气急，咽喉干燥，咯痰不多，或如丝如缕，或痰中带血，脉浮细数，舌红少苔。

【方解】本证之咳嗽乃由气阴两虚，肺失所养而致。肺主气，肺虚则气机失常而见咳嗽气喘；喉为肺系，肺虚失其所养则咽干口燥；阴虚内热，肺津不足则咳痰少而黏；灼伤肺络则痰中带血；舌红少苔，脉浮细数亦为气阴两伤之征。治当益气养阴，化痰止咳。

方中重用麦冬润肺生津，生地黄清热凉血，二者相合，养肺阴而治病本，用为君药；又本证除肺虚失养之外，兼见咳嗽喘急，故加入紫菀、款冬花、贝母润肺化痰，止咳平喘，用为臣药；再佐以生姜、甘草温中健脾，生化气血，具培土生金之意。全方共奏益气养阴，化痰止咳之功。一方尚有加入人参者，更增全方益气生津之力，疗效更佳。

【配伍特点】凉血润肺，调气化痰，攻补兼施，脾肺兼顾。

【附方】

地黄煎(《备急千金要方》)

地黄汁四升三合(860mL)　　茯神　　知母　　葳蕤各四两(60g)　　天花粉五两(75g)　　竹沥三合(一方用竹叶)(60mL)　　生姜汁　　白蜜(各400mL)　　生地骨皮(切)二升(100g)　　石膏八两(120g)　　生麦冬汁一升(200mL)

用法:上㕮咀。以水一斗二升,先煮诸药,取汁三升,去滓,下竹沥、地黄、麦冬汁,微火煎四五沸,下蜜、生姜汁,微火煎取六升。初服四合,日三夜一,渐加至六七合。四月五月作散服之。

功用:养阴润肺,清热生津。

主治:阴虚内热,肺肾两虚之咳嗽咳痰,烦渴内热,尿黄便闭。原著主治:"积热。"

此二地黄煎均有生地黄汁、麦冬汁,皆有养阴润肺之功,可治疗阴虚肺燥证,然《外台秘要》之地黄煎配伍贝母、紫菀、款冬花,化痰止咳之力强,治疗阴虚而咳嗽较甚者;《备急千金要方》之地黄煎则配伍天花粉、地骨皮、竹沥、石膏,其清热化痰之功著,主治阴虚而内热较甚者。

【文献摘要】

功用主治:补心肺,令髭发不白。主治肺气咳嗽。(《外台秘要》)

阿胶散《小儿药证直诀》

【组成】阿胶(麸炒)一两五钱(4.5g)　　牛蒡子(炒香)　　甘草(炙)各二钱五分(7.5g)　　马兜铃(焙)五钱(15g)　　杏仁(去皮尖炒)七个　　糯米(炒)一两(30g)

【用法】上为末。每服一二钱,水一盏,煎至六分,食后温服。(现代用法:水煎服)

【功用】养阴清肺,止咳平喘。

【主治】肺虚热盛证。咳嗽气喘,咽喉干燥,咯痰不多或痰中带血,脉浮细数,舌红少苔。

【方解】本方原治小儿肺虚气粗咳喘,其证乃由肺阴虚损,邪热内蕴所致。阴虚热盛,既可伤损肺气,清肃失常,而致咳嗽喘促;又可灼伤肺络,炼液为痰,而见痰少而黏,甚者痰中带血;阴虚津少,无以上承,则咽喉干燥,舌红少苔;脉浮细数亦为阴虚内热之象。治宜养阴清肺,止咳平喘。

方中重用阿胶滋阴养血为君,其于补血之余尚具止血之功,可补肺阴,润肺燥,止痰血,标本兼顾;又土为金之母,强脾胃方能养肺脏,故臣以糯米、甘草健脾益气,培土生金为臣;再佐以马兜铃清热化痰止咳;牛蒡子清热散结利咽;杏仁润肺降气化痰,三药相合,使肺气降,邪热清而咳喘平。诸药相伍,主以补肺益阴,辅以清热止咳,凡肺虚有热者,无论小儿、成人均有良效。

【配伍特点】攻补兼施,重在扶正;脾肺兼顾,培土生金。

【附方】

阿胶丸(《全生指迷方》)

天冬(去心)　　桔梗　　生干地黄(焙)　　阿胶(锉,炒燥)　　桑白皮(锉,

炒）　　麦冬（去心）　　柏子仁（炒，研）各半两（15g）　　甘草（炙）一分（0.3g）

用法：上为末，炼蜜为丸，如弹子大。每服一丸，水一盏，煎至七分，食后温服。

功用：养阴清肺，止咳平喘。

主治：阴虚咳嗽证。咳喘咽干，痰少而黏或痰中带血，脉浮细数，舌红少苔。原著主治："肺痿。"

阿胶散与阿胶丸均有阿胶、甘草，功能益气养血，主治肺之气阴两虚证。然阿胶散中又配伍牛蒡子、马兜铃、糯米，清热之力弱，而补养之力强，主治小儿肺虚之咳喘证；阿胶丸则配伍天冬、麦冬、生地黄、桑白皮，重在清热养阴，主治咳嗽阴虚证。

【文献摘要】

1.功用主治

养阴清肺，止咳平喘。主治小儿肺虚，气粗喘促。（《小儿药证直诀》）

2.方论选录

方中重用阿胶滋阴养血为君，糯米、甘草健脾益气，培土生金为臣；马兜铃、牛蒡子清热降气，利膈化痰为佐；杏仁润肺化痰，上咳平喘为使。诸药合用，共奏养阴清肺，止咳平喘之效。（《小儿药证直诀》）

治肺虚有火，嗽无津液而气哽者（火盛则津枯，津枯则气哽）。阿胶（蛤粉炒，两半）马兜铃（焙）　　甘草（炙）　　牛蒡子（炒香，一两）　　杏仁（去皮尖）。此手太阴药也。马兜铃清热降火（兜铃象肺，故入肺），牛蒡子利膈滑痰（润肺解热，故治火嗽），杏仁润燥散风，降气止咳，阿胶清肺滋肾，益血补阴。气顺则不哽，液补则津生（阿胶补血液），火退而嗽宁矣。土为金母，故加甘草、粳米以益脾胃。（李时珍曰：补肺阿胶散用马兜铃，非取其补肺，取其清热降气，而肺自安也。其中阿胶、糯米乃补肺之正药。）（《医方集解》）

麦门冬汤 《金匮要略》

【组成】麦冬七升（42g）　　半夏一升（6g）　　人参三两（9g）　　甘草二两（6g）　　粳米三合（3g）　　大枣十二枚（4枚）

【用法】上六味，以水一斗二升，煮取六升，温服一升，日三夜一服。（现代用法：水煎服）

【功用】清养肺胃，降逆和中。

【主治】

1.虚热肺痿

咳嗽气喘，咽喉不利，咯痰不爽，或咳唾涎沫，口干咽燥，舌红少苔，脉虚数。

2.胃阴不足证

呕吐，纳少，呃逆，口渴咽干，舌红少苔，脉虚数。

【方解】本方所治虚热肺痿乃肺胃阴虚，气火上逆所致。病位在肺，其本在胃，盖土为金母，胃主津液，胃津不足，则肺之阴津亦亏，母病及子，终成肺胃阴虚之证。肺虚而肃降失职，则咳逆上气；肺伤而不布津，加之虚火灼津，则脾津不能上归于肺而聚生浊唾涎沫，随肺气上逆而咳出，且咳唾涎沫愈甚，则肺金损伤愈重，日久不止，终致肺痿。咽喉为肺胃之门户，肺胃阴伤，津不上承，则口干咽燥；胃阴不足，胃气上逆则呕吐；舌红少苔，脉虚数亦为阴虚内热之征。治宜清养肺胃，降逆下气之法。

方中重用麦冬，甘寒清润，既养肺胃之阴，又清肺胃虚热，两擅其功，故为君药。气机逆上，臣以半夏降逆下气，化其痰涎，虽属温燥，但与大剂麦冬相配，则燥性减而降逆之用存，且能开胃行津以润肺，又使麦冬滋而不腻。人参益气生津以补肺胃之气。粳米、大枣、甘草益气养胃，合人参益胃生津，令胃津充足，自能上归于肺，此正"培土生金"之法。以上俱为佐药。甘草润肺利咽，调和诸药，兼作使药。本方重在甘寒清润肺胃之阴，而甘润之中佐以辛温，滋而不腻，温而不燥；滋补之中辅以降逆，肺胃并治，"培土生金"。

【配伍特点】滋而不腻，温而不燥；滋补之中辅以降逆，肺胃并治，"培土生金"。

【附方】

1.清肺益气汤（《石室秘录》）

元参三钱（9g）　　麦冬五钱（15g）　　天冬一钱（3g）　　甘草一钱（3g）　　桔梗一钱（3g）　　紫菀一钱（3g）　　款冬花一钱（3g）　　贝母一钱（3g）　　苏子一钱（3g）

用法：水煎服。

功用：养阴润肺，止咳平喘。

主治：肺燥，久咳不已。

2.沙参麦冬汤（《温病条辨》）

沙参三钱（9g）　　玉竹二钱（6g）　　生甘草一钱（3g）　　冬桑叶一钱五分（4.5g）　　麦冬三钱（9g）　　生扁豆一钱五分（4.5g）　　天花粉一钱五分（4.5g）

用法：水五杯，煮取二杯，每日服二次。

功用：甘寒生津，清养肺胃。

主治：燥伤肺胃或肺胃阴津不足，咽干口渴，或热，或干咳少痰。

3.滋肺生津汤（《镐京直指医方》）

北沙参四钱（12g）　　燕根三钱（9g）　　生玉竹四钱（12g）　　驴胶珠（蛤粉炒）三钱（9g）　　炙桑白皮二钱（6g）　　叭杏仁（去皮尖）三钱（9g）　　白茯神三钱（9g）　　川贝一钱五分（4.5g）　　野百合四钱（12g）　　炙紫菀三钱（9g）　　枇杷叶（去毛净炙）二钱（6g）

功用：养肺化痰。

主治：久嗽肺虚，痰白而多，阴亏者。

4.天门冬膏（《太平圣惠方》）

天冬（去心）二两（60g）　　麦冬（去心）二两（60g）　　款冬花一两（30g）　　贝母（煨微黄）一两（30g）　　紫菀（去苗土）一两（30g）　　白前一两（30g）　　生地黄汁五合　　杏仁（汤浸，去皮尖双仁，麸炒黄，研如膏）一两（30g）　　白蜜（五合，酥）二两

（60g）

用法：天冬等六味锉细，以水五大盏，煎至一大盏，去滓，纳地黄汁、杏仁膏、酥、蜜等于银锅中，以慢火煎成膏，盛于容器中。每日夜五七度，含一茶匙，咽津。

功用：养阴润肺，化痰止咳。

主治：咳嗽，肺脏壅热，咽喉闭塞，不得睡卧。

麦门冬汤、清肺益气汤、沙参麦冬汤、滋肺生津汤、天门冬膏五方均以养阴清热之品为主组方，具养血润肺之功，主治肺虚咳嗽证。麦门冬汤中配伍人参、甘草、粳米、大枣，益气补中，培土生金，主治气阴两伤之咳嗽肺痿；清肺益气汤配伍桔梗、紫菀、款冬花、贝母、苏子，降气化痰之功著，主治肺燥久咳证；沙参麦冬汤重用沙参、玉竹、麦冬、天花粉，重在滋阴润肺，主治燥伤肺胃或肺胃阴津不足证；滋肺生津汤伍以桑白皮、杏仁、紫菀、枇杷叶，润肺化痰，主治肺虚久嗽痰多证；天门冬膏重用天冬、麦冬、白蜜、油酥，且熬膏频服，重在润肺止咳，主治痰热壅肺证。

【文献摘要】

1.功用主治

火逆上气，咽喉不利，止逆下气者，麦门冬汤主之。（《金匮要略》）

2.方论选录

此胃中津液干枯，虚火上炎之证，治本之良法也。夫用降火之药，而火反升；用寒凉之药，而热转炽者，徒知与火热相争，未思及必不可得之数，不惟无益，而反害之。凡肺病有胃气则生，无胃气则死。胃气者，肺之母气也。《本草》有知母之名者，谓肺借其清凉，知清凉为肺之母也；有贝母之名者，谓肺借其豁痰，实豁痰为肺之母也。然屡施于火逆上气，咽喉不利之证，而屡不应，名不称矣。孰知仲景有此妙法，于麦冬、人参、甘草、粳米、大枣，大补中气，大生津液，此中增入半夏之辛温一味，其利咽下气，非半夏之功，实善用半夏之功，擅古今未有之奇矣。（《医门法律》）

麦门冬汤，从胃生津救燥，治虚火上气之方。《金匮》云：火逆上气，咽喉不利，止逆下气。按《素问·脉解》云：呕咳上气喘者，阴气在下，阳气在上，诸阳气浮，无所依从，故呕咳上气喘也。《五脏生成》云：咳逆上气，厥在胸中，过在手阳明、太阴。是则上气病在肺，下气病在大肠也明矣。盖金位之下，火气承之，非独肺也，大肠亦然。若徒以寒凉冷燥，止肺经火逆上气，而手阳明之下气未平，仍然胸中愤郁，闭塞呻吟，岂非大肠之燥传入于肺，而为息贲有音，上奔而不下也乎？仲景另辟门户，用人参、麦冬、甘草、粳米、大枣大生胃津，救金之母气，以化两经之燥，独复一味半夏之辛温，利咽止逆，通达三焦，则上气、下气皆得宁谧，彻土绸缪，诚为扼要之法。止逆下气，或注曰：止其逆则气下，是申明火上气，于理亦通。（《绛雪园古方选注》）

参、米、甘、枣四味，大建中气，大生津液，胃津上输于肺，肺清而火自平，肺调而气自顺。然未逆未上之火气，此固足以安之，而已逆已上之火气，又不可任其迟留也。故君麦冬以清火，佐半夏以利气。火气降，则津液生，津液生而火气自降，又并行而不悖也。

用治燥痰咳嗽，最为对症。以其润利肺胃，故亦治膈食。又有冲气上逆，挟痰血而干肺者，皆能治之。盖冲脉起于胞中，不通肝肾，实则丽于阳明，以输阳明之血，下入胞中。阳明之气顺，则冲气亦顺，胞中之血与水皆返其宅，而不上逆矣。此方与小柴胡合看更明，小柴胡是从胃中引冲气上行，使火不下郁之法；此方是从胃中降冲气下行，使火不上干之法。或去粳米加蜜，更滋润。（《血证论》）

此手太阴、足阳明之方也。夫肺与胃之气，皆以下行为顺，上行为逆，若肺胃阴伤，虚火内动，则气上逆矣。气上逆则痰涎随之，于是咽喉不利，所由来也。麦冬甘苦而寒，养肺胃之阴而降火，故以为君。然胃者肺之母也，为水谷之海，后天之源，凡人有胃则生，无胃则死，故人之生气出胃中，虽阴虚火逆，不可纯用甘寒润降之品，有伤生气。故以参、甘、枣、米等药，甘温润泽，益气生阴，补而不燥，用麦冬即可大补中气，大生津液。而以半夏辛温之品，参赞其间，可以利咽喉，散结气，行痰降逆，以之为臣。然后立方之功，益彰其大耳！（《成方便读》）

麦门冬汤以麦冬为君。因此证为肺胃之津液干枯，虚火上炎，若投苦寒降火之剂，反改燥金而火益升，用麦冬养胃家阴津润泽心肺，以通脉道，以下逆气，且协人参、甘草、粳米、大枣大补中气，以生津液。尤妙在半夏之辛以开胃行津，兼革麦冬滞腻之性。此证非纯在上焦，故以半夏降中焦之逆，俾咽中之气阻除。更以其既无表邪，亦不咳嗽，且肺胃之津液少，非用人参不可。粳米为益气止烦之品，夫咽喉不利，不可谓无烦，且胃液干枯者，中气必不足，法当益气，是以用之。唯其烦终近于上，故用量少耳。甘草生用能养胃阴，清咽中之火。大枣和中，生津液，补不足。夫如是，服后焉有水不升火不降者乎？（《金匮要略释义》）

【医案】

1.徐一四，肺痿，频吐涎沫，食物不下，并不渴饮，岂是实火！津液荡尽，二便日少。宗仲景甘药理胃，乃虚则补母，仍佐宣通脘间之扦格。人参，麦冬，熟半夏，生甘草，白粳米，南枣肉。（《临证指南医案》）

按：本案患者以频吐涎沫为主症，故诊为肺痿，以其不渴饮，二便日少而知绝非实火，乃肺津枯竭，脾胃气弱之证，故投麦冬门汤滋养肺胃，降逆下气。

2.唐忠明医案。李某，女，36岁，已婚，1982年4月8日初诊。患者水肿时起时消两年余，历医十数，用"开鬼门""洁净府""去菀陈莝"等法，服五苓散、五皮饮、真武汤、疏凿饮子等利水方药效果不著。经某医院检查化验，诊为"慢性肾炎"，予可的松、环磷酰胺、利尿合剂等治疗，其水肿仍时起时消。医患悉以为苦，遂商治于我处。查患者一身悉肿，目胞光亮，面白鲜明，两颧红赤，咽喉干燥不利，频频咳吐浊沫，舌体瘦小质红，乏津少苔，脉沉细略数。细揣此案，其病机演变与病证颇与《金匮》之肺痿相似，乃断为"水肿继发肺痿"（虚热型）。拟麦门冬汤加减治之。药用：麦冬30g，太子参20g，法半夏10g，淮山药（代粳米）20g，大枣12g，白芍20g，甘草10g。

二诊：上方服完十剂，小便量日渐增多，肿势已轻，浊沫大减，药已中病，遵岳美中教授"慢性病有方有守"之训，原方续服十剂。

三诊：服药已一月，水肿消尽，浊沫不吐，为巩固疗效，仍以养阴生津，健脾益肺之剂以善其后。随访五年，病未复发。

按语：《金匮》云"肺痿之病，从何得之？师曰：或从汗出，或从呕吐，或从消渴，小便利数，或从便难，又被快药下利，重亡津液，故得之"。又说："寸口脉数，其人咳，口中反有浊唾涎沫者何？师曰：为肺痿之病。"此水肿久服通利大小便之剂，故重亡津液无疑。吴瑭云："余见世人每遇浮肿，便与淡渗利小便之法，岂不畏津液消亡而成三消证，快利津液为肺痈肺痿证。"根据患者咳吐浊唾涎沫之主证，故断为水肿继发肺痿。此案的病机演变以阴津亏损、肺叶失濡为主，故用麦门冬汤加减以养阴润肺，培土生金。《神农本草经》载芍药有"利小便，益气"之功。与甘草相配有酸甘化阴之妙，如是阴津恢复、肺叶得润，脾能健运，阴生阳长，不利水而水肿自消矣。[国医论坛，1989（3）：23-24.]

3.权东园医案：王某，女，14岁，学生，1968年6月15日初诊。患脑膜炎，经西医治愈后，经常口吐涎沫不止，吃东西时尤著，且伴有性情急躁，易怒，舌淡红，苔薄白，脉平不数。据《伤寒论》中"大病差后，喜唾，久不了了，当以丸药温之，宜理中丸"之意，给以理中丸治之，效果不显。又据《金匮要略》"上焦有寒，其口多涎"之意，给以苓桂术甘汤治之，仍无效果。继欲用甘草干姜汤治之，因上述温补无效，遂按虚热肺痿，用麦门冬汤治疗。麦冬21g，党参9g，半夏9g，炙草6g，大枣4枚，粳米9g，水煎，三剂。服三剂后，初见疗效，口吐涎沫有所减少。上方加重半夏、麦冬之用量，最后半夏加至24g，麦冬加至60g，每日一剂，连服20余剂，病愈涎止。

按语：本案起于热病之后，热病虽愈，肺胃之阴伤而未复，渐成肺痿，肺不布津液于全身，致口吐涎沫不止。肺痿虚寒者为多，若用温补而无效时，当考虑是否有虚热。本案起于湿热病后，且有烦躁易怒之表现，无有寒象应考虑阴虚有热，尽管舌脉无病象，然经过一系列温补无效时，用麦冬治之当属必然，投之果效。本案因热象不明显，半夏用至24g亦不为过，且有60g麦冬相抑制，投之无妨。若燥热征象明显者，应控制半夏用量，毕竟温燥之品也。（古方新用，1981：63-64.）

4.许秀平医案：崔某，男，28岁。1981年3月5日初诊。患者7年来，每到立春后，清明前无故发生咳嗽，咽痒，持续40余日方告缓解，经中西药治疗罔效。今年立春后呛咳又作，日夜不休，咳甚则面红耳赤，涕泪俱出，背冷潮热，口干口苦，舌红苔黄，脉弦细。证属阴虚体弱，不能耐受阳气升发所致。予麦门冬汤去半夏主治。处方：西党参18g，炒麦冬12g，炙甘草5g，粳米一把，红枣5枚。服两剂咳大减，余症已除，守原方继进三剂，七年之痼疾竟获痊愈。随访至今，咳嗽未作。[江西中医药，1990（2）：23.]

按语：本案阴虚体弱，不耐春令阳升而致呛咳。法用阴柔养胃，不治咳而咳自愈。

5.吕某，男，35岁。患肺结核已多年，经常有咳嗽，肌肤消瘦，面色不荣，肢体乏力，舌苔薄而不润，脉微数略弦。党参12g，麦冬9g，法夏6g，粳米15g，茯神9g，大枣3枚，炙甘草3g，白蜜1杯。服两剂后，咳嗽明显减轻，咯痰亦较畅。守原方加减连服10多剂，

诸症均除。本方为麦门冬汤合琼玉膏加减而成，二方复合，可增强疗效。[浙江中医杂志，1960（2）：77.]

按语：肺痨与肺痿，其病虽异，然阴虚内热之病机相同，故均可用麦门冬汤治疗。琼玉膏组成：高丽参、生地黄、茯苓、白蜜。

6.王光晃医案：李某某，男，58岁，1976年1月26日初诊。曾因发热咳血在县医院住院月余，归故里调养二周，复发咳血而急诊就医。诊见：精神疲惫，面色不荣，形体羸瘦，气促咽干，咳唾痰血相兼，亦见纯血鲜红，纳谷不香，大便干燥，舌质红，苔薄黄，脉细数。证属阴虚火旺，肺络损伤。治宜滋阴降火，宁络止血。处方：西洋参、沙参、麦冬、桑白皮、黄芩、生地黄、山药、阿胶、甘草各10g，半夏5g，大枣5枚，七剂，水煎服。药后诊见精神好转，饮食增加，仍咳嗽气促，痰中带血，药已中病，以原方随证出入而治。月余后面色转红，咳血消失。诸恙悉退。嘱常服六君子丸，以善其后。[吉林中医药，1987（4）：24.]

按语：患者肺阴素虚，今瘥后失调，致使胃阴不足，虚火上逆刑金，肺络受损，血溢络外而咳血。由此可知，上述诸症虽主要表现在肺，实本源于胃。方拟麦门冬汤主之，养胃益气，生津充肺，以清降虚火，宁络止血。此谓"壮水之主，以制阳光"之举，故颇切医理，方证相宜，疗效亦佳。

养肺去痿汤《辨证录》

【组成】金银花三钱（9g）　　生甘草五钱（15g）　　生地黄二钱（6g）　　麦冬三钱（9g）　　紫菀五钱（15g）　　百部五分（1.5g）　　百合二钱（6g）　　款冬花三分（0.9g）　　天冬一钱（3g）　　贝母三分（0.9g）　　白薇三分（0.9g）

【用法】水煎服。

【功用】化痰解毒，润肺止咳。

【主治】痰壅咳嗽证。久嗽之后，肺受损伤，皮肤黄瘦，咽嗌嘶哑，自汗盗汗，卧眠不得，口吐稠痰，腥臭难闻，而毛悴色焦，嗽之时必忍气须臾，轻轻吐痰，始觉膈上不痛，否则必大痛不已，气息奄奄，舌红少苔，脉细无力。

【方解】本方所治之咳嗽乃由痰毒内壅，肺气不利而致。肺者，贮痰之器，若痰热内阻，肺失宣降，则久咳不止；毒邪留恋，伤损肺络，则口吐稠痰，腥臭难闻；久咳不愈，一者耗伤气血，而见黄瘦憔悴，咽嗌嘶哑，自汗盗汗，卧眠不得，二者伤损经脉，而见咳则胸痛，气息奄奄；舌红少苔，脉细无力皆为气阴两伤之征。治当化痰解毒，润肺止咳为法。

方中以麦冬、金银花共为君药，麦冬养阴润肺、清热生津；金银花清热解毒、消肿排脓，二者相伍，肺阴得复，痰毒得消。再臣以天冬、百合清热养阴、润肺化痰；白薇、生地黄清热凉血，解毒疗疮；生甘草清热解毒，培土生金，助君药祛邪扶正之力，共为臣药。又本证久咳伤肺，气机失常，故佐入止咳化痰之品：紫菀、款冬花润肺化痰，降气止咳；

百部润肺止咳，专治久咳；贝母润肺开郁，化痰止咳，与君臣相伍，标本兼顾。诸药相合，共奏化痰解毒，润肺止咳之功。

【配伍特点】解毒之中辅以滋润，化痰之中兼顾肺气。

【附方】

1. 紫苏子煎（《太平圣惠方》）

紫苏子（微炒）五合　　生地黄汁一升　　麦冬汁五合　　白前一两（30g）　　生姜汁二合　　贝母（煨微黄）一两（30g）　　人参（去芦头）一两（30g）　　白蜜一升　　杏仁（汤浸，去皮尖双仁，麸炒微黄，研如膏）五两（150g）　　紫菀（去苗土）二两（60g）　　五味子一两（30g）

用法：上六味为末，以诸药汁及杏仁膏等同入银锅中搅令匀，以慢火煎成膏，于不津器中盛。每服二茶匙，含化咽津，不拘时候。

功用：益气养阴、润肺化痰。

主治：阴虚咳嗽证。咳喘气急，咽干痰黏，乏力消瘦，自汗盗汗，食少纳呆，舌红少苔脉细数。原著主治："咳嗽喘急，形体虚羸，不思食饮。"

2. 紫菀散（《卫生宝鉴》）

人参（6g）　　紫菀（10g）　　知母（10g）　　贝母（10g）　　桔梗（6g）　　甘草（6g）　　五味子（6g）　　茯苓（15）　　阿胶（6g）（原著无剂量）

用法：上为粗末。加生姜，水煎服。

功用：润肺止嗽。

主治：咳嗽咳血，咳痰腥臭，汗多神疲，舌红少苔，脉虚细。原著主治："肺虚咳嗽，唾中有脓血及肺痿变痈者。"

养肺去痿汤、紫苏子煎、紫菀散三方均以滋阴养肺、调气化痰之品组方，可润肺化痰、止咳平喘，主治气阴两虚之久咳不愈。紫苏子煎与紫菀散二方均有人参、紫菀、贝母、五味子、生姜等，可益气养阴，化痰止咳，其中紫苏子煎又伍以生地黄汁、麦冬，滋阴清热之力强，主治阴虚咳嗽；紫菀散中则伍以阿胶、甘草，益气养阴之功著，善治肺痿变痈证；而养肺去痿汤中除养阴润肺，调气化痰之品外，又重用金银花、生甘草，清热解毒之力大，治疗痰毒内壅之咳嗽证。

【文献摘要】

功用主治：人有久嗽之后，肺受损伤，皮肤黄瘦，咽嗌嘶哑，自汗盗汗，卧眠不得，口吐稠痰，腥臭难闻，而毛色悴憔，嗽之时必忍气须臾，轻轻吐痰，始觉膈上不痛，否则必大痛不已，气息奄奄，全无振兴之状。人以为肺中生痈也，谁知是肺痿而生疮耳。（《辨证录》）

第四节　滋阴清热剂

滋阴清热剂适用于阴虚肺热的病证，临床常见干咳无痰，痰少而黏，痰中带血，咽喉干燥，潮热盗汗，五心烦热，舌干红少津，脉细数。常以天冬、麦冬、知母、生地黄、石膏、桑白皮等为主组成方剂。代表方如二冬清肺汤、清金散、天门冬丸、月华丸等。

二冬清肺汤《痘麻绀珠》

【组成】天冬（15g）　　麦冬（15g）　　知母（10g）　　贝母（10g）　　桔梗（6g）　　甘草（6g）　　杏霜（10g）　　牛蒡子（10g）　　熟石膏（15g）　　马兜铃（10g）

【用法】糯米一合，同为末，水煎服。（现代用法：水煎服）

【功用】滋阴清热，化痰止咳。

【主治】阴虚肺热之喘咳证。痘后毒流于肺，肺叶焦枯，咳而气喘，连声不住，胸高肩耸，口鼻出血，面色或青或白或赤。

【方解】本方所治之喘咳证，乃由痘毒之后，气阴已伤，余毒未清而致。肺为娇脏，与天气相通，痘毒自口鼻而入，中于肺络，伤损肺叶，煎熬气血。肺叶焦枯，痰浊内停，则咳嗽气喘；血络受损，则口鼻出血，痘后及咳久皆可耗气伤阴则见咳声不住，胸高肩耸，其证既有火毒内蕴，又有气血两虚，虚实夹杂则其面色多变，或青或白或赤。治当滋阴清热，化痰止咳为法。

方中君以甘寒滋润之天冬、麦冬，养阴润肺，清热化痰，肺阴得养，余毒得清则咳止喘停。再臣以甘寒之知母、熟石膏，助君药清热养阴之功而止咳喘。又因本证之喘咳尚有痰瘀内阻，肺气不利，当辅以化痰调气，故佐入贝母润肺化痰、散结止咳；桔梗解毒利咽、消肿散结；杏霜降气化痰；牛蒡子润肺利咽；马兜铃化痰止咳，升降气机，消痰散结，助君臣止咳平喘之力。再使以甘草、糯米补益中气，滋养肺阴，培土生金，治病求本。诸药相合，共奏滋阴清热，化痰止咳之功，于痘后流毒，邪恋正虚者尤宜。

【配伍特点】滋阴清热，升降结合；益肺补脾，培土生金。

【附方】

1.二冬汤（《古今医彻》）

天冬（去心）一钱半（4.5g）　　麦冬（去心）一钱（3g）　　款冬花一钱（3g）　　紫菀茸一钱（3g）　　桔梗一钱（3g）　　甘草三分（0.9g）　　广陈皮一钱（3g）　　川贝母一钱（3g）　　百合一钱（3g）　　马兜铃一钱（3g）　　阿胶一钱（3g）

用法：水煎服。

功用：养阴清热，止咳平喘。

主治：肺火而喘。

2.二母二冬汤（《症因脉治》）

知母（15g）　　贝母（15g）　　麦冬（15g）　　天冬（15g）（原著无用量）

功用：清养肺胃，润燥化痰。

主治：内伤噎膈，燥热咳喘，甚则烦满身肿，干咳虚烦，脉濡涩。

三方均以贝母、麦冬、天冬等益阴清热之品为主组方，具清热润肺之功。然二冬清肺汤又配伍知母、石膏、牛蒡子等，其清热益肺之力更强；二冬汤中重用款冬花、紫菀、陈皮等，降气止咳之功著；二母二冬汤只入知母一味，纯为清热养阴之品组方，药简力专。

【文献摘要】

功用主治：痘后毒流于肺，肺叶焦枯，咳而气喘，连声不住，胸高肩耸，口鼻出血，面色或青或白或赤。(《痘麻绀珠》)

清金散《何氏虚劳心传》

【组成】麦冬三钱(9g)　　天冬二钱(6g)　　白花百合(有血倍用)一两(30g)　　桑白皮(蜜炙)二钱(6g)　　地骨皮(内热甚加一钱)二钱(6g)　　薄荷一钱(3g)　　天花粉二钱(6g)　　茯苓二钱(6g)　　贝母(痰多痰红倍用)二钱(6g)　　枇杷叶(蜜炙，咳甚用)三大片　　薏苡仁(食少有血倍用)五钱(15g)

【用法】上加人乳、牛乳各一杯，煎成，加炼蜜或饴糖数匙，薄荷、贝母(研细)亦和匀其内，频频温服。

【功用】清热化痰，润肺止咳。

【主治】阴虚咳嗽证。久咳不止，或多痰，或干咳，或痰血红，或纯血，五心烦热，咽干口燥，舌红少苔，脉细数。

【方解】本方所治之咳嗽，为阴虚燥咳之证，其病因或为素体虚羸，肺阴不足，肺气不利；或为咳嗽日久，气阴两伤，肺失宣降。肺气不利故咳嗽；久咳损伤肺络，或耗气伤阴，或内热熏灼，皆可致血逸脉外，而见咳痰带血；五心烦热，咽干口燥，舌红少苔，脉细数皆为阴虚内热之象。治当清热化痰，润肺止咳。

方中重用百合为君，养阴润肺，除痰泄热，《纲目拾遗》谓其可"清痰火，补虚损"，邪正兼顾。又久咳不止，皆因正虚邪恋，故辅以麦冬、天冬，甘寒清润，助君药养肺阴之力；桑白皮、地骨皮，甘寒清解，增君药泻肺热之功，共为臣药。又以薄荷解毒利咽，透散郁热；枇杷叶降气化痰，润肺止咳，二者相合，调肺气，止咳嗽；天花粉、贝母化痰利咽、解毒润肺，以上四味共为佐药，助君臣扶正祛邪之力。又肺病多有脾虚，当常思"培土生金"之法，故再使以茯苓、薏苡仁健脾益气，祛湿化浊，增全方扶正祛邪之力。诸药合用，共奏清热化痰，润肺止咳之功。

【配伍特点】滋阴清热，升降结合；益肺补脾，培土生金。

【附方】

1.**凉肺汤**(《医宗必读》)

知母(去毛，炒)　　贝母　　天冬(去心)　　麦冬各一钱半(4.5g)　　黄芩　　橘红各一钱(3g)　　甘草五分(1.5g)　　桑白皮八分(2.4g)

用法：水一盅半，煎八分服。

功用：养阴清热、化痰止咳。

主治：肺劳实热，咳嗽喘急。

2.清热保金汤(《罗氏会约医镜》)

生地黄二钱（6g） 熟地黄三钱（9g） 麦冬一钱半（4.5g） 白芍一钱半（4.5g） 百合二钱（6g） 元参二钱（6g） 桔梗一钱（3g） 茯苓一钱五分（4.5g） 甘草一钱（3g） 沙参二钱（6g）

用法：水煎服。

养阴清热、润肺止咳。

主治：阴虚火炎。咳嗽吐衄，烦渴多热，脉与症俱有火。

三方均主以清热养阴之品组方，具润肺清热之功。然清金散伍以茯苓、贝母、天花粉等，化痰之力大；凉肺汤伍以黄芩、桑白皮等，清肺热之力强；清热保金汤伍以二地、沙参、玄参等，润肺之功著。

【文献摘要】

功用主治：阴虚咳嗽，或多痰，或干咳，或痰血红，或纯血。(《何氏虚劳心传》)

天门冬丸《太平圣惠方》

【组成】天冬（去心，焙）一两（30g） 百合三分（22.5g） 前胡（去芦头）三分（22.5g） 半夏（汤洗七遍，去滑）三分（22.5g） 贝母（煨微黄）三分（22.5g） 桔梗（去芦头）三分（22.5g） 桑根白皮（锉）三分（22.5g） 紫菀（去苗土）三分（22.5g） 汉防己三分（22.5g） 赤茯苓三分（22.5g） 杏仁（汤浸，去皮尖双仁，麸炒微黄，研如膏）三分（22.5g） 生干地黄三分（22.5g）

【用法】上为末，炼蜜为丸，如梧桐子大，每服二十丸，以生姜汤送下，一日三次。

【功用】养阴清肺，止咳化痰。

【主治】肺热喘咳证。喘促咳嗽，痰唾稠黏，甚者痰黄，口渴身热，舌苔薄黄，脉细数。

【方解】本证由邪热壅肺，灼伤肺阴所致。邪热内迫，蒸腾外越则身热不解；销烁津液则口渴咽干；扰乱气机则咳嗽气急；炼液为痰则痰唾黏稠；苔薄黄，脉细数亦为邪热伤阴之象。治疗当养阴清肺，止咳化痰为法。

重用天冬养阴清热，润肺生津；桑白皮泻肺平喘，止嗽清痰，二者清肺热，养肺阴，共为君药。再辅以百合、生地黄助君药养阴润肺，清热止咳之力；又本证喘咳痰稠较甚，故又入前胡、紫菀、贝母、半夏、杏仁降气化痰，润肺止咳；桔梗宣肺利咽，化痰散结，如此宣降相合，化痰止咳之力强，以上俱为臣药。再以汉防己、赤茯苓通腠理，利九窍，助桑白皮泻肺气，平喘咳之力，用为佐药。如此，诸药相合，共奏养阴清肺，止咳化痰之功。

【配伍特点】泻热润肺，凉而不遏；调气化痰，温而不燥。

【文献摘要】

功用主治：肺脏壅热，咳嗽，痰唾稠黏。(《太平圣惠方》)

秦艽扶羸汤 《杨氏家藏方》

【组成】 柴胡二钱(6g)　人参　鳖甲(炙)　秦艽　当归　地骨皮各一钱半(4.5g)　半夏　紫菀　甘草各一钱(3g)

【用法】 上㕮咀。每服五钱，水一盏，加生姜五片，乌梅、大枣各一枚，煎至八分，去滓，食后通口服。(现代用法：水煎服)

【功用】 透热止咳，益气养血。

【主治】 伏火咳嗽证。咳嗽喑哑，痰少而黏，寒热往来，潮热骨蒸，自汗盗汗，四肢怠惰，舌红少苔，脉细数。

【方解】 本证由久病不愈，气阴两虚，邪热内伏而致。久病正虚，抗邪无力而见咳嗽喑哑，痰少而黏；邪热内郁，时时外越，正气虽奋起抗争，然终究虚弱，不能持续，故见潮热骨蒸，发作有时，如寒热之往来；自汗盗汗，四肢怠惰亦为正虚之象，法当透热止咳，益气养血。

方中柴胡芳香苦平，清透郁热，达表散邪；秦艽苦辛，散湿通痹，退热除蒸，二药相合，表里同治，郁热得除，共为君药。鳖甲咸平，益阴除热，散结软坚；地骨皮甘寒，泻热凉血，透热外出，助君药清伏火，退骨蒸，用为臣药。再入辛温之半夏化痰散结，宣通阴阳；紫菀润肺下气，消痰止咳；人参、当归、姜、枣、草益气养血，扶正祛邪，培土生金，祛痰扶正兼顾；乌梅益阴生津，收敛肺气，与君臣相伍，散火敛阴相合，均为佐药。诸药相合，共奏透热止咳，益气养血之功。

【配伍特点】 清透结合以退热，攻补兼施而扶羸。

【文献摘要】

1.功用主治

肺痿，骨蒸成劳，或嗽，或寒，或热，声嘎不出，体虚自汗，四肢怠惰。(《玉机微义》)

2.方论选录

此手太阴、足少阳药也。柴胡、秦艽散表邪兼清里热，柴胡解肌热，秦艽退骨蒸；鳖甲、地骨皮滋阴血而退骨蒸，地骨皮凉血，退有汗骨蒸；参、草补气；当归和血；紫菀理痰嗽，润肺除痰；半夏发音声。肺属金，声之所从出也，有物实之，则金不鸣，燥湿除痰，则金清而声自开矣。有声嘶而哑者，是肺已损也，难治。表里交治，气血兼调，为扶羸良剂。(《医方集解》)

月华丸 《医学心悟》

【组成】 天冬(去心蒸)　麦冬(去心蒸)　生地黄(酒洗)　熟地黄(九蒸

晒） 山药乳（蒸） 百部（蒸） 沙参（蒸） 川贝（去心蒸） 真阿胶各一两（30g） 茯苓乳（蒸） 獭肝 广三七各五钱（15g）

【用法】用白菊花（去蒂）二两（60g），桑叶（经霜者）二两（60g）熬膏，将阿胶化入膏内和药，炼蜜为丸。每服一丸，嚼化，一日三次。

【功用】滋阴保肺，消痰止咳。

【主治】阴虚咳嗽证。久咳痰少，痰中带血，时有咳血，潮热盗汗，五心烦热，咽喉干燥，舌红少津，脉细数，以及痨瘵久嗽。

【方解】本方所治之咳嗽，乃由外感迁延失治或内伤久虚不复或痨虫蚀蚀肺叶，肺叶虚损，宣降失常而致。肺失宣降故久咳不已；肺叶伤损故痰少难咳，甚者痰中带血，时有咳血；病久邪热内蕴，气阴两伤，阴阳失衡，则潮热盗汗，五心烦热，咽喉干燥；舌红少津，脉细数亦为阴虚内热之象。治当滋阴保肺，消痰止咳。

方中麦冬、生地黄养阴润肺，清热除烦为君药；辅以熟地黄、天冬、沙参助君药滋阴保肺之力；獭肝、百部宁嗽杀虫，贝母润肺化痰，阿胶养血止血，三七化瘀止血，共为臣药。山药、茯苓健脾益气、培土生金；桑叶、菊花清热解毒、疏散郁热，标本兼顾，皆为佐使。全方配伍，共奏滋阴保肺，消痰止咳之效。

【配伍特点】益气养阴，脾肺兼顾；化瘀散热，攻补兼施。

【文献摘要】

1.功用主治

滋阴降火，消痰祛瘀，止咳定喘，保肺平肝，消风热，杀尸虫，此阴虚发咳之圣药也。（《医学心悟》）

若病势深沉，变为虚损，或尸虫入肺，喉痒而咳者，更佐以月华丸。（《医学心悟》）

2.方论选录

瘀血在经络脏腑之间。被风气变化。则生痨虫。气者。肾水之所化也。故气动即为湿。风者。肝阳之所生也。故风动即为热。湿蒸热煽。将瘀血变化为虫。是为痨虫。此犹之草腐为萤。谷飞为虫也。其辨法。面色乍赤乍白。乍青乍黄。唇口生疮。声嗄咽痒。烦梦不宁。遗精白浊。发焦舌燥。寒热盗汗。口出秽气。不知香味。喜见人过。常怀忿怒。梦见亡先。惊悸咳逆。或腹中有块。或脑后两边有小结核。或食豆而香。又用乳香熏其手背。帕覆手心。须臾。毛长至寸许。每日平旦精神尚好。日午向后。四肢微热。面无颜色。皆是痨虫之候也。月华丸主之。（《血证论》）

第五节　益气养阴剂

益气养阴剂，适用于气阴亏虚证。证见鼻燥口干，或喉痛声哑，虚烦不眠，小便短黄，大便干结，甚则骨蒸盗汗，手足心热，颧红颊赤，脉细数，舌红少苔或无苔等。常以滋阴药及补气药，如地黄、知母、龟板、麦冬、石斛、人参等为主组成方剂。代表方如生脉散、益气补肺汤等。

生脉散《医学启源》

【组成】人参五分（10g） 麦冬五分（15g） 五味子七粒（6g）

【用法】长流水煎，不拘时服。（现代用法：一剂三次，一日服完）

【功用】益气养阴，敛汗生脉。

【主治】气阴两虚证。①暑热汗多，耗气伤津。肢体倦怠，气短懒言，咽干口渴，脉虚细；②久咳伤肺，气阴两亏。气短自汗，呛咳少痰，口干舌燥，烦躁不眠，少苔或无苔，脉虚细数。

【方解】本方所治乃肺气虚馁，肺阴虚耗，气阴两虚之证。暑为阳邪，其性升散，易耗气伤津。气能载津，气虚腠理不固则汗出不止；气随汗泄，大汗出则气随津脱。肺主一身之气，久咳肺伤，则肺气日耗，肺阴减损。肺气虚则神疲体倦，气短懒言，脉道失充，表现为脉来虚弱。肺阴虚则肺失清润，表现为咽干舌燥，呛咳少痰。治当补肺益气，养阴生津。

方中人参甘温而不燥，大扶元气，用为君药；麦冬甘寒，养阴生津，润肺清热，与人参同用，共奏益气养阴之功；五味子酸温收涩，敛阴止汗，敛肺止咳，用为佐使。

【配伍特点】人参、麦冬、五味子三药配伍，一补一清一敛，既可复气阴之虚耗，又能固气津之外泄。

【附方】

1.**人参补肺饮**（《症因脉治》）

人参（9g） 麦冬（15g） 五味子（9g） 天冬（15g） 薏苡仁（15g） 黄芪（30g） 百合（15g） 炙甘草（12g）（原书无分量）

功用：补益脾肺，滋阴润燥。

主治：脾肺气虚证。气逆而喘，干咳少痰，或咳痰清稀，口燥咽干，少气懒言，舌淡，无苔或少苔，脉细弱。原著主治："肺经咳嗽，脉见迟细者。"

2.**五味子汤**（《类证活人书》）

人参一分（7.5g） 五味子半两（15g） 麦冬（去心）一分（7.5g） 杏仁（去皮尖）一分（7.5g） 橘皮（去白）一分（7.5g）

用法：上锉，如麻豆大。加生姜十片，枣子三枚，以水三大白盏，煎至一盏半，去滓，分二次服。

功用：补肺止咳。

主治：伤寒、痘疹、产后等见气虚喘促咳嗽，脉伏而厥者。原著主治："伤寒喘促，脉伏而厥。"

人参补肺饮与五味子汤均用人参、五味子、麦冬以益肺气，敛肺阴，润肺燥，同具补肺益气，平喘止咳之功。不同之处在于人参补肺饮方中合用黄芪、炙甘草益气和中，培土生金，使土旺金生，主治肺脾气虚所致的咳嗽气喘；五味子汤重用五味子以敛气生津，主治大病初愈，气耗津伤或久咳不愈之证。

【文献摘要】

1.功用主治

补肺中元气不足。(《医学启源》)

2.方论选录

此手太阴、少阴药也。肺主气，肺气旺则四脏之气皆旺，虚故脉绝短气也。人参甘温，大补肺气为君；麦冬止汗，润肺滋水，清心泻热为臣；五味子酸温，敛肺生津，收耗散之气为佐。盖心主脉，肺朝百脉，补肺清心，则气充而脉复，故曰生脉也。夏月炎暑，火旺克金，当以保肺为主，清晨服此，能益气而祛暑也。(《医方集解》)

气极者，正气少，邪气多，多喘少言，此方主之。肺主气，正气少，故少言；邪气多，故多喘。此小人道长，君子道消之象也。人参补肺气，麦冬清肺气，五味子敛肺气，一补、一清、一敛，养气之道毕矣。名曰生脉者，以脉得气则充，失气则弱，故名之。东垣云：夏月服生脉散，加黄芪、甘草，令人气力涌出。若东垣者，可以医气极矣。(《医方考》)

肺为娇脏，而朝百脉，主一身元气者也。形寒饮冷则伤肺，故伤寒有脉结代与脉微欲绝之危；暑热刑金伤肺，故伤热有脉来虚散之足虑。然伤寒是从前来者，为实邪，故虽脉不至，而可复可通；伤热是从所不胜来者，为贼邪，非先从滋化其源，挽回于未绝之前，则一绝而可复。此孙真人为之急培元气，而以生脉名方也。麦冬甘寒，清权衡治节之司；人参甘温，补后天营卫之本；五味子酸温，收先天天癸之原。三气通而三才立，水升火降，而合既济之理矣。仲景治伤寒有通脉、复脉二法。少阴病里寒外热，下利清谷，脉微欲绝者，制通脉四逆汤，温补以扶阳；厥阴病外寒内热，心动悸，脉结代者，制复脉汤，凉补以滋阴。同是伤寒，同是脉病，而寒热异治者，一挽坎阳之外亡，一清相火之内炽也。生脉散，本复脉立法，外无寒，故不用姜、桂之辛散；热伤无形之气，未伤有形之血，故不用地黄、阿胶、麻仁、大枣，且不令其泥膈而滞脉道也。心主脉而苦缓，急食酸以收之，故去甘草而加味矣。脉资始于肾，资生于胃，而会于肺。仲景二方重用甘草者，全赖中焦谷气，以通之复之，非有待于生也；此欲得下焦天癸之元气以生之，故不藉甘草之缓，必取资于五味子之酸矣。(《古今名医方论》)

夫肺主一身之气，为百脉所朝宗，肺气旺则脏腑之气皆旺，精自生而形自盛，脉自不绝矣。一受暑热之气，金受火弄，肺气被灼，则以上诸证叠出矣。然暑为夏月之正邪，人之元气充实者，原可不病，故邪之所凑，其气必虚。方中但以人参保肺气，麦冬保肺阴，五味子以敛其耗散，不治暑而单治其正，以暑为无形之邪，若暑中无湿，则不致留恋之患，毕竟又无大热，则清之又无可清，故保肺一法，即所以却暑耳。此又治邪少虚多，热伤元气之一法也，在夏月肺虚者，可以服之。(《成方便读》)

肺虚气耗，不能摄火，而热浮于外，故发热口干、自汗不止焉。人参大补。能回元气于无有，五味子酸收，能敛元津之耗散，麦冬润肺清心。名之曰生脉，乃补虚润燥，以生血脉也。俾血脉内充，则元津完固而魄汗自敛，血脉无不生，虚热无不敛藏矣。此扶元敛

液之剂，为气耗发热多汗之方。(《医略六书》)

凡曰散者，留药于胃，徐行其性也。脉者，主于心，而发原于肺。然脉中之气，所赖以生者，尤必资藉于肾阴。故《内经》言君火之下，阴精承之也。麦冬清肺经治节之司，五味子收先天癸水之原，人参引领麦冬、五味子都气于三焦，归于肺而朝百脉，犹天之云雾清，白露降，故曰生脉。(《绛雪园古方选注》)

【医案】

1.陆祖愚治陈元甫，七月间因构讼事，忍饥，食冷粥数碗，少顷即吐出。自此茶饮皆吐，头痛身热，咽喉不利，昏冒，口中常流痰液。医知为中暑，用冷香薷饮投之，随吐；又以井水调益元散投之，亦吐，昏沉益甚。脉之，阳部洪数无伦，阴部沉微无力。此邪在上焦，在上者因而越之，此宜涌吐者也。盖饥饿之时，胃中空虚，暑热之气，乘虚而入于胃，胃热极而以寒冷之水饮投之，冷热相反，所以水入即吐；即口中流涎，亦胃热上溢之故也。因用沸汤入盐少许，齑汁数匙，乘热灌之，至二三碗不吐，至一时许方大吐，水饮与痰涎同出，约盆许。即以生脉散投之，人事清爽，诸症顿减。(《续名类医案》)

按语：本案为典型的中暑所致气津两亏之证，宜益气养阴，敛汗生津，故投以生脉散。

2.张左。发热汗多，气短而喘，脉数而乱，舌红，暑热伤津耗气，肺金化源欲绝，肺为水之上源，肺虚不能下荫于肾，肾不纳气，肺主皮毛，肺伤则卫气失守，是以汗出甚多。经云：因于暑，汗、烦则喘喝是也。症势危笃，勉拟生脉散，益气生津，而清暑热。(《丁甘仁医案·风温案》)

按语：暑热耗伤肺之气阴，肺虚不能荫肾，肾不纳气，故气短而喘。发热、脉数为仍有暑热之象，仅用生脉散恐清热不足。尽管麦冬养阴且能清热，终不若石膏、知母，也不如西瓜翠衣、荷梗。拟生脉散，可能是症势危笃，急救气阴。

3.孙姓女。甫周岁。咳嗽多日。初延西医某治之无大效。后延中医某治之亦无效。因来求诊。予见其精神疲惫。面色淡白。舌红无苔。满舌俱破。有汗不热。乃虚症也。用生脉散加百合、元参、扁豆等作煎剂。初次仅用沙参。接服两剂。咳嗽大减。神气亦佳。惟夜间汗多。原方加黄芪一钱。浮小麦三钱。改用党参。又两剂。咳嗽亦减。舌破亦愈。其舌上亦并未用吹药也。(《丛桂草堂医案》)

按语：精神疲惫，有汗不热，舌红无苔，满舌俱破，乃气阴两虚证，疏生脉散加百合、元参、扁豆，后加黄芪、浮小麦，更增补气敛阴止汗之用，使汗止阴存气复，未用吹舌药，舌破亦愈，治其本也。

【医话】

1.古人治暑证，每用生脉散者，以其有保肺清金之能也。病躯加受暑邪，恙经六日，两进清暑益气，辅正涤邪，形倦肤干，热仍，心烦口渴，溲数便闭。张介宾云：干锅赤裂，润自何来，但加以水，则郁蒸畅然，而气化四达。宗玉女煎。早服玉女煎，薄暮复视，病势依然。暑邪留着，原难急驱。今日已服药两渣，末便再进，暂与荷蜜煎代茶。便通肤泽，往日早晨热缓，交午复甚，心内如焚，今午热势平和，无焦烦辗转之状，病躯治标，亦不得已。兹既势平，自当斟酌，无使过也。前药退松，昨午其热复甚，溲数口渴，心如煎熬，质虚恙重，况加反复，切虚更改。揣诸病情，得无心营胃液，为热灼伤，以致焦烦嘈杂者欤。宗阿胶鸡子黄汤法。(《程杏轩医案》)

2.孙文垣治张二官，发热头痛，口渴，大便秘结三日未行，脉洪大，曰：此阳明少阳二经之症。用大柴胡汤行三五次，所下皆黑粪，夜出臭汗。次日清爽，惟额上仍热(阳明部位)。用白虎汤加葛根、天花粉。因食粥太早，复发热咳嗽，口渴殊甚，且恶心(食复)。用小柴胡加枳实、山栀、麦芽。次日渴不可当(半夏、枳实、麦芽，皆能耗阳明津液)。改以白虎汤加麦冬、天花粉，外与辰砂益元散，以井水调服五钱，热始退，渴始定。不虞夜睡失盖，复受寒邪，天明又大发热，人事不知(复感)。急用小柴胡汤加升麻、葛根、前胡、薄荷。汗出热退，神思大瘁，四肢皆冷，语言懒倦且咳嗽，以生脉散加石斛、百合、大枣、白芍。服后咳嗽寻止，精神日加，饮食进而愈。(《续名医类案》)

保肺扶正汤《儿科要略》

【组成】北沙参　　人参　　白术　　黄芪　　麦冬　　川贝母　　法半夏　　旋覆花　　化橘红　　怀山药各二钱(6g)

【用法】水煎服。

【功用】益气养阴，清肺化痰。

【主治】久咳不愈，气阴两虚证。顿咳日久，短气而喘，咯痰不爽，咽痒或咽痛，口干口渴，苔薄黄，脉细数或虚数。

【方解】本方所治乃久经咳嗽不愈，肺气虚损，必致咳嗽不止，甚则咳逆上气，发为气喘。肺阴耗伤，则口干口渴，咽喉痒，阴虚生内热，炼液成痰，黏腻难咯，热灼咽喉，故咽痛。苔薄黄，脉细数皆为阴虚有热之症候。治当益气养阴，清肺化痰。

方中北沙参甘苦微寒，长于养阴清肺，祛痰止咳，而人参甘苦温平，善于大补元气而补脾肺。二药相伍，一清一补，同入肺经、脾经，故共为君药，以达养肺阴、补肺气之功。白术、黄芪均为甘温之品，助人参补虚益气；麦冬清热润燥之要药，合北沙参清肺生津，用为臣药。佐以川贝母清热润肺，法半夏、化橘红理气化痰，旋覆花降气消痰，怀山药补脾益气。诸药合用，共奏益气养阴，清肺化痰之功。

【配伍特点】一是集人参、白术、黄芪、怀山药等健脾补肺之品与北沙参、麦冬等养阴清肺于一方，清、补并进。二是配伍川贝、半夏、旋覆花、化橘红等化痰之药，虚实并治，标本兼顾。

【附方】

1.**保肺饮**(《简明医彀》)

人参　　麦冬　　薏苡仁　　百部　　黄芪　　桑白皮　　五味子　　当归　　芍药(酒炒)　　片黄芩　　百合各等分(6g)

用法：上加生姜，煎服。

功用：养阴清肺，化痰止咳。

主治：肺阴津伤，肺金衰弱证。久咳不止，气逆喘急，口渴，痰黏或痰中带血丝，或咯出鲜血，胸痛。原著主治："肺痿咳嗽，胸中隐痛，辟辟燥咳。"

2.补肺黄芪散（《太平圣惠方》）

黄芪（锉）一两（30g） 人参（去芦头）一两（30g） 茯神一两（30g） 麦冬（去心）一两（30g） 白术三分（22.5g） 五味子一两（30g） 桂心一两（30g） 熟干地黄一两（30g） 陈橘皮（汤浸去白瓤，焙）一两（30g） 当归（锉，微炒）三分（22.5g） 甘草（炙微赤，锉）半两（15g） 白芍药三分（22.5g） 牛膝（去苗）三分（22.5g）

用法：上为散。每服三钱，以水一中盏，加生姜半分，大枣三枚，煎至六分。去滓，不拘时候温服。

功用：补气养血，养阴安神。

主治：肺脾虚弱，气血亏虚证。气短咳喘，神疲困倦，失眠多梦，手足震颤，痞满纳呆，口淡。原著主治："肺脏气虚无力，手脚颤掉。吃食减少。"

保肺饮与补肺黄芪散方中均用人参、黄芪、麦冬，故有补肺健脾之功，皆可用治气虚咳嗽。但保肺饮中用桑白皮、黄芩、薏苡仁、百合等养阴清肺之品，加强清肺热的作用；补肺黄芪散中配伍大量滋阴补血之品，如熟地黄、当归、牛膝等，又有茯神、五味子等安神之品，故同时宜于气血亏虚而神志失宁者。

【文献摘要】

功用主治：治顿咳日久，气虚而咳不止者。咳久肺气耗散，不能收摄，加干姜、五味子各五分；脾虚泄泻加于术；肾虚泄泻加补骨脂；咳血去半夏。（《儿科要略》）

海藏紫菀散《内科纲要验方类编》

【组成】人参五分（1.5g） 紫菀 知母 贝母（去心） 桔梗 茯苓 真阿胶蛤粉（炒成珠）各一钱（3g） 五味子 炙甘草各三分（1g）

【用法】水煎服。

【功用】补肺益气，清肺止咳。

【主治】肺虚咳喘，痰热壅肺证。气逆喘咳，声音低怯，咳痰黄稠，或痰中带血，胸胁烦闷，食欲不振，四肢无力，脉浮虚，或日久成为肺痿。

【方解】本方所治乃久咳肺虚，肺气上逆则咳喘不止，肺气亏损则声音低怯。肺为水之上源，主通调水道，肺气虚则津液输布不利，水湿内停，聚液为痰，痰湿蕴而化热。痰热阻肺，则咳痰黄稠，胸胁烦闷，甚则伤及血络，则咳痰有血。肺虚日久，子病及母，则影响脾，运化失司，故表现为食欲不振，四肢无力，脉来浮虚。治宜补肺益气，清肺止咳。

方中紫菀苦温，归肺经，功擅温肺下气，消痰止咳；知母苦寒，归肺、胃经，长于清热泻火，滋阴润燥，二药相伍，既能下气平喘，亦能清肺止咳，共作本方君药。贝母、桔梗养阴润肺，清热化痰；茯苓渗湿健脾以绝生痰之源；阿胶滋阴润燥；蛤蚧纳气平喘，用为臣药。佐以人参补益肺脾，五味子敛肺生津，合茯苓补肺益气。甘草调和药性，用为使药。诸药合用，可使肺气渐盈，痰热渐清，共奏清补肺气，止咳消痰之功。

【配伍特点】一为补气养阴之品配伍清热肃肺之品，标本兼顾，虚实并治；二为寒温并用，故敛肺补气而不使痰热腻滞，清热化痰而不使肺气被伤。

【附方】

1.和肺引子（《痰火点雪》）

阿胶（炒珠）一钱（3g）　　人参五分（1.5g）　　麦冬（去心）一钱（3g）　　山药一钱（3g）　　贝母八分（2g）　　白茯苓一钱（3g）　　百合一钱（3g）　　杏仁（去皮、尖）八分（2.4g）　　甘草（炙）八分（2.4g）

用法：上九味作一剂，入黄蜡一块，水煎，食后服。

功用：养阴润燥，镇咳止血。

主治：肺脾两虚之咳血证。咽干口燥，鼻燥，咳血，少气懒言，舌红少苔，脉浮细数。原著主治："诸血后咳嗽多痰。"

2.门冬清肺饮（《内外伤辨惑论》）

紫菀茸一钱五分（4.5g）　　黄芪　　白芍药　　甘草各一钱（3g）　　人参（去芦）　　麦冬各五分（1.5g）　　当归身三分（1g）　　五味子三个（3g）

用法：上㕮咀，分作二服。每服水二盏，煎至一盏，去滓，食后温服。

功用：补气养阴，清肺生津。

主治：肺脾气虚，津伤咳血证。咳嗽气促，咳唾有血，语声低微，精神萎靡，食欲不振，舌淡少苔，脉细弱。原著主治："脾胃虚弱，气促气弱，精神短少，衄血吐血。"

和肺饮子与门冬清肺饮的主治皆为肺脾两虚之咳血证。和肺饮子中以养阴补气为主，主治为咳血轻证，而门冬清肺饮中当归、黄芪同用，暗含当归补血汤之方义，以达气血双补之功，故主治为咳血重证。

【文献摘要】

功用主治：润肺止咳，并治肺痿。（《内科纲要验方类编》）

天门冬丸《太平圣惠方》

【组成】天冬（去心，焙）一两半（45g）　　麦冬（去心，焙）一两半（45g）　　人参（去芦头）　　前胡（去芦头）　　桑白皮根（锉）各一两（30g）　　射干　　百合　　杏仁（汤浸，去皮尖双仁，麸炒微黄）　　五味子　　紫菀（去苗土）　　贝母（煨令微黄）　　甘草（炙微赤，锉）各三分（22.5g）

【用法】上为末，炼蜜为丸，如弹子大。每服以薄绵裹一丸，含化咽津，不拘时候。（现代用法：以上药物研成细粉，炼蜜为丸）

【功用】滋养肺阴，清热止咳。

【主治】燥热伤阴，肺热壅盛证。喘促咳嗽，口舌干燥，咽喉肿痛，心胸烦闷，舌红少苔，脉细数。

【方解】本方所治乃燥邪伤肺，阴虚火旺。肺为清虚之脏，外合皮毛，喜润恶燥，盖燥邪袭人，首先犯肺，故致燥伤肺津，肺失清肃，故喘促咳嗽，心胸烦闷。温燥灼液，阴虚则生内热，故口舌干燥，咽喉肿痛。舌红少苔及脉细数亦是阴虚有热的反映。治当滋阴润燥，清热止咳。

方中重用天冬、麦冬，二药均甘寒滋润，以达润肺燥、清虚火之效，是为君药。百合、贝母滋阴润肺化痰止咳，为臣药。前胡、紫菀、杏仁降气消痰、止咳平喘，射干、桑白皮清热利咽，以上诸药皆为清肺热、滋肺阴而设，为佐药。人参、五味子、炙甘草温中补肺，亦防止大量甘寒之品伤及脾胃，也为佐药。炙甘草调和诸药，为使药。诸药相配，共奏清热止咳、育阴生津之功。

【配伍特点】本方以甘寒之品为主，目的在于清热润燥，配伍温中补气之品，使全方不过于寒凉，药性平和。

【附方】

1.天门冬丸（《圣济总录》）

天冬（去心，焙）二两（60g）　　甘草（炙，锉）　　杏仁（汤浸，去皮尖双仁，炒）各一两（30g）　　人参三分（22.5g）　　贝母（去心，焙）　　五味子　　阿胶（炙令燥）　　桑根白皮（炙，锉）各半两（15g）

用法：上为末，炼蜜为丸，如鸡子大。每服一丸，食后、临卧温人参汤嚼下，含化咽津亦得。

功用：清肺化痰，润燥利咽。

主治：肺燥津伤，痰热壅肺证。胸胁烦疼，口唇干燥，咽喉肿痛，咳嗽声重，痰稠色黄，失眠不寐，舌红苔薄黄，脉数。原著主治："肺痿，咽干烦躁，痰壅咳嗽，小便赤涩，眠睡不安，喉咽肿痛。"

2.天门冬丸（《普济方》）

天冬（去心，焙）　　麦冬（去心，焙）　　紫菀（去土）　　百合　　贝母（去心，焙）　　桔梗（炒）　　人参　　生干地黄　　桂（去粗皮）　　甘草　　阿胶（炒至沸）　　杏仁（汤浸，去皮尖双仁，炒）　　陈橘皮（汤浸，去白）各三两（90g）

用法：上为末，煮糯米粉并黄蜡一两成粥，更入蜜再熬匀，和前药为丸，如樱桃大。每服一丸，同姜细嚼下，嗽时服。

功用：清热养阴，化痰止咳。

主治：肺燥阴伤，痰浊阻肺证。咳逆上气，咯痰不爽，痰色清稀，口干咽痒，心胸满闷，舌红苔白，脉细。原著主治："肺寒，外内合邪，咳嗽语声不出，口中如含霜雪，停饮寒痰，咽喉妨闷，状若梅核，噎塞不通，膈气痞气。"

此二方皆以天冬为主药，功用重在清燥润肺，主治肺燥伤阴之咳嗽。但《圣济总录》

天门冬丸主治素体阴虚，痰热壅肺证，故配伍贝母、桑白皮等清热泻火之药。而《普济方》天门冬丸主治痰浊阻肺证，并无明显肺热之象，重在养阴润燥，故加生地黄、阿胶等滋阴补血药。

【文献摘要】

功用主治：虚劳。肺热吐血，烦闷，咽喉不利。（《太平圣惠方》）

益气补肺汤 《医醇賸义》

【组成】 阿胶蛤粉（炒）二钱（6g）　五味子五分（1.5g）　地骨皮　天冬　麦冬　人参各二钱（6g）　百合三钱（9g）　贝母　茯苓各二钱（6g）　薏苡仁四钱（12g）

【用法】 加糯米一撮，煎汤代水饮。（现代用法：水煎服）

【功用】 清肺润燥，益气补肺。

【主治】 肺热津伤，气虚咳喘证。咳嗽喘促，口干口渴，咽喉肿痛，痰黏难咯，神疲倦怠，舌干红少苔，脉虚数或细数。

【方解】 本方所治之咳嗽咯痰，口干咽痛乃素体气虚，乃肺热津伤所致。燥热伤肺阴，耗肺气，肺失宣降则咳嗽喘促，气阴俱损则口干口渴，咽喉肿痛，手足心热。素体气虚，脾胃运化无力，一方面水谷精微生化不足，则神疲倦怠；另一方面津液输布不利则痰湿内停，故有痰浊阻肺，痰质黏稠。舌干红少苔，脉虚数或脉细数皆为燥热伤津，气阴亏虚之象。治当清肺润燥，益气补肺。

方中薏苡仁味甘淡微寒，入脾、肺经，既可健脾去湿，又能清热排痰，故重用为君药。以天冬、麦冬、百合为臣，养阴润肺助薏苡仁清肺润燥。佐以人参、茯苓培土生金，健脾以绝生痰之源；阿胶养血润燥；地骨皮、贝母清泻虚火；五味子敛肺生津。诸药相配，共奏气阴双补，清肺润燥之功。

【配伍特点】 本方用药以清热润燥为主，辅以健脾补气之品，主次井然，气阴同补。

【附方】

1.知母散（《杨氏家藏方》）

黄芪（蜜炙）一两（30g）　白芍药　生干地黄　黄芩　麦冬（去心）　人参（去芦头）　白茯苓（去皮）　桔梗（去芦头）　知母各三分（1g）　甘草（炙）半两（15g）

用法：上㕮咀。每服五钱，水二盏，入生姜三片，淡竹叶三十叶，小麦五十粒，同煎至一盏，去滓温服，不拘时候。

功用：补气止咳，清热除烦。原著功用："解劳除热，调顺荣卫。"

主治：肺气亏虚之咳血证。心胸烦热，口渴，咳嗽短气，咳唾有血，舌红苔薄黄，脉虚数。原著主治："虚劳，心肺有热，咳嗽唾脓血。"

2.壮气汤（《辨证录》）

人参三钱（9g）　麦冬一两（30g）　甘草三分（1g）　百合一两（30g）　贝母

三分（1g）

用法：水煎服。

功用：清肺润燥。

主治：肺津不足之咳嗽证。口干咽燥，咳嗽吐痰，心烦不寐，舌干红少苔，脉细数。原著主治："虚损，多言伤气，咳嗽吐痰，久则气怯，肺中生热，短气嗜卧，不进饮食，骨脊拘急，疼痛发酸，梦遗精滑，潮热出汗，脚膝无力。"

3.保肺扶脾汤（《儿科要略》）

黄芪　蛤粉　阿胶珠　百合　麦冬　潞党参　白术　茯苓各二钱（6g）　半夏　陈皮　川贝母　马兜铃各钱半（4.5g）　百部　紫菀各一钱（3g）

用法：清水煎服。

功用：和中补气，化痰止咳。

主治：肺脾两虚之咳喘证。久咳不愈，咳嗽痰多，短气懒言，面色无华，手足不温，食少便溏，舌淡嫩苔白，脉虚弱无力。原著主治："损咳嗽，痰时稀时浓，潮热往来，大便溏泄。"

此三方中均重用补益之品，主治皆为肺虚不足所致的咳嗽。不同之处在于知母散重用人参，主治肺气不足而兼有内热的咳血；壮气汤中以麦冬、百合二药为主，旨在清热润燥，主治肺阴虚损之咳嗽；保肺扶脾汤配伍大量气阴双补之品，佐以化痰止咳之药，主治脾肺两虚之咳喘。

【文献摘要】

功用主治：肺劳。肺气大虚，身热气短，口燥咽干，甚则咳嗽吐血。（《医醇賸义》）

第十一章　补肺健脾剂

凡以补肺健脾药为主组成，具有补中益气、健脾补肺、补中宁喘等作用，治疗脾肺不足的方剂，统称补肺健脾剂。本章方剂是根据《素问·阴阳应象大论》"形不足者，温之以气；精不足者，补之以味"的理论立法，属于"八法"中的"补法"。

人体肺气不足，有相当大的原因是脾气不足。饮食不慎伤及脾胃，导致湿热，寒湿，阻滞中焦，中气不运，水谷精微无法产生、输布，气化生无源，则肺气日渐衰少。或因久病劳伤，导致脾气不足，母病及子，肺气亦衰弱。

补肺健脾剂，适用于脾肺气虚证。症见食少，便溏，腹胀，少气，懒言，倦怠乏力，咳喘痰多，舌体胖大或有齿痕，舌淡苔白，脉细弱。常以补肺气止嗽，健脾益气的药，如人参、白术、甘草、扁豆、茯苓、款冬花、紫菀、五味子等为主组成方剂。代表方如补土保金汤、补肺宁嗽汤、补中汤、六君贝母汤等。

应用本类方剂注意以下事项。

1.辨清虚证实质，虚则补之，实则泻之。久病者多有虚实夹杂，诊治过程，需要分清，先补益还是先祛邪，还是攻补兼施。

2.补益脾肺之气时，可以适当配伍一些理气药，若久病，可以配伍补肾纳气药，若入血，需要运用入血的药物。

3.煎服方法，多为水煎服，慢性虚劳，久病者，可作散剂或丸剂。

补土保金汤《罗氏会约医镜》

【组成】人参　　白术　　茯苓各一钱半（4.5g）　　炙甘草　　麦冬　　贝母　　款冬花各一钱（3g）　　山药（炒）　　扁豆（炒）　　薏苡仁（炒）各二钱（6g）

【用法】生姜、大枣为引，水煎服。

【功用】补土生金。

【主治】产后肺脾气虚咳嗽。妇人产后，气短，咳嗽，吐白痰，倦怠无力，腹胀，便溏，舌淡红，苔薄白，脉细弱。

【方解】本方为妇人产后咳嗽而设。妇人产后，因气血两虚，导致正气不足，而易感受邪气，作咳嗽。脾气虚，见腹胀、便溏、倦怠乏力。脾气不足，则母病及子，肺气亦虚，症见气短，咳嗽，脉细弱。《神农本草经》云："人参，味甘，微寒。主补五脏，安精神，定魂魄。止惊悸，除邪气，明目。"方中人参大补五脏元气，补脾益肺，生津止咳，治妇人产后诸虚，则气短、咳嗽、倦怠无力等症状可除，故为君药。臣以白术，补脾益气，培土生金，则脾气旺肺气足；以山药，益气养阴，补肺脾肾之精；以扁豆燥湿健脾，运转中焦；以贝母、款冬花润肺下气，止咳祛痰。佐以茯苓、薏苡仁健脾利水，除痰之源；以麦冬润肺宁心，肺络得安。佐使以炙甘草，调和诸药，且补中益气。诸药合用，妇人产后咳嗽可止。

【配伍特点】脾肺同治，培土生金。

【附方】

补母止嗽汤（《辨证录》）

白术五钱（15g）　　茯苓五钱（15g）　　人参一钱（3g）　　陈皮三分（0.9g）　　甘草一钱（3g）　　苏子一钱（3g）　　半夏一钱（3g）　　桔梗二钱（6g）　　麦冬五钱（15g）　　紫菀一钱（3g）　　肉桂五分（1.5g）

用法：水煎服。

功用：补脾益肺，润肺宁喘。

主治：脾胃虚寒，肺气不足，邪留连于中脘而作嗽。咳吐痰涎，痰多清稀色白，脘腹痞满，食少，大便溏，饮食不化，四肢不温，畏寒怕冷，舌淡，脉虚弱。原著主治："脾胃虚寒不能生肺，邪留连于中脘而作嗽。"

补母止嗽汤与补土保金汤皆用人参、白术、茯苓、麦冬，都能健脾益气，培土生金。补母止嗽汤多半夏、陈皮、苏子、桔梗，降气化痰力更甚，且用肉桂温中焦脾胃，用于脾胃虚寒，肺气不足，咳痰甚者。补土保金汤更用山药、扁豆、薏苡仁，健脾之力更强。用于肺脾气虚甚者。

【文献摘要】

功用主治：产后咳嗽。（《罗氏会约医镜》）

补肺宁嗽汤《医略六书》

【组成】人参一钱半（4.5g）　　白术（炒）一钱半（4.5g）　　炙草六分（1.8g）　　半夏（制）一钱半（4.5g）　　陈皮一钱半（4.5g）　　葛根一钱半（4.5g）　　茯苓一钱半（4.5g）　　大枣三枚　　生姜三片

【用法】水煎，去滓温服。（现代服法：水煎服）

【主治】肺脾气虚，外感邪气证。倦怠乏力，语声低微，胸膈满闷，咳嗽咳痰，恶寒发热，脉弦浮者。

【方解】本方所治乃内伤脾肺，卫气不振，外邪侵袭所致。内伤脾肺，土不生金，肺脾气虚，脾虚不能运化水湿，肺虚不能布散津液，则咳嗽咳痰。痰涎壅盛，肺气不利，则胸膈满闷。倦怠乏力、语声低微乃气虚之象。气虚不能卫外，招致外邪侵袭，故恶寒发热。故治宜健脾补肺，理气化痰，兼解表邪。

方用人参补肺扶元气，补脾益中气，为君药。白术健脾燥湿，茯苓健脾渗湿，半夏燥湿化痰以止咳，陈皮理气燥湿化痰，共为臣药。葛根、生姜解散表邪，且葛根能升阳解肌，大枣配生姜能调和表里，调和脾胃，为佐药。炙甘草调和诸药，为使药。诸药合用使肺脾健旺，卫气充盛，邪气得解，则寒热自退，而痰化气平，咳嗽无不宁矣。

【配伍特点】肺脾同治，补散结合。

【附方】

补肺阿胶散(《太平圣惠方》)

阿胶(捣碎,炒令黄燥)一两(30g)   薯蓣一两(30g)   人参(去芦头)一两(30g)   五味子一两(30g)   麦冬(去心,焙)一两(30g)   干姜(炮裂,锉)半两(15g)   杏仁(汤浸,去皮、尖、双仁,麸炒微黄)三分(0.9g)   白术一两(30g)   桂心三分(0.9g)

用法:上为细散。每服一钱(3g),以粥饮调下,不拘时候。(现在用法:每次取细散3g,用稀粥调服)

功用:补肺益气。

主治:肺气虚弱,胸闷短气,咳声低微,乏力疲倦,舌淡红,苔白,脉细软无力。原著主治:"肺脏气虚,胸中短气,咳嗽声微,四肢少力。"

补肺宁嗽汤与补肺阿胶散主治都涉及肺虚咳嗽,都含有人参、白术。补肺宁嗽汤针对肺脾两虚,还配伍有茯苓、半夏、陈皮、葛根、生姜、大枣等以健脾补肺,理气化痰,肺脾同治。补肺阿胶散针对肺气虚兼有阴虚肺燥,还配伍有阿胶、山药、麦冬、五味子等以补肺益气,养阴润肺为主。

【文献摘要】

功用主治:内伤邪陷,寒热咳嗽,脉弦浮者。(《医略六书》)

补中汤 《罗氏会约医镜》

【组成】人参(少者,重用沙参)四钱(12g)   当归   蜜芪   白术各一钱半(4.5g)   炙草八分(2.4g)   陈皮八分(2.4g)   五味子十五粒(5g)

【用法】水煎服,生姜、大枣为引。

【功用】补脾益肺,纳气止喘。

【主治】脾肺气虚,气不归元证。症见短气而喘,声低,喘咳不止,面色萎白,舌淡苔白,脉无力。

【方解】本方为中气不足,引起的咳嗽不宁而设。中气不足,则升降失司,肺气不降,肾气无法归元,以至于气喘不止。故治宜补脾益肺,纳气止喘。方用人参大补肺脾肾之气为君,黄芪补益肺脾助君药为臣,白术健脾益气,合君臣药,补益中气。脾为肺之母,脾胃一虚,肺气先绝,故见气短、语声低微,今以四君子加黄芪,去茯苓之淡渗利湿,合乎"虚则补其母"之治法,使肺气生化有源,以当归养血,使血旺则气有所依附,且能主咳逆上气;五味子一则补肾以纳气,止咳平喘,固气于下源,一则能敛肺定喘,稍佐陈皮理气化痰,炙甘草调和诸药。诸药共奏补脾益肺,纳气平喘之功。

【配伍特点】肺脾肾并治,以补脾为主。

【附方】

1.阿胶散(《圣济总录》)

阿胶(炒令燥)   山芋   甘草(炙,锉)   人参   五味子(炒)   麦冬(去心,焙）各一两（30g）　　干姜（炮）半两（15g）　　杏仁（汤浸，去皮尖双仁，麸炒）　　白术（锉）　桂（去粗皮）各三分（22.5g）

用法：上为散。每服二钱（6g），粥饮调下，不拘时候。（现代用法：每次取6g细散，用稀粥调服）

功用：补肺益气，止咳宁喘。

主治：肺气虚弱，胸闷短气，咳声低微，乏力疲倦，舌淡红，苔白，脉细软无力。原著主治："肺脏气虚，胸中短气，咳嗽声微，四肢无力。"

2.加味四君子汤（《幼幼集成》）

人参　　漂白术　　白云苓各一钱（3g）　　粉甘草八分（2.4g）　　芽桔梗一钱（3g）　　大麦冬二钱（6g）　　黑栀仁一钱（3g）　　片黄芩一钱五分（4.5g）

用法：加灯心十茎，竹叶七片，水煎，热服。（现代服法：加灯心草10条，竹叶7片，水煎服）

功用：补脾清肺止咳。

主治：鼻有出血，口渴，心烦，口臭，纳差，大便黏，小便黄，舌红苔薄黄，脉虚数。原著主治："脾热传肺，虚火上炎，血从鼻出。"

3.健脾温中丸（《揣摩有得集》）

潞参二两（60g）　　白术（土炒）一两（30g）　　云苓一两（30g）　　炮姜五钱（15g）　　附子五钱（25g）　　橘红五钱（25g）　　杏仁（炒）一两（30g）　　法夏一两（30g）　　归身一两（30g）　　川芎（炒）五钱（25g）　　炙草五钱（25g）　　紫菀（炙）八钱（24g）　　上元桂五钱（25g）

用法：上为细末，炼蜜为丸，如梧桐子大。每服三钱（9g），每日早、晚开水送下。（现代服法：取药丸9g，早晚凉白开水送服）

功用：温中健脾。

主治：老人咳嗽或久病咳嗽，凉气入胃，怕吃生冷，遇风寒，吸凉气则咳者，脸色发白，口唇少色，大便溏，舌暗淡，苔薄白，脉无力。原著主治："年老天凉咳嗽，或久病气虚咳嗽，属脾胃虚寒者。"

此四方具有补脾益肺之效，补中汤补益肺脾肾，三脏同调；加味四君子汤，方用黑栀子、黄芩、灯芯、竹叶等治脾经虚火传于肺，所致鼻出血；健脾温中丸，方用炮姜、附子助元阳，治老人寒气侵袭肺胃，因老人命门火衰，故用炮姜、附子等温补肾阳。阿胶散除补益气阴之外，还用干姜、肉桂温补脾肺，实属阴阳并补之法。

【文献摘要】

功用主治：脾肺虚，而肾气不归元，以致气喘者。（《罗氏会约医镜》）

【医案】

柴某，女，5岁。咳嗽反复发作1年余，加重1周。1年来患儿每因寒热失调、天气变化而咳，甚则作喘，外院曾诊为"急性支气管肺炎"。刻诊见咳嗽阵作，入夜尤甚，咯痰不利，痰色白，食少纳呆，二便尚调。舌淡红，苔薄白，根腻，咽微红，脉沉。四诊合参，证属肺脾气虚之久咳。治宜培补中气为主，佐以宣肺化痰之品。方选黄芪、党参、白术、当归、半夏、陈皮、紫菀、麦芽各6g，升麻、柴胡、甘草各3g，枇杷叶9g。水煎分服，每日一剂。二诊时其母诉服药后当晚，咳嗽即明显减轻，效不更方，上方调服10余剂而愈。[王自立.甘肃中医，2005（10）.]

按语：久咳之人，一看虚，二看湿。虚中又当分气、阴之不同，对于气虚久咳不止者，遵循"损其肺者益其气"之经旨，治以培土生金之法，常以本方为主，酌加宣肺止咳之品而获效。

六君贝母丸《不知医必要》

【组成】党参（去芦，米炒）　　贝母（姜汁炒）　　半夏（制）各一两五钱（45g）　　茯苓一两二钱（36g）　　陈皮一两（30g）　　白术（净，炒）二两（60g）　　炙草五钱（15g）

【用法】用竹沥水一茶杯，老生姜汁半茶杯，与各药和匀，晒干后，再和竹沥、姜汁，二次晒干，研细末，炼蜜为丸，如绿豆大。每服三钱（9g），白汤送下。（现代用法：每次服用药丸9g，凉白开送服）

【功用】健脾补肺，化痰止咳。

【主治】脾肺气虚，痰浊阻肺证。咳嗽痰多，痰白清稀，痞满短气，或恶心呕吐，食少便溏，舌淡，苔薄白而腻，脉沉缓者。

【方解】本方所治乃脾肺气虚，痰浊阻肺所致。治宜健脾补肺，化痰止咳。方中人参补气健脾为君药。脾喜燥恶湿，故以白术健脾燥湿为臣药，参、术相合，健脾之力更宏。茯苓淡渗，健脾利湿；半夏燥湿化痰；陈皮理气健脾，三药合用，理气燥湿化痰；贝母清肺止咳祛痰，防诸药过于温燥伤及肺脏，共为佐药；甘草健脾和中，调和诸药为使。诸药合用，可预防素体脾肺不足，易咳嗽者，亦可治脾肺虚弱引起的咳嗽。

【配伍特点】以健脾益气、润肺止咳之品，配燥湿化痰之药，补泻兼施。

【附方】

1.**六君加味汤**（《不知医必要》）

党参（去芦，饭蒸）　　白术（净，炒）　　杏仁（杵）　　半夏（制）　　茯苓各一钱五分　　陈皮一钱　　炙草七分

用法：加生姜二片，红枣二个，水煎服。

功用：健脾补肺，祛痰止咳。

主治：外感咳嗽，日久不愈，母病及子，伤及脾气，咳牵扯腹部疼痛，痰白稍多，舌红苔稍腻，脉濡。原著主治："外感咳嗽，久服散药未愈者。"

2.**人参阿胶散**（《万氏女科》）

人参　　白术　　茯苓　　甘草（炙）　　苏叶　　阿胶　　桔梗各等分（10g）

用法：水煎，食后服。（现代用法：取等分适量，饭后，水煎服）

功用：健脾理气，养血止咳。

主治：妇人久咳不止，伤及肾气，胎动不安，阴道点滴出血，舌红少苔，脉细。原著主治："妊妇久嗽不已，谓之子嗽，引动其气，恐其堕胎。"

3. 人参五味子汤（《幼幼集成》）

铗人参一钱（3g）　漂白术一钱五分（4.5g）　白云苓一钱（3g）　北五味子五分（1.5g）　杭麦冬一钱（3g）　炙甘草八分（2.4g）

用法：加生姜三片，大枣三枚，水煎，温服。（现代服法：加生姜3片，大枣3枚，水煎服）

功用：健脾纳肾，补气止咳。

主治：久咳伤肾，久治不愈，动则气喘，面色少华，唇色发白，乏力。少气，舌淡红苔白，脉细无力。原著主治："久嗽脾虚，中气怯弱，面白唇白。"

此四方皆源于六君子之变方，六君贝母丸，在六君子基础上增贝母润肺养阴止咳。六君加味汤，用杏仁，润肺下气作用；增生姜、大枣，温补中焦，调畅营卫，适用于虚寒之咳嗽。人参阿胶散，加苏叶、桔梗宽胸理气，疏通肺气；加阿胶以滋养肺络，故适合治疗肺气虚衰、肺失滋养而后之肺气郁闭之证。人参五味子汤，用麦冬滋养肺胃，五味子纳气入肾，达金水相生之效。

【医案】

张某，男，45岁。10多年咳嗽痰多早晚较重，每届秋冬为甚。近时眠食欠佳，大便不实。屡经治疗，效果不大，经西医检查，透视化验均未发现结核病变，今就出差之便，来京就诊。舌苔薄白，脉缓弱。脾为生痰之源，肺为储痰之器，脾肺两虚，不能摄养，故咳嗽痰多，大便不实，多年不愈。治宜补肺健脾为主。百部6g，紫菀6g，茯苓10g，炙白前5g，炙化橘红6g，茯神10g，党参10g，白术10g，川贝母6g，北沙参6g，枇杷叶6g，炒杏仁6g，炙甘草3g，半夏曲10g，炒远志10g，南沙参6g。二诊：服药6剂，咳嗽大减，食眠亦均转佳，二便正常，前方加冬虫夏草10g。三诊：服5剂后，咳嗽基本停止，返里在即。嘱将前方剂量加5倍，炼蜜为丸，每丸重10g，每日早晚各服1丸，白开水送服，并嘱其加锻炼，防止外感。（《施今墨临床经验集》）

按语：肺司呼吸，其主皮毛，形如华盖，以覆脏腑。外感之邪，首先肺浊犯上而为嗽。内伤五脏六腑，影响及肺而为咳。外感之证，其来多暴。内伤证，其来多缓。外感之咳，实中有虚。内伤之咳，虚中有实。临床必须审其新久虚实而施治。

第十二章　补益肺肾剂

凡以补肺药与补肾药为主组成，具有补益肺肾作用，用于治疗肺肾同病病证的方剂，称作补益肺肾剂。本类方剂是根据"虚者补之""损者益之"以及"形不足者，温之以气；精不足者，补之以味"的理论立法，属于"八法"中的"补法"。

肺主气而司呼吸，肾藏精而主纳气。"肺为气之主，肾为气之根"（《景岳全书·杂证谟》），肺气久虚，肃降失司，与肾气不足，摄纳无权，往往互为影响终致肺肾气虚；肾阳为诸阳之根，能资助肺阳，共同温暖肺阴及肺津，肾阳不足，不能温煦，肺寒留饮，旧伤肾阳，导致肺肾阳虚；金为水之母，肺阴充足，下输于肾，使肾阴充盈，肾阴为诸阴之本，肾阴充盛，上滋于肺，使肺阴充足，肺阴不足与肾阴不足互为因果，最终导致肺肾阴虚；肾为五脏阴阳之本，故无论阴虚或阳虚，日久必定阴损及阳或阳损及阴，终致阴阳两虚。肺肾同病的病证临床可见有肺肾气虚、肺肾阳虚、肺肾阴虚、肺肾气阴两虚、阴阳两虚之不同，故补益肺肾剂分为益气补肾剂、温阳益气剂、润肺滋肾剂、益肺滋肾剂四类。

应用本类方剂应注意以下事项。

1.要辨清肺肾两虚的性质，即首先分清气、阴、阳究竟哪方面不足以及是否有气阴两虚、阴阳两虚的兼夹，予以补益。

2.要辨清虚实真假，《景岳全书》曰："至虚之病，反见盛势；大实之病，反有羸状。"真虚假实，误用攻伐，则虚者更虚；真实假虚，误用补益，则实者更实。临证勿犯虚虚实实之弊。

3.在用药过程中要注意脾胃功能。温阳益气药易于壅中滞气，滋阴药容易滋腻碍胃，应适当加入理气醒脾和胃之品，使补而不滞。

4.注意煎服法，本类方剂宜文火久煎；服药时间以空腹或饭前为佳。

第一节　益气补肾剂

益气补肾剂，适用于肺肾气虚证，临床常见久病咳喘，呼多吸少，动则尤甚，夜尿频数，自汗，舌淡苔白，脉沉弱等症。常用补气药如人参、太子参、黄芪、党参、山药、蛤蚧、紫河车等为主组成方剂。代表方如补肺散等。

补肺散《普济方》

【组成】桑白皮　熟地黄各二两（60g）　人参（去芦）　紫菀　黄芪　五味子各一两（30g）

【用法】上为细末，每服三钱，加四君子汤、秦艽、黄蜡，蜜少许，水煎，食后服。

【功用】补肺益肾，止咳平喘。

【主治】肺虚劳嗽。咳喘，声低气怯，盗汗自汗，偶有低热，舌淡苔薄白，脉虚。

【方解】本方证多由咳喘日久，肺肾气虚所致。肺气亏虚，宣肃失司，肾气亏虚，摄纳失能，致使肃降无权，肺气上逆，则发咳喘；但因肺肾气虚，故咳声低沉；肺合皮毛，肺气亏虚，开阖失司，卫表不固，故自汗盗汗；舌淡苔薄白，脉虚弱皆为肺肾气虚之佐证。治宜滋补肺肾之气，兼以养阴敛肺平喘。

方中人参大补元气，双补肺肾之气，最切病机，用以为君。黄芪一可助人参益气补益肺肾，二可益卫固表，兼顾盗汗自汗；熟地黄补益肾精，金水相生，肺肾双补，二者共为臣药。桑白皮、紫菀肃肺止咳；五味子既可敛肺止咳，又能敛阴止汗；茯苓、白术益气健脾以培土生金；秦艽兼清虚热，以上俱为佐药。甘草调和诸药，兼助止咳化痰，为佐使药。

【配伍特点】本方标本兼顾，但以补益治本为主；上下肺肾同治，但以治肺为主。

【附方】

补肺散（《云岐子保命集》）

人参一两（30g）　　五味子五钱（15g）　　桑白皮二两（60g）　　款冬花五钱（15g）　　蛤蚧一对（30g）

用法：上为细末，沸汤调服。

功用：补益肺肾，止咳平喘。

主治：伤寒汗下后，喘咳不止，恐传肺痿。

两方均治肺肾气虚之咳嗽，但《普济方》之补肺散重在补益肺肾之气，止咳化痰平喘力弱，适用于咳嗽日久，肺肾气虚明显，而咳喘不甚者；而后者补虚与止咳平喘并重，适用于气虚不显，而咳喘较甚者。

【文献摘要】

1.功用主治

劳嗽。（《普济方》）

2.方论选录

参、芪脾胃药也，肺虚而益脾胃，乃虚则补其母也；地黄滋肾药也，肺虚而益肾，恐其失养而盗气于母也；五味子酸收药也，咳多必失气，故用酸以收之；紫菀凉肺中之血；桑白皮清肺中之气，所谓随其实而泻之。益其所利，去其所害，则肺受益，故曰补肺。（《医方考》）

此手太阴、足少阴药也。肺虚而用参、芪者，脾为肺母，气为水母也。用熟地黄者，肾为肺子，子虚必盗母气以自养，故用肾药先滋其水，且熟地黄亦化痰之妙品也。咳则气伤，五味子酸温，能敛肺气，咳由火盛，桑白皮甘寒，能泻肺火，紫菀辛能润肺，温能补虚，合之而名曰补肺，盖金旺水生，咳嗽自止矣。（《医方集解》）

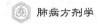

蛤蚧汤《圣济总录》

【组成】蛤蚧（酒浸，酥炙）　知母（焙）　贝母（炮）　鹿角胶（炙令燥）　甘草（炙，锉）　杏仁（汤浸，去皮尖双仁，炒）　人参　葛根（锉）　桑根白皮（炙，锉）　枇杷叶（去毛，炙）各一两（30g）

【用法】上为粗末，每服三钱匕，水一盏半，煎至八分，去滓温服，不拘时候。

【功用】益气清肺，止咳平喘。

【主治】久咳气喘，肺肾两虚，痰稠色黄，或咯吐脓血，胸中烦热，身体日渐消瘦，或日久发展为肺痿，舌红苔黄，脉虚。

【方解】本方证为肺肾气虚，痰热内蕴，肺失宣肃所致。肺虚宣肃无权，肾虚摄纳失能，加以痰热蕴肺，故咳喘咯痰黄稠，胸中烦热；甚则损伤血络，以致咯吐脓血；日久累及气血生成，故身体日渐消瘦，甚则发为肺痿。治宜补肺益肾，以固其本；清热化痰，止咳定喘，以治其标。方中蛤蚧咸平，补肺益肾，止咳定喘，标本兼顾，用以为君；人参大补元气，鹿角胶滋阴补肾，助君药补益肺肾，共为臣药。佐以杏仁、桑白皮肃降肺气，以定喘咳；知母、葛根、贝母、枇杷叶清热润肺，化痰止咳。甘草调和诸药为使。诸药合用，补益肺肾，清热化痰，止咳定喘，标本兼顾。

【配伍特点】方中蛤蚧、人参、鹿角胶补益肺肾以治本，知母、葛根、贝母、桑白皮、枇杷叶、杏仁清肺化痰定喘以治标，合而用之，标本兼顾，补中有泻，寒热并用。

【文献摘要】

功用主治：治咳嗽咯脓血，蛤蚧汤方。（《圣济总录》）

观音人参胡桃汤《是斋百一选方》

【组成】新罗人参一寸许　胡桃肉（去壳，不剥皮）一个

【用法】水煎服。

【功用】补肺肾，定喘嗽。

【主治】肺肾两虚，气促痰喘。症见咳喘气促，动则尤甚，甚则气促不能平卧，体倦乏力，精神萎靡，舌淡苔白，脉沉弱。

【方解】本方证为肺肾虚甚，不能敛藏所致。肾虚不能沉摄纳气，肺虚不能敛肃肺气，故见咳喘气促，动则尤甚，甚则不能平卧。气虚极甚，故体倦乏力，精神萎靡，脉象沉弱。治宜大补肺肾，纳气定喘。

方中人参大补肺肾之气，使肺肾之气充足，则敛纳之能复常；胡桃肉既可温肾纳气，又能敛肺定喘，并可兼以化痰止咳平喘。二者合用，可使肺肾之气得补，摄纳正常，则咳喘可定。

【配伍特点】方中人参、胡桃肉相须配伍，大补肺肾，药少力专以扶危救急。

【文献摘要】

1. 功用主治

痰喘。(《是斋百一选方》)

2. 方论选录

胡桃可解膈内之痰饮，膈间痰化而嗽止声清；连皮能收肺经耗散之气，连隔能通命门之火。(《古方选注》)

【医案】

王某，男，62岁，1990年5月22日诊。素病痰饮，多服真武、苓桂术甘之剂取效。此次咳嗽已月余，遍服上述方乏效。诊时咳嗽喘息，咳甚于巳时，痰色黑味咸，面唇无华，舌淡苔少，脉细弱。宜人参胡桃汤加味：生晒参10g，胡桃肉6枚，熟地黄40g，菟丝子20g，法半夏6g。水煎服，1剂咳减，3剂喘息平，痰少色白无味。再服5剂，诸症悉平。随访2年未复发。

按语：仲景曰："病痰饮者，当以温药和之。"该例素病痰饮，过服温化之剂，致肾水亏虚，肾不纳气。巳乃脾主时，此时咳甚非邪实于脾，即肾水之亏（土旺克水）。参合痰之色味断为肾水亏虚之证。王孟英有治肾亏虚之咸痰重用熟地黄之议，故以人参胡桃纳肾气，重用熟地黄，菟丝子滋肾水，少加半夏除肾浊而化痰。[王延凡.依时辨治久咳的体会.四川中医，1994（3）：32-33.]

参芪补肺汤《医学入门》

【组成】人参　黄芪　白术　茯苓　陈皮　当归　山茱萸　山药　五味子　麦冬　甘草各五分（1.5g）　熟地黄一钱半（4.5g）　牡丹皮一钱（3g）

【用法】姜煎服。(现代用法：水煎服)

【功用】补肺气，滋肾水。

【主治】肺痈见肺气亏虚，肾水不足症。症见咳喘短气，咯吐脓痰，或唾脓血，发热作渴，小便短涩。舌红，脉细数或虚数。

【方解】本方证乃因肺痈日久，致使肺之气阴两虚，并累及肾水，致使虚热内生，灼津生痰，故见咯吐黄脓痰，热甚则灼伤血络，而见咯吐脓血，发热作渴；脓痰内阻，气虚失摄，则咳喘短气；肾阴亏虚，气化失司，则见小便短涩；舌红，脉细数为肺肾阴虚之佐证。故治应上补肺之气阴，下滋肾水。

方中人参、黄芪大补肺肾之气，补肺肾之气以复摄纳，共为君药。麦冬滋肺阴，清肺热，熟地黄填精补，滋肾阴，并用为臣。白术、茯苓、山药健脾益气，使脾气健旺则气阴生化有源；当归、山茱萸养肝血以滋肾阴；五味子收敛肺之气阴，防其耗散；牡丹皮一可助麦冬清泻肺热，又可防诸甘温之品助热之虞；在大队滋补之品中配伍理气健脾之陈皮，一可化痰止咳，二可调理脾气，使诸药补而不滞，共为佐药。甘草调和药性，兼以止咳化痰平喘，为佐使药。

【配伍特点】本方由四君子汤、生脉散合六味地黄丸加减而成，气阴双补、肺肾并重，补敛同用，寒热共剂。

【文献摘要】

1.功用主治

肺痈肾水不足，虚火上炎，咳吐脓血，发热作渴，小便不调。(《医学入门》)

2.方论选录

《外科枢要》："咳嗽胸胀者，葶苈大枣泻肺汤。咳脓腥浊者，桔梗汤；咳喘短气，或小便短少者，佐以参芪补肺汤。"

安气汤《简明医彀》

【组成】人参五分(1.5g)　　五味子九分(2.7g)　　麦冬　　酸枣仁(炒，研)　　山药　　茯苓　　阿胶各一钱(3g)

【用法】水煎服，阿胶烊化。

【功用】补气养阴，益肾纳气。

【主治】肾虚失纳，气不归元之喘。症见咳喘气促，呼多吸少，动则喘甚而汗出，颜面浮肿，脉细无力或虚浮无根。

【方解】本方证由肺肾亏虚，摄纳失常所致。肺肾气虚，肺气不收，肾气不纳，故见咳喘，呼多吸少，动则尤甚；肾主水，肺主通调水道，肺肾气虚日甚，则影响水液代谢，外溢肌肤，则见颜面甚或四肢水肿。故治应补气养阴，益肾纳气。

方中人参补肺肾之气以复摄纳，为君药。麦冬、阿胶润肺止咳，滋补肺肾之阴，并用为臣。茯苓、山药健脾益气，助人参补气；五味子、酸枣仁酸涩，收敛肺之气阴，防其耗散，共用为佐。

【配伍特点】本方由生脉散加味而成，气阴双补、补敛并重，诚为气阴亏虚之良剂。

【文献摘要】

功用主治：安气汤治弱人肾虚，不能纳气，气不归元而喘。(《简明医彀》)

第二节　温阳益气剂

温阳益气剂，适用于肺气不足，肾阳虚衰。症见咳喘无力，气短，动则益甚，声音低怯，神疲体倦，畏寒怕冷，四肢发凉，腰膝酸软，小便多，舌红苔薄，脉沉细无力。常以补肺益脾、温肾纳气药，如蛤蚧、钟乳石、熟地黄、五味子、白术、甘草等为主组成方剂。代表方如桂苓甘味合附子都气丸、纳肾通督丸、钟乳白石英丸等。

桂苓甘味合附子都气丸《丁甘仁医案》

【组成】桂枝八分(2.4g)　　云苓三钱(9g)　　炙甘草五分(1.5g)　　五味子五分

（1.5g） 生白术五钱（1.5g） 制半夏二钱（6g） 炙远志一钱（3g） 炒补骨脂五钱（1.5g） 熟附块五钱（1.5g） 怀山药三钱（9g） 大熟地黄（炒松）三钱（9g） 核桃肉二枚

【用法】上为细末，炼蜜为丸，如弹子大。每服一丸。（现代用法：以上12味，粉碎成细粉，过筛，混匀。取蜂蜜加入，混合成丸，干燥，即得。每服9g，每日1~2次，临睡前用糯米水或温开水送服，亦作汤剂，用量按原方比例酌情增减）

【功用】温化痰饮，摄纳肾气。

【主治】肺肾气阴两虚证。遇寒易喘咳不停，面唇发白，咳吐白色痰涎，气短，腰膝酸软，小便次数多，舌淡红苔薄，脉细无力。

【方解】本方为肺气不足兼肾阴不足，肾气不固者所设。方用桂枝辛温，温阳降逆，云苓之淡渗，以清肺化气利水，白术甘温，补脾益气，甘草和中，以地黄、山药补肾阴之不足，以补骨脂、制附子温补肾阳，制半夏降逆燥湿化痰，制远志豁痰开窍，五味子摄纳肾气，核桃仁温补肺气定喘。上药合用，温补肺肾，纳气于下元，喘咳自平。

【配伍特点】肺肾双补，纳气归根。

【附方】

1.白术散（《太平圣惠方》）

白术三分（22.5g） 紫菀（洗去苗土）半两（15g） 干姜（炮裂，锉）半两（15g） 人参（去芦头）三分（22.5g） 熟干地黄三分（22.5g） 桂心一两（30g） 五味子三分（22.5g） 甘草（炙微赤，锉）半两（15g） 黄明胶（捣碎，炒令黄燥）三分（22.5g） 白茯苓三分（22.5g）

用法：上为散。每服二钱（6g），以水一中盏，加大枣三个，糯米五十粒，煎至六分，去滓温服，不拘时候。（现代用法：每服取散6g，加大枣3个，糯米50粒，水煎服）

功用：温肺补气。

主治：咳嗽气短，遇冷加重，动则尤甚，舌淡红苔薄，脉稍紧。原著主治："肺气不足，胸中短气，咳嗽恶寒。"

2.加味保元汤（《医学集成》）

人参（6g） 黄芪（15g） 肉桂（6g） 杏仁（6g） 五味子（6g） 炙草（6g）

用法：现代服法，取上药等分，适量水煎服。

功用：补气纳气平喘。

主治：懒言，乏力，动则易喘，咳喘痰多，舌体胖大或有齿痕，舌淡苔白，脉细弱。原著主治："气虚作喘。"

桂苓甘味合附子都气丸、白术散、加味保元汤主治都涉及肺虚咳嗽，都含有五味子、炙甘草。桂苓甘味合附子都气丸偏于肺肾两虚证，配伍有桂枝、白术、云苓以温化痰饮，熟地黄、山药、核桃肉等以摄纳肾气，温补肺肾，全方治疗肺肾兼顾。白术散主治偏于肺气不足，胸中短气，配伍有人参、白术、桂心、茯苓、熟干地黄、紫菀、干姜等，功专温肺补气为主。加味保元汤主治偏于肾气不足，动则易喘，配伍有人参、黄芪、肉桂、杏仁等，以补肾纳气平喘为主。

【文献摘要】

功用主治：咳嗽气喘。(《丁甘仁医案》)

【医案】

制某，女，70多岁。余早年至富民县访友。友留宿，入寐，闻间壁咳声频频。经询问，方知夜咳者乃一年近七十之老妪，病已半载，屡治罔效。余即登门，予以诊治，其症咳多，甚于夜间，每卧即痰壅咳，以致难以入寐。咳时气短中气难接，痰有咸味，虽屡服化痰止咳之药，总难奏效。脉两寸俱大，两尺则微为水细欲绝。参其脉证，知此病不单在肺，肾亦病矣，乃肾虚不纳之候。处方：附子(先煎)30g，肉桂(研末、冲服)6g，熟地黄15g，山萸肉6g，怀山药15g，茯苓15g，牡丹皮9g，泽泻9g，炙麻黄根9g，五味子6g。上方仅服一剂，当晚咳即减半，知药已对证，令其再服五剂。并购金匮肾气丸常服，未及半个月而愈。(《李继昌医案》)

按语：本案老年患者久咳气短，甚于夜间，痰有咸味，尺脉微细，此肾虚不能纳气，水泛为痰故也，故用补肾纳气之法，以敛肺纳气平喘。

纳肾通督丸 《重订通俗伤寒论》

【组成】熟地黄(水煮)四两(120g) 归身 嫩毛鹿角 泽泻 姜半夏(炒黄)各一两五钱(45g) 茯苓 生白术(米泔浸，晒干) 羊脊骨(炙黄，打碎) 杏仁霜各三两(90g) 橘红(晒)一两(30g) 炙黑甘草五钱(15g) 熟附子七钱(21g) 怀牛膝一两四钱(42g) 生牡蛎(研细，水飞)二两(60g) 北细辛(晒)三钱(9g) 蛤蚧(去头足，炙为末)两对

【用法】上药以薏苡仁煮浆为丸。每服三钱(9g)，早晚空腹淡姜盐汤送下。(现代用法：上药用量酌情增减，用薏苡仁加水炼制成药丸，每服9g，早晚口服，姜淡盐水送服)

【功用】摄纳肾阳，温通督脉，疏刷肺气，开豁浊痰。

【主治】虚寒哮喘。咳痰不爽，咳痰带血，痰少色白，胸闷喘促，形寒肢冷，手足不温，舌淡苔白滑，脉沉细。

【方解】本方为虚寒咳嗽，肾气虚衰而设，方用蛤蚧一对，温肾纳气平喘，羊脊骨、鹿角温通督阳，使一身阳气可随督脉升发，三者皆为血肉有情之品，以动物血肉峻补人体渐衰之气血，是以同类相求，同气相应，共为君药。以熟地黄、附子、牛膝、生牡蛎、细辛、当归，共奏滋阴潜阳，双补肾阴肾阳，强筋骨，益精血之功，共为臣药。以杏仁润肺止咳下气；姜半夏、橘红燥湿化痰；茯苓健脾利湿；泽泻利水渗湿；生白术补气健脾，燥湿化痰，共为佐药。炙甘草温中补气，调和诸药为使药。诸药合用，理气化痰，温补脾肾，开豁浊痰。

【配伍特点】运用血肉有情，则精血速生，补肺益肾之效力倍增。

【附方】

通补肺督丸(《重订通俗伤寒论》)

生芪皮 杏仁霜 姜半夏各一两半(45g) 生於术(米泔水浸晒) 云

茯苓　　　羊脊骨（炙黄）　　　菟丝子（生晒）各三两（90g）　　　嫩毛鹿角（镑）二两（60g）　　桂枝木七钱（21g）　　　蜜炙麻黄　　　北细辛各三钱（9g）　　　广皮红一两（30g）　　　甘草（炙黑）五钱（20g）

用法：上为末，用生薏苡仁煮浆糊丸。每服三钱（9g）。（现代用法：上药用量酌情增减，用薏苡仁加水炼制成药丸，每服9g，早晚口服，姜淡盐水送服）

功用：温补肺肾，化痰平喘。

原著主治："伏饮久踞，阳衰浊泛，渐损及阴而致哮喘。症见上气郁闷，勉强咳出一二口痰，痰中稍杂以血点。"

纳肾通督丸与通补肺督丸都主治肺肾气虚哮喘，都含有羊脊骨、鹿角血肉有情之品，以及半夏、橘红、茯苓、杏仁霜、北细辛、炙甘草等燥湿化痰之品。纳肾通督丸还配伍有蛤蚧、熟附子、熟地黄、当归身、怀牛膝、生牡蛎、泽泻、生白术等双补肾阴肾阳、强筋骨、益精血之品，偏于温补肺肾，开豁浊痰；通补肺督丸还配伍有生黄芪、菟丝子、炙麻黄、桂枝等温阳化气之品，偏于温化痰饮，止咳平喘。

【文献摘要】

功用主治：虚寒哮喘，咳痰不出，上气郁闷，勉强咳出一二口，痰中稍杂以血点。（《重订通俗伤寒论》）

钟乳白石英丸《鸡峰普济方》

【组成】钟乳粉　　　白石英粉　　　鹿角胶　　　五味子　　　山药　　　麦冬　　　黄芪　　　干姜　　　熟地黄　　　人参　　　桂枝各一两（30g）　　　甘草半两（15g）

【用法】上为细末，炼蜜为丸，如梧桐子大。每服三十丸，空心米饮或酒送下。（现代用法：上药粉碎，炼蜜成丸，成梧桐子样大小，每服30丸，空腹用稀粥送服或酒送服）

【功用】温阳益气，补肺止咳。

【主治】肾阳不足，肺气虚寒证。咳嗽咳痰，气短喘促，形寒肢冷，食少、便溏，舌质淡，脉沉细。

【方解】本方为肾阳不足，肺气虚寒而设，故治以温阳益气，补肺止咳。方以钟乳粉，其状下行，温肺气、壮元阳、纳肾气；白石英，味甘、辛微温，补肾气、治咳逆；二药共为君药。以鹿角胶入足少阴肾、足厥阴肝，补肾益肝，敛精养血；五味子味酸涩，纳气平喘；山药入肺、脾、肾三经，有补肺健脾益肾之功，共为臣药。麦冬清心润肺，黄芪补脾肺之气固表；干姜有温经散寒，祛下焦寒湿；熟地黄补肝肾，益精髓；人参益元气，补五脏虚损；桂枝温肾降逆，共为佐药。甘草补中益气，调和诸药。上药合用，温阳益气，补肺止咳，主治素体虚寒甚，兼有肺气虚弱者。

【配伍特点】用矿类物质，重镇降逆，温补肺肾。

【附方】

1.钟乳补肺汤（《太平惠民和剂局方》）

钟乳（碎如米粒）　　　桑白皮　　　麦冬（去心）各三两（90g）　　　白石英（碎如米

粒）　　人参（去芦）　　五味子（拣）　　款冬花（去梗）　　肉桂（去粗皮）　　紫菀（洗去土）各二两（60g）

用法：上除白石英、钟乳外，同为粗末，与白石英等同拌令匀。每服四钱（12g），以水二盏，加生姜五片，大枣（擘破）一枚，粳米三十余粒，同煎至一盏，用绵滤去滓，食后温服。（现代用法：每次取上药粗末12g，加生姜5片，大枣1枚，大米30余粒，水煎服）

功用：温补肺肾，止咳平喘。

主治：肺气不足，咳则气喘，胸闷如窒，背部发冷，面唇发白，舌淡苔白，脉紧。原著主治："肺气不足，咳嗽上气，胸满上迫，喉咽闭塞，短气喘乏，连唾不已，寒从背起，口中如含霜雪，语无音声，甚者唾血腥臭，干呕心烦，耳闻风雨声，皮毛瘁，面色白。"

2.款冬花丸（《太平圣惠方》）

款冬花一两（30g）　　杏仁（汤浸，去皮尖双仁，麸炒微黄，研如膏）一两（30g）　　紫菀（去苗土）一两半（45g）　　蛤蚧（头尾全者，涂酥，慢火炙令黄，一对，柏叶）三分（0.9g）　　白石英（细研，水飞过）一两半（45g）　　人参（去芦头）三分（0.9g）　　甘草（炙微赤，锉）三两（90g）　　五味子三分（0.9g）　　白茯苓一两（30g）　　天冬（去心，焙）一两半（45g）　　鹿角胶（捣碎，炒令黄燥）二两（60g）　　干姜（炮裂，锉）半两（15g）　　桂心三分（0.9g）　　熟干地黄一两（30g）

用法：上为末，炼蜜为丸，如梧桐子大。每服二三十丸，粥饮送下，不拘时候。（现代用法：上药粉碎，炼蜜成丸，成梧桐子样大小，每服20~30丸，用稀粥送服）

功用：温补肺肾，纳气平喘。

原著主治："久咳嗽，气逆，眠睡不安，唾脓血，喘急，连年不愈。"

钟乳白石英丸、钟乳补肺汤两方一为丸剂，一为汤剂，都含有钟乳粉、白石英粉、人参、肉桂、麦冬、五味子，都具有温补肺肾，止咳平喘之功。钟乳白石英丸组成中还配伍鹿角胶、山药、黄芪、熟地黄、干姜等偏于温补之品，温阳益气力量较强；钟乳补肺汤还配伍桑白皮、款冬花、紫菀等偏于润肺降气止咳之品，温阳益气力量较弱。款冬花丸组成中除了与上述两方共有的白石英、人参、天冬、五味子外，主要配伍款冬花、杏仁、紫菀等润肺降逆化痰之品，以及蛤蚧、鹿角胶、熟地黄、桂心、干姜等温补之品，全方针对久咳，气逆之证重在温补肺肾，纳气平喘。

【文献摘要】

功用主治：肺虚咳嗽，背寒，食少泄泻。（《鸡峰普济方》）

第三节　润肺滋肾剂

润肺滋肾剂，适用于肺肾阴虚证，临床常见咳嗽痰少，或痰中带血，或声音嘶哑，腰膝酸软，头晕耳鸣，形体消瘦，口燥咽干，骨蒸潮热，盗汗，颧红，男子遗精，女子经少，舌红，少苔，脉细数等症。常用补阴药如熟地黄、生地黄、麦冬、阿胶、白芍、沙参、百合、石斛、玉竹等为主组成方剂。代表方如百合固金汤、保肺丸等。

百合固金汤《慎斋遗书》

【组成】熟地黄　　生地黄　　归身各三钱（9g）　　白芍（6g）　　甘草各一钱（3g）　　桔梗（6g）　　玄参各八分（3g）　　贝母（6g）　　麦冬（9g）　　百合各一钱半（12g）

【用法】水煎服。

【功用】滋养肺肾，止咳化痰。

【主治】肺肾阴亏，虚火上炎证。咳嗽气喘，痰中带血，咽喉燥痛，头晕目眩，午后潮热，舌红少苔，脉细数。

【方解】本方证由肺肾阴亏所致。肺乃肾之母，肺虚及肾，病久则肺肾阴虚，阴虚生内热，虚火上炎，肺失肃降，则咳嗽气喘；虚火煎灼津液，则咽喉燥痛、午后潮热，甚者灼伤肺络，以致痰中带血。治宜滋养肺肾之阴血，兼以清热化痰止咳，以图标本兼顾。方中百合甘苦微寒，滋阴清热，润肺止咳；生地黄、熟地黄并用，滋肾壮水，其中生地黄兼能凉血止血。三药相伍，为润肺滋肾，金水并补的常用组合，共为君药。麦冬甘寒，协百合以滋阴清热，润肺止咳；玄参咸寒，助二地滋阴壮水，以清虚火，兼利咽喉，共为臣药。当归治咳逆上气，伍白芍以养血和血；贝母清热润肺，化痰止咳，俱为佐药。桔梗宣肺利咽，化痰散结，并载药上行；生甘草清热泻火，调和诸药，共为佐使药。本方以百合润肺为主，服后可使阴血渐充、虚火自清、痰化咳止，以达固护肺阴之目的，故名"百合固金汤"。

【配伍特点】一为滋肾保肺，金水并调，尤以润肺止咳为主；二为滋养之中兼以凉血止血，宣肺化痰，标本兼顾但以治本为主。

【附方】

1.补肺阿胶汤（《小儿药证直诀》）

阿胶（麸炒）一两五钱（9g）　　牛蒡子（炒香）二钱五分（3g）　　甘草（炙）二钱五分（1.5g）　　马兜铃（焙）五钱（6g）　　杏仁（去皮尖）七个（6g）　　糯米（炒）一两（6g）

用法：上为细末，每服一二钱（6g），水煎，食后温服。

功用：养阴补肺，清热止血。

主治：小儿肺阴虚兼有热证。咳嗽气喘，咽喉干燥，喉中有声，或痰中带血，舌红少苔，脉细数。

2.安肺散（《辨证录》）

麦冬五钱（15g）　　桔梗二钱（6g）　　生地黄三钱（15g）　　白芍三钱（15g）　　茯苓三钱（15g）　　紫苏二钱（6g）　　款冬花一钱（3g）　　天冬三钱（15g）　　紫菀一钱（3g）　　黄芩三钱（15g）　　熟地黄三钱（15g）　　山茱萸二钱（6g）　　玄参五钱（25g）　　贝母五分（1.5g）

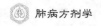

用法：水煎服。

功用：补肺气，滋肾水。

主治：人有日坐于围炉烈火之边，肺金受火之伤，以致汗出不止，久则元气大虚，口渴引饮，发热者。

3. **八宝饮**（《丹台玉案》）

白茯苓　桔梗　贝母　人参　北五味子　天冬　胡黄连　熟地黄各等分（9g）

用法：水煎，食后服。

主治：肺痈，咳嗽日久，痰腥臭，身热虚羸。

百合固金汤与补肺阿胶汤治证均有肺虚有热。但前者主治肺肾阴亏，虚火上炎之咳嗽痰血证，偏于滋肾养阴润肺，并能清热化痰；后者主治小儿肺阴虚兼有热咳嗽证，偏于补益肺阴，兼以清肺化痰宁嗽。

百合固金汤、安肺散、八宝饮均能治疗肺肾阴虚之证。安肺散滋补肺肾与化痰止咳之力较大。八宝饮滋补及止咳之力较小，能补益肺气、兼退虚热。

【文献摘要】

1. **功用主治**

手太阴肺病，因悲哀伤肺，背心、前胸、肺募间热，咳嗽咽痛，咯血恶寒，手大拇指循白肉际间上肩背，至胸前如火烙。（《周慎斋遗书》）

2. **方论选录**

此手太阴、足少阴药也。金不生水，火炎水干，故以二地助肾滋水退热为君，百合保肺安神，麦冬清热润燥，元参助二地以生水，贝母散肺郁而除痰，归、芍养血兼以平肝；甘、桔清金，成功上部。皆以甘寒培元清本，不欲以苦寒伤生发之气也。（《医方集解》）

肺为相傅之官，治节所从出，而居近心位，畏火之逼。然使肺金肃清，而五脏平和，则不畏火之克，而治节自能从容，气有所主，以无游散拂逆之病。肺之化虚，则治无节，而不能主气，气逆脉乱，此宜酸以收之。然肺本多气而少血，易失之燥，而或人之肾水亏失，相火上炎，金虽生水，而不足以胜火则肺劳。君火无畏，相火助之。合而上炎，则且愈受伤，是因肾之虚而反致肺之虚，肺已劳于用也。此方惟百合、芍药为补肺主药，而君以熟地黄则补肾滋水，佐以生地黄以壮水而制相火，而当归、元参又引水以上行，引血以归肝，麦冬、贝母、生甘草则上下其间，以通金水相生之路，又以桔梗泻肺之传闻邪，而降其逆气。盖主于制火，使不至刑金，而后助金以下生肾水，则其意亦归于固金而已。（《医林纂要探源》）

此方金水相生，又兼养血，治肺伤咽痛失血者最宜。李士材谓："清金之后，急宜顾母"，识解尤卓。予谓：咽痛一定，急当培土生金也。（《医方论》）

百合色白，其形象肺，故能独入金家，为保肺宁神、清金润燥之品。又肺肾为子母之脏，《医贯》所谓母藏子宫，子隐母胎，故水虚则金受火刑。地黄、玄参壮水之主，麦冬、

贝母清肺之烦，白芍平肝以保肺，当归引血以归经，甘、桔本为成方，可利咽喉而宣上部之结热也。（《成方便读》）

病症最苦者莫如痨。《脉经》注："脉数不治。"而未注明所以脉数，所以不可治之故。天一生水，天一奇数阳也，而生水则为阴矣。阴阳同宫，是一是二，解人当自分明。《难经》注"左肾以藏水，右肾以藏命门"，固为传写之讹；即方书谓"两肾一般无二样，中间一点是元阳，亦是隔膜之谈。盖阴生于阳，阳藏于阴，诚有分之而无可分者。人自地一声以来，有此水即隐此火，而穷通寿夭，皆决之于此。《入药镜》云（崔公希范着）："唯有水乡一味铅是也（乾坤交媾罢，破干为离，破坤为坎。铅为金丹之母，八石之祖，先天一点干金，走入坎水中，化而为铅。由于阳来，是为真火）。水足而火之藏于水中者，韬光匿采，而六脉得以平和；水虚而火之见于水中者。焕彩闪光，而六脉何能安静？水之包涵乎火，夫固有一滴之不可亏者。病而名痨，痨者，牢也，牢固难解之辞也。或曰取其劳苦、劳役、劳顿之义。吾则曰：劳字从火，相火一煽，君火随之而炽，二火争焰而痨焉。盖一勺之水，煎熬殆尽，火无所附丽，飞越于上。犯营则逼血妄行；克金则咳嗽不已；灼津液则饮食变为痰涎；蚀肌肉则形骸为之骨立。一身之内。纯是火为之猖獗，脉之所以数也；精竭神枯，脉之所以细而数也。夫性命之理，至为微妙。性藏于心，命藏于肾，命即指此火也。有水，火可以引之归元；无水火亦无所归宿（龙雷之火，潜于水中，得温暖则藏。水冷则火升，咽痛、唇裂、口渴、面赤，投以桂附，温其窟宅而招之；火自归乎原位。《本草》所以有能此引火归原之语，世医不察，概施之无水并邪火之症。人之死于非命者，无冤可诉。揆厥由来，祸肇于景岳、《医贯》、《薛氏医案》诸书，流毒二百余年。天心仁爱斯民，亦有悔祸之机，自《慎疾刍言》《医学汇参》书出，而吴越之风息。自如是，我闻唤醒世人书出，而燕赵之风息，惟荆楚何辜，此风犹自盛行），直至焰消灰尽，命亦于此尽失。其可治乎？其不可治乎？惟愿同学君子，遇症之自内出者，稍见脉过其止，即以醇静甘寒之品养之（百合、熟地黄、枇杷叶、梨汁、童便、麦冬、桑白皮、地骨皮之类。经验加味地黄汤：熟地黄、淮药、枣皮、泽泻、云苓、生地黄、麦冬、牡丹皮。百合固金汤：生地黄、熟地黄、百合、麦冬、芍药、秦归、贝母、元参、桔梗、甘草），无使至于数也，诚济世之慈航也。然则，问此火离乎本位，出没无端，隐显莫测，可确指其侨寓于何处乎？余应之曰：分明香在梅花上，寻到梅花香又无。（《三指禅》）

【医案】

杨某年近三旬。素有吐血病。遇劳则发。今年五月。因劳役愤怒。血症又作。吐血成碗。发热咳嗽。延医服药。始尚小效。继则大吐不止。服药不效。其戚王姓延予治。问其情形。每日上午四句钟时。即大吐血。咳嗽有痰。心烦口渴。欲饮冷水。自觉胸博烧热。心胸间喜以冷水浸手巾覆之。知饥能食。舌苔薄腻微黄。两手脉数不大。形容消瘦。予谓此暑热伏于肺胃。热迫血而妄行。欲止其血。当先降其热。热降则血安于其位。不治而自止矣。以玉女煎合清燥救肺汤为剂。生石膏四钱。桑叶一钱。干地黄四钱。阿胶三钱。贝母、麦冬、沙参各二钱。杏仁一钱。枇杷叶一片。服后觉凉爽异常。腹中雷鸣。心内空虚。

身热亦稍平。上午四时未吐。至午后始吐。咳嗽痰多。仍以原方加竹叶三钱。瓜蒌根二钱。枣仁、柏子仁各四钱。接服两剂。血几全止矣。惟精神疲惫。时出冷汗。脉息大无力。舌上无苔。乃热退而元气虚也。况吐血多日。亡血已多。安有不虚之理。易方用生脉散加黄芪、熟地黄、枸杞、枣仁、阿胶。接服两剂。汗渐少。能进粥两大碗。惟咳嗽痰中带血。嗽甚则亦或吐一二口。但迥非从前之汹涌耳。乃以百合固金汤合千金苇茎汤。出入调治。数日后能起床行走。饮食亦大进矣。遂以饮食滋补。兼服琼玉膏而瘳。(《丛桂草堂医案》)

按语：本案素有吐血，因劳役愤怒，加之暑热所伤复发。先以玉女煎合清燥救肺汤，清降火热，使火降血止。继以生脉散加味补其虚，最后用百合固金汤合千金苇茎汤，兼服琼玉膏，调其痰中带血，渐渐而愈。自始至终，勿忘养阴，合百合固金汤滋养肺肾之阴要意。

保肺丸《活人心统》

【组成】知母(去毛)一两(30g)　黄芩一两(30g)　天冬一两(30g)　五味子五分(2g)　紫菀七钱(21g)　贝母一两(30g)　真苏子(炒)二两(60g)　白茯苓一两(30g)　杏仁(炒，去皮尖)七分(2g)　桑白皮一两(30g)　生地黄五分(2g)　阿胶(炒)五分(2g)　人参三分(1g)　款冬花五分(2g)

【用法】上为末，炼蜜为丸，如梧桐子大。每服四十丸，白汤送下。(现代用法：蜜丸，每服9g，每日2服)

【功用】清热化痰止咳，补气养阴止血。

【主治】气阴两虚，痰热阻肺，耗血动血证。咳嗽久作，遇劳则甚，痰黄黏稠，时有咯血，伴见少气乏力，口干舌燥，夜间身热，舌红苔黄厚偏干，脉细数滑。

【方解】本方证由素体虚弱，再加劳逸损伤，致肺气、阴、血亏耗，又痰热互结，耗血动血，肺失宣降所致。虚损劳逸日久，气阴两虚，肺失宣肃，则咳嗽久作，遇劳则甚，少气乏力，口干舌燥，夜间身热；痰热互结于肺，则痰黄黏稠；痰热迫血妄行，则时有咯血；舌红苔黄厚偏干，脉细数滑是痰热内滞，伤阴耗血之象。宜清热化痰止咳，兼以补气养阴止血，以图标本兼顾。

方中用桑白皮、黄芩、知母清热泻火，共为君药，三药配伍清热泻火而无苦燥伤阴之弊。臣以紫菀、款冬、贝母、苏子润肺化痰止咳，与君药相伍痰热双清，使热无所依附，津液无所煎熬。佐以杏仁、五味子敛肺平喘止嗽，九药合用重在治标。续佐以人参、茯苓、天冬、生地黄、阿胶益气养阴止血治本。本方以治标为主，使痰热得以清化，肺无所伤；兼顾治本，使气阴血充补，肺有所养，共建保肺之功。

【配伍特点】重在清热化痰，敛肺定喘，兼顾补养气阴血，标本兼顾但以治标为主。

【附方】

1.加味二冬汤(《证治汇补》)

天冬　麦冬各一钱半　生地黄　熟地黄各二钱　款冬　桔梗　贝

母　紫菀　茯苓　甘草　沙参　瓜蒌霜各一钱

用法：水煎服。

功用：滋养肺肾，清热化痰。

主治：火热灼伤肺阴，肉腐成脓证。咳嗽时作，痰涎黄黏腥秽，口干舌燥，舌红苔黄，脉细滑数。原著主治："火盛水亏之咳嗽，痰涎腥秽，将成痈痿者。"

2. 归沫汤（《辨证录》）

熟地黄二两　　山萸肉　玄参各一两　　天冬　女贞子　生地黄　百合各三钱　　款冬花一钱

用法：水煎服。

功用：滋养肺肾，润肺化痰。

主治：肾水亏虚，阴虚火旺，肺金被灼。咳嗽不已，痰白多沫，日轻夜重，舌嫩红，脉细数。原著主治："肾热火沸，吐痰纯是白沫，咳嗽不已，日轻夜重。"

保肺丸、加味二冬汤和归沫汤三方均可治疗阴虚有热，痰浊阻肺证。保肺丸主治虚热较重，且与痰互结、耗气动血；在养阴化痰的基础上，兼清热补气止血。加味二冬汤更侧重主治实火灼肺，肉腐成脓，痰涎腥秽；力求通过壮水滋阴以降火，清热化痰以排脓。归沫汤更侧重主治阴虚火旺，煎熬肺阴，痰白多沫；重在滋补肺肾之阴。

【文献摘要】

功用主治：虚损劳嗽，咳血潮热。（《活人心统》）

二母固本丸《症因脉治》

【组成】川贝母（15g）　　知母（12g）　　天冬（12g）　　麦冬（12g）　　怀生地黄（9g）　　怀熟地黄（6g）　　人参（6g）（原方无用量）

【用法】蜜丸，每服9g，每日2服。

【功用】养阴清热，润燥化痰。

【主治】痰火伤肺，气阴两虚证。咳嗽喘逆，时咳时止，咳声连连，咯痰不爽，甚者痰不能出，伴见面部红赤，舌红苔燥，脉虚细数滑。

【方解】本方证由火热灼伤肺津，炼液为痰，煎熬气阴所致。火热灼伤肺阴，肺失宣肃，则咳嗽喘逆，时咳时止，咳声连连；火热炼液为痰，煎熬气阴，痰液稠浊，则咯痰不爽，甚者痰不能出。面部红赤，舌红苔燥，脉虚细数滑均为痰火伤肺，气阴两虚之象。火热灼肺，理应清热泻火，但现气阴已伤，再用苦寒，唯恐进一步损伤阴液，故治宜养阴清热，润燥化痰，以养、润为主。

方中川贝母，苦、甘、微寒，归肺、心经，清热化痰，润肺止咳；知母，苦、甘、寒，归肺、胃、肾，清热泻火，滋阴润燥，两药针对痰火伤肺，阴津耗损而设，贝母治痰，知母治火，共为君药。天冬、麦冬，甘寒，养阴润肺，滋而不腻，挽救耗伤之津液，共为臣药。生地黄、熟地黄、人参，养阴生津，填精益气，肺肾同补，金水相生，同为佐药。诸药合用，燥痰得化，火热得清，肺津得生，气阴双补，肺肾相滋，固本培元，则咳逆自止。

【配伍特点】痰火双治，清润并举；气阴同补，金水相生，固本培元。

【附方】

1.二地二冬汤（《医略六书》）

生地黄五钱（25g）　麦冬（去心）三钱（15g）　熟地黄五钱（25g）　天冬（去心）三钱（15g）

用法：水煎服。

功用：滋养肺肾。

主治：干咳无痰，虚烦不宁，舌红，少苔，脉虚数。原著主治："阴虚肺燥，干咳虚烦，脉虚数者。"

2.加味七味丸（《医门擥要》）

熟地黄八两（24g）　山茱萸四两（12g）　茯苓三两（9g）　怀山药四两（12g）　牡丹皮二两（6g）　泽泻二两（6g）　五味子一两（3g）　麦冬三两（9g）　肉桂一两（3g）

用法：水煎服。

功用：滋补肺肾，纳气平喘。

主治：咳喘短气，潮热盗汗，腰膝酸软，手足烦热，舌红，少苔，脉细数。原著主治："肺肾两虚证。咳嗽气喘，虚烦劳热，潮热盗汗，腰痛等。"

二母固本丸、二地二冬汤、加味七味丸三方均治疗阴虚喘咳，均补益肺肾，二母固本丸主治偏于痰火互结，其症状表现火热更胜，燥痰难咯，故用贝母、知母，清热化痰。二地二冬汤主治单纯阴虚，故在前方基础上减去二母，单用冬、地滋养肺肾之阴。加味七味丸主治肺肾阴虚基础上，又见肾不纳气之虚喘，病位偏于肾，故以六味地黄丸为基础，加用麦冬、五味子、肉桂，补益肾肺之阴同时，纳气平喘。

【文献摘要】

功用主治：养阴壮水，润肺生津。内伤燥痰，咳嗽喘逆，痰火上升，时咳时止，痰不能出，连咳不已，面赤气升。（《症因脉治》）

化丝汤《辨证录》

【组成】熟地黄一两（30g）　麦冬五钱（15g）　贝母一钱（3g）　玄参五钱（15g）　茯苓三钱（9g）　苏子一钱（3g）　地骨皮三钱（9g）　沙参三钱（9g）　荆芥（炒黑）一钱（3g）

【用法】水煎服。

【功用】滋阴降火，化痰止血。

【主治】阴虚火旺，炼液为痰，灼伤肺络证。咳嗽不已，夜间多发，多不能眠，咯痰质黏，痰中带血，血色鲜红如丝，舌嫩红，苔腻淡黄，脉细数略滑。

【方解】本方证由肾水亏虚，虚火上冲，灼伤肺金，炼液为痰，损伤血络所致。肾阴虚，虚火上冲，肺失宣肃，则咳嗽不已，夜间多发，多不能眠；火灼肺络，炼液为痰，则咯痰质黏，痰中带血，血色鲜红如丝；舌嫩红，苔腻淡黄，脉细数略滑为阴虚火旺，炼液为痰，灼伤肺络之象。实火当泻，虚火当补，治宜滋阴降火，化痰止血，标本兼顾。

方中重用熟地黄为君药，补肾填精，壮水之主以制阳光。麦冬、沙参润肺生津，期金可生水，金水相生；玄参、地骨皮清营凉血，玄参甘寒质润又可滋阴生津，地骨皮甘寒清泄又善清肺中之伏火，两药合用既可凉血止血，又可助君药滋阴清降虚火，四药共为臣药。贝母、苏子清热下气、润肺化痰，消除已成之痰；茯苓健脾渗湿，杜绝生痰之源；荆芥穗炒黑入血分，收涩止血，上四药共为佐药。诸药合用，以补养肺肾，滋阴降火，清营凉血为主，兼顾润肺化痰，收涩止血，标本兼顾，治本为主。

【配伍特点】①金水相生，补水为主，滋阴降火以治本；②清营凉血、润肺化痰，收涩止血以治标。

【文献摘要】

1.功用主治

肾中之火上冲咽喉，心火相刑肺金，痰中吐血如血丝，日间则少，夜间则多，咳嗽不已，多不能眠。(《辨证录》)

2.方论选录

此方肺、肾、心三经并治，加之去痰退火之剂，消弭于无形，故能成功之速。倘不用补剂，而唯事于去痰退火，吾恐痰愈多而血愈结也。(《辨证录》)

久咳痰红，由肾水不足，虚火上炎。方用大剂熟地黄滋水，麦冬、地骨皮养阴清火，苏子、贝母化痰，荆芥止血，标本兼治，咳血自止。(《辨证奇闻评注》)

坎离膏《万病回春》

【组成】黄柏　知母各四两(120g)　生地黄　熟地黄　天冬(去心)　麦冬(去心)各二两(60g)　杏仁(去皮)七钱(21g)　胡桃仁(去皮尖净仁)四两(120g)　蜂蜜四两(120g)

【用法】先将黄柏、知母，放入童便三碗，侧柏叶一把，煎至四碗，去滓；又将天冬、麦冬、生地黄、熟地黄入汁内，添水二碗，煎汁去滓；再捣烂如泥。另用水一二碗熬熟，绞汁入前汁，将杏仁、桃仁，用水擂烂，再滤，勿留渣，同蜜入前汁内，用文武火熬成膏。瓷罐收贮封固，入水内去火毒。每服三五匙，侧柏叶煎汤调，空心服。忌铜、铁器。(现代用法：熬膏，每服45~75mL，每日2服)

【功用】养阴清热，宁血止咳。

【主治】阴虚火旺，煎熬心肺，灼伤脉络证。咳嗽吐血、唾血、咯血、咳血、衄血，心慌喘急，盗汗，舌红，苔少，脉细数。

【方解】本方证由劳逸久伤，耗损肾阴，阴虚火旺，上灼心肺所致。火灼心肺，损伤脉络则咳嗽吐血、唾血、咯血、咳血、衄血，心慌喘急；耗伤肾阴，则盗汗；舌红，苔少，脉细数为阴虚火旺之象。治宜滋阴降火，宁血止咳。本证火旺之征象显著，法当治火为先。

方中重用黄柏、知母，取两药寒性，清降相火，且甘、苦相伍，可清火而不伤阴，补阴而不滋腻，正合滋阴降火之意，共为君药。生地黄清心凉血，熟地黄补血填精，天冬润肺滋肾，麦冬润肺清心，四药合用，心、肺、肾三脏通调，血、阴、精三物同补。胡桃仁，甘温，温肺补肾，纳气定喘，用于此乃阳中求阴之意，正所谓"善补阴者，必阳中求阴，则阴得阳升而泉源不竭"，上五味合用为臣药。童便，益阴化瘀，引血下行；侧柏叶，收敛止血，清肺止咳；蜂蜜，补气润燥，同时可做膏剂赋形剂，共为佐药。诸药合用，火降阴补，血敛咳止，清火中注重壮水，滋阴中不忘补阳，完美诠释水火关系之内涵，故名坎离。

【配伍特点】 ①清火为先，清火中注重壮水。②滋阴为重，滋阴中不忘补阳。③治本为主，治本中兼顾治标。

【附方】

1.**蛤蚧固金汤**（《镐京直指医方》）

熟地黄六钱（18g）　　怀山药三钱（9g）　　冬虫夏草三钱（9g）　　茜草根二钱（6g）　　炙蛤蚧（去头足）一钱五分（4.5g）　　白茯苓三钱（9g）　　驴胶（后下）二钱（6g）　　北沙参三钱（9g）　　原川贝母一钱半（4.5g）　　白石英四钱（12g）　　女贞子四钱（12g）

用法：水煎服。

功用：补益肺肾，滋阴养血。

主治：咳嗽气喘，咯痰不爽，痰中带血，少气懒言，舌红，苔干，脉虚细滑。原著主治："止血定喘，肺肾并亏，喘咳痰血，将成劳损。"

2.**秘方嚼化丸**（《何氏济生论》）

熟地黄　　阿胶（蛤粉炒成珠）　　五味子　　贝母（去心）　　杏仁（炒）　　款冬花（去梗）　　炙甘草　　人参各等分（各9g）

用法：炼蜜为丸，如芡实大，嚼化。

功用：益气养血，润肺化痰。

主治：咳嗽日久，少气乏力，咯痰不爽，舌红，苔干，脉细滑。原著主治："久嗽不止。"

坎离膏、蛤蚧固金汤、秘方嚼化丸三方均主治肺肾阴虚咳嗽，且病及血分。坎离膏、蛤蚧固金汤两方主治症状均见咯血，两方用药都采用"阳中求阴"之法；坎离膏主治症状中出血较重，其证为阴虚火旺，火旺更盛，迫血妄行，故着重于滋阴清火，化瘀止血；蛤蚧固金汤主治症状中出血较轻，多为痰中带血，其证为虚损劳逸，血无所摄，故在化痰同时着重于补益阴阳气血，收敛止血。秘方嚼化丸主治单纯咳嗽，咯痰不爽，但病已日久，气血两虚，故在润肺化痰、止咳平喘的同时注重补益气血。

【文献摘要】

功用主治：劳瘵发热，阴虚火动，咳嗽吐血、唾血、咯血、咳血、衄血，心慌喘急，

盗汗。(《万病回春》)

助音汤《辨证录》

【组成】熟地黄一两（30g）　麦冬一两（30g）　北五味子一钱（3g）　甘草一钱（3g）　苏子一钱（3g）　天冬二钱（6g）　贝母三分（1g）　款冬花五分（2g）　沙参五钱（15g）　地骨皮三钱（9g）

【用法】水煎服。二月后加人参五分，山药一两，茯苓二钱，再服半年。可变劳怯为平人矣。

【功用】补肾补肺，润燥化痰。

【主治】肾水亏涸，燥痰阻肺证。喘嗽不宁，咯痰不爽，渐渐暗哑，气息低沉，舌淡红，苔燥，脉虚细数滑。

【方解】本方证由劳损日久，肾水亏涸，肺失濡养，津枯痰燥所致。劳损日久，肾水亏涸，肺失濡养，则喘嗽不宁，气息低沉；津枯痰燥，失于滋润，阻于咽喉，则咯痰不爽，渐渐暗哑；舌淡红，苔燥，脉虚细数滑，为水亏痰阻之象。治宜滋养肺肾之阴液，润燥化痰。

方中重用熟地黄入肾，滋阴填精，重用麦冬入肺，养阴清热，两药相合，肺肾同滋，正合本方补肾补肺治法，共为君药。山药补肾养肺，天冬滋肾润肺，沙参养阴生津，地骨皮清热生津，四药合用着眼于壮水，共为臣药。苏子降气化痰，贝母清热化痰，款冬润肺化痰，茯苓健脾渗湿，杜绝生痰之源，四药合用着眼于治痰；人参补益元气，五味子敛肺定喘，合上四药共为佐药。甘草益气、调和诸药为使药。诸药合用，立足肺肾，滋阴添水润燥为主，同时不忘清热、化痰、定喘、止咳、补气，标本兼顾，照顾全面，以期阴津得养，燥痰得化，元气得补，声音自出。

【配伍特点】滋阴壮水力量大，兼顾润肺化痰，清热益气，敛肺定喘，标本同治，治疗全面。

【附方】

1.**子母两濡汤**（《辨证录》）

麦冬五钱（15g）　天冬三钱（9g）　紫菀一钱（3g）　甘草三分（1g）　苏叶五分（1.5g）　天花粉一钱（3g）　熟地黄五钱（15g）　玄参三钱（9g）　牡丹皮二钱（6g）　牛膝一钱（3g）

用法：水煎服。

功用：滋养肺肾，疏风清热，润燥化痰。

主治：咳喘时作，遇劳则盛，咽干肤燥，身热不甚，微恶风寒，咯痰不爽，或干咳无痰，或痰中带血，舌瘦红，苔干，脉虚细略浮。原著主治："肺燥咳嗽，吐痰不已，皮肤不泽，少动则喘。"

2.**定喘丸**（《辨证录》）

熟地黄二两（60g）　山茱萸一两（30g）　麦冬一两（30g）　北五味子二钱

（6g）　茯苓一两（30g）　山药一两（30g）　玄参一两（30g）　白芥子三钱（9g）

用法：水煎服，连服十剂。

功用：滋养肺肾，化痰定喘。

主治：咳嗽不已，吐痰纯是白沫，潮热盗汗，五心烦热，腰膝酸软，舌红，少苔，脉濡细数。原著主治："肾热而火沸为痰，吐痰纯是白沫。咳嗽不已，日轻夜重。"

3.留线汤（《辨证录》）

熟地黄五钱（15g）　款冬花一钱（3g）　山茱萸二钱（6g）　麦冬五钱（15g）　地骨皮五钱（15g）　贝母　苏子各一钱（3g）　山药　芡实各三钱（9g）　百部三分（1g）

用法：水煎服。

功用：滋养肺肾，化痰定喘。

主治：喘嗽不宁，痰黏难咯，渐渐喑哑，气息低沉，口干舌燥，骨蒸潮热，舌红，少苔，脉细数。原著主治："肾水涸，劳损弱怯，喘嗽不宁，渐渐喑哑，气息低沉。"

助音汤、子母两濡汤、定喘丸、留线汤均治疗肾水亏虚，肺失濡润的咳喘。均运用大量补阴药，如熟地黄、麦冬、玄参等；均有虚火煎熬津液而成痰，均使用化痰药物，如紫菀、百部、白芥子等。但其作用程度不一，润肺滋肾方面，助音汤最强，子母两濡汤次之，定喘丸又次之，留线汤最弱；润燥化痰方面，留线汤最盛，助音汤次之，子母两濡汤又次之，定喘丸最弱；此外，助音汤尚可补气，子母两濡汤尚可解表、治痰血。

【文献摘要】

1.功用主治

补肾补肺。肾水亏涸，劳损虚怯，喘嗽不宁，渐渐疮哑，气息低沉。（《辨证录》）

2.方论选录

人有劳损弱怯，喘嗽不宁，渐渐喑哑，气息低沉，人以为肺气之绝也，谁知是肾水之涸乎。夫肺为肾之母，本生肾者也。肺母自病，何能乳子？肾又不足，日来取资于肺，则子贫而母益贫矣。子母两贫，伶仃苦弱，气息奄奄，所谓金破不鸣也。世医谓金破必须补土，然而脾胃虽能生金，而补土之药多属阳药，用阳药以补土，则阳旺而阴愈消，反有损于肺矣。治法必须大补肾子之水，子富而母自不贫。况肺气夜归于肾子之宫，将息安宁，劳瘁之肺，忽变为逸乐之肺，而又有津液以供肺母之用，则肺金顿生，自必气息从容，重施其清肃之令矣。（《辨证录》）

第四节　益肺滋肾剂

益肺滋肾剂，适用于肺气虚肾阴虚证或肺肾气阴两虚证。临床常见咳嗽痰少，咳声无力，倦怠乏力，腰膝酸软，头晕耳鸣，形体消瘦，口燥咽干，骨蒸潮热，自汗盗汗，颧红，舌红或淡，少苔，脉细数无力等症。常用补阴药如熟地黄、生地黄、麦冬、阿胶、天冬、人参、黄芪等为主组方。代表方如人参固本丸、定喘神奇丹、天门冬丸等。

人参固本丸《易简方》引《叶氏录验方》

【组成】生地黄（洗）　　熟地黄（洗，再蒸）　　天冬（去皮）　　麦冬（去心）各一两（120g）　　人参半两（60g）

【用法】上为末，炼蜜为丸，如梧桐子大。每服三十丸，空心温酒、盐汤送下。

【功用】滋肾益精，清肺润燥。

【主治】肺肾阴虚，虚火灼肺证。咳嗽痰血，盗汗自汗，口渴，小便短赤，大便干结，舌干红少津，脉沉细无力。也治血虚精亏，须发早白，颜貌衰老。

【方解】本方证由肺肾阴虚，虚火灼肺所致。肺肾为母子之脏，虚劳日久，肺虚及肾，肺肾阴虚，虚火内生，肺失清肃，故咳嗽；虚火灼肺，损伤肺络，故咳血；肺虚卫表不固而自汗；阴虚内热，迫津外泄而盗汗；口渴，小便短赤亦为阴虚津亏有热表现。治宜滋阴清热，肺肾同治。

方中生地黄清热生津，养阴滋肾，为君药；熟地黄补肾益精，为臣药，两者合用，滋肾益精。天冬清肺润燥，兼滋肾阴，亦为君药，麦冬养阴润肺，为臣药，二者合用，养阴清热，润肺滋肾，君臣四味相伍，肺肾同治，体现金水相生之意。人参大补元气，补益肺肾，固本培元，为佐药。诸药配伍，共奏滋肾益精，清肺润燥之功。

【配伍特点】滋肾与润肺相伍，肺肾同治；滋阴清润之中配合补气，动静相宜。

【附方】

保元生脉固本汤（《医宗金鉴》）

天冬（10g）　　麦冬（10g）　　生地黄（15g）　　熟地黄（20g）　　人参（6g）　　黄芪（20g）　　炙甘草（6g）　　五味子（10g）（原著无用量）

用法：水煎服。

功用：固本，调脾肺肾三经之虚。

主治：肺脾肾虚，肺痿咳血成劳者。咳嗽，咯血，咳吐涎沫，食欲不振，腰腿酸软无力。

保元生脉固本汤为人参固本丸、保元汤、生脉散三方的合方，故称为保元生脉固本汤，可调补肺脾肾三脏。与人参固本丸比较，多了黄芪、炙甘草、五味子，补气益肺之力更著。

【文献摘要】

1. 功用主治

虚劳肺肾阴虚，咳嗽痰血，盗汗自汗，虚热燥渴，小便短赤；反胃，津枯胃燥者。（《易简方》）

2. 方论选录

夫人心生血，血生气，气生精，精盛则须发不白，颜貌不衰，延年益寿；其夭阏者，多由服性热之药，不能滋生精血也。而药之滋补者，无出生熟二地黄，天麦二门冬，人徒知服二地黄，而不知以二门冬为引也。盖生地黄能生精血，用天冬引入所生之地，熟地黄能补精血，用麦冬引入所补之地，四味互相该载；本草又以人参为通心气之主使，五味并归于心。而药之滋补，诚无过此。(《医方类聚》)

此手太阴、足少阴药也。肺主气，而气根于丹田，故肺肾为子母之脏，必水能制火，而火不刑金也，二冬清肺；二地益肾水，人参大补元气，气者水之母也，且人参之用，无所不宜，以气药引之则补阳，以血药引之亦补阴。(《医方集解》)

夫虚劳一证，有阴虚阳虚之分，其由于阴虚者，皆始于肾，而终于肺。以肾水不足，则虚火凌逼肺金，金受火刑，不能生水。于是肾愈虚，金愈燥，煎熬焚灼，不至同归于尽不止也。故以二地滋肾水，二冬保肺金，然二地二冬，皆重浊滋腻，有质而无气，虽有补肾保肺之能，而不能使金水相生，循环上下，不得不赖人参之气厚力足者，从中而赞助之。且脾胃者中流砥柱，肺肾阴虚之盛者，总宜以甘药补中，使上下受荫耳。(《成方便读》)

【医案】

1.陈曙仓室咳嗽，或时纯血，或时纯痰，或时痰血相伴，夜热头眩，胸膈不舒，脚膝无力，服滋阴降火药，已半年矣，饮食渐少，精神渐赢。脉之，两寸关沉数而有力，两尺涩弱而微浮，此上盛下虚之症也。上盛者，心肺间有留饮瘀血；下虚者，肝肾之气不足。用人参固本丸，令空腹服之。日中用贝母、苏子、山楂、牡丹皮、桃仁、红花、小蓟，以茅根煎汁，入药同煎，十剂痰清血止。后以清气养荣汤与固本丸间服，三月后病痊而孕。(《续名医类案》)

按语：本案以人参固本丸治疗下虚，滋阴降火为主，合诸活血化瘀凉血之品而血止。尽管也有肺热，但人参固本丸，能滋肾阴而养肺阴，肺肾两保。

2.曾芸塘子九岁，病咳，半夜甚，乃胎禀不足，肾虚嗽也。用人参固本丸加阿胶、桑白皮，尽剂而安。又汪元津子，病肾虚嗽，与上症同，亦用人参固本丸加茯苓、知母、贝母、山药各等分，为丸服之而安。(《续名医类案》)

按语：二案都是肾虚为主，都用人参固本丸加味治愈。固本者，固肾也，重在滋肾阴。

3.程仁甫治一妇，年二十余，秋生一子，次年春夏经行二次，既而不月，自以为妊。至六七月，渐渐内热口渴，八月，大热大渴。程未诊视，为用补血安胎之剂，不效。自秋徂冬，连经数医，症渐重，次年二月复诊，六脉沉数，浮取不应，形瘦憔悴，烦热不休，日夜手握铁器，或浸冷水中，一日用茶二十余碗，体倦食少，恶心，吐出如豆沫状，胸滞不快，经闭不行。程思前症皆火郁于内，不能发泄，故热渴也。经曰：火郁发之，是其治也，用升阳散火汤四剂，热去其半，心胸舒畅，继用参、芪、甘、归、芍、地、知、膏、味、麦门、葛、陈，生津止渴，气滞加青皮，干呕少加藿香，出入服至五十余剂，更以人参固本丸对坎离丸，每料加鹿角胶三两，五味子、桃仁各一两，红花七钱，以为生血之引用也。服二月余，热退，口渴十去七八，口沫清，丸药数料，三年后，经行有孕。(《名医类案》)

按语：纵观病情，是火热内郁日久，损伤津液，耗伤肾阴，故先用升阳散火汤散其郁火，再生津止渴，最后用人参固本丸等补肾固本，如此剥丝抽茧，步步为营，方能治愈。

定喘神奇丹《辨证录》

【组成】人参二两（60g） 牛膝五钱（15g） 麦冬二两（60g） 北五味子二钱（6g） 熟地黄二两（60g） 山茱萸四钱（12g）

【用法】水煎服。

【功用】补气养阴，纳气平喘。

【主治】肺肾气阴两虚之哮喘。痰气冲咽，喘咳短息，声低息微，而无抬肩，神倦乏力，舌干红少苔，脉虚数。

【方解】本方证由肺肾气阴两虚所致。肾主纳气，为气之根，肾阴亏虚，无以制阳，肾中阳气虚浮，上越于肺而作喘；喘而息不粗，无抬肩之状，为气虚明显的表现。治宜大补元气，滋养肺肾，纳气平喘。

方中重用人参大补元气，为君药。麦冬养阴润肺，熟地黄滋补肾阴，二者合用，寓金水相生之意，共为臣药。牛膝性善下行，使人参所补之气直达下元；五味子收敛肺气，以助纳气平喘；山茱萸养阴益肾，且酸涩之性亦有利于纳气，三者共为佐药。诸药合用，共奏补气养阴，纳气平喘之功。

【配伍特点】气阴双补，以补气为主；补气养阴之中配以下行、酸收之品，标本兼治。

【文献摘要】

1.功用主治

痰气上冲于咽喉，气塞肺管，作喘而不能取息，其息不粗，而无抬肩之状，属气虚而非气盛者。（《辨证录》）

2.方论选录

此方人参宜多用，不用至二两则不能下达于气海关元，以生气于无何有之乡。非用牛膝不能下行，且牛膝能平胃肾之虚火，又能直补其下元之气也。麦冬益肺金，非多用则自顾不暇，何能生汪洋之水，以救燎原之炎耶！人喘则气散，非五味子何以能收敛乎。用熟地黄以益肾中之水也，肾水大足，自不去泄肺金之气，然非多加则阴不能骤生，而火不可以遏制。又益之以山茱萸，以赞襄熟地黄之不逮，自能水火既济，而气易还元也。（《辨证录》）

天门冬丸《太平圣惠方》

【组成】天冬（去心，焙）一两（30g） 牛膝（去苗）一两（30g） 麦冬二两（60g） 人参（去芦头）一两（30g） 紫菀（洗，去苗土）三分（10g） 黄芪（锉）一两（30g） 杏仁（汤浸，去皮尖双仁，麸炒微黄）一两（30g） 白茯苓一两（30g） 鳖甲（涂酥，炙令黄）二两（60g） 薯蓣一两（30g） 五味子一两（30g） 石斛（去根，锉）一两（30g） 枸杞子一两（30g） 熟干地黄二两（60g） 沉香一两（30g） 诃黎

勒皮一两（30g）　　肉苁蓉（酒浸一宿，刮去皱皮，炙令干）一两（30g）

【用法】上为末，炼蜜为丸，如梧桐子大。每服三十丸，食前以枣汤送下。

【功用】滋阴清肺，止咳平喘。

【主治】肺肾阴虚，虚热上扰之肺痨。咳嗽，咳痰，甚则气喘，四肢羸瘦，舌红少苔，脉细数。

【方解】本方所治由感染痨虫日久，肺肾阴虚，虚热内生，上扰于肺所致。患者素有痨虫感染，耗伤肺之气阴，日久及肾，肾阴精不足，虚热内生，上扰于肺，肺失宣降，咳嗽咳痰，甚则气喘；先天亏耗日久，累及后天脾胃，清阳不以实四肢，故四肢羸瘦；舌红少苔，脉细数为阴虚内热之象。治宜滋阴清肺，止咳平喘，肺肾同治，兼补脾胃。

方中天冬滋肾阴，润肺燥，清虚热，"主肺气咳逆，喘息促急"（《药性论》），为君药。麦冬甘寒质润，养阴润肺；熟地黄补肾益精；石斛、鳖甲滋肾阴，清虚热，四药共为臣药。山药、枸杞益气养阴，肺肾兼顾；人参、黄芪、茯苓补气健脾；肉苁蓉补肾益精；紫菀、杏仁润肺化痰，止咳平喘；五味子、诃子收敛肺气，五味子兼补肾阴；沉香纳气平喘；牛膝性善下行，以利平喘，兼补肝肾，以上俱为佐药。诸药合用，共奏滋阴清肺，止咳平喘之功。

【配伍特点】滋阴清热与补气健脾相伍，肺脾肾三脏同补，以滋养肺肾为主；滋养之中配以收敛、沉降之品，标本兼顾，以治本为主。

【附方】

1.**天门冬丸**（《太平圣惠方》）

天冬（去心，焙）二两（60g）　　款冬花　　五味子　　人参（去芦头）　　白茯苓　　贝母（煨微黄）　　甘草（炙微赤，锉）　　萝卜子（酥拌，炒令香）各一两（各30g）　　熟干地黄二两（60g）

用法：上为末，炼蜜为丸，如小弹子大，每服以绵裹一丸，常含咽津。

功用：益气养阴，润肺止咳。

主治：气阴两虚，燥热咳喘证。咳嗽，喘促，心烦，乏力，舌干红少苔，脉虚数。原著主治："虚劳咳嗽，喘促心烦。"

2.**黄芪五味子散**（《杏苑生春》）

麦冬　　黄芪　　熟地黄各一钱（3g）　　甘草（炙）　　五味子　　人参各五分（各1.5g）　　白芍药　　桔梗各八分（各2.5g）

用法：上㕮咀。水煎熟，食远温服。

功用：益气敛阴，清肺止咳。

主治：气阴两虚，虚热痨嗽证。咳嗽，咯血，眼睛疼痛，四肢困倦，脚膝无力，舌红少苔，脉虚数。原著主治："咳血咯血成痨，眼睛疼痛，四肢困倦，脚膝无力。"

《太平圣惠方》卷二十六之天门冬丸、《太平圣惠方》卷二十七之天门冬丸与黄芪五味子散皆有益气养阴，敛肺止咳之功，治疗气阴两虚，虚热扰肺之咳嗽。然《太平圣惠方》

卷二十六之天门冬丸配伍石斛、鳖甲、山药、枸杞、肉苁蓉、诃子、沉香、牛膝、紫菀、杏仁等，以滋阴补肾，定喘之功见长；而《太平圣惠方》卷二十七之天门冬丸，则配以款冬花、贝母、莱菔子，故降气化痰止咳之力较强；黄芪五味子散配伍白芍、桔梗，重在益气敛肺止咳。

【文献摘要】

功用主治：肺痨痰嗽，气促，下焦虚损，上焦烦热，四肢羸瘦。（《太平圣惠方》）

阿胶散《太平圣惠方》

【组成】阿胶（捣碎，炒令黄燥）一两（30g）　熟干地黄三分（1g）　白茯苓半两（15g）　人参（去芦头）三分（1g）　麦冬（去心，焙）半两（15g）　蛤蚧（头尾全，涂酥炙令微黄）一只（3g）　侧柏叶（涂酥炙令黄）一两（30g）

【用法】上为细散。每服一钱，以粥饮调下，不拘时候。

【功用】滋阴补肺，养血止血，纳气定喘。

【主治】阴虚血少之虚热肺痿。气喘，咳嗽有血，头晕目眩，舌淡红少苔，脉细数。

【方解】本方所治由肺肾阴虚，精亏血少，虚火上扰所致。肺肾阴虚，肃降失职，纳气失司，故气喘咳嗽；虚火上扰，损伤肺络，故咳嗽有血；精亏血少不能濡养清窍，故头晕目眩；舌淡红少苔，脉细数乃阴虚血少兼有内热之象。治宜滋阴补肺，养血止血，纳气定喘。

方中阿胶滋阴补肺，养血止血，为君药。麦冬养阴清肺润燥，助阿胶滋补之力；侧柏叶凉血止血，助阿胶止血之功，且"泄肺逆"（《医林纂要》）；蛤蚧补肺肾，益精血，纳气定喘，三者共为臣药。熟地黄滋阴养血，金水相生；人参、茯苓益气健脾，培土生金，茯苓兼能渗利水湿，使滋而不腻，以上均为佐药。诸药合用，可使肺肾阴血复充，肃降纳气有权，则诸症自愈。

【配伍特点】滋阴、养血、止血并用，培土生金，肺肾并治。

【文献摘要】

功用主治：肺痿损败。气喘，咳嗽有血。（《太平圣惠方》）

蛤蚧救喘丹《辨证录》

【组成】人参二两（60g）　熟地黄二两（60g）　麦冬三钱（9g）　肉桂一钱（3g）　苏子一钱（3g）　蛤蚧二钱（6g）　半夏三分（1g）

【用法】水煎服。

【功用】补气救脱，降逆平喘。

【主治】气随血脱，元气欲脱证。气喘乏力，声低息微，或汗出、肢冷，舌淡，脉细微。

【方解】本方所治因产后失血过多，气将随血脱，上逆而作喘所致。元气将脱，宗气大虚，故短气而喘，乏力，声低息微；舌淡，脉微细亦为气血将脱之象。

方中重用人参补气固脱，且气旺而摄血、生血；重用熟地黄滋补精血，使所补之气有所依附，二者配伍，气血双补，防气血两脱，共为君药。蛤蚧益肺气，麦冬养肺阴，二者相伍，使肺气旺而肃降有权，蛤蚧兼能补肾益精，纳气平喘，共为臣药。考虑新产之后，过用补益之药，腻滞不行，故佐以肉桂补命门之火，易助人参以生气，亦助熟地黄以化精血；苏子、半夏降逆平喘，均为佐药。诸药合用，共奏补气救脱，降逆平喘之功。

【配伍特点】主以补气补血之品以救脱，辅以纳气降逆之品以平喘；气血阴阳并补，以补气固脱为主。

【附方】

1.参麦地黄丸(《成方便读》)

六味地黄丸加西洋参　　麦冬各三两(90g)

用法：上为细末，炼蜜为丸，如梧桐子大，每服三钱(9g)，空腹服。

功用：益气养阴，滋补肺肾。原著功用："地黄丸本长于壮水，加参、麦则兼以清金。"

主治：肺肾两亏，阴虚火旺，虚火灼肺证。咳嗽气喘，甚则咳血，咽干口燥，骨蒸潮热，舌红少苔，脉细数。原著主治："治金水两亏，骨蒸劳热等证""凡阴虚火旺，肺中津液受灼者"。

2.参熟桃苏汤(《辨证录》)

人参　　熟地黄各一两(各30g)　　补骨脂五分(1.5g)　　茯神　　麦冬各五钱(各15g)　　胡桃一个(6g)　　生姜　　苏子各一钱(各3g)　　山萸　　巴戟天各二钱(各6g)

用法：水煎服。

功用：补气滋阴，温阳纳气。

主治：肺肾阴阳两虚之哮喘。痰气上逆作喘，喘甚而声低，无抬肩之状，舌淡红而润，脉细弱。原著主治："痰气上冲于咽喉，气塞肺管，作喘而不能取息，其息不粗，而无抬肩之状，属气虚而非气盛者。"

蛤蚧救喘丹、参麦地黄丸及参熟桃苏汤三方均能气阴双补，治疗肺肾两虚之喘咳。蛤蚧救喘丹重用人参、熟地黄，配伍蛤蚧、肉桂等，于补气养血之中配以温肾纳气之品，以助固脱之功，治疗产后气血将脱而喘者；参麦地黄丸在六味地黄丸基础上加西洋参、麦冬，增强养阴清热作用，治疗肺肾阴虚火旺之喘证；参熟桃苏汤则配以补骨脂、巴戟天、胡桃等，补气滋阴之中配伍温阳纳气之品，治疗肺肾阴阳两虚之哮喘。

【文献摘要】

1.功用主治

补气救脱，降逆平喘。治产后气喘，气血将脱者。(《辨证录》)

产后气喘最是危症，苟不急治，立刻死亡，人以为气血之两虚也，谁知气血之两脱乎。(《辨证录》)

2.方论选录

此方用人参以接续元阳，然徒补其气，不补其血，则血燥而阳旺，虽回阳于一时，而不能制阳于永久，亦旋得旋失之道也。即补其血矣，不急补其肾肝之精，则水实不固，阳将安续乎。所以又用熟地黄、茱萸、枸杞以补其肝肾之精，后益其肺气，则肺气健旺，升提有力也。又虑新产之后，用补阴之药，腻滞不行，加入肉桂以补其命门之火，非惟火气有根，易助人参以生气，且能运化地黄之类，以化精微也。然过于助阳，万一血随阳动，瘀血上行，亦非万全之计。更加荆芥引血归经，则肺气更安，喘尤速定也。（《辨证录》）

人参补肺汤《外科枢要》

【组成】人参　黄芪　白术　茯苓　陈皮　当归各一钱（各3g）　山茱萸肉　山药各二钱（各6g）　五味子五分（1.5g）　麦冬七分（2g）　甘草（炙）五分（1.5g）　熟地黄自制一钱半（4.5g）　牡丹皮八分（2.5g）

【用法】加生姜、大枣，水煎服。

【功用】补气滋阴，清热平喘。

【主治】气阴两虚，虚火上炎之肺痈。咳喘短气，痰涎涌盛，或咳唾脓血，发热口渴，小便短涩，舌红少苔，脉细数。

【方解】本方所治由肺脾气虚，肾阴亏虚，虚火上炎，灼伤肺络所致。气阴两虚，虚火灼肺，宣降失司，故咳喘短气，甚或咳唾脓血；肾水不足，气化失司，水液代谢失调，加之虚火炼津而生痰，故痰涎涌盛；火旺则发热、口渴、小便短涩；舌红少苔，脉细数为气阴两虚，虚火上炎的表现。

方中人参大补肺脾之气，熟地黄补肾滋阴填精，二者合用，补气滋阴，为君药。黄芪、白术助人参补益肺脾之气，且健脾助运以培土生金；山茱萸、山药助熟地黄补肾滋阴，四药共为臣药。茯苓渗湿健脾，以绝生痰之源；肺脾气虚，骤用补气滋阴之品恐滋腻壅滞，配伍陈皮以理气防壅；当归补血和血，合熟地黄滋阴补血；麦冬、五味子养阴清热，敛肺止咳；牡丹皮清热凉血，泻肾中虚火，以上均为佐药。炙甘草调和药性，合人参、黄芪、白术益气健脾，为佐使药。诸药合用，补气阴，敛肺气，清虚热，平喘咳，则诸症自愈。

【配伍特点】补气、滋阴之中配以收敛、清热之品，标本兼顾；肺脾肾三脏皆补，以补肺为主。

【附方】

救劳汤（《仙拈集》）

白芍（10g）　人参（6g）　黄芪（20g）　当归（10g）　熟地黄（15g）　炙甘草（6g）　茯苓（15g）　款冬花（10g）　百合（10g）　五味子（6g）　麦冬（10g）　生姜（10g）　大枣（10g）

用法：水煎服。

功用：补气养阴，润肺止咳。

主治：气阴两虚之久咳、肺痿。咳嗽日久，潮热盗汗，痰中带血，或咳唾涎沫，舌红少苔，脉虚数。原著主治："劳嗽，发热盗汗，痰中带血，或成肺痿等病。"

人参补肺汤与救劳汤均配伍人参、黄芪、当归、熟地黄、茯苓、炙甘草、麦冬、五味子，有气阴双补之功，主治肺肾气阴两虚证。人参补肺汤另配伍白术、陈皮、山茱萸、山药、牡丹皮，兼补脾、清虚热之功，主治气阴两虚，虚火上炎之咳喘痰多或咳唾脓血；救劳汤另配伍白芍、款冬花、百合，兼清热润肺，化痰止咳之功，主治气阴两虚之久咳、肺痿。

【文献摘要】

功用主治：治肺症。咳喘短气，或肾水不足，虚火上炎，痰涎涌盛，或唾脓血，发热作渴，小便短涩。(《外科枢要》)

第十三章　清肺平肝剂

　　清肺平肝剂，适用于肝火犯肺证。本证多由情志郁结，气郁化火，灼伤肺阴，或邪热蕴结肝胆，上犯于肺，肺失清肃或肺络受伤所致。症见咳嗽阵作，气逆，咯痰黄稠，甚则咳吐鲜血，胸胁痛，急躁易怒，心烦口苦，头晕目赤，大便干结，小便短赤，舌边红，苔薄黄，脉弦数等。常以清肝宁肺、降逆平喘、凉血止血药，如青黛、蛤壳、桑叶、牡丹皮、栀子等为主组成方剂。代表方如桑丹泻白汤、咳血方等。

　　应用本类方剂注意以下事项。

　　1.本类方剂多属寒凉降泄之剂，故肺肾阴虚及脾虚便溏者，不宜使用。

　　2.若由风寒而致，误服后多迁延难愈，而成痨嗽，应忌用。

桑丹泻白汤 《重订通俗伤寒论》

　　【组成】霜桑叶三钱（9g）　　生桑白皮四钱（12g）　　淡竹茹二钱（6g）　　清炙草六分（1.8g）　　粉丹皮（醋炒）一钱半（4.5g）　　地骨皮五钱（15g）　　川贝母（去心）三钱（9g）　　生粳米三钱（9g）　　金橘脯（切碎）一枚　　大蜜枣（对劈）一枚

　　【用法】水煎服。

　　【功用】清肝保肺，蠲痰调中。

　　【主治】肝火燥肺证。咳则胁痛，不能转侧，甚则咳血，或痰中夹有血丝血珠者，舌红，苔薄黄，脉弦数。

　　【方解】本方所治乃肝火炽盛，上逆犯肺，肺失肃降所致。肝火炽盛，上逆犯肺，木火刑金，肺失清肃，肺气上逆，则咳嗽；肝火内郁，经气不畅，则咳引胁痛，不能转侧；火灼肺络，迫血妄行，则吐血或痰中夹有血丝血珠；舌红，苔黄，脉弦数为肝经实火内炽的反映。治当清肝保肺，蠲痰调中。

　　桑叶凉肝清热，牡丹皮清泄肝热，二药辛凉泄肝为君。桑白皮甘寒性降，专入肺经，清泄肺热，平喘止咳；地骨皮甘寒入肺，可助清降肺中伏火，二药与君药相配，泻肝清肺。竹茹、川贝润肺化痰降气，共为臣药。炙甘草，粳米养胃和中以扶肺气，且能温润甘淡，缓肝急；橘皮利肺气，蜜枣润肺阴，共为佐药。炙甘草兼作使药。诸药合用，使肝火得降，肺热得清，诸症自除。

　　【配伍特点】清中有润，泻中有补，清肝宁肺。

　　【文献摘要】

　　1.功用主治

　　肝火燥肺，咳则胁痛，不能转侧，甚则咳血，或痰中夹有血丝血珠。最易伤成肺痨。

名曰木扣金鸣。(《重订通俗伤寒论》)

2.方论选录

以桑、丹辛凉泄肝为君。臣以桑白皮、地骨皮,泻肺中之伏火。竹茹、川贝,涤肺中之黏痰。佐以炙草,粳米,温润甘淡,缓肝急以和胃,使以橘、枣微辛甘润,畅肺气以养肺液。此为清肝保肺。蠲痰调中之良方。然唯火郁生热,液郁为痰,因而治节不行,上壅为咳喘肿满者,始为相宜。若由风寒而致者切忌,误服多成痨嗽。(《重订通俗伤寒论》)

【医案】

1.李某,男,54岁。1977年12月1日初诊:素体肺阴不足,近因处事不遂,郁怒不已,以致肝郁化火,肝火刑灼肺金。今咳嗽痰少,日尤甚且随情志变化而增减,病延一月。咳剧则两胁疼痛,夜难成寐,遍服中西药罔效,三日来痰中带血,遂来就诊。X线检查未见异常。舌偏红、苔薄,脉弦。治宜泻肝清肺、泻火止血。处方:桑叶、钩藤各12g,桑白皮、地骨皮、生地榆各30g,枇杷叶、侧柏叶各15g,杏仁、牡丹皮、蝉蜕、知母、生甘草各9g。五剂。复诊:药后痰血消失,咳嗽胁痛大减,已能安睡,头稍胀,守方去侧柏叶、生地榆,加珍珠母(先煎)30g。再进五剂而愈。[杜昌华,桑丹泻白散加减治30例肝火犯肺咳嗽的临床观察.新中医,1987(4):21.]

按语:本证病者多善郁易怒,一遇情绪激动致肝火上炎,然肝火所以犯肺,关键在于病者大多原本肺阴不足,故用桑叶、牡丹皮辛凉疏肝,地骨皮、桑白皮、蝉蜕等清降肺中伏火,以生地黄、知母等滋养肺阴固其根本,故知病愈。

2.何某,女,19岁,农民。1981年10月15日初诊:旬日前因家中不和,心中郁悖,嗣后干咳无痰,每于夜间频作有七八阵之多,咳时面赤、恶心、夜难成寐,曾服西药效果不显。夫肝主疏泄,性喜条达,郁怒则火升,刑灼肺金,肺失宣肃,干咳频作。口舌淡红而胖、苔薄黄,脉细弦。治当清肝泻肺,方以桑丹泻白散合黛蛤散加减:桑叶、牡丹皮、黄芩、桔梗、杏仁各9g,地骨皮30g,桑白皮、黛蛤散各15g,枇杷叶20g,当归10g,蝉蜕、生甘草各6g,5剂。复诊:药后3剂咳嗽大减,夜间能安睡,白天也很少咳嗽,情怀已舒,脉弦也减,稍有胸闷,照方加玫瑰花6g以解肝郁。[杜昌华,桑丹泻白散加减治30例肝火犯肺咳嗽的临床观察.新中医,1987(4):21.]

按语:此病案与上病案相似,患者为女性而稍有胸闷,故加玫瑰,和血平肝、宽胸解郁。

柔肝宣肺汤《医门补要》

【组成】石决明(30g)　　羚羊角(5g)　　牡丹皮(10g)　　白菊花(10g)　　白前(10g)　　杏仁(10g)　　苏子(10g)　　桑叶(6g)　　象贝(10g)　　枇杷叶(10g)

【用法】水煎服。

【功用】清肝泻火,宣降止咳。

【主治】肝火犯肺证。咳嗽阵作,咯痰黄稠,甚则咳吐鲜血,胸胁痛、性急易怒,心烦口苦，头晕目赤，大便干结，小便短赤，舌边红，苔薄黄，脉弦数。

【方解】

本方所治肝经火旺，上冲肺络，木击金鸣乃咳。多因情志郁结，气郁化火，上犯于肺，肺失清肃或肺络受伤所致。肝火炽盛，上逆犯肺，木火刑金，肺失清肃，肺气上逆，则咳嗽阵作；火热灼津，炼液成痰，则痰黄稠黏；火灼肺络，迫血妄行，则为咳血；肝火内郁，经气不畅，则胸胁痛、性急易怒，心烦；肝火上扰，气血上逆则头晕目赤；舌边红，苔薄黄，脉弦数均为肝经火旺之征。

方中石决明专入肝经，长于清泄肝热，兼益肝阴，为清肝平肝之要药。羚羊角善清肝肺之热，两药合用，共为君药，清肝宁肺。牡丹皮清热凉血止血；白菊花清肝平肝；桑叶清肺平肝，能开宣肺气，三药共为臣药，增强君药之清肝平肝的作用。白前、苏子降气止咳化痰；杏仁降气止咳；象贝、枇杷叶清肺化痰止咳，共为佐使。

【配伍特点】清肝宁肺，宣肺降气化痰，肝清火灭血止，气降咳止痰化。

【文献摘要】

功用主治：主治肝火冲肺作咳，肝经火旺，上冲肺络，即木击金鸣乃咳，左关脉洪数，以柔肝宣肺汤。(《医门补要》)

咳血方 《丹溪心法》

【组成】青黛（水飞）（6g）　　瓜蒌仁（去油）（9g）　　海粉（去砂）（9g）　　山栀子（炒黑）（9g）　　诃子（6g）（原著本方无用量）

【用法】上为末，以蜜同姜汁为丸，嚼化。（现代用法：共研末为丸，每服9g；亦可作汤剂，水煎服，用量按原方比例酌定）

【功用】清肝宁肺，凉血止血。

【主治】肝火犯肺之咳血证。咳嗽痰稠带血，咯吐不爽，心烦易怒，胸胁作痛，咽干口苦，颊赤便秘，舌红苔黄，脉弦数。

【方解】本方所治肝火犯肺，灼伤肺络所致。肺为清虚之脏，木火刑金，肺津受灼为痰，清肃之令失司，则咳嗽痰稠，咯吐不爽；肝火灼肺，损伤肺络，血渗上溢，故见痰中带血；肝火内炽，故心烦易怒，胸胁作痛，咽干口苦，颊赤便秘；舌红苔黄，脉弦数为火热炽盛之征。是证病位虽在肺，但病本则在肝。按治病求本的原则，治当清肝泻火，使火清气降，肺金自宁。

方中青黛咸寒，入肝、肺二经，清肝泻火，凉血止血；山栀子苦寒，入心、肝、肺经，清热凉血，泻火除烦，炒黑可入血分而止血，两药合用，澄本清源，共为君药。火热灼津成痰，痰不清则咳不止，咳不止则血难宁，故用瓜蒌仁甘寒入肺，清热化痰，润肺止咳；海粉（现多用海浮石）清肺降火，软坚化痰，共为臣药。诃子苦涩性平，入肺与大肠经，清降敛肺，化痰止咳，用以为佐。诸药合用，共奏清肝宁肺之功，使木不刑金，肺复宣降，痰化咳平，其血自止。

【配伍特点】本方肝肺同治，以清肝为主，清肺化痰为佐，于清热泻火之中而现止血之能，实为图本之法。

【文献摘要】

1.功用主治

咳血。（《丹溪心法》）

2.方论选录

咳嗽痰血者，此方蜜丸嚼化。肺者，至清之脏，纤芥不容，有气有火则咳，有痰有血则嗽。咳者有声之名，嗽者有物之义也。青黛、山栀所以降火，瓜蒌、海粉所以行痰，诃子所以敛肺。然而无治血之药者，火去而血自止也。（《医方考》）

此手太阴药也。肝者，将军之官。肝火上逆，能烁心肺，故咳嗽痰血也。青黛泻肝而理血，散五脏郁火；栀子凉心而清肺，使邪热下行，二者所以治火。瓜蒌润燥滑痰，为治嗽要药，能清上焦痰火，泻除郁热垢腻；海石软坚止嗽，清水之上源，能软坚痰，痰除则嗽止，肺为水上之源。二者降火而兼行痰。加诃子者，以能敛肺而定痰喘也。不用治血之药者，火退则血自止也。（《医方集解》卷中）

咳嗽痰血，固属君相之火犯肺。此方但清火而不治血，乃去所扰则自安之义。然业经失血则肺已大伤，岂可置之不论不议。去诃子而加清养肺阴之药，始为得之。（《医方论》）

青黛清肝泻火，栀子清肺凉心，瓜蒌润燥滑痰，海石软坚止嗽，诃子敛肺定喘。不用血药者，火退而自止也。（《汤头歌诀》）

诃子肉苦酸涩，生用敛肺清金，降逆止咳；栀子苦酸，炒黑用，抑妄行之相火，决三焦之水道，敛肺宁心，降逆气，止妄血；海石咸涩，补心敛肺，清金降火，渗湿消痰；瓜蒌仁甘苦而能润，轻虚上浮，宁心润肺，泄逆清火，除痰去垢，开豁膻中之清，亦治咳要药。青黛辛咸，此补肝而泻肺，然辛行肝气，使肝木自畅，则相火不至灼金；咸散肝血，则血各循经，而不至逆涌于上，且能解毒热。蜜亦润肺，能补清高之气。（《医林纂要》）

【医案】

1.木火凌金，咳逆不已，阳络受戕，血从外溢，形气消索，脉象细数。诃子肉、粉丹皮、旱莲草、瓜蒌霜、侧柏叶、海浮石各一钱五分，霜桑叶三钱，青黛、粉甘草各五分，藕节三枚。复诊加云茯苓三钱、山茶花三钱、参三七一钱五分。（《二续名医类案》）

按语：肺为娇脏，不任寒热。本案患者左升太过，右降不及，则木火刑金，发为咳逆不已。肺络受伤，血从外溢，发为咳血。内火暗耗气血津液，故形体消瘦。治用咳血方清肝泻火，润肺止血，加牡丹皮、旱莲草、藕节滋肝肾之阴且凉血止血，侧柏叶、霜桑叶为润肺络、清肝火之佳品。

2.张某，男，37岁，2000年3月初诊。患者1月前出现咳嗽阵作，咳时面色潮红，胸闷胸痛，咳时引痛益甚，咳血，舌红、苔黄、脉滑数。西医诊为急性支气管扩张，中医诊为：肝火犯肺型咳嗽，予千金苇茎汤合咳血方。处方：瓜蒌子、海浮石、青黛粉、炒栀子、诃子、川贝母、牡丹皮、桃仁各10g，薏苡仁、冬瓜仁各15g，芦根30g。水煎服，每日一剂，连服七剂，胸痛咳血消失。上方再加沙参、麦冬各20g，服十五剂，诸症消失。继以千金苇茎汤合沙参麦冬汤调养而愈。

按语：火郁咳嗽辨证要点为咳嗽呈阵发性，面色潮红，咳血，胸痛。一般主张用黛蛤散合泻白散清肝泻肺、化痰止咳，但临床疗效不甚满意。熊教授运用咳血方加千金苇茎汤清肺化炎止咳治疗，疗效甚佳。若火郁伤津，呈现口燥咽干、咳嗽日久不减而见肺阴亏虚者，加麦冬、沙参、百合等；痰热壅盛难咳者加川贝母、枇杷叶等；火旺者加栀子、牡丹皮等。（《熊继柏医论集》）

3.患者，女，55岁。某医院医师。1999年开始咳血，6年不愈。经X线摄片，诊断为支气管扩张。又经CT检查，发现肺部有明显阴影，并怀疑肺部有占位性病变。诉咳血间作，甚则连续数日频频咳血不止，伴胸部不适，咳而气短，手足心热，偶尔盗汗，心烦少寐。舌红少苔，脉细数。辨证分析：患者咳血，手足心热，盗汗，心烦，少寐，舌红少苔，脉细数，表现为一派的阴虚肺热证候。治疗：开始第1周用咳血方，先把血止住。后面两三个月专治肺阴虚，守方用百合固金汤，一直吃到肺部没有阴影为止。［李点，周兴，聂娅，等.熊继柏教授辨治血证经验.中华中医药杂志，2014，29（11）：3472-3475.］

按语：痰中带血或反复咳血，血色鲜红，颧红，潮热盗汗，舌红，脉细数等为常见症是阴虚肺热。肺阴耗伤，肝火反侮肺金，故先用咯血方清肝宁肺、凉血止血，再以百合固金汤使阴血渐充、虚火自清、痰化咳止，以固护肺阴。

第十四章　敛肺止咳剂

凡以收敛肺气与降气止咳药为主组成，具有敛肺生津、降气止咳作用的方剂，用以治疗气津两伤、肺气上逆之证的方剂，统称敛肺止咳剂。本类方剂是根据唐代陈藏器《本草拾遗·条例》中"涩可固脱"与明代张景岳《景岳全书·新方八略引》中"固方之制，固其泄也"的理论立法。

敛肺止咳剂是为久咳肺虚，气阴耗伤，以致喘促自汗，脉象虚数之证而设。致咳之因甚多，如风、寒、暑、湿、燥、火等外感六淫侵袭，或脏腑功能失调，如《素问·咳论》中"五脏六腑皆令人咳，非独肺也"。但各种因素最终导致肺的宣发肃降失常，肺气上逆是最直接的发病机理。因此，本病的治疗既要肃降肺气或敛肺止咳以治标，又要消除导致肺失宣降的原因以治本。

应用本类方剂注意以下事项。

1.本章方剂以敛肺降气药物组成为主，故适宜肺气上逆而无邪，或有邪而不甚者。兼有六淫邪气或气滞痰浊较重者，易致留邪为患，均非本章方剂所宜。

2.对于久咳肺肾亏虚或气津两伤者，宜配伍补肺益肾或益气生津之品。

3.本章方剂收敛固涩之力较强，应中病即止，不宜久服或过服。

九仙散《卫生宝鉴》

【组成】人参　款冬花　桑白皮　桔梗　五味子　阿胶　乌梅各一两（30g）　贝母半两（15g）　罂粟壳（去顶，蜜炒黄）八两（240g）

【用法】上为细末，每服三钱（9g），白汤点服，嗽住止后服。（现代用法：为末，每服9g，温开水送下。亦可作汤剂，水煎服，用量按原方比例酌定）

【功用】敛肺止咳，益气养阴。

【主治】久咳肺虚证。久咳不已，咳甚则气喘自汗，痰少而黏，脉虚数。

【方解】本方证为久咳伤肺，气阴两伤所致。久咳伤肺，肺气虚损，必致咳嗽不已，甚则气喘；肺主气属卫，肺气虚损，则卫外不固，而致自汗；久咳既伤肺气，亦耗肺阴，肺阴亏损，虚热内生，炼液成痰，故痰少而黏，脉虚而数。治宜敛肺止咳，益气养阴，佐以降气化痰。方中重用罂粟壳，其味酸涩，善于敛肺止咳，为君药。臣以酸涩之五味子、乌梅收敛肺气，助君药敛肺止咳以治标；人参益气生津以补肺，阿胶滋阴养血以润肺，可复耗伤之气阴以治本。佐以款冬花、桑白皮降气化痰，止咳平喘；贝母止咳化痰，合桑白皮清肺热；桔梗宣肺祛痰，与以上诸药配伍，则敛中有宣，降中寓升。但全方总以敛肺止咳为主，兼顾气阴，是为治疗久咳肺虚之良方。

【配伍特点】一是收敛固涩与益气养阴兼顾，但以敛涩为主；二是敛降之中寓以升宣，而以敛降为主。

【附方】

1.**安肺散**（《普济方》）

款冬花　　　五味子　　　乌梅肉（焙微黄）　　　紫菀茸各一两（30g）　　　甘草（炒）半两（15g）　　　御米壳（去蒂，蜜炒）四两

用法：上为细末，每服二钱（6g），水二盏，煎至七分，去滓，食后温服，每日两次。

功用：敛肺气，滋肾水。

主治：涎喘嗽，日夜不止。原著主治："人有日坐于围炉烈火之边，肺金受火之伤，以致汗出不止，久则元气大虚，口渴引饮，发热者。"

2.**人参交龙散**（《急救仙方》）

人参　　　阿胶（炒）　　　款冬花　　　粟壳米（醋炒）各等分

用法：每服三钱（9g），加乌梅一个，水煎，半夜服。

功用：补气养阴，敛肺止咳。

主治：诸嗽不愈者。

此三方均有敛肺止咳之效，九仙散在人参交龙散基础上加桑白皮、桔梗、五味子，增强肺气宣降，补肾纳气之功，而安肺散与九仙散作用相似，但九仙散配以桔梗宣肺，安肺散配以紫菀滋养肺络。

【文献摘要】

1.**功用主治**

治一切咳嗽。（《卫生宝鉴》）

2.**方论选录**

本方为治疗慢性支气管炎的有效方剂之一，除应用一般性止咳化痰药外，加乌梅收敛、人参培元、阿胶养血，治中寓补，适合老年、产后或体弱者服用。方中御米壳即罂粟壳，为鸦片的果实，含有微量的吗啡和可待因等麻醉性生物碱，对咳嗽有显著的近期效果。王子昭为元代太医，治疗对象为王公贵臣，处方既要平和无副作用，又要求近期效果好，所以组合这样的处方，为实用计。适应范围应收缩在虚咳的范畴为好。（《历代名医良方注释》）

若初发邪胜者，不可骤用，恐强闭其邪，致生他证也。倘肺家要用，须用桑白皮同剂，以监制之，立效。何者？盖阿胶敛肺之药，桑白皮泻肺之药，以此监彼，但取阿胶之能，而泻阿胶之敛故耳。（《药鉴·阿胶》）

【医案】

1.刘某，女，4岁，1992年4月6日因反复咳嗽2月余而初诊。2月前因患感冒咳嗽，痰多色白，鼻塞头痛，涕清量多。在本所用板蓝根冲剂、感冒灵治疗1周，鼻塞等症状消失，唯咳嗽仍作，渐至声嘶，干咳为主，咽痒咽干，自汗神疲。查体温36.8℃，胸透未见异常，

咽部暗红微肿，双侧扁桃体无红肿。西医诊断为"慢性咽炎"。服用消炎丸、草珊瑚含片及肌注青霉素钠盐1周，症状不减。诊见面色无华，精神不振，声音低怯，咳声短促，哭闹不休，舌质淡红，舌干少苔，脉虚而数。为气阴两伤，肺虚失敛，肺气上逆而咳。治以益气养阴，敛肺止咳。用九仙散化裁治疗：乌梅、五味子各6g，罂粟壳4g，款冬花、桑白皮、贝母各8g，桔梗、党参各10g，黄芪12g。两剂，每日一剂，水煎服。服药后患儿咳嗽减轻，但出现口渴、便干。遂于上方去五味子、罂粟壳，加天花粉、沙参各9g。服药两剂后诸症消失。随访1个月未见再咳。

按语：本例初为外邪犯肺，治疗后外邪已去，然肺气已伤，气耗阴亏，故治以益气养阴，敛肺止咳。方用九仙散化裁。方中罂粟壳、五味子、乌梅敛肺止咳；党参、黄芪补益肺气；桔梗、桑白皮、款冬花、贝母止咳化痰。诸药合用，共取补气益阴、敛肺止咳之功。[李萌.九仙散治久咳验案三则.广西中医药，1995，18（2）：38.]

2.黄某，男，5岁，1993年3月7日因反复咳喘半年而来诊，家长代诉：半年前因感冒后出现干咳声嘶，入夜则喘咳交作，不能平卧。到某医院诊治，西医诊断为"支气管哮喘"。用氨茶碱等药治疗有效，但停药后又复发。近1个月病情加重，夜不能寐，口燥咽干，神疲乏力，五心烦热，自汗，舌质红而苔少，脉细数。查体温37℃，呼吸26次/分，咽部（−），双扁桃体（−），两肺听诊可闻及哮鸣音及干性啰音。血常规检查：白细胞计数98×10^9/L，中性粒细胞比率0.60，淋巴细胞比率0.31，嗜酸性粒细胞比率0.09。X线检查：肺纹理增粗，两肺透亮度增强。证属肺肾阴虚，肺失宣肃，肾虚失纳，气逆于上而咳喘频作。治宜补肾益肺，敛肺止咳。方用九仙散合六味地黄汤化裁：乌梅、五味子、桑白皮、阿胶（烊化）、麻黄、杏仁、甘草各10g，党参、贝母、山药、熟地黄各10g，桔梗15g，款冬花、泽泻、牡丹皮各8g，服药6剂后，咳喘等症减轻，夜得安眠，仍口干，神疲乏力。守上方20余剂，咳喘、口燥咽干、神疲乏力、五心烦热等症尽除。体温、肺部听诊、X线检查均正常。血常规检查：白细胞计数69×10^9/L，中性粒细胞比率0.61，淋巴细胞比率0.39，嗜酸性粒细胞比率0.01。随访半年，未见复发。

按语：肺司呼吸，肾主纳气。肺虚宣肃失职，肾虚摄纳无权则喘咳交作。故用九仙散滋补肺阴，收效肺气；用六味地黄汤滋补肾阴，加麻黄、杏仁等加强其平喘功效。诸药合用，共取补肺益肾、止咳平喘之功。[李萌.九仙散治久咳验案三则.广西中医药，1995，18（2）：38.]

劫嗽方《证治汇补》

【组成】诃子　　五味子　　风化硝　　五倍子各等分（12g）　　甘草减半（6g）

【用法】水煎服。稳卧。

【功用】敛肺止咳开音。

【主治】肺气耗散，久咳失音。

【方解】肺主气司呼吸，为五脏之华盖，外邪入侵，首先犯肺，肺失宣肃，发为咳嗽；

咳嗽日久，肺气耗散，肺气亦虚，致失音。方中诃子味酸涩而苦，能收能降，有敛肺下气止咳之功，能清降肺火、利咽开音，为治疗咽痛失音之要药。五味子味酸收敛，味甘能补，收敛肺气，善治肺虚久咳。风化硝清热消肿止痛，善治咽喉肿烂，为治疗咽喉要药。五倍子酸涩收敛，与五味子、诃子同用，能增强止咳之功，治疗肺虚久咳。甘草调和诸药，又有利咽止咳之功。

【配伍特点】全方重用酸涩收敛药，重在收敛耗散之肺气，以起到止咳开音之效。

【文献摘要】

功用主治：劫嗽方治肺气耗散，久咳失音，用此劫之。（《证治汇补》）

人参丸《奇效良方》

【组成】人参　桔梗　甘草（炙）各一两（30g）　阿胶蛤粉（炒如珠）　北五味子各半两（15g）　肉桂（去皮）　杏仁（泡去皮，炒）　乌梅肉各二钱半（7.5g）

【用法】上为细末，炼蜜为丸，每两作十五丸，每服一丸，用新绵裹定，于汤内湿过，嚼化咽津。

【功用】补气养阴，敛肺止咳。

【主治】久咳气阴两虚证。症见常年咳嗽，干咳少痰，咳则汗出，口咽干燥，倦怠乏力，舌质淡或干红，脉象虚细无力。

【方解】本方证为久咳伤肺，气阴两虚所致。肺为娇脏，易受外来邪气所伤。肺失宣降则病为咳喘，日久必耗损气阴，以致咳嗽迁延不愈。肺阴不足，则干咳少痰口咽干燥，肺气虚不能固表，咳则肺气愈虚，故咳则汗出，倦怠乏力。舌质淡或干红，脉象虚细无力，为气阴两虚之征，治当敛肺止咳，补气养阴，佐以宣降肺气。

方中重用人参，取其味甘性温，功能大补脾肺之气，针对久咳伤肺，肺气不足，使肺气足而宣降复，是为君药。杏仁肃降肺气而止咳，桔梗宣肺而止咳，一宣一降，可使肺之宣发肃降功能得复，则咳嗽自消；阿胶滋阴养血以润肺，肉桂温肾元阳之气，与阿胶相伍，则有阳生阴长之妙，使气血阴阳共生，且久病及肾，肾主纳气，肉桂又可温肾纳气而止咳。两组药物共用为臣。五味子、乌梅收敛肺气而止咳，且能养阴生津，助君臣药以敛肺止咳、养阴之效；炙甘草健脾益气，合人参培土生金以助补肺，又可调和诸药，为佐使。

【配伍特点】一宣一降，宣降结合，以降为主；补益药与止咳药同用，标本兼顾。

【文献摘要】

功用主治：远年近日咳嗽，诸药不效者。（《奇效良方》）

【医案】

妇人月经不调。晡热内热。饮食少思。肌体消瘦。小便频数。服济阴丸。月经不行。四肢浮肿。小便不通。曰。此血分也。朝用椒仁丸。夕用归脾汤。渐愈。乃以人参丸代椒仁丸。两月余将愈。专用归脾汤五十余剂而痊。

妇月经不调。小便短少。或用清热分利之剂。小便不利。三月余。身面浮肿。月经不通。曰。此水分也。遂朝用葶苈丸。夕用归脾汤。渐愈。乃用人参丸间服而愈。以上二证作脾虚水气。用分利等药而没者。多矣。(《古今医案按》)

按语：以上两则医案，皆为月经不调，因脾虚湿盛，脾虚则气血化生无源，湿盛阻滞气机运行，以致血行不畅，故用人参丸健脾补气养血，经血自来。

润华膏《红炉点雪》

【组成】人参五钱(15g)　　麦冬(去心)一两(30g)　　阿胶珠一两(30g)　　款冬花五钱(15g)　　紫苏五钱(15g)　　五味子一两(30g)　　杏仁(去皮尖)五钱(15g)　　百药煎五钱(15g)　　贝母一两(30g)　　粟壳(去筋膜)五钱(15g)　　乌梅肉一两(30g)　　桔梗一两(30g)

【用法】上为细末，炼蜜为丸，如弹子大。临卧噙化。

【功用】益气养阴，敛肺止咳。

【主治】劳嗽、肺痿气阴两虚证。咳嗽气短，咳痰带血，自汗或盗汗，脉虚细无力。

【方解】本方证为久咳成劳，肺之气阴虚损所致。久咳肺之气阴亏虚，肺气虚则宣降失职，肺气上逆而咳；且肺气虚则卫气不足，肌表不固而自汗。肺阴不足，虚则热内生，故盗汗。虚热灼损脉络则咳嗽带血。治以益气养阴，敛肺止咳为主，佐以化痰降气。

方中人参、麦冬，益气养阴，且麦冬甘寒，有助清肺热之功，共用为君。阿胶滋阴养血，助麦冬以养肺阴；杏仁降肺气；款冬花降气化痰；贝母润肺化痰，以奏降气润肺化痰之效。四药共用为臣。五味子、乌梅酸涩，收敛肺气，粟壳味酸涩，善能敛肺止咳，三药合用，敛肺止咳；桔梗，辛苦而性平，开宣肺气，祛痰；苏叶，辛温不燥，发散表邪，宣肺散寒化痰止咳；百药煎，酸，寒，微甘，无毒，清肺化痰，定嗽解热，生津止渴，助麦冬、阿胶滋阴润肺。共为佐药。全方总以益气养阴，敛肺止咳为主，兼以降气化痰，是为治疗劳咳肺虚之良方。

【配伍特点】一是益气养阴以固根本；二是敛降之中寓以升宣，以敛降为主。

【文献摘要】

功用主治：一切劳咳，肺痿喘急。(《红炉点雪》)

玉蝉散《杨氏家藏方》

【组成】人参(去芦头)　　蓖麻叶(经霜者)　　桑叶(经霜者)　　诃子肉各半两(15g)　　钟乳粉一两(30g)

【用法】上为细末，每服二钱，食后糯米饮调下。

【功用】益气清肺，止咳平喘。

【主治】气虚肺逆证。症见肺气发喘，坐卧不得。

【方解】方中人参甘温，归肺脾经，大补元气，补脾益肺，可以治疗肺脾气虚导致的咳喘；经霜桑叶性味甘寒，既可清泄肺热，又可宣肃肺气而平喘。两药合用为君。蓖麻叶祛风除湿，拔毒消肿，经霜后可治年深日远，咳嗽涎喘，夜卧不安；诃子肉苦、酸、涩、平，归肺与大肠经，可以涩肠敛肺，降火利咽，治疗肺虚喘咳，久咳失音；肾主纳气，咳喘日久，肾失纳气。钟乳粉温肺气，壮元阳，治疗肺虚壅喘急，连绵不息及积冷上气，坐卧不得。用以为佐。糯米顾护脾胃为佐使。

【配伍特点】以补肺气为主，兼以敛肺清肺降肺。

【文献摘要】

功用主治："治疗肺气发喘，坐卧不得。"（《杨氏家藏方》）

第十五章　清利咽喉剂

凡以疏风宣肺、滋阴清热、化痰活血等药物为主组成，具有清利咽喉作用，用于治疗咽喉病证的方剂，统称清利咽喉剂。

喉为肺系，咽为胃系，外感之邪入肺，饮食不节伤胃，皆易损伤咽喉，使之发病。因此，咽喉疾病可分外因与内伤两大类。外因常由感受风寒或风热之邪；内因常由素体阴虚或嗜食辛辣，痰热蕴结，上扰咽喉，清道失利所致。咽部疾病临床常见咽喉肿痛，干燥而痒，声音嘶哑，吞咽困难等症状。在治疗上，外邪宜疏散宣肺，内热宜滋阴降火。因此，本类方剂相应地分为疏风利咽剂和滋阴清喉剂。

应用本类方剂注意以下事项。

1.首先需要辨清喉病属外邪侵袭，抑或属内伤脏腑。

2.辨别疾病的寒热性质。

3.应用辛凉之剂时，不可寒凉太过，以免伤及正气，造成咽喉嘶哑等症。

第一节　疏风利咽剂

疏风利咽剂适用于外感邪气导致的咽喉病证。临床常见咽痒、咽干或咽痛，或喑哑，或咳嗽，伴见恶寒发热、头痛无汗、鼻塞流涕，舌苔薄或白或黄，脉浮或浮数。常以荆芥、防风、薄荷、牛蒡子、桔梗或金银花、连翘、玄参等组成方剂。代表方如六味汤、清咽利膈汤等。

六味汤《喉科指掌》

【组成】荆芥穗三钱（9g）　　薄荷（要二刀香者妙）三钱（9g）　　炒僵蚕二钱（6g）　　桔梗二钱（6g）　　生粉草二钱（6g）　　防风二钱（6g）

【用法】上为末，煎数滚去滓，温好，连连漱下，不可大口一气吃完。如煎不得法，服不得法，则难见效。倘要紧之时，用白滚水泡之亦可。

【功用】疏风散邪，化痰利咽。

【主治】风邪侵袭，咽喉不利证。症见咽痒、咽干或咽痛，或咽部红肿疼痛，或喑哑，或咳嗽，伴见恶寒发热、头痛无汗、鼻塞流涕，舌苔薄或白或黄，脉浮或浮数。

【方解】本方所治咽喉诸证乃外邪侵袭，肺气不宣，咽喉不利所致。若风寒外袭，卫阳被郁遏，不得宣泄，邪不外达，凝聚于咽，则咽痛不适，吞咽不利，或咽痒、咽干、喑哑、咳嗽；风寒束表，肺卫失宣，则恶寒发热、身疼痛，头痛无汗，咳嗽痰稀；舌质淡、苔薄白、脉浮紧为风寒表证。若风热外邪侵袭，客于肺系，结聚于咽，则咽部疼痛，局部红肿，吞咽时痛增，咳嗽痰黄稠；恶风发热、头痛、舌苔薄黄、脉浮数为风热表证。证为外邪侵袭，咽喉不利，无论风寒风热，治宜疏风散邪，化痰利咽。

方中荆芥、薄荷疏风散邪，解散表邪力大，且重用，为君药。荆芥微温不峻，功擅透邪解表，可治疗喉痛。朱丹溪谓"喉痛，必用荆芥"(《丹溪心法》)。薄荷辛凉，善散上焦风热，入头面眼耳，咽喉口齿诸经，善利咽止痛，二药一辛温，一辛凉，配伍运用，疏散风邪，利咽止痛。防风辛甘微温，祛风解表，助君药。荆芥、防风均温而不峻，祛风解表，既可用于风寒侵袭，也可用于风热侵袭。僵蚕，祛风化痰，散结消肿，共为臣药。桔梗辛散苦泻，质轻升浮，善于开宣肺气，祛痰利咽，为佐药。生甘草润肺止咳，缓急止痛，且调和诸药，为佐使之用。诸药合用，共奏疏风解表，化痰利咽，散结止痛之功。全方药性归于平和，不寒不热，无论风寒、风热、风燥皆可随症加减运用。

【配伍特点】寒温并用，辛甘平剂。

【文献摘要】

功用主治：漱咽喉七十二症总方—六味汤，治一切咽喉不论红白，初起之时，漱一服可愈。(《喉科指掌》)

清咽利膈汤《喉症全科紫珍集》

【组成】连翘(去心)　　生栀仁　　黄芩　　薄荷　　防风　　荆芥　　朴硝各一钱(各3g)　　桔梗　　金银花各一钱五分(各4.5g)　　元参二钱(6g)　　大黄三钱(9g)　　甘草八分(2.4g)　　黄连五分(1.5g)

【用法】水二盅，煎一盅，食远服一二次。如轻症，内无实火，大便不结，方内朴硝，大黄并去之。(现代用法：水煎服，空腹服用，一日服用一次或两次)

【功用】解表清里，解毒消肿。

【主治】咽喉急症之风火邪毒，肺胃积热证。症见咽喉红肿疼痛或喉核红肿，溃烂化脓，吞咽困难，痰涎壅盛等；乳蛾、喉痹、喉痛，伴见恶寒、高热、口渴，便秘尿黄，舌质红，苔黄厚，脉浮数或洪数。

【方解】本证因风火邪毒引动肺胃积热上攻咽喉，热毒郁闭所致。恣食辛辣炙煿，烟酒过度，致使肺胃蕴热，复感外邪，引动肺胃积热，火热上蒸咽喉，气血阻滞，经络闭阻而为病。风火邪毒引动肺胃积热，火热燔灼咽喉，则咽部疼痛较剧，喉核红肿，吞咽困难；风火邪毒侵袭肌表，则恶寒发热。火热内炽，则发热甚，口渴喜饮，口气臭秽，大便燥结，小便短赤；舌质红，舌苔黄，脉洪数或浮数为热盛之征。故治宜解表清里，泻火解毒，表里同治。

方中金银花、连翘气味芳香，既能清热解毒，又能疏散风热，疏解上焦郁热为君药。荆芥、防风疏表散邪，薄荷为轻清透络之品，《本草纲目》云"专主消风散热、利咽喉"，可以轻清宣透浮游之火，有宣毒透邪之功，为臣药；黄连、黄芩、栀子泻火解毒，能清三焦之火，引火下行，也为臣药；牛蒡子、玄参、桔梗、甘草解毒利咽，善缓咽喉疼痛，大黄、玄明粉相须为用，泻下清上，导热下行，荡涤胸膈邪热，尤其大黄味苦性寒，既能泻火，又能活血，具有荡涤胃肠实热，清除燥结、积滞，行瘀解毒的作用，能使热结散，郁火降，推陈致新，气血流畅，以上皆为佐药。甘草清热解毒，调和诸药为佐使之用。诸药合用，共奏解表清里，解毒消肿之功。

【配伍特点】解表与清里并用，泻下与清上共施。

【附方】

1.梅花点舌丹（《外科证治全生集》）

熊胆　　冰片　　雄黄　　硼砂　　血竭　　葶苈子　　沉香　　乳香　　没药各一钱（各3g）　　珍珠三钱（9g）　　牛黄　　麝香　　蟾酥　　朱砂各二钱（各6g）

用法：蟾酥以人乳化开，余药研为细末，药汁和丸，药丸如绿豆大，以金箔为衣，每次服用一丸，入葱白打碎，以陈酒送服；或用醋化开外敷。

功用：消肿止痛，清热解毒。

主治：乳蛾，咽喉肿痛，舌红苔黄，脉数大有力。原著主治："治红肿痈疖初起，一丸即消。"

2.锡类散（《金匮翼》）

西牛黄五厘（0.15g）　　冰片三厘（0.09g）　　真珠三分（0.9g）　　人指甲（男病用女，女病用男）五厘（0.15g）　　象牙屑（焙，土壁砖上者可用，木板上者不可用）三分（0.9g）　　青黛（去灰脚净）六分（1.8g）

用法：共为极细末，吹患处效。

功用：清热解毒，去腐生新。

主治：烂喉，乳蛾，牙疳，口舌腐烂，舌黄腻，脉数。

3.六神丸（《雷允上诵芬堂方》）

珍珠粉　　犀牛黄　　麝香各一钱五分（各4.5g）　　雄黄　　蟾酥　　冰片各一钱（各3g）

用法：各研细末，用酒化蟾酥，与前药末调匀为丸，如芥子大，百草霜为衣，每服五至十丸，每日二至三次。亦可外用。

功用：清热解毒，消肿止痛。

主治：咽喉肿痛或溃疡，白喉，扁桃体炎，口疮，痈疽，疔疮，舌苔黄厚，脉数而有力。

4.冰硼散（《外科正宗》）

冰片五分（1.5g）　　硼砂（煅）五钱（15g）　　朱砂五分（1.5g）　　玄明粉五钱（15g）

用法：共研为末，吹敷患处，每次少量，每日数次。如见破溃疼痛者加儿茶、珍珠；肿痛热甚者加青黛、黄连；疳蚀加煅人中白；出血加蒲黄炭；牛黄、蟾酥、胆矾、乳没之属亦可随症应用。

功用：清热解毒，消肿止痛。

主治：热毒肿痛证。热毒蕴结所致的咽喉疼痛，牙龈肿痛，口舌生疮，舌红苔黄厚，脉疾。

清咽利膈汤、梅花点舌丹、锡类散、六神丸、冰硼散五方主治都涉及诸如乳蛾、喉痹、喉痛等咽喉肿痛之病证。清咽利膈汤作为汤剂，针对风火邪毒引动肺胃积热上攻咽喉，热毒郁闭所致咽喉急症，主以清热解毒药和辛凉解表利咽药配合，解表与清里并用，泻下与清上共施，既解表清里，又解毒消肿。病位涉及表里、上下，比较广泛。梅花点舌丹和六神丸作为丸、丹剂，都含有牛黄、冰片、珍珠等治疗喉痹口疮的清热解毒药，都通过内服以清热解毒，消肿止痛。锡类散、冰硼散作为散剂，都含有冰片以清热止痛，应用方面都研为细末，吹敷患处，局部外用，更直接有效。

【文献摘要】

泄热解毒，利膈消肿。主胃腑热盛。（《喉症全科紫珍集》）

【医案】

雷某，男，29岁，2008年6月27日初诊。主诉：咽痛、发热2日。2日前因食火锅及辛热之品，加上不慎受凉后，即出现咽痛。2日来咽痛逐渐加剧，吞咽时尤甚，发热，微恶寒。曾在社区门诊诊治，予头孢氨苄片、冬凌草含片等，并静脉滴注克林霉素治疗2日，效果不佳而来诊。诊见：急性痛苦面容，体温38.8℃，咽痛较剧，伴吞咽困难，不能进食，口干欲饮水，微咳，大便初节稍硬，每日1次。体格检查：咽腔黏膜弥漫性红赤肿胀，咽后壁淋巴滤泡肿大色红，左侧颌下有脊核肿大，触压疼痛明显。舌红、苔黄燥，脉数。脉证合参，诊为急喉痹。证属外邪侵袭，肺胃热盛。治以泄热解毒，消肿利咽。处方：金银花、连翘、防风、荆芥、薄荷（后下）、牛蒡子、栀子、黄芩、玄明粉（冲服）、大黄（后下）、桔梗各10g，玄参15g，黄连、生甘草各6g。三剂，每日一剂，水煎服。嘱若大便稀泻，可去玄明粉和大黄，续服。7月1日二诊：诉服药后当晚身微汗出，便泻2次，后热退身凉，咽痛减轻。症见：发热已退，咽喉疼痛大减，口微干，微咳，舌微红、苔薄黄，脉数。体格检查：咽腔黏膜充血肿胀减轻，咽后壁淋巴滤泡充血减轻。照上方去黄连、玄明粉、大黄，加麦冬12g，苦杏仁、炒莱菔子各10g。续服两剂，告愈。

按语：本例为急性咽炎。患者素有脾胃积热，因恣食辛辣之品，复感外邪，引动内热，内外合邪，循经上蒸于咽喉，致使气血壅而发为急喉痹。病初虽及时用药，但病势较盛而显药力不及。此用清咽利膈汤外清邪毒，内泄腑热，利咽消肿。考虑其年轻体盛，又为初诊，虽大便畅通，仍用大黄、玄明粉意在泄热以挫病势，热泄后停用。由于肺气被郁，失于宣降，故二诊用苦杏仁、炒莱菔子宣上通下，肺气宣降而咳止。热病阴伤而口渴，故加麦冬养阴润肺，益胃生津而扶正。［陶洁.清咽利膈汤治疗咽喉急症.新中医，2009，41（5）：11.］

第二节 滋阴清喉剂

滋阴清喉剂适用于肺肾阴虚，虚火上炎之咽喉病证。症见咽部干燥，灼热疼痛不适，午后较重，或咽部梗塞不利，干咳痰少而稠，或痰中带血，手足心热，舌红少津，脉细数。常以生地黄、麦冬、玄参、桔梗等组成方剂。代表方如养阴清肺汤、甘桔汤等。

养阴清肺汤《重楼玉钥》

【组成】大生地黄二钱（6g）　麦冬一钱二分（3.6g）　生甘草五分（1.5g）　玄参一钱半（4.5g）　贝母（去心）八分（2.4g）　牡丹皮八分（2.4g）　薄荷五分（1.5g）　炒白芍八分（2.4g）

【用法】水煎服。若阴虚甚者，加熟地黄滋阴补肾；热毒甚者，加金银花、连翘以清热解毒；燥热甚者，加天冬、鲜石斛以养阴润燥。

【功用】养阴清肺，解毒利咽。

【主治】白喉之阴虚燥热证。症见喉间起白如腐，不易拭去，并逐渐扩展，病变甚速，咽喉肿痛，初起或发热或不发热，鼻干唇燥，或咳或不咳，呼吸有声，似喘非喘，脉数无力或细数。若是虚火喉痹则见咽中不适、微痛、干痒、灼热感、异物感。

【方解】白喉一证，多由素体阴虚蕴热，复感燥气疫毒所致。喉为肺系，少阴肾脉循喉咙系舌本，肺肾阴虚，虚火上炎，复加燥热疫毒上犯，以致喉间起白如腐，咽喉肿痛，鼻干唇燥。虚火喉痹因阴虚津少，虚火上炎，出现咽中不适、微痛、干痒、灼热感、异物感。或可出现潮热、盗汗、颧红、手足心热、舌红少津、脉细数等阴虚火旺之证。治宜养阴清肺，兼散疫毒。故《重楼玉钥》说："经治之法，不外肺肾，总要养阴清肺，兼辛凉而散为主。"

方中重用大生地黄，甘寒入肾，滋阴壮水，清热凉血，为君药。玄参滋阴降火，解毒利咽；麦冬养阴清肺，共为臣药。佐以牡丹皮清热凉血，散瘀消肿；白芍敛阴和营泄热；贝母清热润肺，化痰散结；少量薄荷辛凉散邪，清热利咽。生甘草清热，解毒利咽，并调和诸药，以为佐使。诸药配伍，共奏养阴清肺，解毒利咽之功。

【配伍特点】邪正兼顾，养肺肾之阴以扶正；凉血解毒，散邪利咽以祛其邪。

【附方】

1.养阴清燥汤（《玉钥续编》）

大生地黄一钱（3g）　大麦冬一钱（3g）　川贝母八分（2.4g）　粉丹皮八分（2.4g）　玄参一钱（3g）　荷叶三分（0.9g）　生甘草五分（1.5g）

用法：水煎服。

功用：养阴润燥。

主治：肺肾阴虚，感燥而发，咽痛白腐缠喉，以及口舌白疮、口糜唇疮。

2.**甘露饮**(《太平惠民和剂局方》)

干熟地黄　　茵陈　　枳壳　　枇杷叶　　天冬各等分(10g)

用法：上等分，为末。每服二钱，水一盏，煎至七分，去滓温服，食后，临卧。

功用：滋阴降火，清热养阴。

主治：口舌生疮，咽喉肿痛，舌苔黄腻，脉滑数。原著主治："治丈夫、妇人、小儿胃中客热，牙宣口气，齿龈肿烂，时出脓血，目睑垂重，或即饥烦，常欲合闭，不欲饮食，及赤目肿痛，不任凉药，口舌生疮，咽喉肿痛，疮疹已发、未发，皆可服之。又疗脾胃受湿，瘀热在里，或醉饱房劳，湿热相搏，致生疸病，身面皆肿，胸满气短，大便不调，小便黄涩，或时身热，并皆治之。"

养阴清肺汤、养阴清燥汤与甘露饮均能滋阴清热。养阴清燥汤比养阴清肺汤少一味白芍，故其养阴之力稍逊。甘露饮除用熟地黄、天冬养阴清热外，还用枇杷叶、枳壳清降肺气，茵陈清利湿热。用于阴虚兼有湿热气滞之证。

【文献摘要】

1.**功用主治**

喉间起白如腐，初起者发热或不发热，鼻干唇燥，或咳或不咳，鼻通者轻，鼻塞者重，音声清亮，气息调匀易治，若音哑气急，即属不治。(《重楼玉钥》)

2.**方论选录**

此郑梅涧为白喉而专设。中医认为白喉一证，乃疫气伏于上焦，伤其阴津则肺阴不足；疫气成毒，随火上炎则疫毒攻上。肺阴不足，则鼻干咽燥，劳热盗汗；疫毒攻上，则喉间白膜，呼吸有声，似喘非喘。方用生地黄、麦冬养阴清肺为主，元参、薄荷清热解毒而为辅。疫毒自肺而发，必生痰浊于肺，贝母清热化痰，而为兼治。疫毒入血，牡丹皮、白芍活血凉血，亦为兼治。生甘草调和诸药，而为引和。(《新编中医方剂学》)

阴虚白喉，多由肺肾阴虚，复感疫毒，津液被灼，热毒熏蒸于咽喉所致。方中生地黄、玄参、麦冬清热解毒，养肺肾之阴。白芍助生地黄、玄参养阴清肺而润燥；牡丹皮助生地黄、玄参凉血解毒，而消痈肿。佐以贝母润肺止咳、清热化痰；薄荷宣肺得咽。使以生甘草泻火解毒，调和诸药。合用有养阴清肺解毒的作用。(《历代名医良方注释》)

甘桔汤《疮疡经验全书》

【组成】生甘草二钱(6g)　　桔梗二钱(6g)　　天花粉一钱(3g)　　牛蒡子一钱(3g)　　连翘　　山栀仁各一钱(各3g)　　生黄连一钱(3g)　　生地黄一钱(3g)

【用法】水煎服。

【功用】养阴解毒，清热利咽。

【主治】阴虚热毒蕴结证。症见咽喉灼热肿痛不适，咽部干燥，午后较重，或见干咳少痰黄稠，舌质干红少苔，脉细数。

【方解】本方所治乃素有阴虚津少，又有热毒蕴结者。阴虚津液不足，不能上承濡润咽喉，热毒蕴结，气血不通，故咽喉灼热肿痛不适，咽部干燥，午后较重。舌质干红少苔，脉细数，为阴虚内热之象。故治宜养阴解毒，清热利咽。

方用生甘草性平，清热解毒，润肺缓急。桔梗，味苦辛性平，归肺经，辛散苦泄，开宣肺气而利胸膈咽喉，且能祛痰，《珍珠囊》谓桔梗"与甘草同行，为舟楫之剂"，桔梗与甘草同用，可治疗上焦病证，与其他药配用可引药上行，达于上焦病所，共为君药。生地黄、天花粉能养阴生津，天花粉还能散结消肿，为臣药。黄连、栀子、连翘、牛蒡子，清热解毒，散结消肿，为佐药。甘草兼作使药。诸药合用，共奏养阴解毒，清热利咽之功。

【配伍特点】本方辛苦散寒，甘平除热。

【附方】

1.会厌逐瘀汤（《医林改错》）

桃仁（炒）五钱（15g）　红花五钱（15g）　甘草三钱（9g）　桔梗三钱（3g）　生地黄四钱（12g）　当归二钱（6g）　玄参一钱（3g）　柴胡一钱（3g）　枳壳二钱（6g）　赤芍二钱（6g）

功用：清热养阴，活血解毒。

主治：会厌瘀血证。症见呃逆、慢喉痹等属于气滞血瘀兼有阴虚者。原著主治："此方治痘五六日后，饮水即呛。"

2.消瘰丸（《医学心悟》）

元参（蒸）　牡蛎（煅醋，研）　贝母（去心，蒸）各四两（各120g）

用法：共为末，炼蜜为丸，每服三钱，开水下，每日二服。

功用：清热滋阴，化痰散结。

主治：肝肾阴虚而气痰凝结之证，舌红苔黄，脉弦数。原著主治："瘰者，肝病也。肝主筋，肝经血燥有火，则筋急而生瘰，瘰多生于耳前后者，肝之部位也。其初起即宜消瘰丸消散之。不可用刀针，及敷溃烂之药。若病久已经溃烂者，外贴普救万全膏，内服消瘰丸，并逍遥散，自无不愈。更宜戒恼怒，断煎炒，及发气、闭气诸物，免致脓水淋漓，渐成虚损。患此者可毋戒欤！此方奇效，治愈者不可胜计。予亦刻方普送矣。"

甘桔汤、会厌逐瘀汤、消瘰丸均能清热养阴利咽。甘桔汤又用连翘、黄连、栀子，清热解毒之力强，用于阴虚兼热毒较重者。会厌逐瘀汤用桃仁、红花、当归、赤芍、柴胡、枳壳，活血行气力强，用于血瘀气滞重者。消瘰丸药简量大，散结之力大，用于痰火结聚甚者。

【文献摘要】

方论选录：疏风。主弄舌喉风。（《疮疡经验全书》）

第十六章　通利鼻窍剂

凡具有宣通鼻窍，清利肺气等作用，治疗鼻塞不通的方剂，统称为通利鼻窍剂。

鼻为肺之上窍，肺气通于鼻。《黄帝内经》中记载："肺和则鼻能知香臭矣。"因此，鼻与肺在生理与病理上皆息息相关。肺气虚弱，邪易犯肺，寒邪、热邪、燥邪皆可侵肺，致鼻窍宣通不利。脏腑郁热亦可上攻鼻窍。且《仁斋直指方》言："鼻者，清气出入之道路也。阴阳升降，气血和平，一呼一吸，荣卫行焉。"因此，气血不和，瘀血热毒留恋，使鼻窍不畅，引发鼻塞。治疗上，外邪侵袭可宣散寒邪，疏散热邪；内郁热毒，可清热通窍；气血不足，瘀血热毒，可补益气血，活血解毒。因此，本章方剂有散寒利窍、疏风散热、清热通窍、活血解毒侧重之不同。

应用本类方剂注意以下事项。

1.先辨别疾病的内外、寒热属性，在确定属性的基础上随证配伍。

2.通利鼻窍之剂多为芳香之品，应注意药物的用量以及服用时间，以免走窜伤阴。

3.在使用活血之药较多的方剂时，应注意体虚、孕妇、产妇或月经期患者，慎用或禁用。

温肺止流丹《辨证录》

【组成】人参　　荆芥　　细辛各五分（各1.5g）　　诃子　　甘草各一钱（各3g）　　桔梗三钱（9g）

【用法】清水煎，调石首鱼脑骨五钱煅末，服一剂即止。（现代用法：清水煎，将石首鱼脑骨15g煅末调入服用，一剂即止）

【功用】温补肺脏，散寒通窍。

【主治】鼻渊之肺气虚寒证。鼻塞或重或轻，鼻涕黏白，稍遇风冷则鼻塞加重，鼻涕增多，喷嚏时作，不闻香臭。头昏，头胀，气短乏力，语声低微，面色苍白，自汗畏风寒，咳嗽痰多，舌质淡，苔薄白，脉缓弱。

【方解】本方证由素体肺气虚寒，寒气袭肺所致。肺气虚寒，无力托邪，邪滞鼻窍，则鼻塞、涕多，不闻香臭；肺卫不固，腠理疏松，故自汗、畏寒，稍遇风冷则鼻塞加重、鼻涕增多、喷嚏时作；肺气虚，肃降失常，咳嗽痰多，肺气不足，则气短乏力，语声低微、头昏、面色苍白；舌质淡、苔薄白、脉弱无力亦为气虚之象。治宜温补肺脏，散寒通窍。

本方重用石首鱼脑骨，善治鼻渊、鼻衄、脑漏。为君药；细辛、荆芥、桔梗辛温宣肺，通窍止涕为臣药；久病肺虚，正气虚衰，诃子收敛肺气，人参培补肺气，为佐药。炙甘草调和诸药为使药。诸药合用，共奏温补肺脏，散寒通窍之功。

【配伍特点】温补并用，散敛结合。

【附方】

温肺汤（《兰室秘藏》）

丁香二分（0.6g）　　防风　　甘草（炙）　　葛根　　羌活各一钱（各3g）　　升麻　　黄芪各二钱（各6g）　　麻黄（不去节）四钱（12g）

用法：上为粗末，水二盏，葱白三根，煎至一盏，去滓，食后服。（现代用法：上为粗末，用水300mL，加葱白三根，煎至150mL，去滓，饭后服）

功用：益气升阳，散寒通窍。

主治：肺气虚寒之鼻塞证。鼻不闻香臭，鼻塞头昏，清涕自流，舌淡苔白，脉弱。原著主治："治鼻不闻香臭，眼多眵泪。"

温肺止流丹与温肺汤皆能温肺散寒，宣通鼻窍，主治肺寒鼻渊等。但温肺止流丹重用石首鱼脑骨，善治鼻渊、脑漏，配人参、诃子补敛结合。温肺汤重用麻黄宣肺散寒，用黄芪配升麻、葛根，补气升阳之力大。

【文献摘要】

功用主治：人有鼻流清涕，经年不愈，是肺气虚寒，非脑漏也。夫脑漏即鼻渊也，原有寒热二症，不止胆热而成之也。然同是鼻渊，而寒热何以分乎？盖涕臭者热也，涕清而不臭者寒也。热属实热，寒属虚寒，兹但流清涕而不腥臭，正虚寒之病也。热症宜用清凉之药，寒症宜用温和之剂，倘概用散而不用补，则损伤肺气，而肺金益寒，愈流清涕矣。方用温肺止流丹。（《辨证录》）

川芎茶调散《太平惠民和剂局方》

【组成】薄荷叶（不见火）八两（240g）　　川芎　　荆芥（去梗）各四两（各120g）　　细辛（去芦）一两（30g）　　防风（去芦）一两半（45g）　　白芷　　羌活　　甘草（炙）各二两（各60g）

【用法】上为细末。每服二钱（6g），食后，茶清调下。（现代用法：共为细末，每次6g，每日2次，饭后清茶调服；亦可作汤剂，用量按原方比例酌减）

【功用】疏风止痛。

【主治】鼻渊之外感风邪证。鼻中常出浊涕，源源不断，偏正头痛，或巅顶作痛，目眩鼻塞，遇风加重或恶风发热，舌苔薄白，脉浮。

【方解】本方所治之鼻渊，为外感风邪所致。鼻为肺窍，风邪侵袭，肺气不利，故鼻塞、鼻流浊涕；风为阳邪，头为诸阳之会，清空之府。风邪外袭，循经上犯头目，阻遏清阳之气，故头痛、目眩；风邪犯表，则见恶风发热、舌苔薄白、脉浮等表证；若风邪稽留不去，头痛日久不愈，风邪入络，其痛或偏或正，时发时止，休作无时，即为头风。本证以头痛为主，故治宜疏散风邪以止头痛。

方中川芎辛温香窜，为血中气药，上行头目，为治诸经头痛之要药，善于祛风活血而通鼻窍、止头痛，长于治少阳、厥阴经头痛（头顶或两侧头痛），故为方中君药。薄荷、荆芥辛散上行，以助君药疏风止痛之功，并能清利头目，共为臣药。其中薄荷用量独重，以其之凉，可制诸风药之温燥，又能兼顾风为阳邪，易于化热化燥之特点。羌活、白芷疏风止痛，其中羌活长于治太阳经头痛（后脑连项痛），白芷长于治阳明经头痛（前额及眉棱骨痛），宣通鼻窍，李东垣谓"头痛须用川芎。如不愈，各加引经药，太阳羌活，阳明白芷"（《本草纲目》卷十四）；细辛祛风止痛，宣通鼻窍，善治少阴经头痛（脑痛连齿），并能宣通鼻窍；防风辛散上部风邪。上述诸药，协助君、臣药以增强疏风止痛之功，共为方中佐药。甘草益气和中，调和诸药为使。服时以茶清调下，取其苦凉轻清，清上降下，既可清利头目，又能制诸风药之过于温燥与升散，使升中有降，亦为佐药之用。综合本方，集众多辛散疏风药于一方，升散中寓有清降，具有宣通鼻窍，疏风止痛而不温燥的特点，共奏疏风止痛之功。

【配伍特点】辛散疏风，少佐苦凉，寓降于升。

【附方】

苍耳散（《济生方》）

辛夷半两（15g）　　苍耳子二钱半（7.5g）　　香白芷一两（30g）　　薄荷叶半钱（1.5g）

用法：上晒干，为细末。每服二钱，食后用葱、茶清调下。（现代用法：上药晒干共研细末，每服6g，用时加葱白、清茶调服）

功用：通利鼻窍，疏风止痛。

主治：风邪上攻之鼻渊证。鼻流浊涕不止，鼻塞不通，前额疼痛，舌苔薄白，脉浮。原著主治："鼻渊，鼻流浊涕不止。"

川芎茶调散与苍耳散均能通利鼻窍，疏风止痛。然川芎茶调散又有荆芥、防风、羌活、细辛，祛风之力大，偏于疏风止痛，用于鼻渊头痛为主者。苍耳散又用辛夷、苍耳子，通鼻窍之力大，偏治鼻渊鼻塞不通、鼻流浊涕者。

【文献摘要】

方论选录：此足三阳药也。羌活治太阳头痛，白芷治阳明头痛，川芎治少阳头痛，细辛治少阴头痛，防风为风药卒徒，皆能解表散寒，以风热在上，宜于升散也。头痛必用风药者，以颠顶之上唯风（药）可到也。薄荷、荆芥并能消散风热，清利头目，故以为君，同诸药上行，以升清阳而散郁火。加甘草者，以缓中也。用茶调者，茶能上清头目也。（《医方集解》）

风邪久郁遏热，而清阳之气不舒，故头痛连额，眩晕不已焉。川芎上行头角，下行血海，能行血中之气，香附内调血气，外达皮毛，能彻腠理之邪；羌活散太阳之经，白芷散阳明之经，防风散肌表之风，荆芥散血分之风，薄荷清利头目，甘草缓中和药也。为散茶调，使风邪外解，则热亦得泄而头目清利，何头痛眩晕之不瘳哉？此疏风解郁之剂，为久风头痛眩晕之方。（《医略六书》）

川芎茶调散，轻扬解表，三阳并治。兼用细辛，并能散寒，惟虚人宜去此一味。盖细

辛善走，试恐重门洞开，反引三阳之邪内犯少阴，此不可以不虑也。(《医方论》)

夫头痛久而不愈，即为头风。头风久必害眼者，以目为肝窍，风气通于肝，若风热相灼，则肝肾所聚之精华，渐致耗损，故目亦渐致失明，斯时如不先去风热，徒与滋水柔肝，无益也。故以为薄荷之辛香，能清利头目，搜风散热者，以之为君；川芎、荆芥皆能内行肝胆，外散风邪，其辛香走窜之性，用之治上，无往不宜，故以为臣；羌、防散太阳之风，白芷散阳明之风，以病在于巅，惟风可到也，以之为佐；细辛宣邪达窍，甘草和药缓中，茶性苦寒，能清上而降下，以之为使也。食后服者，欲其留恋于上，勿使速下耳。(《成方便读》)

若鼻中常出浊涕，源源不断者，名曰鼻渊，此脑中受寒，久而不散，以致浊涕常流，如泉水之涓涓耳。然鼻渊初起，多由于寒，日久则寒化为热矣。治宜通窍清热，川芎茶调散主之。(《医学心悟》)

辛夷清肺饮《外科正宗》

【组成】辛夷六分(1.8g) 生甘草五分(1.5g) 石膏(煅) 知母 生栀子(研) 黄芩各一钱(各3g) 枇杷叶(去毛蜜炙)三片 升麻三分(0.9g) 百合 麦冬(去心)各一钱(各3g)

【用法】清水二盅，煎至八分，食远服。(现代用法：水煎服，用水400mL，煎至320mL，空腹服用)

【功用】清泄肺热，宣通鼻窍。

【主治】肺热之鼻痔。初如瘤子，日后渐大下垂，闭塞鼻孔，气息难通，或兼嗅觉减退，鼻涕增多，头昏头痛等。舌苔黄腻，脉滑数。

【方解】本方所治鼻痔为邪热壅肺所致。邪热壅肺，肺气不利，气血壅滞，日久凝聚为鼻痔。故治宜清泄肺热，宣通鼻窍。方中石膏、知母清泄肺热为君。黄芩、栀子、枇杷叶清泄肺热为臣药。辛夷宣肺通窍；升麻既能升清阳之气，又能清热；百合、麦冬养阴清肺，共为使药，甘草清热解毒，调和诸药，为使药。诸药合用，共奏清泄肺热，宣通鼻窍之功。

【配伍特点】清肺与润肺并用，宣肺与降肺共施。

【附方】

辛夷汤(《证治准绳》)

辛夷(去毛) 川芎 白芷 甘菊花 前胡 石膏 白术 生地黄 薄荷 赤茯苓(去皮) 陈皮(去白)各一两(各30g) 甘草(炙)二两(60g)

用法：㕮咀，每服五钱，清水一盏半，煎至一盏，去滓，食远温服。(现代用法：将药物捣碎后，取500mL水煎服，煎至300mL，空腹服用)

功用：清泄肺热，宣肺利窍。

主治：肺热壅滞。鼻塞声重，涕黏黄稠，头目昏眩，呼气灼热，口干欲饮，舌苔黄，脉滑数。原著主治："治肺气不利，头目昏眩，鼻塞声重，咯咛稠黏。"

辛夷汤与辛夷清肺饮均能清泄肺热，通利鼻窍。但辛夷清肺饮中石膏、知母、栀子、黄芩、枇杷叶同用，清泄肺热之力大。辛夷汤中川芎、白芷、薄荷同用，通窍止痛之力强，还用白术、茯苓、陈皮，有化痰止咳的作用。

【文献摘要】

功用主治：鼻痔者，由肺气不清，风湿蕴滞而成。鼻内肉结如榴子，渐大下垂，闭塞孔窍，使气不得宣通。内服辛夷清肺饮，外以砂散逐日点之，渐化为水乃愈。(《外科正宗》)

奇授藿香丸《医宗金鉴》

【组成】藿香(连枝叶)八两(240g)

【用法】上为细末，雄猪胆汁和丸，如梧桐子大。每服五钱，食后苍耳子汤送下，或黄酒送下。(现代用法：上药研为细末，用雄猪胆汁和丸，如梧桐子大。每服15g，食后用苍耳子汤送下，或黄酒送下)

【功用】清肝通窍，利胆清热。

【主治】胆经郁热之鼻渊证。流涕黄稠如脓，腥臭，嗅觉失灵，口苦咽干，目眩，心烦少寐多梦，舌红苔黄，脉弦数。

【方解】本方治疗胆经郁热所致的鼻渊之证。方中藿香芳香化浊，行气通窍，为君；猪胆汁苦寒，入胆经以清泄胆热，为臣；苍耳子宣肺散邪，化浊通窍，为佐。诸药合用，共奏清胆泄热，行气通窍之功。

【配伍特点】芳香走散可行宣通之力，苦寒之味可奏泄热之功。

托里消毒散《外科正宗》

【组成】人参　川芎　白芍　黄芪　当归　白术　茯苓　金银花各一钱(各3g)　白芷　甘草　皂角针　桔梗各五分(各1.5g)

【用法】水二盅，煎八分，食远服。(现代用法：水煎服，用水400mL，煎至320mL，空腹时服)

【功用】补益气血，托毒散结。

【主治】鼻息肉之气血不足证。鼻息肉日久不消，或溃破后脓水稀少，面色少华，或有身热神倦，舌淡苔白，脉沉弱。

【方解】本证因体虚气血不足，脓毒不易外达所致。故治宜补益气血为主，辅以托毒散结。方中黄芪、人参、白术、茯苓、甘草健脾补气，托毒外出；当归、白芍、川芎，养血和血，通经托毒；皂刺、桔梗、白芷通络散结，宣肺通窍；金银花清热解毒。诸药合用，共奏补养气血，托毒散结之功效。

【配伍特点】本方重用补血之药，功在益气补血，托毒外出。

【附方】

1. **硇砂散**(《外科正宗》)

硇砂一钱(3g)　　轻粉三分(0.9g)　　冰片五厘(0.15g)　　雄黄三分(0.9g)

用法:上为末,用草桔咬毛,蘸药勤点痔上,日用五六次,自然渐化为水而愈。(现代用法:外用)

功用:化腐消毒,软坚消肿。

主治:鼻痔,鼻中息肉,初如石榴子,渐大下垂,舌紫暗肿胀,脉涩。原著主治:"鼻生息肉,初起如瘤子,渐大下垂,名为鼻痔。"

2. **碧云散**(《医宗金鉴》)

川芎　　鹅不食草各一两(各30g)　　细辛　　辛夷各二钱(各6g)　　青黛一钱(3g)

用法:上为细末,患者口噙凉水,令人以芦筒吹入左右鼻孔内,取嚏为效,或每用少许,鼻常吸之,其效缓。(现代用法:研末,取少许搐鼻)

功用:辛温通窍,祛风散寒。

主治:鼻渊。鼻塞不闻香臭,流浊涕,鼻孔燥痛,前额痛,舌苔薄白,脉弦。原著主治:"头风日久,连及眉棱骨酸痛,眼皮跳动,渐起蓝云遮睛,多致损目。"

3. **黄连膏**(《医宗金鉴》)

黄连三钱(9g)　　当归尾五钱(15g)　　生地黄一两(30g)　　黄柏二钱(6g)　　姜黄三钱(9g)

用法:用香油十二两将药炸枯,捞去滓,下黄蜡四两溶化尽,用夏布将油滤净,倾入瓷碗内,以柳枝不时搅之,候凝为度。涂抹患处。

功用:清火解毒,润燥敛疮。原著功用:润诸燥疮,清火解毒。

主治:鼻疮结毒,鼻塞不通,舌质暗,苔薄黄,脉数。原著主治:"疔疮作燥,皮肤湿疹,水火烫伤。鼻疮;及汤火伤痛。疔疮作燥。一切皮肤湿疹,红肿热疮,水火烫伤,乳头碎痛。"

托里消毒散为内服方,扶正与托毒散结并用,主治鼻息肉气血不足,日久难消。后三方均为外用方。硇砂散用硇砂、轻粉,重在化腐生肌,消散鼻痔。碧云散用辛夷、细辛、鹅不食草,重在宣通鼻窍,治疗鼻渊。黄连膏用黄连、黄柏清热解毒,当归尾、姜黄活血,且用生地黄润燥,清热、活血、润燥并用,主治鼻疮结毒,鼻塞不通,鼻中干燥者。

方名索引

（按笔画排序）

参考书目

［1］孙思邈.备急千金要方.北京：中医古籍出版社，1999.

［2］汪昂.本草备要.北京：中国中医药出版社，2008.

［3］李时珍.本草纲目.呼和浩特：内蒙古人民出版社，2008.

［4］黄宫绣.本草求真.北京：学苑出版社，2011.

［5］周岩.本草思辨录.北京：中国中医药出版社，2013.

［6］唐容川.本草问答.北京：中国中医药出版社，2013.

［7］寇宗奭.本草衍义.北京：人民卫生出版社，1990.

［8］张德裕.本草正义.北京：中国中医药出版社，2015.

［9］张璐.本经逢原.北京：中国中医药出版社，2007.

［10］陈士铎.辨证录.太原:山西科学技术出版社，2011.

［11］王衮.博济方.上海：上海科学技术出版社，2003.

［12］吴澄.不居集.北京：人民卫生出版社，1998.

［13］梁廉夫.不知医必要.北京：中医古籍出版社，2012.

［14］张秉成.成方便读.北京：学苑出版社，2010.

［15］吴仪洛.成方切用.北京：人民卫生出版社，2007.

［16］程文囿.程杏轩医案.北京：中国医药科技出版社，2018.

［17］孙一奎.赤水玄珠.北京：中国医药科技出版社，2011.

［18］张朝震.揣摩有得集.郑州：中原农民出版社，2017.

［19］吴彦夔.传信适用方.上海：上海科学技术出版社，2003.

［20］袁焯.丛桂草堂医草.北京：学苑出版社，2014.

［21］孙文胤.丹台玉案.北京：中医古籍出版社，2012.

［22］朱丹溪.丹溪心法.北京：中国中医药出版社，2008.

［23］方广.丹溪心法附余.北京：中国中医药出版社，2015.

［24］谢星焕.得心集医案.北京：中国中医药出版社，2016.

［25］丁甘仁.丁甘仁医案.北京：人民卫生出版社，2007.

［26］许浚.东医宝鉴.北京：人民卫生出版社，1982.

［27］萧伯章.遯园医案.北京：学苑出版社，2013.

［28］鲁兆麟.二续名医类案.沈阳：辽宁科学技术出版社，1996.

［29］范中林医案整理小组.范中林六经辨证医案选.沈阳:辽宁科学技术出版社，1984.

［30］王发渭.高辉远临证验案精选.北京：学苑出版社，1995.

［31］高学山.高注金匮要略.北京：学苑出版社，2016.

［32］戴佛延.古方医案选编（上集）.成都：成都中医学院，1979.

［33］戴佛延.古方医案选编（中、下集）.成都：成都中医学院，1980.

［34］杨蕴祥.古今名方.郑州：河南科学技术出版社，1983.

［35］罗美.古今名医方论.北京：中国中医药出版社，2007.

［36］俞震.古今医案按.沈阳：辽宁科学技术出版社，1997.

［37］龚信.古今医鉴.北京：中国中医药出版社，2007.

［38］徐春甫.古今医统大全.台北：新文丰出版公司，1978.

［39］顾靖远.顾松园医镜.北京：中国医药科技出版社，2014.

［40］矢数道明.汉方临床治验精粹.北京：中国中医药出版社，1992.

［41］何任.何任医案选.杭州：浙江科学技术出版社，1981.

［42］何炫.何氏虚劳心传.南京：江苏科学技术出版社，1984.

［43］龚居中.红炉点雪.台北：五洲出版社，2000.

［44］张宗良.喉科指掌.北京：人民卫生出版社，1989.

［45］薛己.喉症全科紫珍集.天津：天津科学技术出版社，2004.

［46］刘完素.黄帝素问宣明论方.北京：中国中医药出版社，2007.

［47］徐大椿.洄溪医案.北京：学苑出版社，2008.

［48］张锐宋.鸡峰普济方.上海：上海科学技术出版社，1987.

［49］孙志宏.简明医彀.北京：人民卫生出版社，1984.

［50］王子接.绛雪园古方选注.北京：中国中医药出版社，2007.

［51］曹颖甫.金匮发微.北京：学苑出版社，2008.

［52］张机汉.金匮要略方论.长春：时代文艺出版社，2008.

［53］段富津.金匮要略方义.哈尔滨：黑龙江科学技术出版社，1984.

［54］陈修园.金匮要略浅注.福州：福建科学技术出版社，1988.

［55］湖北中医学院.金匮要略释义.上海：上海科学技术出版社，2013.

［56］尤怡.金匮要略心典.北京：人民军医出版社，2009.

［57］金匮要略直解.海口：海南出版社，2000.

［58］尤怡.金匮翼.北京：中医古籍出版社，2003.

［59］赵以德.金匮玉函经二注.北京：人民卫生出版社，1990.

［60］曹颖甫.经方实验录.北京：人民军医出版社，2010.

［61］张景岳.景岳全书.太原：山西科学技术出版社，2006.

［62］陈修元.景岳新方砭.北京：中国中医药出版社，2012.

［63］李用粹.旧德堂医案.北京：中国中医药出版社，2015.

［64］计楠.客尘医话.上海：上海浦江教育出版社，2011.

［65］李东垣.兰室秘藏.北京：人民卫生出版社，2005.

［66］柯利民.老中医医案选.哈尔滨:黑龙江科学技术出版社,1981.

［67］张介宾.类经.上海:上海古籍出版社,1991.

［68］朱肱.类证活人书.天津:天津科学技术出版社,2003.

［69］林珮琴.类证治裁.北京:人民卫生出版社,2005.

［70］李继昌.李继昌医案.昆明:云南人民出版社,1978.

［71］汪绮石.理虚元鉴.北京:人民卫生出版社,2005.

［72］连建伟.历代名方精编.杭州:浙江科学技术出版社,1987.

［73］闫云科.临证实验录.北京:中国中医药出版社,2012.

［74］吴篪.临证医案笔记.北京:中国中医药出版社,2015.

［75］叶天士.临证指南医案.北京:人民卫生出版社,2006.

［76］刘渡舟.刘渡舟伤寒论讲稿.北京:人民卫生出版社,2008.

［77］柳宝诒.柳选四家医案.北京:中国中医药出版社,2008.

［78］龚廷贤.鲁府禁方.北京:中国中医药出版社,2005.

［79］罗国纲.罗氏会约医镜.北京:人民卫生出版社,1965.

［80］谢玉琼.麻科活人全书.上海:上海卫生出版社,1957.

［81］王叔和.脉经.北京:人民卫生出版社,2007.

［82］朱丹溪.脉因证治.北京:中国中医药出版社,2008.

［83］叶天士.眉寿堂方案选存(二卷).上海:上海科学技术出版社,1990.

［84］秦越人.难经.北京:科学技术文献出版社,2010.

［85］秦伯未.内科纲要(验方类编).北京:人民卫生出版社,2008.

［86］薛己.内科摘要.北京:中国医药科技出版社,2012.

［87］李东垣.内外伤辨惑论.北京:人民卫生出版社,2007.

［88］聂惠民.聂氏伤寒学经方验案便读.北京:学苑出版社,2013.

［89］薛辛.女科万金方.北京:中国中医药出版社,2015.

［90］蒲辅周.蒲辅周医疗经验.北京:人民卫生出版社,1976.

［91］许叔微.普济本事方.北京:中国中医药出版社,2007.

［92］朱橚.普济方.台北:北一出版社,1958.

［93］方贤明.奇效良方.北京:商务印书馆,1959.

［94］张璐.千金方衍义.北京:中国中医药出版社,1995.

［95］孙思邈.千金翼方.上海:第二军医大学出版社,2008.

［96］傅山.青囊秘诀.太原:山西人民出版社,1983.

［97］王玑.全生指迷方.北京:中华书局,1985.

［98］张洁明.仁术便览.北京:人民卫生出版社,1985.

［99］杨士瀛.仁斋直指方论.福州:福建科学技术出版社,1989.

［100］沙图穆苏.瑞竹堂经验方.上海:上海古籍出版社,1991.

［101］陈言.三因极一病证方论.北京：人民卫生出版社，2007.

［102］周学霆.三指禅.北京：中国中医药出版社，1992.

［103］吴谦.删补名医方论.北京：学苑出版社，2013.

［104］秦之桢.伤寒大白.北京：中国中医药出版社，2012.

［105］柯琴.伤寒附翼.北京：学苑出版社，2013.

［106］张仲景.伤寒论.北京：人民卫生出版社，2005.

［107］陈明.伤寒名医验案精选.北京：学苑出版社，2008.

［108］成无己.伤寒明理论.北京：学苑出版社，2009.

［109］张仲景.伤寒杂病论.南宁：广西人民出版社，1980.

［110］喻嘉言.尚论篇.北京：学苑出版社，2009.

［111］邵兰荪.邵兰荪医案.台中：文兴出版事业有限公司，2007.

［112］张时彻.摄生众妙方.北京：中医古籍出版社，1994.

［113］吴普.神农本草经.长春：时代文艺出版社，2008.

［114］陈修园.神农本草经读.福州：福建科学技术出版社，2007.

［115］周子干.慎斋遗书.南京：江苏科学技术出版社，1987.

［116］赵佶.圣济总录.北京：人民卫生出版社，2013.

［117］施今墨.施今墨临床经验集.北京：人民卫生出版社，1982.

［118］葛可久.十药神书.北京：人民卫生出版社，1956.

［119］葛可久.十药神书注解.福州：福建科学技术出版社，1982.

［120］陈士铎.石室秘录.北京：人民卫生出版社，2006.

［121］危亦林.世医得效方.北京：人民卫生出版社，2006.

［122］王璆.是斋百一选方.上海：上海科学技术出版社，2003.

［123］龚廷贤.寿世保元.上海：第二军医大学出版社，2006.

［124］凌奂.饲鹤亭集方.北京：中国中医药出版社，2015.

［125］郑重光.素圃医案.北京：人民军医出版社，2012.

［126］孙一奎.孙文垣医案.北京：中国中医药出版社，2009.

［127］太平惠民和剂局.太平惠民和剂局方.北京：人民卫生出版社，2007.

［128］王怀隐.太平圣惠方.北京：人民卫生出版社，2016.

［129］龚居中.痰火点雪.北京：人民卫生出版社，1996.

［130］汪昂.汤头歌诀.北京：中国中医药出版社，2007.

［131］薛己.外科发挥.北京：人民卫生出版社，2006.

［132］申斗垣.外科启玄.北京：人民卫生出版社，1955.

［133］陈实功.外科正宗.北京：人民卫生出版社，2007.

［134］王维德.外科证治全生集.北京：人民卫生出版社，2006.

［135］王焘.外台秘要.北京：人民卫生出版社，1955.

［136］龚廷贤.万病回春.北京：人民卫生出版社，2007.

［137］万全.万氏家传保命歌括.武汉：湖北科学技术出版社，1986.

［138］王旭高.王旭高临证医案.北京：人民卫生出版社，1987.

［139］王泰林.王旭高医书六种.上海：上海科学技术出版社，1965.

［140］罗天益.卫生宝鉴.北京：中国中医药出版社，2007.

［141］吴瑭.温病条辨.北京：中国中医药出版社，2006.

［142］吴鞠通.温病条辨.北京：中国医药科技出版社，2011.

［143］王士雄.温热经纬.北京：中国中医药出版社，2007.

［144］吴又可.温疫论.北京：中国医药科技出版社，2011.

［145］吴鞠通.吴鞠通医案.北京：中国医药科技出版社，2012.

［146］吴佩衡.吴佩衡医案.北京：人民军医出版社，2009.

［147］缪希雍.先醒斋医学广笔记.北京：人民卫生出版社，2007.

［148］余瀛鳌.现代名中医类案选.北京：人民卫生出版社，2008.

［149］钱乙.小儿药证直诀.北京：人民卫生出版社，2006.

［150］谢映庐.谢映庐医案.上海：上海科学技术出版社，2010.

［151］裴正学.新编中医方剂学.兰州：甘肃人民出版社，1983.

［152］芮经.杏苑生春.北京：中国中医药出版社，2015.

［153］熊继柏.熊继柏医论集.北京：中医古籍出版社，2005.

［154］魏之琇.续名医类案.北京：人民卫生出版社，1997.

［155］薛己.薛氏医案.北京：中国中医药出版社，1997.

［156］薛己.薛氏医案选（上册）.北京：人民卫生出版社，1983.

［157］唐容川.血证论.北京：中国中医药出版社，1996.

［158］杨倓.杨氏家藏方.台北:新文丰出版公司，1987.

［159］顾世澄.疡医大全.北京：人民卫生出版社，1987.

［160］杜文燮.药鉴.北京：中国中医药出版社，1993.

［161］甄权.药性论.合肥:安徽科学技术出版社，2006.

［162］吉益为则.药征.北京：中国中医药出版社，2016.

［163］何梦瑶.医碥.北京：中国中医药出版社，2009.

［164］王三才.医便.北京：中国中医药出版社，2015.

［165］翁藻.医钞类编.北京：中国中医药出版社，2015.

［166］费伯雄.医醇賸义.北京：中国中医药出版社，2011.

［167］傅衍魁.医方发挥.沈阳:辽宁科学技术出版社，1984.

［168］汪昂.医方集解.北京：人民卫生出版社，2006.

［169］吴昆.医方考.北京：人民卫生出版社，2007.

［170］盛增秀.医方类聚（第一分册）.北京：人民卫生出版社，2006.

[171] 费伯雄.医方论.北京：中医古籍出版社，1987.

[172] 陶冶.医方配本.天津:天津科学技术出版社，1994.

[173] 赵献可.医贯.北京：人民卫生出版社，2005.

[174] 董西园.医级.北京：中国中医药出版社，2015.

[175] 王好古.医垒元戎.北京：中国中医药出版社，2015.

[176] 王清任.医林改错.北京：人民军医出版社，2007.

[177] 汪绂.医林纂要探源.北京：中国中医药出版社，2015.

[178] 赵濂.医门补要.北京：人民卫生出版社，1994.

[179] 喻昌.医门法律.北京：人民卫生出版社，2006.

[180] 程杏轩.医述.合肥：安徽科学技术出版社，1990.

[181] 楼英.医学纲目.北京：中国医药科技出版社，2011.

[182] 刘仕廉.医学集成.北京：中国中医药出版社，2015.

[183] 张元素.医学启源.北京：中国中医药出版社，2007.

[184] 李梴.医学入门.北京：中国医药科技出版社，2011.

[185] 程国彭.医学心悟.北京：人民卫生出版社，2006.

[186] 高士栻.医学真传.天津：天津科学技术出版社，2000.

[187] 张锡纯.医学衷中参西录.太原：山西科学技术出版社，2009.

[188] 石芾南.医原.上海：上海浦江教育出版社，2011.

[189] 李中梓.医宗必读.北京：人民卫生出版社，2006.

[190] 吴谦.医宗金鉴.北京：人民军医出版社，2008.

[191] 王硕.易简方.北京：人民卫生出版社，1995.

[192] 王大纶.婴童类萃.北京：人民卫生出版社，1983.

[193] 陈复正.幼幼集成.北京：人民卫生出版社，2006.

[194] 徐彦纯.玉机微义.北京：中国医药科技出版社，2011.

[195] 许国桢.御药院方.北京：人民卫生出版社，1992.

[196] 喻昌.寓意草.北京：中国中医药出版社，2008.

[197] 中国中医研究院.岳美中医案集.北京：人民卫生出版社，2005.

[198] 沈金鳌.杂病源流犀烛.北京：人民卫生出版社，2006.

[199] 汪文绮.杂症会心录.北京：中国医药科技出版社，2011.

[200] 张磊.张磊临证心得集.北京：人民军医出版社，2008.

[201] 张璐.张氏医通.北京：人民卫生出版社，2006.

[202] 章真如.章真如临床经验辑要.北京：中国医药科技出版社，2000.

[203] 彭建中.赵绍琴临证验案精选.北京：学苑出版社，1996.

[204] 李用粹.证治汇补.北京：人民卫生出版社，2006.

[205] 王肯堂.证治准绳.北京：中国中医药出版社，1997.

［206］王肯堂.证治准绳（伤寒）.北京：人民卫生出版社，1992.

［207］王肯堂.证治准绳（杂病）.北京：人民卫生出版社，1991.

［208］郑元良.郑氏家传女科万金方.北京：中医古籍出版社，1998.

［209］秦景明.症因脉治.北京：人民卫生出版社，2006.

［210］王雨三.治病法轨.北京：学苑出版社，2009.

［211］赵守真.治验回忆录.北京：人民卫生出版社，2008.

［212］董建华.中国现代名中医医案精华.北京：北京出版社，1990.

［213］曹炳章.中国医学大成.上海：上海科学技术出版社，1990.

［214］蔡陆仙.中国医药汇海.台北：新文丰出版公司，1978.

［215］吕志杰.仲景方药古今应用.北京：中医古籍出版社，2000.

［216］戴天章.重订广温热论.福州：福建科学技术出版社，2010.

［217］俞根初.重订通俗伤寒论.北京：中国中医药出版社，2011.

［218］赵义德.沈注金匮要略（二十四卷）.上海：上海科学技术出版社，1990.

［219］郑梅涧.重楼玉钥.北京：人民卫生出版社，2006.

［220］王堉清.醉花窗医案.太原：山西人民出版社，1985.

［221］李飞.方剂学.北京：人民卫生出版社，2011.

［222］李冀.方剂学.北京：中国中医药出版社，2016.

［223］谢鸣.方剂学.北京：人民卫生出版社，2016.

［224］邓中甲.方剂学.北京：中国中医药出版社，2003.

［225］段富津.方剂学.上海：上海科学技术出版社，1995.

［226］彭怀仁.中医方剂大辞典（第八册）.北京：人民卫生出版社，1996.

［227］彭怀仁.中医方剂大辞典（第二册）.北京：人民卫生出版社，1994.

［228］彭怀仁.中医方剂大辞典（第九册）.北京：人民卫生出版社，1996.

［229］彭怀仁.中医方剂大辞典（第六册）.北京：人民卫生出版社，1996.

［230］彭怀仁.中医方剂大辞典（第七册）.北京：人民卫生出版社，1996.

［231］彭怀仁.中医方剂大辞典（第三册）.北京：人民卫生出版社，1994.

［232］彭怀仁.中医方剂大辞典（第十册）.北京：人民卫生出版社，1997.

［233］彭怀仁.中医方剂大辞典（第十一册）.北京：人民卫生出版社，1997.

［234］彭怀仁.中医方剂大辞典（第四册）.北京：人民卫生出版社，1995.

［235］彭怀仁.中医方剂大辞典（第五册）.北京：人民卫生出版社，1996.

［236］彭怀仁.中医方剂大辞典（第一册）.北京：人民卫生出版社，1993.

［237］李建生.中医肺病方剂辞典.北京：中国中医药出版社，2017.

［238］孙广仁.中医基础理论.北京：中国中医药出版社，2012.

［239］李建生.中医临床肺脏病学.北京：人民卫生出版社，2015.

［240］陈潮祖.中医治法与方剂.北京：人民卫生出版社，2009.